Chest Radiology The Essentials（3rd Edition）

胸部影像学精要

原书第 3 版

原 著 Jannette Collins
　　　Eric J. Stern
主 译 孙宏亮
主 审 王 武 谢 晟 黄振国

中国科学技术出版社
·北 京·

图书在版编目（CIP）数据

胸部影像学精要（原书第 3 版）/（美）珍妮特·考林斯，（美）埃里克·J. 斯特恩原著；

孙宏亮主译 . —北京：中国科学技术出版社，2018.7

ISBN 978-7-5046-8063-1

Ⅰ . ①胸⋯ Ⅱ . ①珍⋯ ②埃⋯ ③孙⋯ Ⅲ . ①胸腔疾病－影象诊断 Ⅳ . ① R560.4

中国版本图书馆 CIP 数据核字（2018）第 147476 号

著作权合同登记号：01-2018-3973

策划编辑	焦健姿　王久红
责任编辑	黄维佳
装帧设计	华图文轩
责任校对	龚利霞
责任印制	李晓霖

出　　版	中国科学技术出版社
发　　行	中国科学技术出版社发行部
地　　址	北京市海淀区中关村南大街 16 号
邮　　编	100081
发行电话	010-62173865
传　　真	010-62173081
网　　址	http://www.cspbooks.com.cn

开　　本	889mm×1194mm　1/16
字　　数	720 千字
印　　张	28.75
版　　次	2018 年 7 月第 1 版
印　　次	2018 年 7 月第 1 次印刷
印　　刷	北京威远印刷有限公司
书　　号	ISBN 978-7-5046-8063-1 / R·2296
定　　价	248.00 元

译者名单

主　译　孙宏亮

主　审　王　武　谢　晟　黄振国

译　者（以姓氏笔画为序）

刘茜玮　刘桐希　李　苗　杨敏星　张海波

陈晓亮　段江晖　徐妍妍　徐俏宇

内容提要

　　本书是引进自 Wolters Kluwer 出版社的一部高质量医学影像学著作。全书共分 19 章，全面讲解了胸部常见与罕见疾病的影像学诊断与鉴别诊断，包括间质性肺疾病、肺泡性肺疾病、纵隔肿块、肺结节、肺不张、胸部创伤、上肺疾病、感染和免疫性疾病、外周性肺病等。采用大量临床典型病例图片，辅以文字说明，易学易懂。每章末尾还附有该章节重要知识点的自测题，利于读者巩固记忆本章知识点。本书实为胸部疾病影像诊断的精华，但内容又足够详细，既可以用于住院医师或影像执业医师的快速学习，也可以用来指导胸部影像教学，适用于实习医师、呼吸科医师、胸外科医师、重症监护医师、家庭医生等阅读参考。

丛书序

　　本套丛书是一系列遵循标准化格式编写的工具书。对于那些想要在某一专业领域快速汲取广博知识的医师来说，该系列里的每一本书都是一部实用的工具书。书中内容主要体现各系统的精要，但内容足够详细，既可用于住院医师或影像执业医师的快速学习，也可用来指导影像专业教学，对其他专业医师阅读他们患者的影像资料也有重要的参考价值。本系列丛书相比其他类似图书有以下特点：①书中内容紧凑且实用，适合那些尚在轮转的住院医师；②书中每一章开头均列有学习目标；③书中每一章末及书末均提供自测题及自我测评。每本书都引用最近的文献内容，这些文献均在章末列出。

　　自测题是本系列丛书的重要组成部分。每一章的末尾均附有自测题，书末还有自我测评。这尤其适合那些正准备参加新形式上机考试的医师，这些考试是专业认证和专业证书维护的一部分。

　　本系列丛书不仅包含临床相关的内容，有丰富的影像图和插图，还包括相关学科的内容，如放射物理学和医学成像质量与安全。本系列丛书旨在提供一些实用的参考内容，用于全面学习影像诊断并应用影像更好地指导临床治疗。

Jannette Collins

原著前言

本书旨在成为那些想要在某一专业领域快速汲取广博知识的医师的一部实用工具书。书中内容主要体现胸部放射学的精要，但内容又足够详细，既可以用于住院医师或影像执业医师的快速学习，又可用来指导胸部影像学教学，对实习医师、呼吸科专家、胸外科专家、重症监护医师、家庭医生和其他专业医师阅读他们患者的影像资料也有重要的参考价值。

第 3 版延续了前 2 版的教学及记忆方法并注重胸部 X 线片与 CT 之间的联系，还对第 2 版进行了多处修改，反映了目前的技术、术语和分期标准的变化，以及新的管理指南和最近通过的筛查建议，增加了最新的文献引文。新的冠状位 CT 图像是对轴位图像的补充，在讨论上叶为主或其他模式的疾病时非常有价值。每章开头都列有学习目标，采用了胸部放射学协会教育委员会制订的心胸放射学放射诊断住院医师的最新课程要求，删除了第 2 版中的近百张图像，又添加了 450 余张新图像。

第 3 版的内容得到了扩展及更新，包括最新的肺癌分期、原位腺癌（曾称细支气管肺泡癌）的相关术语、评估疑似肺栓塞的循证指南（包括孕妇患者）、最近通过的采用胸部低剂量 CT 筛查肺癌的建议、随诊亚实性结节的 Fleischner 学会指南和对外周斜裂结节的最新管理方法。

来自第 2 版的读者反馈中对有关"肺部疾病的征象和类型"的内容提出了宝贵建议。此次在第 3 版中补充了许多征象的介绍，如晕轮征、彗星尾征、肺门重叠征、印戒征、指节征、弯刀征和烧瓶征等。

第 3 版还增加了自我测评的机会。在每章结尾增加了自测题，并在书末附有自我测评。全书包括 150 余道图像选择题。这尤其适合正在准备上机考试的人，因为这些考试是专业认证和专业证书维护的一部分。

书中每章结尾都列有参考文献和较大的综合性教科书作为参考，以便读者拓宽基础知识范围。本书对胸部 X 线片和 CT 扫描图像的解读不但为读者提供了一种可以终身使用的逻辑学习方法，而且可以激发他们对胸部影像学的终身追求。

Jannette Collins

Eric J. Stern

译者前言

    Jannette Collins 及 Eric J. Stern 博士合著的《胸部影像学精要》一书主要体现胸部影像学的诊断要点，内容丰富且详细；既可用于住院医师或影像执业医师的快速学习，也可以用来指导影像专业教学，对其他临床相关专业医师阅读患者的影像资料也有重要的参考价值。虽然 CT、MRI、PET 等正在发挥日益重要的作用，但 X 线片仍是胸部影像知识和技能的基础，然而目前国内年轻医师在 X 线阅片技能方面大多没有得到足够的培训，本书在胸部 X 线片方面给予了详细介绍。

    本书以胸部解剖结构为基础，首先介绍了胸部各结构在 X 线及 CT 上的表现，接着详细描述了肺部疾病的征象和类型，之后采用病变征象及类型、位置及分布、肿瘤性病变及先天性病变的顺序对疾病进行了逐一讲解，并在每章后都附有典型病例自测题供读者检验学习成果，也给读者留下了自我拓展的空间。我们在翻译本书时深刻体会到作者在著书时倾注的巨大心力。

    我国放射科住院医师规范化培训制度正在逐步完善中，翻译并引入本书，为广大放射科住院医师和指导教师提供了一本高水平、高质量的参考书，也可直接作为指导教材。在翻译过程中，我们尽量兼顾原文语意的保留与汉语表述的习惯，但由于英语与汉语表达方式存在差异，行文中仍有部分直译的痕迹，望读者见谅。

    本书的翻译和审阅工作主要由中日友好医院放射诊断科的中青年医生完成，并得到科室内影像学前辈的精心审校，感谢所有同事的辛苦及出版社的支持，在此一并感谢。

孙宏亮

中日友好医院放射诊断科

目　录

Chapter 10　上肺疾病，感染和免疫性疾病

Chapter 11　肺不张

Chapter 12　外周性肺疾病

Chapter 13　气道

Chapter 14　单侧肺野透过度增强

Chapter 15　肺肿瘤

Chapter 1
胸部正常解剖

Normal Anatomy of the Chest

张海波　孙宏亮　译

学习目标

▶ 命名并定义气道的三个区域。

▶ 定义次级肺小叶和高分辨率 CT 上的表现。

▶ 列出双肺的叶和段支气管。

▶ 明确后前位胸片上的下列结构。

▶ 明确胸片上的下列结构。

▶ 明确胸部 CT 上的下列结构。

1

解剖学之于生理学正如地理之于历史：描述了事件发生的场所。

Jean Ferne（1497—1558），*On the Natural Part of Medicine*

一个好的放射科医生应熟悉解剖学，因为了解所有组织结构正常情况下在哪里"生长"并且能够识别出异常结构的位置，有助于做出鉴别诊断并缩小其范围。本章是对胸部 X 线片及计算机体层摄影（computed tomography，CT）上胸部解剖结构的简短的综述。由于患者的年龄、身体状态、位置、吸气幅度、检查技术，以及许多其他因素，正常解剖结构在胸片上呈现的表现在不同的检查之间、人与人之间、甚至呼吸与呼吸之间都是不同的。某些结构不能总被观察到（后联合线），但是其他结构在大多数检查中都能被观察到（侧位像的左肺上叶支气管）。

展示正常解剖结构的各种不同表现不在本章节内容的范围之内，但这些可以通过对日常的胸部影像上正常结构的密切观察和识别进行学习。

医学生和新晋住院医师关于胸部 X 线片最常问的一个问题是"怎么看胸部 X 线片呢？"阅读胸部 X 线片的方法是一项个性化进阶的艺术。一个人在看过许多胸部 X 线片之后的阅片方法是随时间变化的。这样的回答并不能帮助初学者，所以这里在表 1-1 中给出了一些通用的"胸部 X 线片阅片规则"，并在表 1-2 中给出了参考标准。正常解剖结构标注在后前位（posteroanterior，PA）、侧位胸片（图 1-1 和图 1-2）及横轴位 CT 图像上（图 1-3 和图 1-4）。正如面对一位患者，观察正位胸片和横轴位胸部 CT 时，患者的右侧在观察者的左侧。依照惯例，观察侧位胸片时，正如患者面对观察者的右侧（患者的左侧距离成像板最近），即左侧位。

表 1-1　胸部 X 线片判读应遵循的规则

1. 读片时应观察所有图像（后前位和侧位）；为了证实病变位于胸部，通常应在两张胸片上都能看到
2. 右心缘由右心房形成，被右肺中叶内侧段纹理掩盖（局限于外侧段的病变不会使右心缘模糊）
3. 左心缘主要由左心室形成，被上叶舌段纹理掩盖
4. 右半膈通常高于左侧 1.5～2.0cm
5. 膈肌被下叶纹理遮挡（除非只有下叶上段受累）
6. 主裂的某些部分在侧位像是可见的，表现为从膈面前部至上部胸椎、主动脉弓水平的斜线影
7. 小裂隙在右肺分离上叶和中叶。它从右侧肺门延伸至右侧前胸壁，在后前位及侧位胸片上部分可见
8. 正常肺门影主要由肺动脉构成，双侧肺门大小、密度应该对称
9. 主动脉弓或"结"位于左肺门上方（注意右位主动脉弓变异）
10. 气管位于中线上，但可能向右前方偏离迂曲的主动脉
11. 双侧肋膈角应该是锐利的（锋利到可以用于剔牙），除了重度肺气肿患者，后者膈肌变平
12. 用力吸气后，正常后前位胸片上心脏的最大横径≤50% 胸廓最大直径
13. 右肺中叶和左肺上叶舌段在侧位像会投影到心脏区域
14. 健康成人在深吸气后，双肺后缘下界达第 10 肋水平（或前缘达第 6 肋水平）
15. 双侧肺部影像对称，除非投照时患者体位转动
16. 胃泡位于左侧膈肌下方（注意是否存在内脏转位）
17. 不要忘记观察骨骼和软组织

表 1-2　后前位胸片大小和密度比率

大小

- 心 - 胸　心脏直径应该小于或等于胸廓直径 50%；评估这项内容的一个简单的方法是，假设脊柱是直的并且位于胸部中央，看心脏相对于中线的右侧的距离与左心缘到左侧肋骨之间的距离是否匹配
- 主 - 肺动脉　左肺动脉直径应小于主动脉结宽度，它跨过左主支气管；成人主动脉弓大约高于气管隆突 3cm，直到主动脉开始迂曲；左肺动脉约高于左主支气管 3cm，之后上升并向外侧约成 45° 走行。奇静脉 - 支气管奇静脉如果可见（在右侧气管支气管角），其宽度应该不超过气管宽度的一半，并且其纵向高度不超过气管的宽度
- 气管支气管壁 - 腔　气管或支气管壁厚度大约不超过管腔直径的 1/8；气管的直径在后前位和侧位相上相同，并且小于椎体宽度
- 右肺下叶动脉 - 气管　右肺下叶肺动脉宽度不超过气管管腔
- 肺门高度　左肺门大约高于右侧 2cm，因为左侧肺动脉应高于左主支气管
- 动脉 - 支气管　动脉与伴行的支气管直径大致相等（"末端"显示最佳）

密度

- 心 - 肝　心脏密度应该是肝脏中部密度的一半（因为心脏只有约肝脏中部一半的厚度），这种情况需要良好的曝光条件；但需注意左肺下叶不张所致"象牙色心脏"
- 心内　在脊柱的两侧心脏的密度应该相同
- 肝内　假设膈顶是正常的，肝顶密度应该是肝脏中部的一半，因为该处厚度约为肝脏中部厚度一半
- 右气管旁 - 主动脉　主动脉弓水平气管右侧的密度应该永远低于主动脉结的密度
- 肺门　双侧肺门密度相同（它们都由相同的血管成分组成）

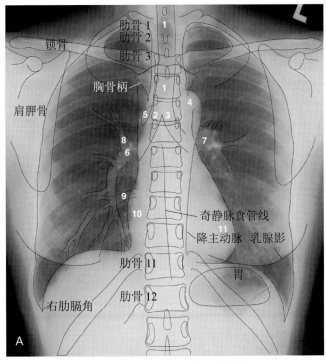
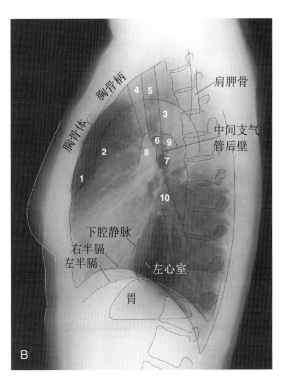

▲ 图 1-1　后前位及侧位胸片的正常解剖结构

A. 后前位片显示气管（1）、右主支气管（2）、左主支气管（3）、主动脉"结"或弓（4）、奇静脉汇入上腔静脉（5）、右叶间肺动脉（6）、左肺动脉（7）、右肺上叶肺动脉（前支）（8）、右肺下叶肺静脉（9）、右心房（10）、左心室（11）和被标注的其他结构；B. 侧位片显示肺动脉流出道（1）、升主动脉（2）、主动脉弓（3）、头臂血管（4）、气管（5）、右肺上叶支气管（6）、左肺上叶支气管（7）、右肺动脉（8）、左肺动脉（9）、肺静脉汇合处（10）和被标注的其他结构

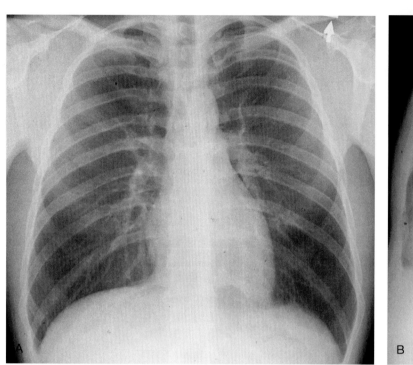
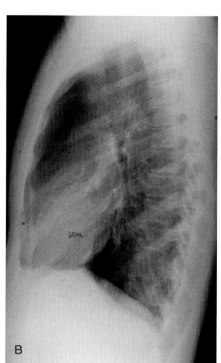

▲ 图 1-2　正常后前位（A）和侧位（B）胸片

显示了图 1-1 中被计数和标注的结构

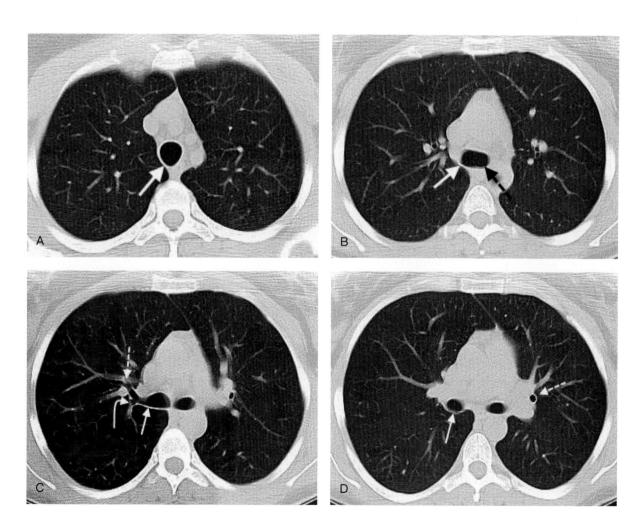

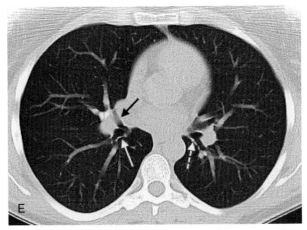

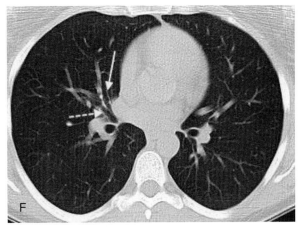

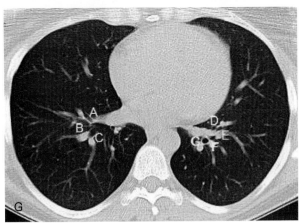

▲ 图1-3　正常肺和气道的横轴位CT图像（1.25mm重建）

所有图像的窗宽和窗位都分别是1700HU和500HU；A. 吸气时胸内气管的后部为平直或圆形轮廓（箭），肺动脉从中央部向外周发出分支并逐渐变细；B. 只有在气管隆起下方，右（白色箭）和左（黑色虚箭）主气管才可见；C. 图B以下图像显示了右肺上叶支气管（箭）分支为前段（虚箭）和后段（弯箭）支气管；D. 图C以下图像显示了中间支气管薄薄的后壁（箭）和左肺上叶支气管（虚箭）；E. 图D以下水平的图像显示了右肺中叶支气管（黑色箭）和右肺（白色实箭）及左肺（虚箭）下叶支气管主干；F. 图E以下图像显示了右肺中叶内侧段（白色实箭）和外侧段（白色虚箭）支气管；G. 图F以下图像显示了双肺下叶基底段支气管：右肺内（A）、前（B）、后外侧（C）和左肺内（D）、前（E）、外（F）和后（G）基底段；值得注意的是分开的左肺前基底段和内侧基底段起源于一个共同的前内侧基底段主干；分开的右肺后侧基底段和外侧基底段在此图上未显示

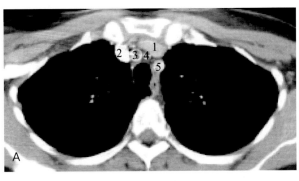

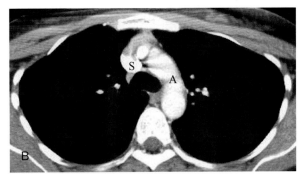

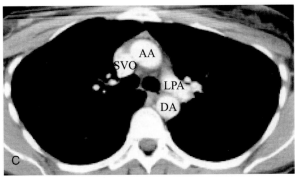

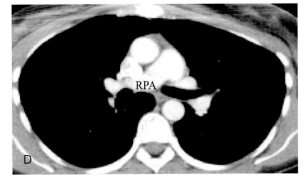

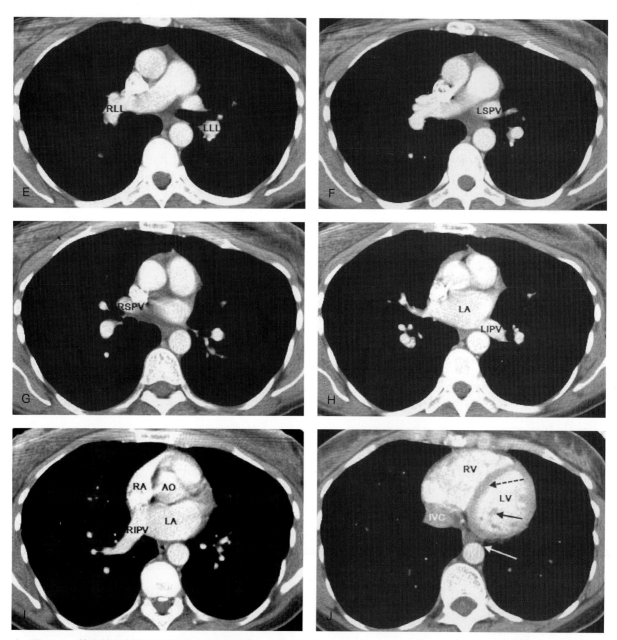

▲ 图 1-4　静脉造影剂注入增强的正常纵隔横轴位图像（5mm 准直）

所有图像的窗宽和窗位都分别是 350HU 和 35HU；A. 静脉造影剂经右侧肘前静脉注入，每次患者胸部标准解剖横轴位 CT 扫描（10mm 左右准直）都至少有一幅像这样的"5-血管图像"，显示左头臂静脉（1）、右头臂静脉（2）、无名动脉（3）、左颈总动脉（4）和左锁骨下动脉（5）；B. 图 A 以下图像显示了经造影剂增强的主动脉弓（A）和上腔静脉（S）；C. 图 B 以下图像显示了升主动脉（AA）、降主动脉（DA）、左肺动脉（LPA）和上腔静脉（SVC）；D. 图 C 以下图像显示了右肺动脉（RPA）；E. 图 D 以下图像显示了右肺动脉（RLL）和左肺动脉（LLL）；F. 图 E 以下图像显示了左上肺静脉（LSPV）；G. 图 F 以下图像显示了右上肺静脉（RSPV）；H. 图 G 以下图像显示了左心房（LA）和左下肺静脉（LIPV）；I. 图 H 以下图像显示了右心房（RA）、主动脉流出道（AO）、左心房（LA）和右下肺静脉（RIPV）；J. 图 I 以下图像显示了右心室（RV）、左心室（LV）、室间隔（黑色虚箭）、乳头肌（黑色实箭）、食管（白色箭头）和下腔静脉（IVC）

气道区域

气道由三个区域组成，包括通气区、过渡区和呼吸区。通气区包括气管、支气管和非肺泡细支气管（空气不能通过发育良好的壁扩散）。过渡区具有通气和呼吸功能，由呼吸性细支气管、肺泡管和肺泡囊组成。呼吸区由肺泡构成。这个区域的主要功能是进行空气和血液之间的气体交换。

肺结构

初级肺小叶由所有的肺泡管、肺泡囊和肺泡，以及与之伴行的血管、神经和远达终末呼吸性细支气管的结缔组织构成。这个单元太小以至于在 X 线片上很难观察到。次级肺小叶是肺最小的独立结构，由 3 ～ 5 个终末细支气管，以及伴行的过渡区气道和肺实质构成，周围由结缔组织间隔围绕（图 1-5）。次级肺小叶包含 30 ～ 50 个初级肺小叶，为多面体形状，直径 1.0 ～ 2.5cm，在肺的薄层（1 ～ 2mm）CT 上可以观察到。肺腺泡也是解剖单元，定义为肺终末细支气管远端的部分，由呼吸性细支气管、肺泡管、肺泡囊和肺泡组成。通常情况下，6 ～ 12 个肺腺泡为一组存在于一个次级肺小叶中[1]。

支气管解剖

胸段气管长 6 ～ 9cm[2]，在胸骨上切迹上方 1 ～ 3cm 处下行进入胸腔。在成年人胸片上冠状位和矢状位气管直径的正常上限分别为女性 21 ～ 23mm，男性 25 ～ 27mm[3]。气管有 15 ～ 20 个 "C" 形透明软骨环（在气管后方膜部缺如），这一坚硬结构防止了气管塌陷[4]。气管在气管隆突处分为右和左主支气管。右主支气管长约 2.5cm，较短、较宽，比左侧更为陡直。因为右主支气管与主支气管几乎为一条连接线，所以异物通过气管后容易进入右主支气管内。

主支气管的叶和段分支模式图和肺叶、肺段见图 1-6 至图 1-8。右侧支气管有 10 段。在左侧，尖后段和前内侧基底段的组合导致左侧为 8 个肺段，然而一些解剖学家仍然指出左侧为 10 个肺段。肺段支气管及之后分出的 6 ～ 20 个分支，管壁没有软骨成分，被称为细支气管。细支气管及终末单纯的通气型气道被称为终末细支气管。终末细支气管以外为腺泡，是气体交换的肺单位。亚段支气管在薄层 CT 上可以常规被观察到。

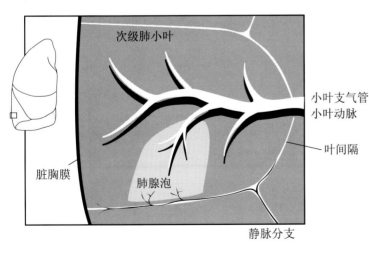

▶ 图 1-5　次级肺小叶

正常脏胸膜厚度是 0.1mm；小叶动脉和细支气管直径是 1.0mm；次级肺小叶是多面体形，是肺最小的离散结构，由结缔组织间隔包绕（小叶间隔）；肺静脉和淋巴管位于小叶间隔内；肺腺泡被定义为终末细支气管远端，大约 12 个肺腺泡构成一个次级肺小叶

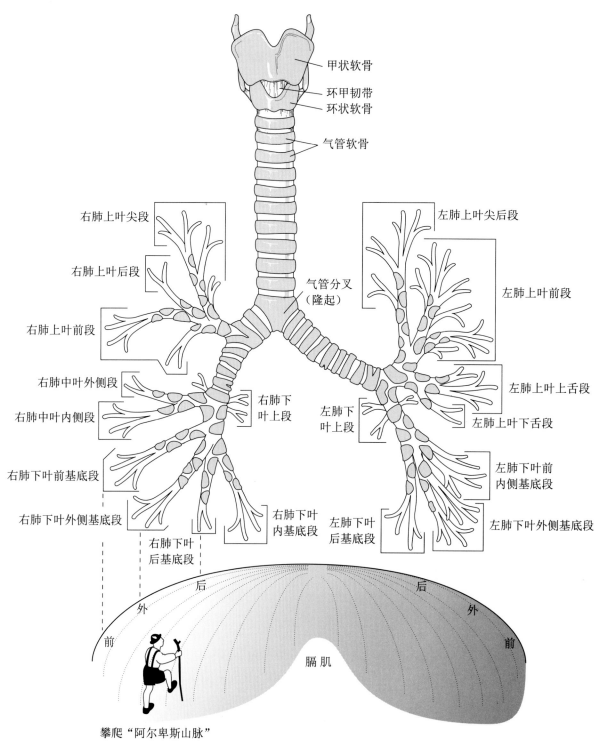

甲状软骨
环甲韧带
环状软骨
气管软骨
气管分叉
（隆起）

右肺上叶尖段
右肺上叶后段
右肺上叶前段
右肺中叶外侧段
右肺中叶内侧段
右肺下叶前基底段
右肺下叶外侧基底段
右肺下叶上段
右肺下叶内基底段
右肺下叶后基底段

左肺上叶尖后段
左肺上叶前段
左肺上叶上舌段
左肺上叶下舌段
左肺下叶上段
左肺下叶前内侧基底段
左肺下叶外侧基底段
左肺下叶后基底段

后
外
前
膈肌
后
外
前

攀爬"阿尔卑斯山脉"

▲ 图1-6　正常气道解剖模式图，正位像

值得注意的是基底段支气管从外向内走行；前基底段位于最外侧（局限在右肺下叶外侧段的肺炎发展到周围肺组织），后基底段位于内侧，对于右肺内基底段支气管位于外侧；从外侧向内侧攀爬膈肌，可以被想象为攀登"阿尔卑斯山脉（前、外和后基底段支气管）"，可以作为记忆这个方向的方法

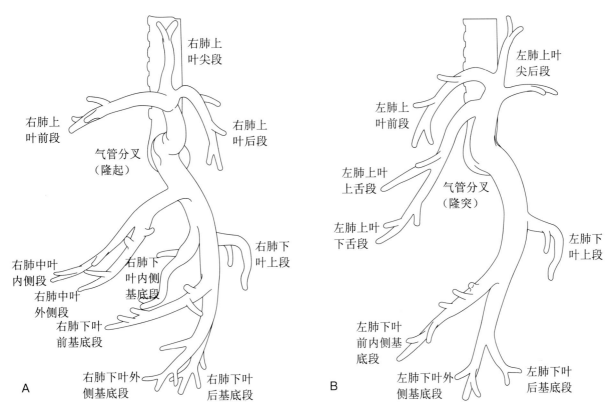

▲ 图 1-7　正常气道解剖模式图，侧位像

A. 右侧支气管树，值得注意的是中叶支气管位置相对靠前（侧位胸片上右肺中叶肺炎向前投影在心脏上）；B. 左侧支气管树，值得注意的是舌叶支气管位置相对靠前（类似于右肺中叶支气管）

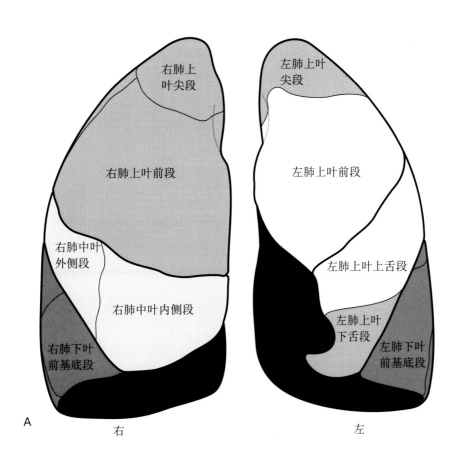

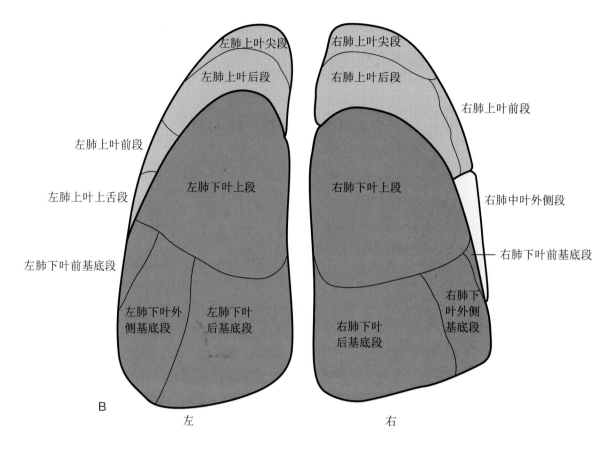

左肺上叶尖段

右肺上叶尖段

左肺上叶后段

右肺上叶后段

右肺上叶前段

左肺上叶前段

左肺下叶上段

右肺下叶上段

左肺上叶上舌段

右肺中叶外侧段

左肺下叶前基底段

右肺下叶前基底段

左肺下叶外侧基底段

左肺下叶后基底段

右肺下叶外侧基底段

右肺下叶后基底段

B

左

右

▲ 图 1-8 肺叶和肺段模式图

A. 正面观；B. 后面观

肺门

胸片上正常的肺门影由主支气管和血管组成，但是能观察到的大部分结构是肺动脉。正如在后前位胸片上看到的，左肺门比右肺门位置高，因为左肺动脉比右肺动脉位置高。正如在侧位胸片上看到的，右上叶支气管较左肺上叶支气管位置高，因为右上叶支气管位于动脉上（高于动脉）；左下叶支气管位于动脉下（低于动脉）。下叶动脉横径正常值为 9～16mm [1]。支气管和肺动脉一起从肺门向外侧发出分支，而肺静脉却引流至心脏，与支气管和肺动脉分离。胸部 X 线片上，在肺野外 2/3 区域动脉与静脉无法区分。越靠近中心区域，动脉和静脉的走行方向出现不同。引流下叶的下肺静脉走行更加平直，且直接汇入左心房，而下叶肺动脉走行更加垂直。在上叶，动脉和静脉在垂直

方向上有相似轻度弯曲，上叶静脉位于动脉外侧，有时在上肺静脉处可以被追踪到。右和左上、下肺静脉都引流至左心房。淋巴液经胸膜下和小叶间隔内的淋巴管引流至肺门。

肺裂

主裂（斜裂）自大约第 5 胸椎椎体水平斜行向下至膈面，将肺分为上叶和下叶（图 1-9）。右主裂斜度更大，末端位置更低（在侧位胸片上位置更靠前），与右侧膈肌融合，与小裂隙相连。小裂隙（水平裂）将右肺中叶和上叶分隔开，在右肺门外侧呈扇形走势（图 1-10）。在胸片和 CT 扫描时均可观察到双侧裂隙整体。裂隙常"不完整"，且仅能部分分离肺叶。

在 CT 扫描时，主裂的区域常常表现为无血管线。裂隙本身不可见，或者仅表现为边界不

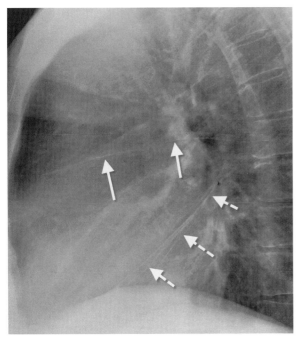

▲ 图 1-9　侧位胸片上的主裂和小裂隙
显示了主裂的下部(白色虚箭)和右侧小裂隙(白色实箭);
它们勾勒出了右肺中叶的位置;主裂上部未见清晰显示;
正常胸片上部分裂隙不可见的情况不常见

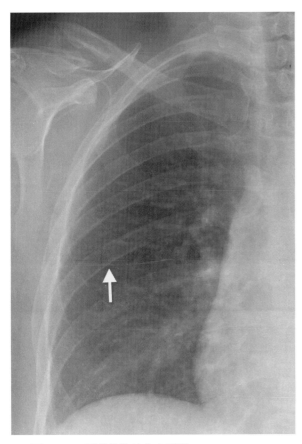

▲ 图 1-10　后前位胸片上小裂隙
小裂隙从右肺门至右肺外周水平走行（箭）

清或边界清晰的条线状密度，这依赖于扫描层厚。在 CT 扫描时，小裂隙的位置可以从中间支气管水平的一个或多个层面上大的椭圆形血管缺损区推断出来。

许多副裂为正常变异。近 1% 的人群有副奇裂，在右肺上内侧产生一个副奇叶（图 1-11）。奇裂包括其下缘内的奇静脉（奇裂存在时，奇静脉的位置常高于它通常所在的支气管气管角），在胸片上很容易观察到，因为它包括 4 个胸膜层（2 个脏层和 2 个壁层）。左侧的小裂隙将舌段与左肺上叶其他肺段分离（图 1-12）。上副裂将上段与下叶其他基底段分离，水平走行，在右肺位于小裂隙水平下方。在下叶，下副裂将内侧基底段与其他基底段分离，常从膈面斜向上方、朝向内侧肺门走行（图 1-13）。

纵隔血管

胸主动脉有升部、横部（主动脉弓）和降部。随着患者年龄，升部变得更加突出。在正位胸片上，主动脉弓看似中线左侧一个光滑的"结"。主动脉降部在胸部通过膈肌主动脉裂孔之前，从椎体左侧逐渐走行至几乎中线的位置。主动脉三大分支中，从位于气管前方向气管左侧（从患者顺序为右侧至左侧）分别是头臂动脉（无名动脉）、左颈总动脉和左锁骨下动脉。

上腔静脉（superior vena cava，SVC）位于右侧气管旁区，代表右上纵隔轮廓。0.3% ~ 0.5% 的人群没有先天性心脏病但却存在左侧上腔静脉[5]。左侧上腔静脉起自左侧颈内静脉和锁骨下静脉并垂直穿过左侧纵隔，通常汇入冠状窦，引流至右心房。左侧上腔静脉患者也常有右侧上腔静脉，但右侧通常较平常小。

奇静脉走行于脊柱前方，位于食管后方或右侧，直至其弓形向前汇入上腔静脉后壁。奇静脉通常存在于纵隔内且位于气管支气管角（奇叶存在情况下，奇静脉在汇入上腔静脉前横向走行于肺内）。半奇静脉和副半奇静脉位

11

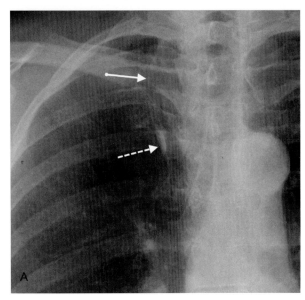

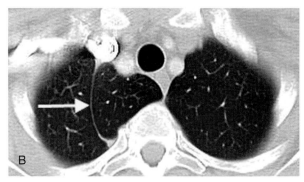

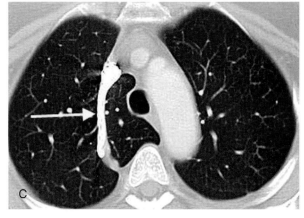

▲ 图 1-11　副奇裂

A. 后前位胸片显示了一个副奇裂（实箭），这一裂隙包括奇静脉（虚箭），高于气管支气管角，奇静脉通常位于该处；
B. 位于胸廓出口以下水平的横轴位 CT 显示了胸片可见的副奇裂（白色箭）；C. B 图以下的横轴位 CT 图像显示了造影剂增强后的奇静脉（箭）包含在奇裂内，并向前上方弓形汇入上腔静脉

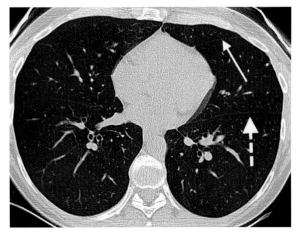

▲ 图 1-12　左侧小裂隙

横轴位 CT 扫面显示了左侧小裂隙（实箭）将舌叶从上叶分离开；左主裂（虚箭）显示更加偏后

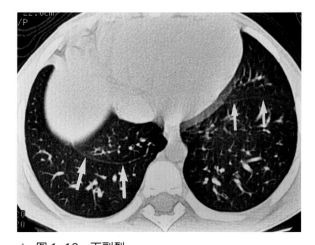

▲ 图 1-13　下副裂

横轴位 CT 扫描显示了将右肺下叶内侧段与其他基底段分离开的右肺下副裂（大箭）和左肺主裂（小箭）

于脊柱左侧、奇静脉后方。副半奇静脉引流入左上肋间静脉，其在主动脉弓和降主动脉连接部旁呈弓形汇入左头臂静脉（这种连接形成了所谓的"主动脉乳头"，有时在后前位胸片上

可见）。静脉解剖在图 1-14 中说明。下腔静脉（inferior vena cava，IVC）缺如的患者，其奇静脉形成静脉导管将"下腔静脉血"引流回心脏（肝静脉引流入右心房，而不是下腔静脉）。

在这些病例中，奇静脉会非常粗大，正如后前位胸片上看到的气管支气管角那样，可以类似淋巴结肿大。

主肺动脉位于升主动脉左前方。左肺动脉弓高于右侧，并跨越左主支气管。

纵隔间隙、线、条带和边界

主肺动脉窗是主动脉弓下方和左肺动脉上方的间隙。动脉韧线（动脉导管遗迹）和喉返神经穿过这一间隙（主肺动脉窗的肿块会累及喉返神经，导致声音嘶哑）。隆突下间隙位于气

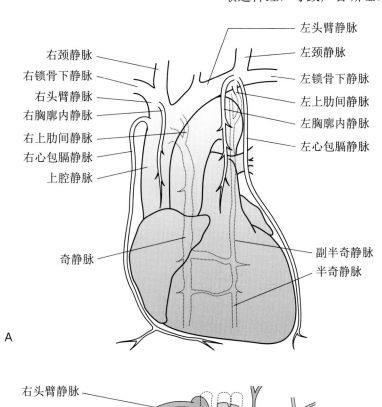

左头臂静脉
左颈静脉
左锁骨下静脉
左上肋间静脉
左胸廓内静脉
左心包膈静脉

右颈静脉
右锁骨下静脉
右头臂静脉
右胸廓内静脉
右上肋间静脉
右心包膈静脉
上腔静脉

奇静脉

副半奇静脉
半奇静脉

A

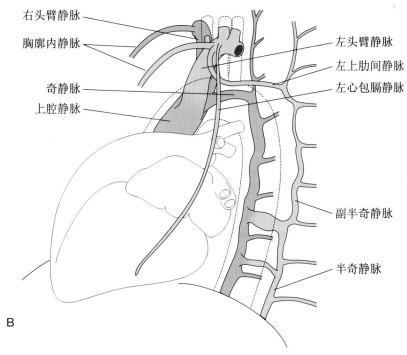

右头臂静脉
胸廓内静脉

奇静脉
上腔静脉

左头臂静脉
左上肋间静脉
左心包膈静脉

副半奇静脉

半奇静脉

B

▲ 图 1-14 胸部正常静脉解剖模式
A. 前面观；B. 侧面观

管隆突以下，以主支气管为边界，常发生淋巴结肿大。血管前间隙是肺动脉、升主动脉和主动脉三大分支前方的区域。这一区域位于两肺之间，前方以胸壁为界。在靠近肺的位置，没有血管前间隙，而是前连接线。在血管前间隙内走行左头臂静脉、胸廓内动脉、淋巴、胸腺和膈神经（图 1-15）。膈脚后间隙（主动脉裂孔）是以膈肌脚和脊柱为界。穿过这一区域的结构可以被想象为"纵隔的禽类"：奇静脉（"奇鹅"）、半奇静脉（"半奇鹅"）和胸导管（"胸鸭"）。食管（"食管鹅"）是另一只纵隔禽类；然而它穿过食管裂孔。

气管右后线是肺向右和向后与气管相接形成的，正常情况下宽度<3mm。前连接线是右肺和左肺相接处，位于心脏水平以上、胸骨柄水平以下（图 1-16）。前连接线由 4 层胸膜构成（来源于每一侧的壁胸膜和脏胸膜），可能到达锁骨以上水平，但是因受脂肪和（或）胸腺的干扰在胸片上不是总能观察到。前连接线分离表明发生纵隔肿块或纵隔移位。后连接线是两肺在气管和心脏后方相接形成。不像前连接线那样，后连接线延伸至肺尖，突出于锁骨以上（图 1-17）。它也由 4 层胸膜构成，只有在奇静脉或主动脉弓区域的边界发生膨隆是正常的。奇静脉食管线在正位胸片上主动脉弓以下可见，是右肺下叶与食管右壁和奇静脉相接处，向上延

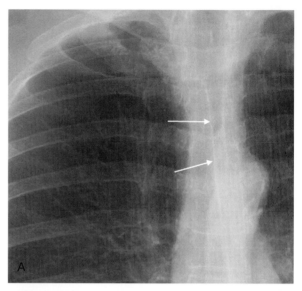

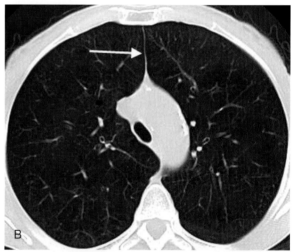

▲ 图 1-16　前连接线

A. 后前位胸片显示前连接线表现稍斜行的线状密度（箭），值得注意的是这条线未延伸至锁骨以上水平；B. 横轴位 CT 扫描显示了右肺和左肺靠近处的前连接线（箭）

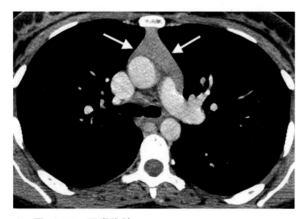

▲ 图 1-15　正常胸腺

横轴位 CT 扫描显示了血管前间隙箭头形状的（箭）均匀软组织密度

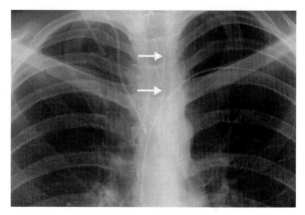

▲ 图 1-17　后前位胸片上的后连接线（箭）

值得注意的是这条线延伸至锁骨以上水平

续至食管。肺的这部分被称为奇静脉食管隐窝，相接面被称为奇静脉食管线。奇静脉食管线上方几厘米在成年人总是平直的或者凹向肺内；其凸出则表明气管隆突下肿块形成。脊柱旁线为条线状软组织密度，平行于脊柱左和右边界，由脊柱近旁肺组织构成，通常宽度 < 1cm。主动脉走行迂曲会增加左侧脊柱旁线的厚度。

在主动脉弓以上，左侧气管旁影由左颈动脉、锁骨下动脉和左颈静脉产生。因为气管与左肺不连续（被主动脉和大血管分隔开），所以气管左壁外缘轮廓几乎没有被勾勒出。在主动脉弓以下，纵隔左界由主动脉肺动脉胸膜线、主肺动脉和心脏形成。纵隔右界由右头臂静脉、上腔静脉和右心房形成。右气管旁线在大约 2/3 被观察者中，都能通过右侧头臂静脉和上腔静脉观察到。

膈肌

膈肌正常情况下呈平滑或扇形轮廓。在大约 88% 的人群中，右半膈比左侧位置高 1.5 ～ 2.0cm。在大约 3% 的人群中，左膈比右侧高，但不超过 1cm。在大约 9% 的人群中，双侧膈在相同的水平[6]。膈膨升（膈肌化不完整）指的是较薄的膜替代了肌肉，导致膈肌轮廓的形成一个光滑的驼峰状隆起（最常发生在右半膈肌的前内侧）。左侧较右侧更常发生膈肌完全膨出，会导致一侧膈肌全部隆起。

侧位胸片

以下为侧位胸片上对胸部解剖的简述。对左侧位胸片的综述于 1979 年由 Proto 和 Speckman 发表[7]。

头臂（无名）动脉起源于气管前方。它的后壁看似为跨越气管的轻度 S 形界面。左头臂静脉常形成胸骨柄后方胸膜外隆起。右侧头臂静脉和上腔静脉的后界常被发现在与头臂动脉相同的位置并且以相同的方向弯曲向下走行，

但是有时可以在主动脉上界下方被追踪到。无名动脉膨隆的边缘——右锁骨下动脉丛，穿过含气的气管投影并与右侧头臂静脉后界——上腔静脉融合，形成一个乙状结肠形的界面。

气管沿着患者迂曲的主动脉走行，或平直，或弯曲。气管隆突在侧位胸片上不可见。只有少数人群的气管前壁可见。气管后壁通常是可见的，因为肺常位于气管后方，形成了气管后线（50% ～ 90% 的成年人可见），这一条线在正常情况下宽度 < 3 ～ 4mm。如果食管内没有气体或仅有少量气体，这条线则由塌陷的食管的全部宽度构成（形成宽度 ≥ 1cm 的带状影），于是被称为气管食管线。

胸骨后线是沿着前胸壁下 1/2 或 1/3 的带状影。由于左肺在这一水平不能与左侧胸腔接触，所以心脏及心外膜脂肪占据了这个间隙。

上腔静脉在进入右心房之前其后壁可见。升主动脉投影位于右心室流出道上后方。这些结构在大约 10% 的侧位胸片上为相互分离的隆起。右肺动脉末端看似为中间支气管前方圆形或卵圆形结构。左肺动脉为弓状轮廓，向上后方跨越左肺上叶支气管（左肺动脉被比作小型的横向主动脉弓）。

在肺门处，右肺上叶支气管高于左肺上叶支气管，中间支气管后壁看似为两者之间较薄的线状影，并与左肺上叶支气管交叉。通常只有左肺上叶支气管（而不是右肺上叶支气管）在侧位像上可见。中间支气管后壁厚度不超过 3mm，其增厚的最常见原因为肺水肿和患者体位的变化，但是恶性病变也可导致其增厚。

有几种方法可以用来在侧位胸片上定位右和左半膈（图 1-18）。在标准的左侧位 X 线胸片上，右侧肋骨投影于左侧肋骨后方，由于放大效应，右侧肋骨显示比左侧大（除非投照体位不是真正的左侧位）。有时，单侧膈可以走行于该侧肋骨以外。胃泡位于左半膈以下（除非患者内脏转位）。后前位像一侧膈显示模糊的病理过程可以证实侧位像上由于同一病变导致的膈

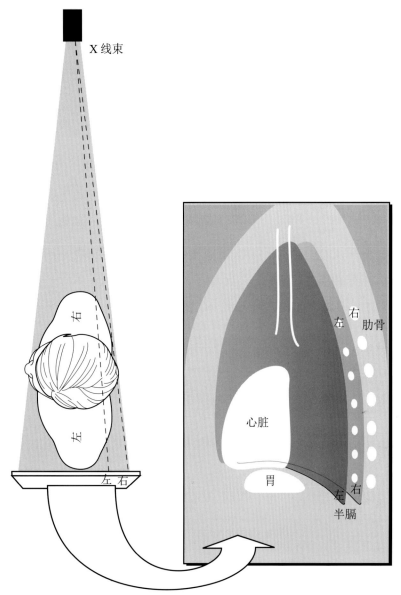

X 线束

右

左

左 右

左 右 肋骨

心脏

胃

右

左

左
半膈

◀ 图 1-18 半膈

模式图显示了在正确的左侧位胸片上，放大作用如何导致右侧肋骨变得更大并投影在左侧肋骨后面；值得注意的是胃泡位于左侧膈下方；心脏遮挡了左侧膈前部

肌模糊。右半膈常比左半膈向前延伸更多，是因为左半膈前部部分被心影遮挡。有些情况下，这些方法都不起作用，无法区分左右半膈。

胸部影像学概念

胸片实际上更多的是"肺片"。它不是纵隔和骨性结构的最优检查方法。但是，你如何区分胸片曝光是否恰当呢？理想情况下是在过度曝光（可以很好地观察纵隔）和曝光不足（可以很好地观察肺）之间达到平衡。椎间隙勉强可见的胸片通常能达到这一平衡。

充分吸气时曝光么？吸气程度在肥胖、腹水等腹部内占位效应患者受限，尤其会在仰卧位摄片患者受限。通常，呼气相会显示膈肌"隆起"，因为会导致心尖投影于肺 - 膈交界面以下。双肺密度更高、血管更加聚集。如果你判定吸气不足或吸气受限，请谨慎，不要过度解读；尤其是对于怀疑轻度肺炎或充血性心力衰竭的患者。

心包脂肪垫大小因人而异，它会导致心膈角相对透亮影，会模糊心界下 1 英寸左右的区域。心包脂肪垫可以在前位和（或）侧位像显示，可以显示很大。

参考标准已经用于临床或放射学上对异常的

判断。外部参考标准等同于经验。如果你阅过足够多的胸片，最终会很擅长。这对新手没有太大帮助。四类内部参考标准可供新手使用:时间（区间的变化，可以用来立即判断为活动性或慢性）、对称性（成对的结构应该是类似的，如肋骨）、

连续性改变（相似的结构应该逐渐改变的，如肋骨或椎体）和比率（密度和大小——密度比率要求曝光良好的图像，而大小比率不要求）。大小和密度比率在表 1-2 中列出。如果每天都在阅片中运用这些比率，很快就会熟能生巧。

参考文献

［1］Armstrong P. Normal chest. In: Armstrong P, Wilson AG, Dee P, et al, eds. Imaging Diseases of the Chest. 2nd ed. St Louis, MO: Mosby; 1995:21.

［2］Gamsu G, Webb WR. Computed tomography of the trachea and main bronchi. Semin Roentgenol. 1983;18:51–60.

［3］Breatnach E, Abbott GC, Fraser RE. Dimensions of the normal human trachea. AJR Am J Roentgenol. 1984;142:903–906.

［4］O'Rahilly R. The esophagus, trachea, and main

bronchi. In: O'Rahilly R. Gardner–Gray–O'Rahilly Anatomy: A Regional Study of Human Structure. Philadelphia, PA: WB Saunders; 1986:283.

［5］Cha EM, Khoury GH. Persistent left superior vena cava: radiologic and clinical significance. Radiology. 1972;103:375–381.

［6］Felson B. Chest Roentgenology. Philadelphia, PA: WB Saunders; 1973.

［7］Proto AV, Speckman JM. The left lateral radiograph of the chest, part 1. Med Radiogr Photogr. 1979;55:29–74.

- -

自测题

1. 异常在哪里？

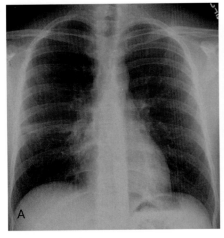

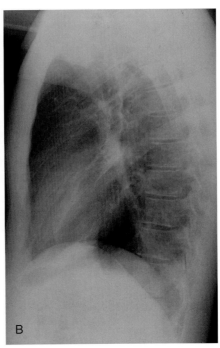

A. 右肺中叶

B. 右肺下叶

C. 舌叶

D. 左肺上叶

2．箭所指为什么结构？

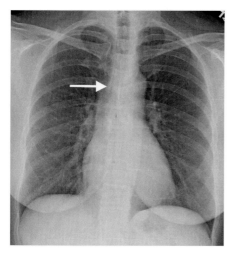

A．右位主动脉弓

B．奇静脉

C．上肋间静脉

D．乳内动脉

答案与解析

1．A。右肺中叶。后前位胸片显示了遮挡右侧心界的异常阴影，并且侧位像显示了投射到心脏上的异常阴影。

2．B。奇静脉。在右侧气管支气管角，奇静脉正常被看作一个小的三角形阴影。

Chapter 2
肺部疾病的征象和类型

Signs and Patterns of Lung Disease

张海波　孙宏亮　译

学习目标

▶ 认识胸片和 CT 扫描图像上的空气支气管征。

▶ 认识胸片和 CT 上的空气新月征。

▶ 认识胸片上的膈肌连续征。

▶ 认识 CT 上的血管造影征。

▶ 认识仰卧位胸片上的深沟征。

▶ 认识胸片和 CT 上的落肺征。

▶ 认识胸片上的平腰征。

▶ 认识胸片和 CT 上的指套征。

▶ 认识胸片上的反 S 征。

▶ 认识 CT 上的晕轮征。

▶ 认识胸片和 CT 上 Hampton 驼峰征。

▶ 认识胸片上的镰刀征。

▶ 认识正侧位胸片和 CT 上肺动脉周围包围气体成为动脉旁环征。

▶ 认识心脏或膈肌轮廓消失为边缘遮盖征。

▶ 认识 CT 上的由脓胸或其他渗出性胸腔积液所致的胸膜分裂征。

▶ 认识胸片和 CT 上的 Westermark 征。

▶ 认识胸片和 CT 上的蜂窝征。

▶ 认识胸片和 CT 上的间隔增厚型改变。

▶ 认识胸片和 CT 上的囊性类型病变。

▶ 认识 CT 上结节样型病变。

▶ 认识 CT 上肺实质密度马赛克样减低的改变。

▶ 认识 CT 上树芽征型改变。

胸部放射学的征象是指胸片和（或）CT扫描的表现，其意味着特定的病理过程。理解了一个征象的意义表明全面理解了与放射学征象相关的一个重要的概念。知道征象的名字不像知道并理解放射学征象的意义那样重要，但却有助于和使用这一"征象"术语的临床医师和放射学专家交流。CT表现"类型"指的是一种非特异的影像学表现或意味着一种或多种特异性疾病过程的多种影像表现的集合。下面的资料虽然不是一个包罗万象的列表，但却代表了局灶性或弥漫性肺部疾病的较多常见且有用的征象和类型的集合。

征象

空气支气管征

这一征象是指支气管或细支气管的分支呈线状、管状影穿过不含气的肺实质（图2-1）。此征象不能鉴别非梗阻性肺不张与其他肺实质异常密度影，如肺炎。空气支气管征表明潜在的不透光影一定位于肺实质而不是胸腔或纵隔。尽管癌倾向于实性肿块，但是空气支气管征仍然是淋巴瘤和原位腺癌［曾称细支气管肺泡癌（bronchioloalveolar carcinoma，BAC）］的典型特征。

空气新月征

在已经存在的空腔或者发生坏死和空洞形成的炎性病变内长出的肿块，可能会在空洞内肿块和空洞壁之间形成偏心性新月形气体，导致了空气新月征（图2-2和图2-3）。空洞内肿块大多由足菌引起。患侵袭性曲霉病的免疫功能减退的患者，空气新月征的出现代表坏死和空洞形成，表明免疫系统功能恢复，以及白细胞对感染的反应。

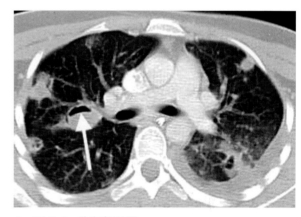

▲ 图2-2 空气新月征

胸部CT显示了因脓毒性栓子导致的主要分布在胸膜下区的双侧肺结节；一些结节有空洞形成；空气新月征（箭）是被薄壁空腔勾勒出来并包含气体在其内的结果

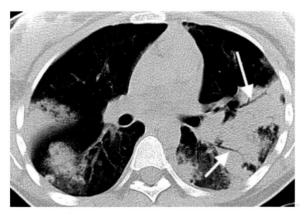

▲ 图2-1 空气支气管征

急性嗜酸细胞性肺炎患者的CT显示双侧胸膜下区不透明区伴随空气支气管征（箭）；空气支气管征还可见于其他原因的疾病，包括感染性肺炎、出血、水肿、原位腺癌（曾称细支气管肺泡癌）、淋巴瘤、类脂性肺炎、"肺泡"结节病和肺泡蛋白沉着症，也可见于肺不张，但不导致中央性梗阻；这一征象的存在表明病变定位在肺实质，而不是纵隔或胸膜

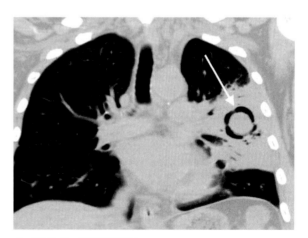

▲ 图2-3 空气新月征

冠状位CT显示了侵袭性肺曲霉病患者肺内一个实变区域内的环状透亮影（箭）

叶间裂膨出征

从病史来看，叶间裂膨出征被看作是由肺炎克雷伯菌导致的肺炎累及右肺上叶所致（图2-4）。该病往往局限于一个肺叶，随着实变迅速蔓延，会造成肺叶膨胀和下方邻近裂隙增宽[1]。其他感染和肺肿瘤也可能与这一征象相关。由于及时抗生素治疗，肺炎很少进展到这种状态。

彗星尾征

彗星尾征是指扭曲的支气管血管束向圆形肺不张区域走行[2]（见图3-34）。不张的肺与增厚的胸膜相连，常常与石棉相关的胸膜病变相关。圆形肺不张最常见于下叶后方，可能表现为增强扫描强化和空气支气管征。

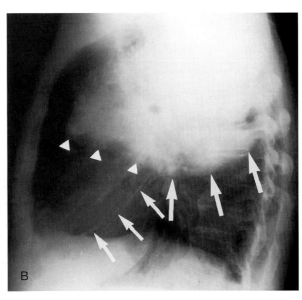

▲ 图 2-4　叶间裂膨出征
A．后前位胸片显示因克雷伯菌性肺炎导致的右肺上叶密度增高。炎性过程是向外延展的并导致肺叶膨胀和下方叶间裂膨出（箭）；B．侧位像示主裂的上部分向下膨出（大箭），右肺上叶被主裂的上部分和小裂隙勾画出来（箭头），中叶由主裂的下部和小裂隙（小箭）勾勒出来

膈肌连续征

这一征象可以看作是心底连续的透光轮廓，代表了纵隔气肿（图2-5）。空气在纵隔内沿胸膜分布，位于心脏和膈肌之间[3]。心包积气有类似的表现，但是会表现出气体位于心脏轮廓周围。

CT 血管造影征

这一征象是指在增强 CT 上肺部充气不足的部分识别出血管（图2-6）。血管主要能够在低密度背景的反衬下能够看到[4, 5]。该征象与原位腺癌（曾称细支气管肺泡癌）和淋巴瘤相关，但是也与包括许多感染性肺炎在内的其他疾病过程相关。

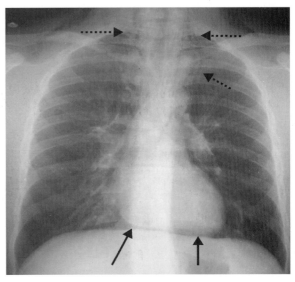

▲ 图 2-5　膈肌连续征
纵隔气肿的患者，在心脏和膈肌（实箭）之间可以看到连续的透亮影；沿着颈部双侧也可以看到纵隔内气体（虚箭）

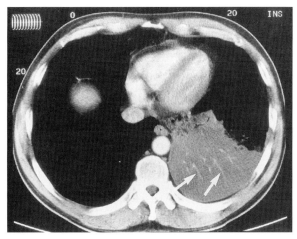

▲ 图 2-6　CT 血管造影征
静脉注入造影剂的 CT 显示因原位腺癌（曾称细支气管
肺泡癌）所致的左肺下叶不透光影；静脉注入造影剂的
肺血管（箭）主要在与肿瘤内低密度黏液背景的反衬下
可见显示；其他疾病过程在肺内的低密度区内也可以出
现此征象，包括淋巴瘤、类脂性肺炎和细菌性肺炎

深沟征

深沟征是指仰卧位胸片上[6]肋膈沟深在的、
有时看起来手指样的胸腔内气体聚积（气胸）。
在仰卧位患者，空气上升至游离的胸腔前内侧
基底部区域且可能不导致直立位胸片上所见的
肺尖或侧方脏层胸膜线移位（图 2-7）。这一征
象的出现可以代表气胸比最初预期的严重。

落肺征

这一征象是指随着支气管的破裂和较大气
胸发生的肺部塌陷的表现[7]。在直立位的患者
（图 2-8），支气管破裂导致肺塌陷从肺门向下或
向后"坠落"。典型的气胸，与支气管撕裂无关，
会导致肺组织向肺门塌陷。

平腰征

这一征象是指主动脉结和邻近的主肺动脉
的轮廓变平（图 2-9）。可以看到由于心脏向左
移位、偏转所致的左肺下叶不张[8]。

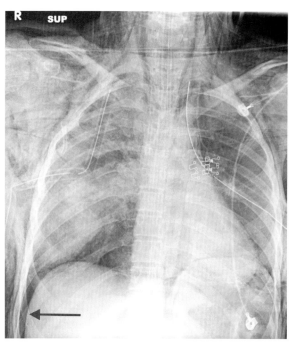

▲ 图 2-7　深沟征
机动车事故的患者仰卧位前后位胸片上出现右侧基底部
的气胸（箭）会延伸至右侧肋膈沟并形成舌样空气膨胀，
膨胀的空气可沿着右侧胸壁向下延伸；请注意双侧肺挫
伤、纵隔气肿和双侧皮下气肿

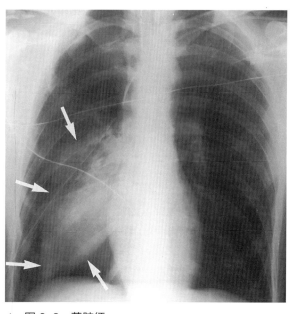

▲ 图 2-8　落肺征
发生机动车事故的男性患者仰卧前后位胸片；由于右主
支气管断裂，右侧大量气胸，胸腔引流管持续充分引流；
肺向下、向外侧（箭）而不是向肺门侧塌陷，因为其悬
挂于断裂的蒂（支气管）

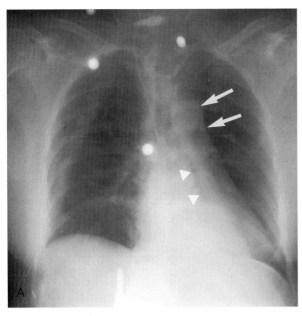
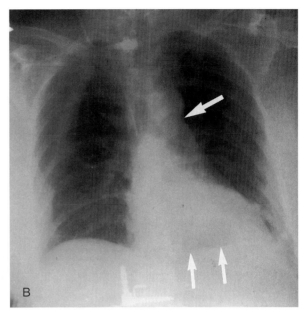

▲ 图 2-9 平腰征

A. 前位胸片显示左肺下叶塌陷所致左肺下叶斑片影，需注意的是左侧膈内侧部分轮廓消失，这被称作边缘遮盖征；左肺下叶支气管比正常情况下走行更加垂直（箭头）；左肺下叶塌陷时心脏向左侧旋转移位导致了主动脉结合邻近的主肺动脉变平（箭），被称作平腰征；B. 1d 后前位胸片示左肺下叶部分肺复张；此时左半膈内部可见显示（小箭）；在主动脉和肺动脉之间可见一切迹（大箭），且无平腰征

指套征

变应性支气管肺曲霉病是一种继发于曲霉菌过敏的临床疾病，该病中支气管受黏液、细胞碎片、嗜酸性粒细胞和真菌菌丝影响。受累支气管影像学上表现为多种特征性形状（图 2-10），被描述为"指套""Y""V""倒 V""牙膏"状等[9]。与这一征象相关的其他疾病包括哮喘、囊性纤维化、梗阻性气道肿瘤（图 2-11）和支气管闭锁。

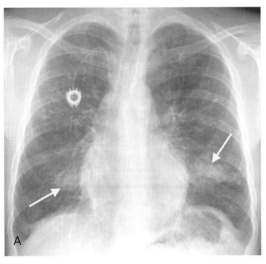
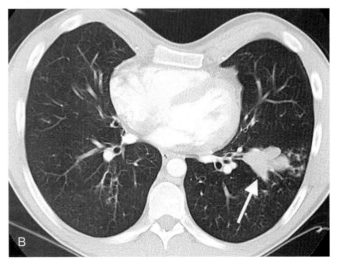

▲ 图 2-10 指套征

A. 囊性纤维化和过敏性支气管肺曲霉病患者后前位胸片；受累扩张的支气管内填充黏液、细胞碎片、嗜酸细胞和真菌菌丝，导致了管状或团块状影，正如双肺下叶所见（箭）；也可显示为囊性纤维化相关的弥漫性支气管扩张；B. 同一患者 CT 扫描示扩张受累的左肺下叶中央部支气管（箭）

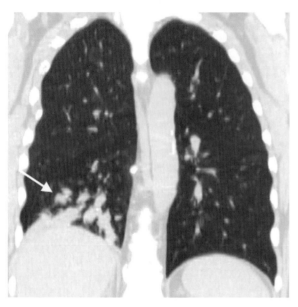

▲ 图 2-11 指套征

梗阻性中央型肿块在冠状位 CT 上显示为右肺下叶管状不透明影（箭）

反 S 征

右肺上叶支气管因支气管内肿物梗阻导致右肺上叶塌陷时，小裂隙外周区上升，而不是中央区，会悬垂在肿块周围（图 2-12）。裂隙的凹陷区朝向肺外周，凸出区朝向肺中央，形成了 S 或反 S 形[10]。这一征象很重要，因为该征象意味着中央梗阻性肿块的存在，在成年人可能是支气管癌。

晕轮征

这一征象是指 CT 扫描时一个高密度结节或实性区域周围环绕磨玻璃密度或形成晕环（图 2-13）。尽管大多数肺结节出血也会出现此征象[11]，但是在急性白血病的患者看到此征象，还是提示肺曲霉病的侵袭[12]。

Hampton 驼峰征

肺血栓继发的肺梗死产生的胸片上不透光的异常区域，常与胸膜相连（图 2-14）。这不透光区可以呈现多种形状。当其中央边界为圆形时，则会出现由 Hampton 和 Castleman[13] 描述的"驼峰"状。

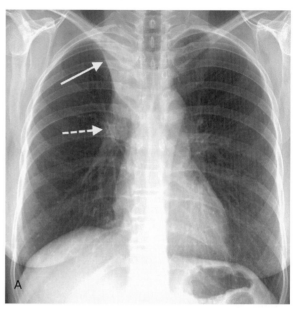

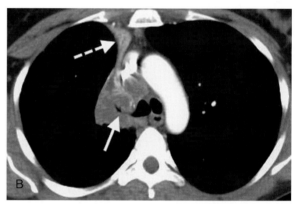

▲ 图 2-12 反 S 征

A. 右肺上叶支气管源性癌男性患者的后前位胸片；支气管内肿瘤导致右肺上叶塌陷且小裂隙向上移位（实箭）；肿瘤导致右肺门边缘凸向肺内（虚箭）；移位的斜裂轮廓和中央型肿块形成了反 S 形；需注意右半膈膨升，另一个征象是右肺体积缩小；B. 胸部 CT 示肿瘤包裹并阻塞右肺上叶支气管（实箭）及左肺上叶塌陷，伴随小裂隙向上、向内移位（虚箭）

肺门重叠征

最初由 Benjamin Felson 描述[14]，肺门重叠征是指后前位（PA）胸片上投射到肺门的密度增高。如果模糊不透光影没有遮挡住潜在的肺门血管影，那么可以认为肿块位于中央血管结构前方或后方，并且这种影响使得充气的肺血管显示更加清楚（图 2-15）。相反，当肿块与肺门血管难以分离时，则结构之间彼此紧邻。

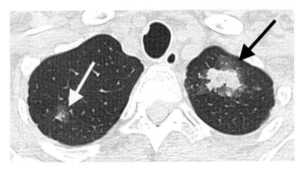

◀ 图 2-13　晕轮征

CT 示因侵袭性肺曲霉病所致的双侧肺尖结节样实变影伴晕环样磨玻璃密度影（箭）；当晕环见于白血病患者时，其代表出血并且高度提示侵袭性肺曲霉病的诊断

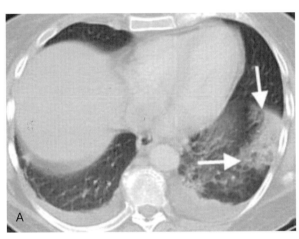 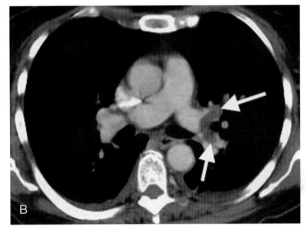

▲ 图 2-14　Hampton 驼峰征

A．CT 肺窗示左肺下叶局灶性胸膜下区实变（箭）；此驼峰状影代表肺栓塞继发肺梗死；双侧少量胸腔积液常见于畸形肺栓塞；B．CT 纵隔窗所示低密度充盈缺损代表桥接舌叶和左肺下叶肺动脉的鞍状栓子（箭）

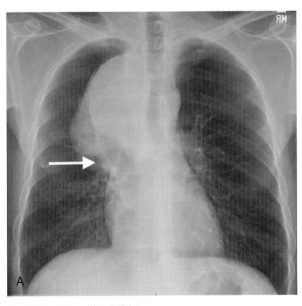 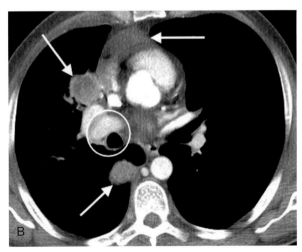

▲ 图 2-15　肺门重叠征

A．47 岁男性，患有非小细胞肺癌，气短。后前位胸片示部分肿块投影到右肺门上；右肺门血管结构仍然可见（箭）；
B．右肺门起源处（圆圈）CT 扫描示肿块（箭）位于右肺门前方和后方

膈上尖峰征

这一征象是指一个小的三角形阴影模糊了膈顶（图 2-16），继发了上叶肺不张[15]。该阴影主要由主裂的下端、副裂的下部或肺动脉韧带的下部向下牵拉所致。

指节征

在大面积急性肺栓塞的背景下，右和左肺动脉由于管腔内斑块的存在可能扩张。沿着梗阻的肺动脉远端突然变细则出现了"指节征"（图 2-17）[16]。

空气镰刀征

左肺下叶不张时，左肺下叶背段位于主动脉弓与塌陷的左肺上叶之间过度膨胀。左肺下叶充气的肺段透过度增高，呈镰刀形，在前位胸片上勾勒出了主动脉弓的轮廓（图 2-18）。主动脉弓旁透过增高被称作空气镰刀征，源自德国词语"luft"（空气）和"sickle"（镰刀）[17]。

尽管这一征象在右侧也可看到，因为解剖结构的不同和右侧小裂隙的存在，所以更常见于左侧。这一征象和相关的上叶塌陷的表现可能提示成年人支气管癌的诊断。

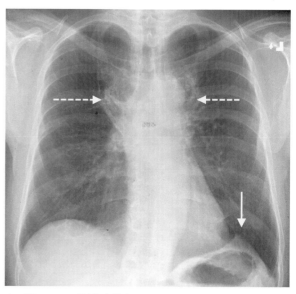

▲ 图 2-16 膈上尖峰征
进行纵隔放射治疗的男性患者后前位胸片示纵隔旁放射性纤维化（虚箭）和双侧肺门向上牵拉；左半膈隆起（实箭）表明左肺上叶体积缩小，为膈上尖峰征

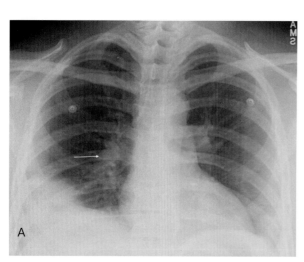

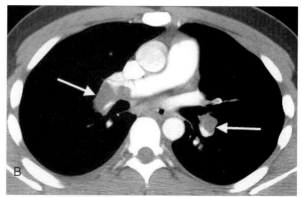

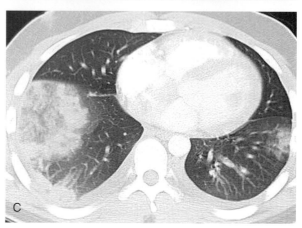

▲ 图 2-17 指节征
A. 后前位胸片示右肺动脉扩张（箭）及右肺下叶异常高密度影；B. CT 扫描示左、右肺动脉低密度血栓（箭）；C. CT 肺窗示双肺下叶胸膜下为主的磨玻璃密度影，右肺者大于左肺者，代表了急性肺栓塞相关的出血性水肿

冰块融化征

这一征象是指胸片上或 CT 扫描时肺梗死周围的分辨率类似于融化冰块的外周（图 2-19）。这可以用来区别于溶解期肺炎，其不透光影在中央区和外周区均以斑片状影溶解[18]。

动脉旁环征

这一征象是指在前位或侧位胸片上看到的边界清晰的透亮影环绕肺动脉（图 2-20），代表纵隔气肿[19]。

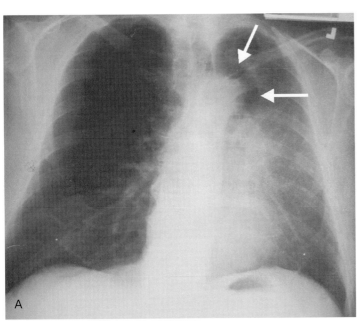
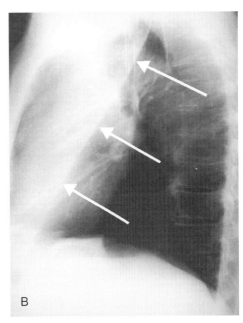

▲ 图 2-18　空气镰刀征

A. 后前位胸片示靠近主动脉弓新月透亮影（箭），代表的左肺下叶背段过度充气，其位于主动脉弓内侧和塌陷的左肺上叶外侧之间；左肺不透光影（除了肺尖和肋膈角）、左侧膈膨升和左心缘部分模糊表明左肺上叶体积缩小；B. 侧位像示主裂隙向前移位（箭）；移位的裂隙向上延伸表明下叶背段向肺尖膨胀；镰刀征为上叶塌陷的一个征象；肺体积缩小的相关征象使诊断更明确；在成年人，左肺上叶塌陷高度提示支气管源性癌所致梗阻

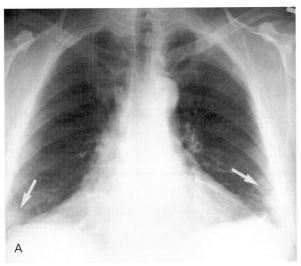
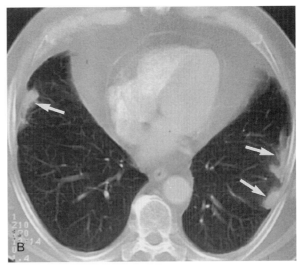

▲ 图 2-19　冰块融化征

A. 咳嗽 6 周、胸膜炎性胸痛且咯血的 69 岁老年男性患者后前位胸片示双侧肋膈角胸膜下密度模糊（箭），代表了肺实质梗死；B. 2 周后 CT 扫描示双侧肺外周斑片影（箭），是梗死肺溶解过程的典型表现；需注意斑片影并不像急性肺梗死那样呈楔形或圆形；梗死从外周向内部溶解，类似融化的冰块

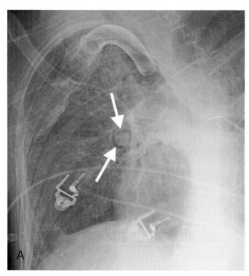
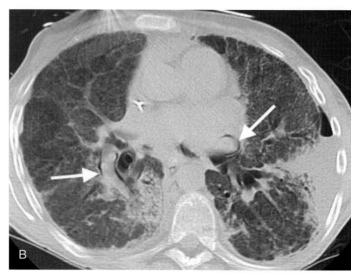

▲ 图 2-20　动脉旁环征

A. 急性呼吸窘迫综合征患者的后前位胸片示右肺动脉周围的透亮影（箭），意味着纵隔气肿；B. CT证实了双侧肺动脉周围的气体环绕（箭）

弯刀征

在肺叶静脉综合征和部分肺静脉异常回流至膈下下腔静脉的患者，可见类似土耳其剑或弯刀的弯曲的影像沿着心脏右缘向下延伸到膈面[20]（图16-6和图16-7）。

印戒征

当正常大小的肺动脉与扩张的支气管相邻，横断面上看起来类似印戒[21]（图2-21）。

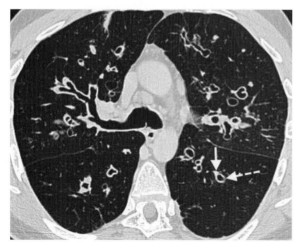

▲ 图 2-21　印戒征

CT扫描示右肺中叶、左肺舌叶和双肺下叶弥漫性支气管扩张症；正常大小的肺动脉（实箭）和邻近扩张的气道（虚箭）类似印戒

边缘遮盖征

Felson B. 和 Felson H.[22] 推广的术语边缘遮盖征是指心缘、其他纵隔结构或膈肌由于邻近密度相似的不透光影而消失。胸内病变在解剖学上与这些结构的边缘不相邻，不会使任一边缘消失。右肺中叶内侧段的实变会使右心缘消失（图2-22和图2-23）。如果舌叶受累，则左心缘会消失（图2-24）。累及一个或多个基底段的下叶实变会导致膈的全部或一部分消失。

胸膜分裂征

正常情况下，在CT扫描时薄薄的脏胸膜和壁胸膜不能被区分为两个独立的结构。随着渗出性胸腔积液的出现，例如脓胸（图2-25和图2-26），液体会将增厚并增强的胸膜层分离或"分裂"开[23]。

Westermark 征

这一征象是指肺栓塞患者肺动脉梗阻远端的肺血减少（图2-27）[24]。

椎体征

下叶肺炎在后前位胸片很难看到。对于这

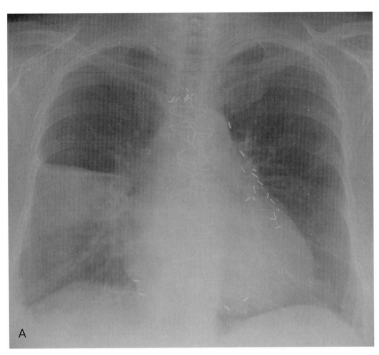
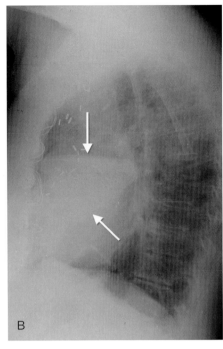

▲ 图 2-22　边缘遮盖征

A. 肺炎球菌性肺炎患者的后前位胸片示右肺下叶异常模糊影和右心缘部分模糊（边缘遮盖征）表明右肺中叶受累；

B. 侧位像示三角形模糊影遮挡心脏（箭），证实为右肺中叶病变

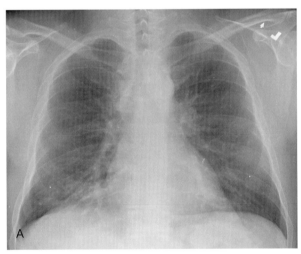

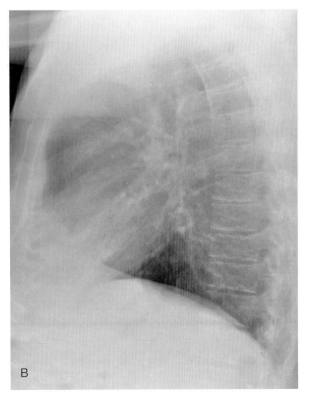

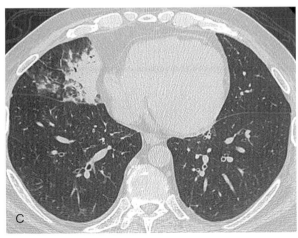

▲ 图 2-23　边缘遮盖征

A. 后前位胸片示模糊影遮盖了部分右心缘；B. 侧位像示模糊影遮盖了心脏；C. CT 扫描证实了模糊影位于右肺中叶，与心脏右下方的脂肪相邻

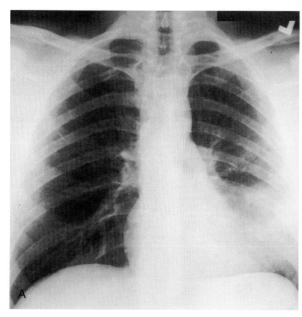 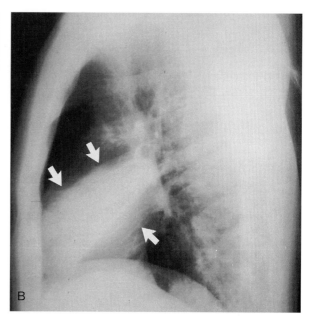

▲ 图 2-24 边缘遮盖征

A．肺炎患者的后前位胸片示左肺下叶模糊影使左心缘模糊（边缘遮盖征），表明舌叶受累；需注意左半膈不模糊，正如累及下叶任一基底段时应可见一样；B．侧位像示模糊影覆盖心影（箭），证实了肺炎定位于舌叶

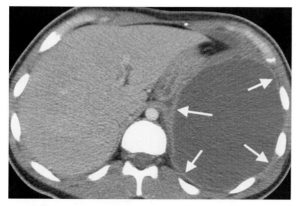

▲ 图 2-25 胸膜分裂征

静脉增强 CT 示胸腔积液（脓胸）且伴发脏胸膜和壁胸膜（箭）增厚、增强且分离

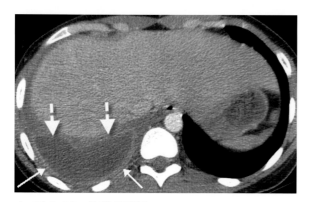

▲ 图 2-26 胸膜分裂征

静脉增强 CT 示脓胸伴发脏胸膜（虚箭）和壁胸膜（实箭）增厚

些患者，侧位胸片显示出的椎体征常常是有帮助的，表现为从上到下椎体的透亮度增加突然中断（图 2-28）[25]。

烧瓶征

大量心包积液会导致随着横径而不是高径的增大，心脏纵隔轮廓球形增大。上纵隔的边界变直，导致心脏纵隔的轮廓呈烧瓶的形态[26]。

其他影像学征象

以下影像征象在胸片或 CT 扫描时不是总是单独出现的。它们常常与其他类型和表现同时发生，可能代表或不代表主要的影像学特征。

蜂窝征

蜂窝征是以由细支气管上皮细胞排列构成的厚壁、边界清晰的纤维壁的存在为特征。它可以由肺泡破坏和肺泡结构损失导致，与肺纤维化相关。囊性结构通常沿着胸膜表面层状排列，有助于将其与纵隔旁气肿的胸膜下非层状排列的透亮影进行鉴别。

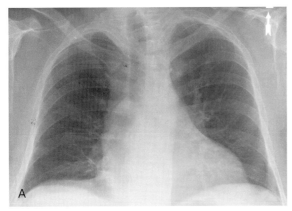

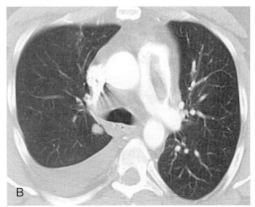

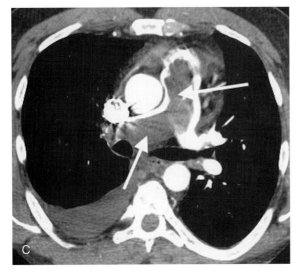

▲ 图 2-27　Westermark 征

A. 后前位胸片示右肺血量减少，即所谓的 Westermark 征；需注意右肺血管与左肺相比如何缩小；结果右侧胸部显示透过度过高；B. CT 肺窗更能显示右肺血管与左侧相比缩小；也可见右侧胸腔积液；C. CT 纵隔窗示血栓增大并充满肺动脉干及右肺动脉干（箭）

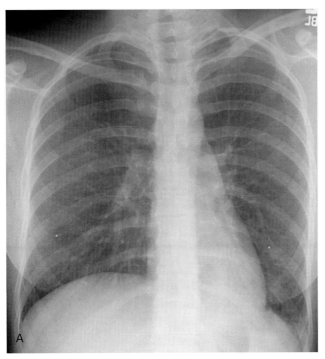

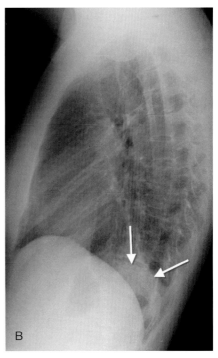

▲ 图 2-28　椎体征

A. 左肺下叶肺炎患者的后前位胸片示异常模糊影遮盖了左半膈（边缘遮盖征）；B. 侧位像示模糊影投射在下部胸椎（箭）；正常情况下，侧位像上椎体从上部到底部透过度逐渐增高

CT 上蜂窝征的特征性表现可以很有信心地得出肺纤维化的诊断（图 2-29 和图 2-30）[27]。在 CT 上，囊腔通常平均直径 1cm，尽管其大小在几毫米到几厘米之间变动。其边界清晰，壁厚1～3mm，被空气填充，与正常肺实质相比呈透亮区。蜂窝化通常与肺纤维化的其他表现相关，例如结构扭曲、小叶内间质增厚、牵拉性支气管扩张和不规则线状影。蜂窝化在 CT 上通常代表了特发性肺纤维化、胶原血管病、石棉肺、慢性过敏性肺炎或药物相关性肺炎（表 2-1）。

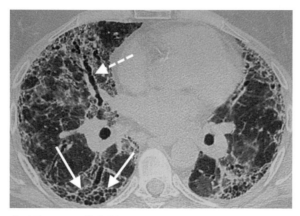

▲ 图 2-29　蜂窝型
CT 示胸膜下囊状影（实箭）层状排列代表了蜂窝型肺纤维化；也显示了牵拉性支气管扩张症（虚箭），是肺纤维化的另一征象

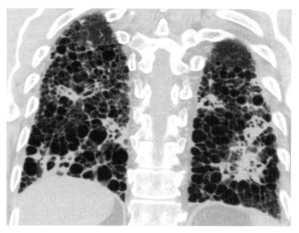

▲ 图 2-30　蜂窝型
肺部后部冠状位 CT 显示了大量囊性区域和斑片状实变影与炎症过程持续存在

表 2-1　肺部 CT 不同征象的鉴别诊断

蜂窝	淋巴管平滑肌瘤病	（Wegener 肉芽肿性病变）
特发性肺纤维化	淋巴细胞性间质性肺炎	脓毒性栓子
胶原血管病	胶原血管病	分枝杆菌或真菌感染
石棉沉着病	卡氏肺孢子虫肺炎	**磨玻璃密度影**
慢性过敏性肺炎	蜂窝化	感染性肺炎
药物相关性纤维化	小叶中央型肺气肿	肺水肿
小叶间隔增厚	**结节**	肺出血
平滑的	淋巴管周围	急性或亚急性过敏性肺炎
肺水肿	结节病	脱屑性间质性肺炎
肺出血	随机	肺泡蛋白沉着症
癌性淋巴管炎	矽肺和煤工尘肺	不经意的呼气相扫描
感染性肺炎	分枝杆菌和真菌感染	**马赛克样肺部密度**
淋巴瘤和白血病	转移瘤	渗出性肺疾病
淀粉样变性	朗格汉斯细胞组织细胞增多症	小气道病变
串珠样	小叶中心	肺血管性病变
癌性淋巴管炎	亚急性过敏性肺炎	**树芽征**
淋巴瘤	呼吸性细支气管炎	感染
结节病	支气管血管束	吸入性肺炎
矽肺和煤工尘肺	淋巴组织增生性疾病	过敏性支气管肺曲霉病
淋巴细胞性间质性肺炎	白血病	囊性纤维化
淀粉样变性	卡波西肉瘤	弥漫性泛细支气管炎
囊	空洞	闭塞性细支气管炎
朗格汉斯细胞组织细胞增多症	转移瘤	哮喘
	肉芽肿性血管炎	

间隔增厚

小叶间隔包含了肺静脉和淋巴管，为一个次级肺小叶壁的一部分。这些间隔约厚 0.1mm，偶尔可见于正常薄层横断面 CT。小叶间隔异常增厚由纤维化、水肿或细胞或其他成分浸润所致。在肺外周，增厚的间隔长 1 ～ 2cm，可以勾勒出一个次级肺小叶的部分或全部轮廓，垂直于胸膜表面。它们代表了 CT 上相当于 X 线片上见到的 Kerley B 线的表现。

小叶间隔增厚可以是光滑的（图 2-31 和图 2-32）或结节样的[28]（表 2-1）。光滑的小叶间隔增厚可见于肺水肿或出血、癌性淋巴管炎、淋巴瘤、白血病、淀粉样变相关的间质浸润和一些肺炎患者。结节样增厚或"串珠样"增厚可发生在癌性淋巴管炎（图 2-33）或淋巴瘤、结节病、矽肺或煤工尘肺、淋巴细胞性间质性肺炎和淀粉样变性。

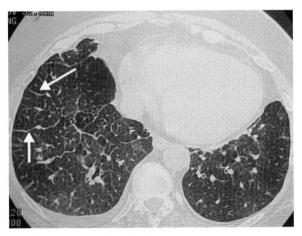

▲ 图 2-31　间隔平滑增厚
肺水肿患者的 CT 表现为光滑的小叶间隔增厚（箭）；少量胸腔积液和散在的磨玻璃密度区也支持这项诊断

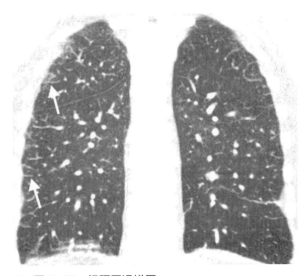

▲ 图 2-32　间隔平滑增厚
冠状位 CT 显示了大量水平线状影（箭）延伸至胸膜表面，代表了与肺水肿相关的小叶间隔增厚

囊型表现

这一术语"囊"是非特异性的并且指的是薄壁（通常厚度＜3mm）、边界明确清晰、含气或含液的病灶，直径≥1cm，有上皮或纤维性壁。囊型由一组不均质病变导致，它与单发、多灶或弥漫性实性薄壁透亮区肺组织破坏有共同点（表 2-1）。肺朗格汉斯细胞组织细胞增多症、淋巴管平滑肌瘤病、结节病、淋巴细胞性间质性肺炎（图 2-34）、胶原血管病、肺孢子菌性肺炎（图 2-35）和蜂窝化在 CT 上都能表现为囊型。尽管小叶中央型肺气肿和囊性支气管扩张不代表真正的囊性疾病，但是它们在 CT 扫描时仍然类似囊性疾病。

在朗格汉斯细胞组织细胞增多症的患者，囊常常融合、通常为薄壁，并且常与直径 1 ～ 5mm 的肺结节相关，结可以有空洞，也可以没有（图 2-36）。介于囊中间的肺实质通常是正常的，没

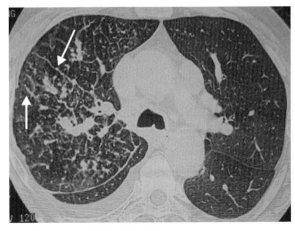

▲ 图 2-33　间隔结节样增厚
CT 表现为小叶间隔增厚（箭）、分散的小结节和磨玻璃密度区，且仅累及右肺；这些表现高度提示这位患者的诊断是：与累及右肺的支气管源性肿瘤相关的癌性淋巴管炎；来源于肺外恶性肿瘤的癌性淋巴管炎通常会累及双肺

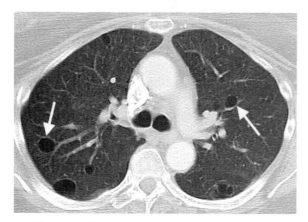

▲ 图 2-34 囊型

61 岁，女性，干燥综合征和淋巴细胞性间质性肺炎患者 CT 扫描显示为大量薄壁囊肿（箭）

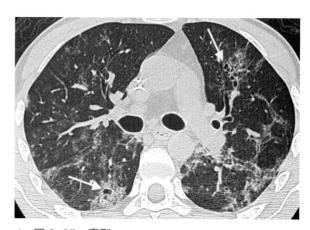

▲ 图 2-35 囊型

45 岁，男性，自身免疫缺陷综合征和卡氏肺孢子虫肺炎患者 CT 表现为大量气囊（箭）和斑片状磨玻璃密度影

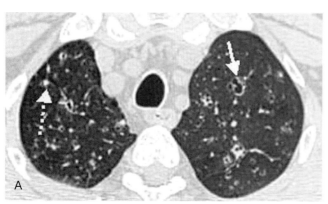

▲ 图 2-36 囊型

A. 朗格汉斯细胞组织细胞增多症患者的 CT 示累及双上肺的形状不规则、大小不等的壁较清晰的囊肿（实箭）和散在小结节（虚箭）；B. A 以下水平的 CT 扫描显示为正常肺；双下肺正常且囊和结节相结合则高度提示朗格汉斯细胞组织细胞增多症

有纤维化或间隔增厚的证据。囊通常分布于上肺，不累及肋膈角。相反，淋巴管平滑肌瘤病患者的囊弥漫分布于肺内（图 2-37 和图 2-38），并且结节不是两者的共同特征。小叶中央型肺气肿所见的"囊"常常包含一个小结节影，其代表了小叶中央动脉（图 2-39）。这一表现有助于鉴别肺气肿与淋巴管平滑肌瘤病和朗格汉斯细胞组织细胞增多症。

结节

结节是指多发圆形影，直径通常在 1mm ～ 1cm，在胸片上因为影像叠加，很难将一个结节与其他结节分开，但是在 CT 上就能准

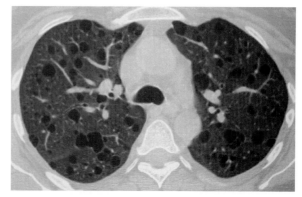

▲ 图 2-37 囊型

淋巴管平滑肌瘤病的女性患者 CT 扫描示相当均匀的薄壁囊中间穿插正常肺实质；囊同等累及双上肺和双下肺（未显示）

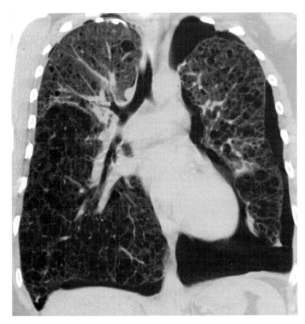

▲ 图 2-38　囊型
淋巴管平滑肌瘤病患者冠状位 CT 表现为大量囊和左肺大量气胸

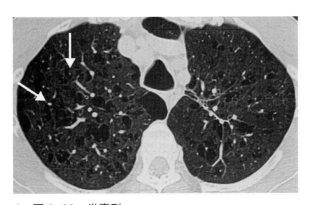

▲ 图 2-39　类囊型
CT 扫描示双肺透过度增高，偶尔会与肺囊肿混淆；然而，透明区域无明确环周囊壁，且在某些区域，透亮度增高区的小叶中央动脉是可见的（箭）；这些表现，结合分布主要位于双上肺，是典型的小叶中央型肺气肿

确诊断。结节影可以随着直径的增加被描述为粟粒样结节（1～2mm，小米粒大小）、小结节、中等结节或大结节。可以根据结节的边界（例如光滑或不规则）、有或无空洞、密度特点［例如磨玻璃密度影（ground-glass opacity，GGO）或钙化］和分布（例如小叶中央、淋巴管周围或随机）[29]，更进一步特征性描述（表 2-1）。

　　淋巴管周围分布的边界光滑或不规则的多发小结节是结节病的特征（图 2-40）。结节代表

了显微镜下非干酪性肉芽肿的聚集沿支气管血管束、小叶间隔和胸膜下区分布（图 2-41）。类似的表现在矽肺和煤工尘肺也可见，但是后者结节的分布是随机的，主要上肺受累。在受累的区域内，硅肺结节主要表现为背侧分布。随着病变进展，矽肺结节的融合会导致进展性肿块样纤维化。无数小叶中央分布的磨玻璃密度小结节是外源性过敏性肺泡炎急性或亚急性期或呼吸性细支气管炎的特征性表现（图 2-42）。结节边界不清，通常直径 < 3mm。粟粒样结节的随机分布可见于结核血行播散（图 2-43）、真菌感染或多种原发肿瘤的转移。与形状不规则、

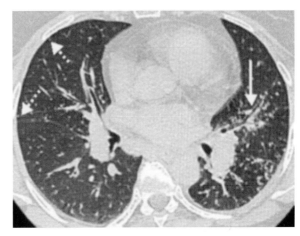

▲ 图 2-40　淋巴管周围结节型
结节病男性患者 CT 扫描示无数小结节沿支气管血管束（实箭）及双肺胸膜下（虚箭）分布；这是沿淋巴管周围分布，是典型的结节病

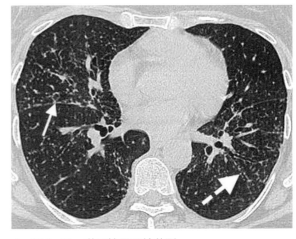

▲ 图 2-41　淋巴管周围结节型
61 岁，男性，结节病患者 CT 扫描示无数小结节沿支气管血管束（虚箭）和胸膜（实箭）、淋巴管周围分布

薄壁囊样结构相关、随机分布的结节提示朗格汉斯细胞组织细胞增多症。多发空腔结节可见于转移瘤（通常组织学为鳞状细胞）、肉芽肿性血管炎（韦格纳肉芽肿病）、类风湿肺疾病、脓毒栓子和多灶性感染（病因主要为真菌或结核分枝杆菌）。沿支气管血管束分布的多发不规则结节是良性淋巴组织增生性疾病（图 2-44）、淋巴瘤、白血病和卡波西肉瘤的特征。

磨玻璃密度型

磨玻璃密度影定义为"肺密度模糊样增高，

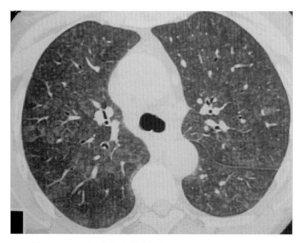

▲ 图 2-42　小叶中心结节型

CT 急性过敏性肺炎（也称作外源性过敏性肺泡炎）男性患者的 CT 扫描示无数边界不清的圆形磨玻璃密度结节呈小叶中心分布；这一表现高度提示此诊断，但是在呼吸性细支气管炎也可见；吸烟史和是否吸烟有助于做出正确诊断

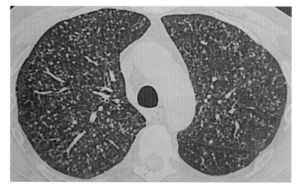

▲ 图 2-43　随机结节型

粟粒性肺结核患者 CT 扫描示弥漫型随机分布的边界清晰的肺小结节；一些结节为小叶中心分布，一些位于胸膜下；这一类型还可见于真菌感染和肺转移瘤

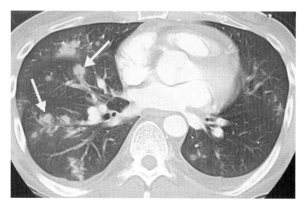

▲ 图 2-44　支气管血管束结节型

良性移植后淋巴组织增生性疾病患者的 CT 扫描示多发边界不清的结节沿支气管血管束分布（箭）；这一表现还可见于恶性淋巴瘤、白血病和卡波西肉瘤

且保留支气管血管束边界；通常由含气腔隙被部分填充、间质增厚、部分肺泡塌陷、呼气正常或毛细血管血容量增加导致；与实变不同的是，实变内支气管血管束边界模糊不清；可能与空气支气管征相关"[30]。磨玻璃密度影是 CT 上常见但不特异的表现，反映了低于 CT 分辨率上限的异常（表 2-1）。在一项慢性浸润性肺疾病患者磨玻璃密度区域肺活检后的调查中得出，磨玻璃密度型表现中 54% 的病例主要由肺间质性疾病导致，肺间质和肺泡腔共同受累的病例占 32%，主要由肺泡腔导致的病例为 14%[31]。磨玻璃密度影是重要的影像表现。在特定的临床背景下，能够提示特异的诊断，表明其为潜在可治愈的疾病，并且能够明确恰当的穿刺位置[32]。

急性肺部病变与弥漫性磨玻璃密度影特征性相关的包括肺炎（图 2-45）、肺出血和肺水肿。在获得性免疫缺陷综合征的患者，CT 上出现局灶或弥漫性磨玻璃影则高度提示肺孢子虫肺炎的存在。肺移植的患者，磨玻璃影高度提示巨细胞病毒性肺炎或急性排斥反应。骨髓移植后第 1 个月出现弥漫性磨玻璃密度影，感染和弥漫性肺泡出血都应该考虑。

弥漫性或斑片状磨玻璃密度影常常是外源性过敏性肺泡炎急性或亚急性期最主要的异常表现。磨玻璃密度影也是脱屑性间质性肺炎患者主要的表现，它反映了轻度间质增厚和肺泡内被巨噬细胞填充。在肺泡蛋白沉着症中，磨玻璃密度影通常呈斑片状或地图样分布。虽然异常表现主要由肺泡腔内填充蛋白类物质构成，但是在 CT 上的磨玻璃密度区也常能看到小叶间隔增厚，构成"铺路石"样改变（图 2-46 和图 2-47）。单发的小片状磨玻璃应可以是原位腺癌早期（曾称细支气管肺泡癌）或非典型腺瘤样增生（atypical adenomatous hyperplasia，AAH）。

肺部密度呈马赛克型

正常情况下在呼气时肺部密度增加。在气道梗阻和空气潴留时，呼气时肺部透过度保持不变，在横轴位图像上几乎无明显变化，当病

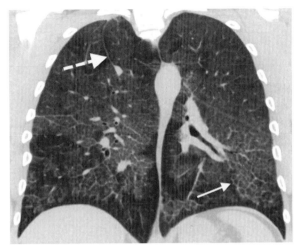

▲ 图 2-47　铺路石征

肺泡蛋白沉着症患者的冠状位 CT 表现为斑片状磨玻璃密度区域和小叶间隔增厚（实箭）；需注意副奇静脉裂（虚箭）是正常变异

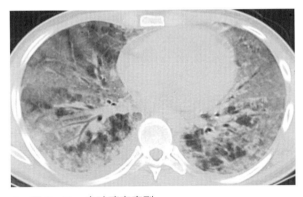

▲ 图 2-45　磨玻璃密度型

弥漫性肺炎患者的 CT 扫描表现为双肺弥漫性磨玻璃密度影；需注意肺血管和支气管仍然是可见的；这是在肺出血和肺水肿也可见到的非特异类型表现

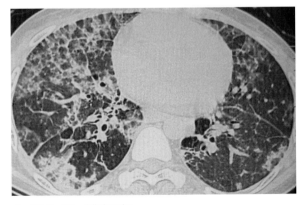

▲ 图 2-46　铺路石征

肺泡蛋白沉着症患者的 CT 扫描表现为双肺斑片状磨玻璃密度区伴小叶间隔增厚，即所谓的"铺路石"征；这是肺泡蛋白沉着症的典型但并不是特异性表现

变呈斑片状且与正常肺部比较时最易观察。空气潴留的区域在呼气相 CT 上呈相对低密度。空气潴留区域可以为斑片状或无解剖学特点，可以为单个次级肺小叶、单个肺段或肺叶，也可累及全肺。一个肺叶或全肺的空气潴留通常与大气道或弥漫性小气道异常相关，然而单个肺叶或肺段的空气潴留与累及小气道的病变相关。细支气管扩张症是常见的相关影像学表现。空气潴留的低密度区内的肺血管与正常肺部密度稍高区域的血管相比常常比较细小[33]。这种影像学表现在血管性病变中也可见，例如慢性肺栓塞，其为肺部受累区域内灌注减低的结果。

吸气相扫描时密度不均匀的表现，所谓的马赛克型肺部密度，可由渗出性病变、气道梗阻和反射性血管收缩导致，马赛克样灌注由血管梗阻（例如，慢性肺栓塞；图 2-48 和图 2-49）或这些疾病的联合发生导致（表 2-1）。在渗出性疾病导致磨玻璃密度影的患者中，呼气相 CT 扫描出现了原密度增高和减低区成比例的密度增高。在气道病变导致的马赛克样密度区，例如限制性细支气管炎或哮喘，呼气相时密度减低会更加明显或只能在呼气相看到密度减低（图 2-50）。在由血管性病变导致的马赛克样灌注的患者，呼气相可见到空气潴留，但并不是主要的影像学特征。

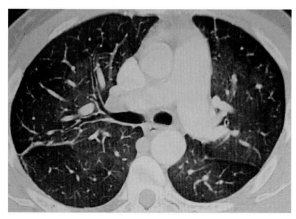

▲ 图 2-48　马赛克灌注型
慢性肺栓塞患者的 CT 扫描表现为肺部密度呈马赛克型表现；透过度异常的区域是灌注减低的结果

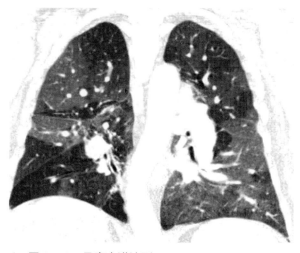

▲ 图 2-49　马赛克灌注型
镰状细胞病患者的冠状位 CT 表现为肺密度呈马赛克型；透过度异常的区域是继发于微小血管梗阻所致的灌注减低的结果

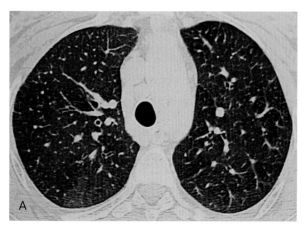

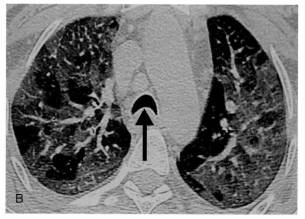

▲ 图 2-50　马赛克灌注型
A. 哮喘患者吸气时 CT 扫描显示为肺密度均匀增高；B. 呼气时 CT 扫描肺的密度表现为马赛克型；透过度异常的区域代表与患者哮喘相关的空气潴留；需注意的是气管后方膜部（箭）向前隆起表明为呼气

树芽征

CT 上结节和线样分支状影与发芽的树的外观可相关联。许多疾病可以导致这种类型，最常见的是支气管内播散的感染性病变[34, 35]（图 2-51；表 2-1）。所有导致树芽征的疾病在 CT 上共同特征是细支气管扩张和因黏液、脓或其他物质所致支气管阻塞。CT 的表现是非特异性的，但是偶尔当某个疾病的表现与患者的病史、临床表现和相关 CT 表现相关，并且为慢性疾病时，则可以提示特异性诊断。

术语树芽征可以追溯到气管造影时 Twining 和 Kerley[36] 对正常呼吸性细支气管的描述，但是近年来被 Im 等[37] 广泛用于结核分枝杆菌沿气管内播散的 CT 表现（图 2-52）。

大量的非感染性疾病与树芽征相关。在过敏性支气管肺曲霉病中，对支气管内曲霉菌生长的免疫反应会导致支气管壁损伤、中央支气管扩张并形成含有真菌和炎性细胞的黏液栓。当病变进展到细支气管时则可见到树芽型改变。在囊性纤维化中，气道黏液中的异常低含水量至少部分程度导致了黏液清除率的下降、大小气道黏液栓塞和气道细菌感染情况的增加。支气管壁炎症进展为支气管扩张和细支气管分泌物会导致树芽征改变（图 2-53）。吸入感染性口腔分泌物或其他刺激性物质（图 2-54）、弥漫性泛细支气管炎（图 2-55）、限制性细支气管炎和哮喘都可见到树芽征表现。

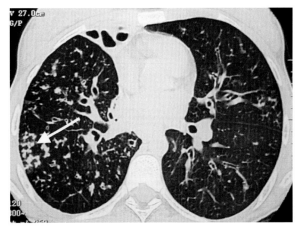

▲ 图 2-53　树芽征
囊性纤维化患者的 CT 表现为双侧支气管扩张症和右肺支气管扩张症伴随外周 "树芽征" 影像（箭）；不透明影像代表支气管黏液嵌塞

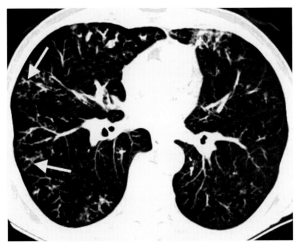

▲ 图 2-51　树芽征
细菌性细支气管炎患者的横轴位 CT 的最大密度投影显示为小结节型和线状分支影像, 主要分布在肺外周（箭）；主要沿支气管分布；此表现最常见的病因是感染和吸入性肺炎

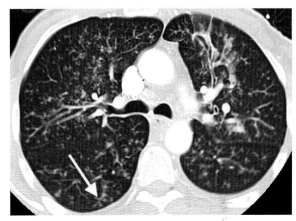

▲ 图 2-54　树芽征
吸入性肺炎患者 CT 扫描显示双肺广泛的树芽征（箭）改变

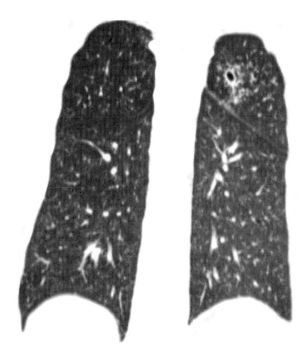

▲ 图 2-52　树芽征
结核分枝杆菌患者的冠状位表现为左肺上叶空洞形成, 周围环以小结节和线状分支状影

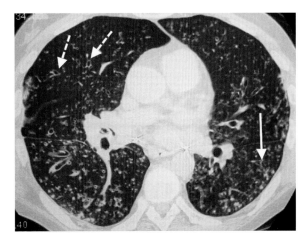

▲ 图 2-55　树芽征
弥漫性泛细支气管炎患者的 CT 扫描显示树芽型改变（实箭）和扩张、非压缩细支气管（虚箭）

参考文献

［1］ Felson LB, Rosenberg LS, Hamburger M. Roentgen findings in acute Friedlander's pneumonia. Radiology. 1949;53:559–565.

［2］ Doyle TC, Lawler GA. CT features of rounded atelectasis of the lung. AJR Am J Roentgenol. 1984;143:225–228.

［3］ Levin B. The continuous diaphragm sign: a newly recognized sign of pneumomediastinum. Clin Radiol. 1973;24:337–338.

［4］ Im JG, Han MC, Yu EJ. Lobar bronchioloalveolar carcinoma: "angiogram sign" on CT scans. Radiology. 1990;176:749–753.

［5］ Vincent JM, Ng YY, Norton AJ, et al. CT "angiogram sign" in primary pulmonary lymphoma. J Comput Assist Tomogr. 1992;16:829–831.

［6］ Gordon R. The deep sulcus sign. Radiology. 1980;136:25–27.

［7］ Oh KS, Fleischner FG, Wyman SM. Characteristic pulmonary finding in traumatic complete transection of a main stem bronchus. Radiology. 1969;92:371–372.

［8］ Armstrong P. Basic patterns in lung disease. In: Armstrong P, Wilson AG, Dee P, et al, eds. Imaging of Diseases of the Chest. 2nd ed. St Louis, MO: Mosby; 1995:89.

［9］ Gefter WB. The spectrum of pulmonary aspergillosis. J Thorac Imaging. 1992;7:56–74.

［10］ Golden R. The effect of bronchostenosis upon the roentgen-ray shadows in carcinoma of the bronchus. AJR Am J Roentgenol. 1925;13:21–30.

［11］ Primack SL, Hartman TE, Lee KS, et al. Pulmonary nodules and the CT halo sign. Radiology. 1994;190:513–515.

［12］ Kuhlman JE, Fishman EK, Siegelman SS. Invasive pulmonary aspergillosis in acute leukemia: characteristic findings on CT, the CT halo sign, and the role of CT in early diagnosis. Radiology. 1985;157:611–614.

［13］ Hampton AO, Castleman B. Correlations of post mortem chest teleroentgenograms with autopsy findings with special reference to pulmonary embolism and infarction. AJR Am J Roentgenol. 1940;43:305–326.

［14］ Felson B. The mediastinum. Semin Roentgenol. 1969;4:41.

［15］ Kattan KR, Eyler WR, Felson B. The juxtaphrenic peak in upper lobe collapse. Semin Roentgenol. 1980;15:187–193.

［16］ Williams JR, Wilcox WC. Pulmonary embolism: roentgenographic and angiographic considerations. AJR Am J Roentgenol. 1963;89:333.

［17］ Burgel E, Oleck HG. Ueber die rechtsseitige paramedi astinale Luftsichel bei Oberlappenschrumpfung. Rofo. 1960;93:160–163.

［18］ Woesner ME, Sanders I, White GW. The melting sign in resolving transient pulmonary infarction. AJR Am J Roentgenol. 1971;111:782–790.

［19］ Hammond DI. The "ring around the artery" sign in pneumomediastinum. J Can Assoc Radiol. 1984;35:88–89.

［20］ Halasz NA, Halloran KH, Liebow AA. Bronchial and arterial anomalies with drainage of the right lung into the inferior vena cava. Circulation. 1956;14:826–846.

［21］ Ouellette H. Signs in imaging: the signet ring sign. Radiology. 1999;212:67–68.

［22］ Felson B, Felson H. Localization of intrathoracic lesions by means of the postero-anterior roentgenogram: the silhouette sign. Radiology. 1950;55:363–374.

［23］ Stark DD, Federle MP, Goodman PC, et al. Differen tiating lung abscess and empyema: radiography and computed tomography. AJR Am J Roentgenol. 1983;141:163–167.

［24］ Westermark N. On the roentgen diagnosis of lung embolism. Acta Radiol. 1938;19:357–372.

［25］ Ely JW, Berbaum KS, Bergus GR, et al. Diagnosing left lower lobe pneumonia: usefulness of the "spine sign" on lateral chest radiographs. J Fam Pract. 1996;43:242–248.

［26］ Carsky EW, Mauceri RA, Azimi F. The epicardial fat pad sign: analysis of frontal and lateral chest radiographs in patients with pericardial effusion. Radiology. 1980;137:303–308.

［27］ Müller NL, Miller RR, Webb WR, et al. Fibrosing alveolitis: CT-pathologic correlation. Radiology.

1986;160:585–588.

［28］Kang EY, Grenier P, Laurent F, et al. Interlobular septal thickening: patterns at high-resolution computed tomography. J Thorac Imaging. 1996;11:260–264.

［29］Gruden JF, Webb WR, Naidich DP, et al. Multinodular disease; anatomic localization at thin-section CT: multireader evaluation of a simple algorithm. Radiology. 1999;210:711–720.

［30］Austin JH, Müller NL, Friedman PJ, et al. Glossary of terms for CT of the lungs: recommendations of the nomenclature committee of the Fleischner Society. Radiology. 1996;200:327–331.

［31］Leung AN, Miller RR, Müller NL. Parenchymal opacification in chronic infiltrative lung diseases: CT-pathologic correlation. Radiology. 1993;188:209–214.

［32］Collins J, Stern EJ. Ground-glass opacity at CT: the ABCs. AJR Am J Roentgenol. 1997;169:355–367.

［33］Stern EJ, Webb WR. Dynamic imaging of lung morphology with ultrafast high-resolution computed tomography. J Thorac Imaging. 1993;8:273–282.

［34］Collins J, Blankenbaker D, Stern EJ. CT patterns of bronchiolar disease: what is "tree-in-bud"? AJR Am J Roentgenol. 1998;171:365–370.

［35］Aquino SL, Gamsu G, Webb WR, et al. Tree-in-bud pattern: frequency and significance on thin section CT. J Comput Assist Tomogr. 1996;20:594–599.

［36］Twining E, Kerley P. Textbook of X-Ray Diagnosis. 2nd ed. London, England: Lewis; 1951:208.

［37］Im JG, Itoh H, Shim YS, et al. Pulmonary tuberculosis: CT findings—early active disease and sequential change with antituberculous therapy. Radiology. 1993;186:653–660.

- -

自测题

1. 最可能的诊断是（　　）

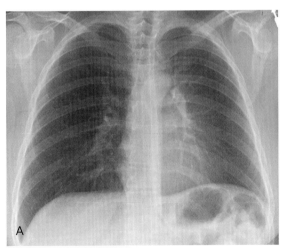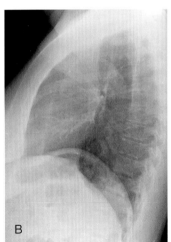

A. 左肺上叶肺不张

B. 左肺上叶肺炎

C. 前纵隔淋巴瘤

D. 左侧胸腔积液

2．显示的为哪一征象（　　）

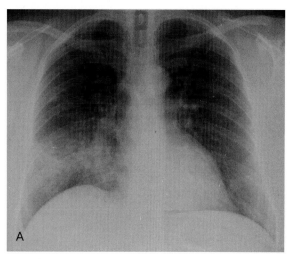 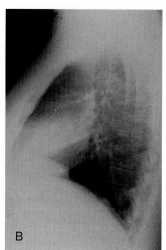

A．肺门重叠征

B．边缘遮盖征

C．空气支气管征

D．弯刀征

答案与解析

1．A。左肺上叶肺不张。后前位胸片示左半膈上升，模糊影使左心缘显示不清，且主动脉结旁环以透亮影（镰刀征）。侧位像示左肺主裂向前移位并且可见胸骨后异常密度影。

2．B。边缘遮盖征。后前位像示异常密度影模糊了右心缘。侧位像示异常密度影与心影重叠，主裂使与下方分界锐利。

Chapter 3
间质性肺疾病

Interstitial Lung Disease

段江晖　孙宏亮　译

间质性肺疾病（ILD）这章之后是肺泡性肺疾病（ALD）。如果胸片能明确 ILD 或 ALD 的类型，那么就可以基于肺实质病变的类型做出鉴别诊断（表 3-1）。当胸片上广泛存在的小阴影很难归为一组时，或者当 ILD 和 ALD 同时出现时就会出现诊断难题。在这些情况下，提出一个鉴别诊断并不简单。必须确定什么是最主要的模式，要考虑临床病史和任何相关的影像学表现，或在 CT 上进一步确定肺部疾病的模式和分布。

弥漫性肺疾病是一个术语，通常用来描述一组已知病因的疾病（如胶原血管疾病、环境或药物相关的）和原因不明的疾病。后者包括特发性间质性肺炎、肉芽肿性肺病（如结节病）和其他形式的 ILD。包括淋巴管肌瘤病（LAM）、朗格汉斯细胞组织细胞增多症（LCH）和嗜酸细胞性肺炎[1]。弥漫性肺病的诊断过程始于临床评估，包括病史、体格检查、胸片和肺功能试验。很多患者将行胸部 CT 扫描，根据征象可能进行支气管肺活检、支气管肺泡灌洗或外科肺活检。

表 3-1　间质性肺疾病的鉴别诊断

"BADLASH"
支气管扩张症（ILD "看似"）（Bronchiectasis） 感染（尤其是真菌、支原体和病毒）（Bugs） 吸入，慢性（Aspiration，chronic） 淀粉样变性（Amyloidosis） 药物毒性（Drug toxicity） 淋巴管平滑肌瘤病（Lymphangioleiomyomatosis） 癌性淋巴管炎（Lymphangitic carcinomatosis） 淋巴瘤（Lymphoma） 淋巴细胞性间质性肺炎和其他特发性间质性肺炎 （Lymphoid interstitial pneumonia and other idiopathic interstitial pneumonias） 石棉肺（Asbestosis） 结节病（Sarcoidosis） 硬皮病和其他胶原血管病（Scleroderma and other collagen vascular diseases） 矽肺（Silicosis） 过敏性肺炎（Hypersensitivity pneumonitis） 心力衰竭（Heart failure） 组织细胞增多病（朗格汉斯细胞组织细胞增多症） （Histiocytosis）

ILD 的类型

肺间质通常在胸片上不可见，只有当疾病（如水肿、纤维化、肿瘤）使其体积和密度增加时才能见到。肺间质被定义为"全肺连续的疏松结缔组织，细分为三种亚型：①支气管血管束（中轴的），围绕于从肺根到呼吸性细支气管周围的支气管、动脉和静脉之间；②肺实质（腺泡的），位于肺泡和毛细血管基底膜之间；③胸膜下（位于胸膜表面下方）和小叶间隔"[2]。任意一种或所有这三种间质可在任意时间出现异常。

在胸片和 CT 上，ILD 可能导致四种类型的异常阴影：线状型、网状型、结节型和网状结节型（图 3-1）。这些类型在 CT 上确定更准确。当小叶间隔增厚时可见线型，产生 Kerley 线。Kerley 在肺水肿患者里首先描述这些间隔线[3]。Kerley B 线是垂直并连于下侧胸膜边缘的短、直线（1～2cm）。Kerley A 线一般更长（2～6cm），从肺门到胸膜辐射分布，与胸膜不连续，在上中肺最明显。小叶间隔包含肺静脉和淋巴管。小叶间隔增厚最常见的原因是肺水肿，生产 Kerley A 和 B 线，这是由于肺静脉高压和淋巴管扩张所致（图 3-2 和图 3-3）。Kerley 线的其他原因列在表 3-2 中。任何导致小叶间隔增厚的疾病均可产生 Kerley 线，包括水肿、炎症、肿瘤或纤维化。小叶间隔增厚而没有结构扭曲很可能代表肺水肿。

表 3-2　Kerley 线的鉴别诊断

肺水肿——最常见的病因
二尖瓣狭窄 癌性淋巴管炎 恶性淋巴瘤 先天性淋巴管扩张 病毒和支原体肺炎 特发性肺纤维化 尘肺病 结节病 含铁血黄素沉着症终末期

网状型是不规则线状影叠加或总和的结果。网状一词被定义为网格或网络的形式。根据阴

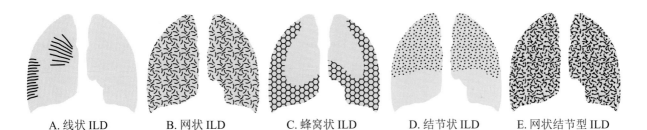

A. 线状 ILD　　B. 网状 ILD　　C. 蜂窝状 ILD　　D. 结节状 ILD　　E. 网状结节型 ILD

▲ 图 3-1　四种间质性肺疾病示意

A. 线状 ILD 表现为 Kerley 线，KerleyA 线放射状从肺门发出至肺周围部，KerleyB 线是更短的线，与侧胸膜边缘相连并垂直于侧胸膜；A 线和 B 线均被认为是由于小叶间隔增厚的结果，最常见于肺水肿；B. 网状 ILD 表现为网状的曲线影，如果网状 ILD 被认为是可逆性疾病时，其分布可能为斑片状或弥漫的，如病毒性肺炎、结节病或过敏性肺炎；C. 如果网状 ILD 被认为是慢性或不可逆性肺疾病时，则可见蜂窝影，如普通型间质性肺炎；曲线影形成小囊的边界（形成蜂窝），双肺基底部和胸膜下分布具有特征性；D. 结节状 ILD 经常但不总是中上肺分布为主，通常为结节病、LCH、矽肺和煤工尘肺，结节大小通常 1～10mm；E. 网状结节型 ILD 为网状影与结节影联合形成所致，或为网状影末端影像所致；这种影像常与纯结节影或网状影在胸片上难以鉴别；如果见到该类型，分析疾病的程度、分布和相关的放射学异常可以缩短诊断的范围

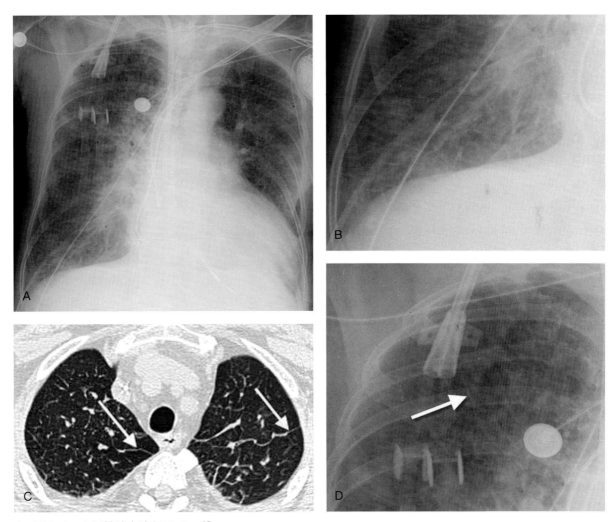

▲ 图 3-2　心源性肺水肿和 Kerley 线

A. 后前位胸片显示心影扩大，以及双肺网状和线状 ILD；B. 图 A 放大像，右下肺显示短线影，垂直于侧胸膜边缘，代表 Kerley B 线；C. CT 显示小叶间隔增厚（箭），代表 Kerley 线；D. 图 A 放大像，右上肺显示线状影（箭），放射状从肺门发出向外分布，代表 Kerley A 线

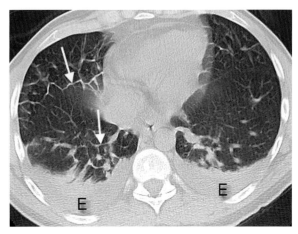

▲ 图 3-3　心源性肺水肿和 Kerley 线

CT 显示小叶间隔增厚（Kerley 线，箭）、小磨玻璃密度影和双侧胸腔积液（E）

提示一个明确的鉴别诊断（表 3-3，图 3-7 和图 3-8）。

表 3-3　结节型间质性肺病鉴别诊断

"SHRIMP"
结节病（Sarcoidosis）
组织细胞增多症（朗格汉斯细胞组织细胞增多症）（Histiocytosis）
过敏性肺炎（Hypersensitivity pneumonitis）
类风湿结节（Rheumatoid nodules）
感染（分枝杆菌、真菌、病毒）（Infection）
转移瘤（Metastases）
肺泡微石症（Microlithiasis，alveolar）
尘肺（矽肺、煤工尘肺、铍肺）（Pneumoconioses）

本表不包括相对不常见的淀粉样变性

影宽度的增加，网状影可以被描述为细、中或粗三种。典型的网状型见于肺纤维化，多个环形影沿着胸膜边缘和肺底部形成小囊腔（蜂窝肺）（图 3-4）。

　　结节型是由多个球形影组成，一般直径从 1mm～1cm，这可能和胸片上的单发结节很难区分。由于结节影直径增加，其可被描述为粟粒状（1～2mm，小米粒大小）、小、中或大四类（图 3-5 和图 3-6）。结节型尤其是上肺明显，

　　网状结节型是网状影和结节影联合的结果，或见于网状影末端。这一型通常与单纯的网状型或结节型难以鉴别，在这种情况下鉴别诊断应当基于最主要的类型。如果没有主要的类型，应当考虑结节型和网状型的原因。急性表现显示肺水肿或肺炎（图 3-9 和图 3-10）。下肺分布为主伴体积减小提示特发性肺纤维化、石棉肺、胶原血管病或慢性吸入。网状结节型和肺体积增加提示 LAM 和 LCH。中上肺分布为主提示

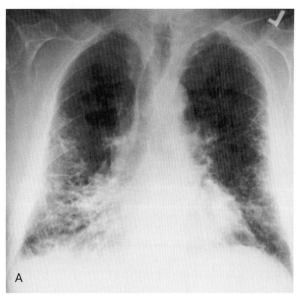

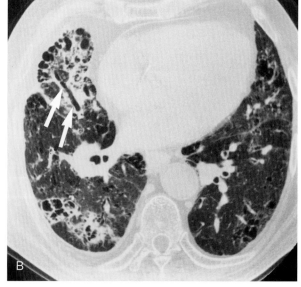

▲ 图 3-4　农民肺和肺纤维化

50 岁男性，表现为终末期肺纤维化，在他的农场慢性吸入抗原；A．后前位胸片显示中至粗网状 ILD，双肺基底部和胸膜下分布为主；B．CT 显示双肺多发小囊腔（蜂窝化影），主要累及胸膜下周围肺区；牵拉性支气管扩张见于右肺中叶，这是另一种终末期肺纤维化的征象（箭）

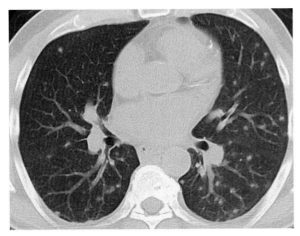

▲ 图 3-5　播散性组织胞浆菌病和结节状 ILD

起初为一健康男性，生活在美国中西部地区，表现为轻度气短和咳嗽症状；CT 显示双肺多发圆形肺结节

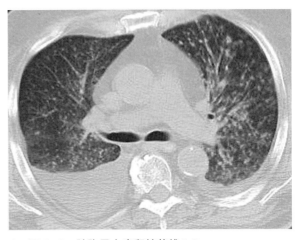

▲ 图 3-8　肺孢子虫病和结节状 ILD

一位生活在亚利桑那州的患者，CT 显示无数随机分布的小结节和胸腔积液

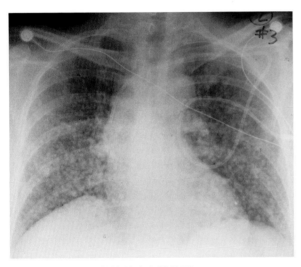

▲ 图 3-6　血源性转移瘤和结节型 ILD

45 岁女性，表现为胃转移癌；后前位胸片显示弥漫结节，直径 6 ~ 10mm

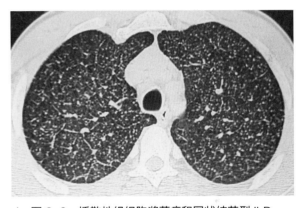

▲ 图 3-9　播散性组织胞浆菌病和网状结节型 ILD

CT 显示多发边界清晰的圆形肺结节，直径 2 ~ 3mm，以及散在网状影

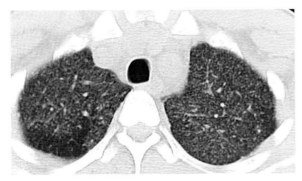

▲ 图 3-7　粟粒结核和结节型 ILD

3 岁，西班牙男孩，获得性免疫缺陷综合征，表现为咳嗽、发热、寒战、夜间盗汗和头痛 2 周；CT 显示无数随机分布的微小结节

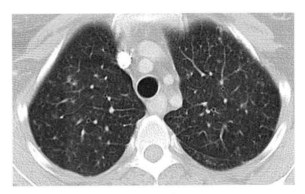

▲ 图 3-10　曲霉病和网状结节型 ILD

CT 显示小结节、网状影和小叶间隔增厚

分枝杆菌或真菌疾病、矽肺、结节病、LCH、外源性过敏性肺泡炎（过敏性肺炎），或罕见情况下提示强直性脊柱炎。Kerley 线有助于缩小鉴别诊断范围（表 3-2）。相关的淋巴结肿大提示结节病、肿瘤（癌性淋巴管炎、淋巴瘤、转移瘤）、感染（病毒、分枝杆菌或真菌）和矽肺。相关的胸膜增厚和（或）钙化提示石棉肺。相关的胸腔积液提示肺水肿、癌性淋巴管炎、淋巴瘤、胶原血管病或 LAM（特别是胸腔积液是乳糜性的）。相关的气胸提示 LAM 或 LCH。

肺水肿

静脉性肺水肿被定义为肺静脉压力升高导致的肺水肿，继发于左心室衰竭、二尖瓣狭窄、循环血量增加（如贫血）、肾衰竭（导致液体潴留）或体内水分过多。胸片和 CT 上间质水肿表现为血管和支气管壁边缘模糊（支气管旁套袖）、叶间裂增厚（胸膜下水肿）和小叶间间隔增厚（Kerley 线）（图 3-11）。随着毛细血管压力升高和间质压力增加，液体被迫进入通过肺泡 - 毛细血管膜进入肺泡腔。因此，胸片水肿通常表现为间质和肺泡阴影。胸片也显示心脏增大、胸腔积液、血管增宽、奇静脉扩张和血流重分布（图

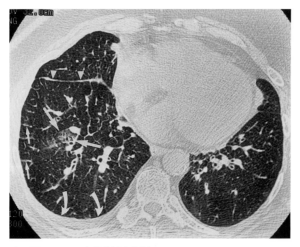

▲ 图 3-11　心源性肺水肿
69 岁，女性，表现为左心室衰竭和明显的间质性肺水肿；CT 显示多发 KerleyB 线（短箭），右肺斜裂增厚，这是由于胸膜下水肿所致（箭头），斑片状磨玻璃密度影（长箭）和右侧胸腔积液（弯箭）

3-12）。相对于其他 ILD 的原因，肺水肿如此常见以至于是 ILD 的鉴别诊断中最可能的诊断。不常见的水肿类型比不常见的 ILD 的病因要更多见。不常见的肺水肿类型可能是由于患者体位或非水肿性肺潜在的灌注异常（如继发于肺栓塞或非对称性肺气肿）。除了慢性心力衰竭，许多原因可以引起肺水肿，心脏大小可能正常（表 3-4）。

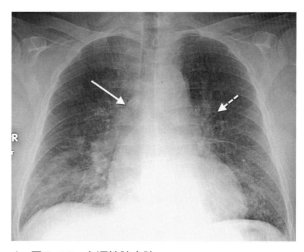

▲ 图 3-12　心源性肺水肿
后前位胸片显示心影扩大，双侧 ILD，以及奇静脉增粗（实箭）和支气管旁套袖征（虚箭）

表 3-4　肺水肿伴正常大小的心脏

"CHIHUAHUAH"
中枢神经系统疾病（Central nervous system disorders）
高原性肺水肿（High-altitude pulmonary edema）
吸入异常气体（例如 CO）（Inhalation）
海洛因诱导（Heroin-induced）
尿毒症（Uremia）
急性心肌梗死（Acute myocardial infarction）
过敏反应（Hypersensitivity reaction）
潜水、溺水（Underwater，near-drowning）
吸入性肺炎（胃液分泌物）（Aspiration）
出血（Hemorrhage）

特发性间质性肺炎

特发性间质性肺炎（IIP）是一组没有明确病因的异质性的弥漫性肺疾病[4]。尽管 IIP 的诊断是根据相关的临床、影像和病理特点做出的，但是分类是基于组织学标准。在组织学或 CT 检

查中见到的每种 IIP，它们的形态学或"模式"与特定临床综合征有关。临床评估必须证实间质性肺炎是特发性，并除外已知的原因（如胶原血管病）。普通型间质性肺炎（UIP）是最常见的 IIP。非特异性间质性肺炎（NSIP）是第二常见的 IIP。隐源性机化性肺炎（COP）、脱屑性间质性肺炎（DIP）、呼吸性细支气管炎相关性间质性肺病（RB-ILD）和急性间质性肺炎（AIP）不太常见，而淋巴细胞性间质性肺炎（LIP）罕见。每种 IIP 典型的 CT 特点是不同的，但是 CT 表现有重复（表 3-5）。UIP 和机化性肺炎在正确的临床背景下基于 CT 特征可以进行诊断，但是那些 NSIP、DIP、RB-ILD、AIP 和 LIP 却不特异。

表 3-5　特发性间质性肺炎的影像特点

形态学（组织学和放射学）	影像特点
UIP（临床诊断为 IPF）	基底部和胸膜下分布为主，网状影（通常伴蜂窝化），牵拉性支扩和结构扭曲
NSIP（临床诊断为 NSIP）	基底部分布为主，磨玻璃影和网状影
DIP（临床诊断为 DIP）	基底部和下肺分布为主，磨玻璃影，有时可见囊腔
呼吸性细支气管炎（临床诊断为 RB-ILD）	小叶中心分布，磨玻璃影，典型为结节状
机化性肺炎（临床诊断为 COP）	基底部和胸膜下分布为主，磨玻璃影和实变；支气管血管束分布也常见
弥漫性肺泡损伤（临床诊断为 AIP）	弥漫磨玻璃影和实变
LIP（临床诊断为 LIP）	支气管血管束分布常见，磨玻璃影和网状影和血管旁囊腔

UIP. 普通型间质性肺炎；IPF. 特发性肺纤维化；NSIP. 非特异性间质性肺炎；DIP. 脱屑性间质性肺炎；RB-ILD. 呼吸性细支气管炎相关性间质性肺病；COP. 隐源性机化性肺炎；AIP. 急性间质性肺炎；LIP. 淋巴细胞性间质性肺炎

UIP 组织学特点表现为斑片状不均匀，伴有局灶正常的肺、间质性炎症、成纤维细胞增生、间质纤维化和蜂窝化。时间异质性是一个重要的组织学特性，有助于区分 UIP 和 DIP。尽管术语 UIP 和特发性肺纤维化（IPF）通常可以互换使用，但术语 IPF 应该仅适用于与 UIP 形态学模式相关的临床综合征。UIP 典型的 CT 特征是以基底部和胸膜下为主的网状间质征象，伴蜂窝化和牵拉性支气管扩张（图 3-13）。磨玻璃密度影和实变可以看到，但不是主要的特征。结构扭曲通常明显，反映肺纤维化。在正确的临床背景下，结合 UIP 的 CT 特征往往能够诊断 IPF。当以蜂窝化为主的影像表现时高度提示 UIP，此征象可以用来区分 NSIP，尤其当以斑片状或胸膜下分布为主时[5]。当以磨玻璃密度影和网状影为主要表现时高度提示 NSIP，但有一部分 UIP 患者也是这种表现，可能需要活检来鉴别 NSIP（图 3-14）。区别 UIP 与其他 IIP 很重要，因为 UIP 比其他类型的间质性肺炎预后差。

NSIP 组织学特征是具有空间一致性的肺泡壁增厚，是由炎症、纤维化引起，或两者兼而有之。NSIP 这种空间和时间的一致性对鉴别 UIP 是重要的。NSIP 的预后明显优于 UIP。NSIP 患者更常见于女性，通常比 UIP 患者更年轻。NSIP 典型的 CT 特征是基底部为主的磨玻璃密度影和网状影（图 3-15）。实变不常见，而蜂窝化罕见。随访 CT 时 NSIP 的肺实质异常可能是可逆的。因为 NSIP 的 CT 特征可能与机化性肺炎、DIP 和 UIP 重叠，当 CT 征象提示 NSIP 时应考虑外科肺活检（图 3-16）。

DIP 的组织学特点是具有空间一致性的肺泡壁增厚，这与肺泡内巨噬细胞聚集有关。脱屑一词最初是指错误的概念，肺泡内巨噬细胞代表脱落的肺泡细胞。大多数患者是吸烟者，年龄在四五十岁[6]。男性比女性更常见。大多数患者在戒烟和口服糖皮质激素后改善。DIP 的组织学特征类似于 RB-ILD（只在吸烟者的疾病），尽管 DIP 的分布弥漫，而 RB-ILD 是以支气管中

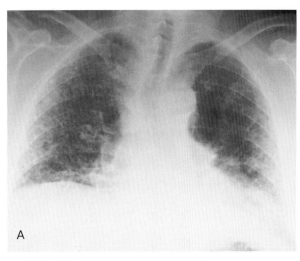
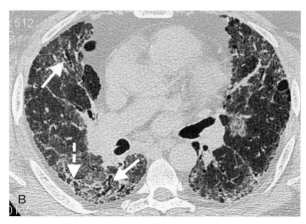

▲ 图 3-13　普通型间质性肺炎（UIP）

A．后前位胸片显示中至粗网状 ILD 伴蜂窝化，双肺基底部和胸膜下分布为主；肺体积减小；B．CT 显示双侧胸膜下蜂窝化影（虚箭），牵拉性支扩（实箭）和磨玻璃影背景

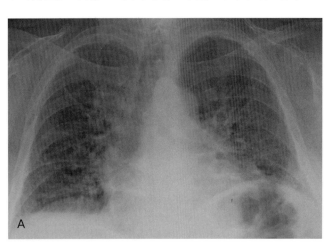
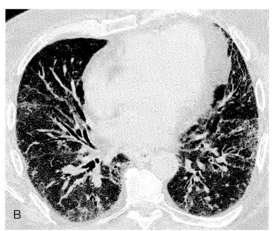

▲ 图 3-14　系统性红斑狼疮和 UIP

A．后前位胸片显示双肺基底部网状 ILD，肺体积减小；B．CT 显示双侧胸膜下磨玻璃影和轻度气道扩张；由于蜂窝化影不明显，肺活检证实为 UIP 的诊断

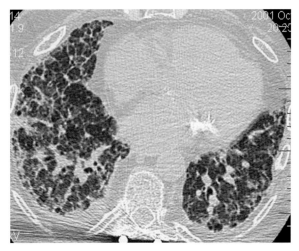
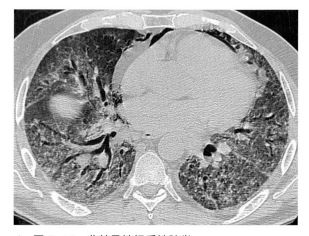

▲ 图 3-15　非特异性间质性肺炎（NSIP）

CT 显示双肺基底部网状影和磨玻璃密度影

▲ 图 3-16　非特异性间质性肺炎

61 岁，男性，咳嗽、气短和胸痛，CT 显示双肺网状影和磨玻璃密度影

心分布为主。DIP 典型的 CT 特征是主要位于下肺区的磨玻璃密度影（图 3-17 和图 3-18）。网状影较常见但典型者位于肺基底部。边界清晰的囊肿可位于在磨玻璃密度影内。

呼吸性细支气管炎是一种发生于吸烟者的组织病理学病变，特点是呼吸细支气管腔内存在含色素的巨噬细胞[4]。通常没有症状。在极少数情况下，重度吸烟者可形成 RB-ILD，该病的特点是肺部症状、肺功能异常和影像学异常，呼吸性细支气管炎是肺活检中唯一的组织学异常。呼吸性细支气管炎、RB-ILD 和 DIP 被认为是与吸烟有关的肺损伤。无症状的呼吸性细支气管炎患者的 CT 特征为磨玻璃密度的小叶中

结节和斑片状磨玻璃密度影（图 3-19）。在 RB-ILD，影像学征象更广泛（图 3-20），但戒烟后患者部分征象可恢复。RB-ILD 的影像特征可能类似于过敏性肺炎和 NSIP。过敏性肺炎患者通常有刺激物接触史并且通常是非吸烟者。

尽管 COP 主要是一个肺泡内疾病，但它包含在 IIP 的分类里，因为它是特发性的，并且表现可能与其他 IIP 重叠。机化性肺炎一词是指形态学或组织学上疾病的类型（与许多疾病有关），而 COP 表示相关的特发性的临床综合征。组织学上机化性肺炎与斑片状实变有所不同，COP 的特点是息肉样的疏松结缔组织伴或不伴支气管腔内息肉。肺的结构得以保留。COP 患者通常表现为咳嗽和

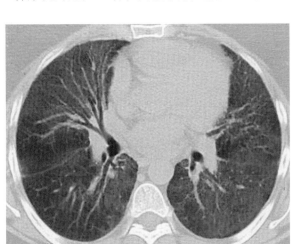

▲ 图 3-17 脱屑性间质性肺炎（DIP）
CT 显示双肺磨玻璃密度影，下肺分布为主

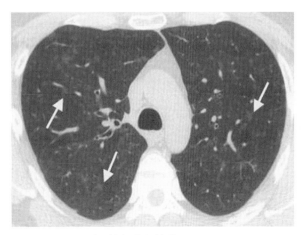

▲ 图 3-19 呼吸性细支气管炎
患者有较长的吸烟史，并且没有呼吸道症状；CT 显示大量小叶中心分布的磨玻璃密度结节（箭）

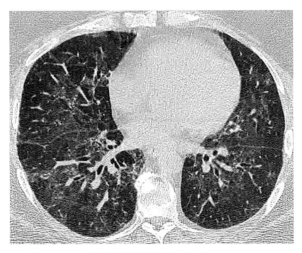

▲ 图 3-18 脱屑性间质性肺炎（DIP）
CT 显示双肺磨玻璃密度影，下肺分布为主

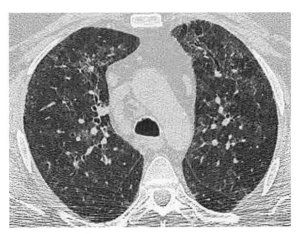

▲ 图 3-20 呼吸性细支气管炎相关性肺病（RB-ILD）
患者有长期吸烟史，慢性咳嗽和气短；CT 显示双肺网状影和磨玻璃密度影，上肺分布为主

呼吸困难，持续时间相对较短。90% 的 COP 患者 CT 图像上存在实变，胸膜下或支气管旁分布占约 50% 的病例[4]（图 3-21 和图 3-22）。空气支气管征和轻度柱状支气管扩张是常见的。磨玻璃密度影存在于大约 60% 的病例。下肺部更易受累。类固醇治疗后异常征象通常改善。COP 的鉴别诊断包括原位腺癌（曾称 BAC）、淋巴瘤、血管炎、结节病、慢性嗜酸细胞性肺炎、感染性肺炎。

AIP 是一种快速进行性的间质性肺炎，组织学上以肺泡内透明膜和弥漫性活动性间质纤维化为特征，与急性呼吸窘迫综合征所致的脓毒症和休克的组织学类型无法鉴别。AIP 一词是指未知原因的弥漫性肺泡损伤。AIP 患者出现呼吸衰竭持续数天或数周。通常需要机械通气。不能确定病原体。早期 AIP 典型的 CT 特征是磨玻璃密度影、细支气管扩张、致密的气腔影。晚期特征是蜂窝化、结构扭曲和牵拉性支气管扩张。

在成人 LIP 通常与结缔组织病（尤其是干燥综合征）、免疫缺陷综合征、Castleman 综合征有关。特发性 LIP 是罕见的。LIP 的组织学特征是肺泡间隔淋巴细胞和浆细胞浸润。典型的 CT 表现为磨玻璃影和网状影，有时伴有血管旁囊肿（图 3-23）。其他表现可能包括肺结节、致密气腔影、支气管血管束增厚和小叶间隔增厚。

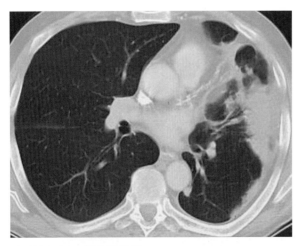

▲ 图 3-21　机化性肺炎
患者表现为急性气短和非刺激性咳嗽；CT 显示左肺胸膜下致密影

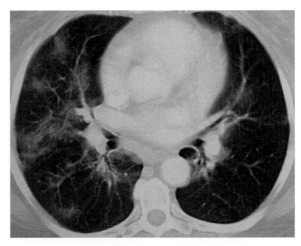

▲ 图 3-23　淋巴细胞间质性肺炎（LIP）
该患者有干燥综合征和新发的呼吸道症状；CT 显示双侧沿支气管血管束分布的斑片状磨玻璃影

在硬皮病中，胃肠道受累临床上见于 40% 的病例，并且是第二位常见的受累器官，仅次于皮肤。在小肠，平滑肌退变由纤维化代替，导致严重的动力障碍，典型者引起通过时间延长，透视下吞咽后 24h 小肠钡剂潴留。

感染性间质性肺炎

感染性肺炎所致的弥漫性间质改变是不常见的；然而病毒、真菌、分枝杆菌和支原体肺炎可能以间质或间质表现为主。真菌病在第 7 章讨论。肺孢子虫肺炎也会在胸片上产生轻微的间质改变，在第 16 章中讨论。

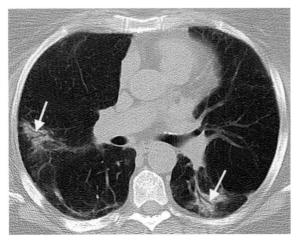

▲ 图 3-22　机化性肺炎
74 岁男性，咳嗽；CT 显示支气管血管束旁分布的磨玻璃密度影（箭头）

肺炎支原体通常最先感染5－40岁的人群[7]。胸片显示广泛的双肺结节影或网状影，他们可能需要几周才能恢复正常。另外，致密的气腔实变影可能累及一个或多个肺叶。

病毒是社区呼吸道感染的主要病因，特别是儿童。在婴幼儿最常见的病毒性肺炎是由呼吸道合胞体病毒、副流感病毒、腺病毒和流感病毒引起，在成人，流感病毒和腺病毒是最常见的。引起免疫功能减退的患者肺炎的病毒包括巨细胞病毒、水痘-带状疱疹病毒和疱疹病毒。典型的病毒性肺炎的影像表现为弥漫性间质性改变，伴弥漫、斑片状的结节状表现（图3-24）。

药物毒性

许多药物可以导致一过性或永久性不同类型和不同程度的肺损伤（图3-25），其中一些列在表3-6中。更完整的列表可以在医学文献中找到[8]。弥漫性肺泡损伤是一种常见的肺部药物中毒的表现，经常是由细胞毒性药物引起，特别是环磷酰胺、博来霉素和卡莫司汀。影像学表现为双肺不均匀或均匀的阴影，通常位于中下肺，并且CT上表现为散在或弥漫的磨玻璃密度影。NSIP最常发生于卡莫司汀中毒或非细胞毒性药物中毒，如胺碘酮。影像学表现为弥漫的不均匀性阴影，而早期CT显示弥漫磨玻璃密度影，晚期CT显示基底分布的纤维化。机化性肺炎通常由博来霉素和环磷酰胺（以及金盐和甲氨蝶呤）引起，影像上表现为不均匀或均匀性双上肺和下肺外周分布的阴影，并且CT上表现为边界不清的结节状实变、小叶中心结节和支气管扩张。肺药物毒性其他的表现包括嗜酸细胞性肺炎、限制性细支气管炎、肺出血、水肿、高血压、静脉闭塞性疾病。

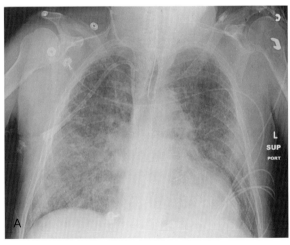

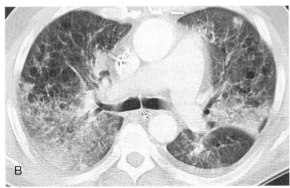

▲ 图 3-24　流感肺炎
该患者有肺气肿病史和急性呼吸道症状；A. 仰卧位胸片显示双侧网状 ILD；B. CT 显示双侧网状、磨玻璃密度影及实变；"囊腔"代表肺气肿

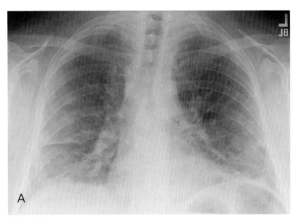

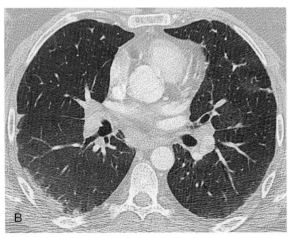

▲ 图 3-25　甲氨蝶呤肺中毒
A. 后前位胸片显示双侧 ILD，下肺为主；B. CT 显示少许双侧磨玻璃密度影和胸膜下网状影和气腔影

表 3-6　引起肺毒性的常见药物

呋喃妥因
磺胺类药
青霉素
博来霉素
甲氨蝶呤
咪唑硫嘌呤
白消安
苯丁酸氮芥
环磷酰胺
胺碘酮
美西麦角
阿司匹林
可待因
阿米替林
白介素 -2
鸟氨酸 - 酮酸转氨酶
吗啡
噻嗪类
普鲁卡因胺

博来霉素是一种细胞毒性药物，用于治疗鳞状细胞癌、淋巴瘤和睾丸肿瘤。毒性与累计剂量相关，肺毒性作用的发生率在 4% ～ 15%[9, 10]。最初的影像学改变主要是基底部的网状结节样的间质性阴影。疾病进展可能导致密的气腔影。

呋喃妥因是一种抗生素，用于治疗尿路感染。急性反应可产生基底部的间质或混合的间质或肺泡阴影。慢性反应发生于治疗数月或数年后，导致肺纤维化，伴双肺基底部和胸膜下分布的网状 ILD，以及肺容积逐渐减少。

水杨酸盐可以改变肺毛细血管通透性，导致非心源性肺水肿。影像学特征有别于心源性水肿。

鸟氨酸 - 酮酸转氨酶单克隆抗体（OKT3）是一种单克隆抗体，用于治疗同种异体移植的急性排斥反应。OKT3 毒性表现为急性肺水肿，通常在开始治疗数小时内。确保患者在治疗开始之前没有过多的肺液是非常重要的，治疗前胸片常为此目的。

胺碘酮用于治疗难治性的心律失常。因为药物有相对较高的肺毒性发生率（5%）[11]，其潜在拯救生命的益处必须大于潜在致命的肺毒性风险。胺碘酮在肺内浓聚，且有较长的组织半衰期，这能解释其毒性作用缓慢出现，并在停药后缓慢清除（2 个月）。胺碘酮的中毒最常见的影像学表现是多发外周分布的致密气腔影。另一种影像学表现是弥漫性间质阴影，导致肺纤维化。胺碘酮含碘 37%，从而导致高密度的胸膜 - 肺、肝脏或脾脏，此为胺碘酮中毒的特征性的 CT 表现。

淋巴管平滑肌瘤病

淋巴管平滑肌瘤病是一种淋巴管周围平滑肌增生为特点的疾病，之后蔓延累及气道、气腔、小动脉、小静脉，从而影响肺、纵隔、腹膜后淋巴结。淋巴管平滑肌瘤病的组织学和影像学表现（表 3-7）类似于结节性硬化，并且这两个诊断被认为是同一疾病的不同表现。淋巴管肌瘤病的患者是女性，通常为生育期。超过 50% 患者会发生自发性气胸，并且经常反复发生[12]（图 3-26）。其他表现包括乳糜性胸腔积液或腹水和咯血。最早的影像学肺病包括微小的、弥漫的、细结节状、网状、网状结节影，是由重叠的囊壁导致。网状影可以增粗而不规则，而囊肿、肺大疱和蜂窝化可以进展。疾病晚期，肺容积通常增加。CT 上特征性的表现包括多个薄壁囊肿以一致的形态分布，另外基本上是正常的肺。尽管当囊肿增大时可以为多边形或奇怪的形状，囊肿一般为均匀一致的圆形。

表 3-7　淋巴管平滑肌瘤病的胸部影像学特征

"HER"
过度通气（Hyperinflation）
积液（乳糜性）（Effusion）
网状结节间质性改变（Reticulonodular interstitial pattern）

"HER" 特指女性受累的疾病；"HER" 后加 P（"HERP"）特指该病常发生气胸；胸片上网状结节改变在 CT 上代表囊腔

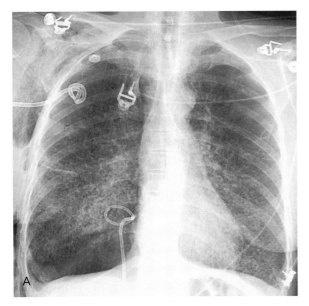

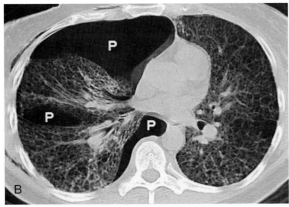

▲ 图 3-26 淋巴管平滑肌瘤病（LAM）

42 岁，女性，表现为右侧胸痛；A. 后前位胸片显示右肺基底部气胸和右侧两个胸腔引流管；B. 肺体积增加，并见弥漫网状 ILD，为 LAM 特征性表现

癌性淋巴管炎

癌性淋巴管炎是指肿瘤细胞浸润肺淋巴管。导致癌性淋巴管炎最常见肿瘤列在表 3-8 中。肿瘤播散的机制包括：①血型转移到肺部小动脉的栓子穿透血管壁，然后播散进入淋巴管；②通过淋巴道播散进入肺门淋巴结，然后逆行进入肺淋巴管；③原发肺肿瘤直接侵犯肺淋巴管。胸片和 CT 显示细微的网状结节影和增厚的小叶间隔线（Kerley A 线和 B 线）。CT 显示小叶间隔增厚和不规则的支气管血管束增厚（图 3-27）。该表现尤其在胸片可能很难与肺水肿鉴别。当怀疑肿瘤时，单侧分布提示原发肺癌；其他大

多数肿瘤导致双侧肺受累（图 3-28）。当中央淋巴管阻塞伴淋巴管扩张，在没有癌症扩散时可以有类似的表现。当小叶间隔更加不规则且呈串珠状时，则伴随真正的癌症扩散。

表 3-8 最常导致癌性淋巴管炎的肿瘤

一些通过淋巴道播散并堵塞淋巴道的癌症（"Certain Cancers Spread by Plugging the Lymphatics"）
宫颈癌（Cervix）
结肠癌（Colon）
胃癌（Stomach）
乳腺癌（Breast）
胰腺癌（Pancreas）
甲状腺癌（Thyroid）
肺癌（Lung）
喉癌（Larynx）

引 自 Dähnert W. Radiology Review Manual. Baltimore, MD：Williams & Wilkins; 1991：237.

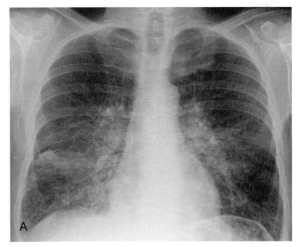

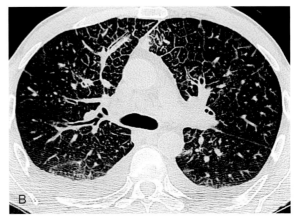

▲ 图 3-27 癌性淋巴管炎

A. 47 岁，女性，食管癌转移，后前位胸片显示双侧中下肺线状及网状结节型 ILD，并显示右肺下叶局灶实变；

B. CT 显示小叶间隔增厚和胸腔积液

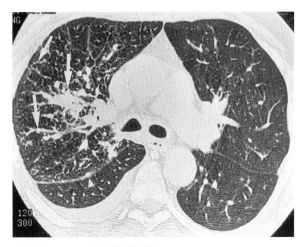

▲ 图 3-28 癌性淋巴管炎

53 岁，男性，表现为慢性阻塞性肺病、反复发作性肺炎、慢性咳嗽、气喘和右肺大细胞支气管肺癌；CT 显示单侧中央和周围间质结节状增厚（箭），并显示右侧恶性胸腔积液；注意右肺斜裂旁胸膜下淋巴管结节状受累（箭头）；原发肺癌是最常见的单侧癌性淋巴管炎的病因

尘肺病

尘肺病一词的意思是"落满灰尘的肺"，是用来描述肺吸入粉尘颗粒后的反应。典型的无机粉尘包括煤、二氧化硅和石棉。煤工尘肺和矽肺导致类似的胸部影像学异常，不应与石棉肺的表现混淆。肺组织对这些粉尘的反应取决于吸入颗粒的大小、粉尘的纤维、保留在肺内粉尘的量、暴露于粉尘的持续时间，以及个体对粉尘的免疫反应。

尘肺放射学表现的国际劳工局（ILO）的分类是一个标准化的、国际上普遍接受的系统，该系统以可重复的方式制定了尘肺的 X 线改变[13]。该分类包括小、圆形阴影（结节）、不规则、线状和网状阴影，以及胸膜增厚（弥漫性或局限性，如胸膜斑）。放射科医生如果通过国家职业安全与卫生研究所的考试，就成了"B 读者"，官方认证根据国际劳工局标准去解释胸片。

地壳内的许多岩石存在游离二氧化硅。矽肺是指主要由游离二氧化硅引起的肺部疾病，它主要发生在采石场工作的工人、钻探或挖掘含石英岩石的工人、切割或抛光石材的工人、在钢铁铸造厂清洁锅炉或铸件的工人，或暴露于岩石爆破的工人。在影像学改变发现之前，慢性疾病患者需要 20 年以上暴露于高浓度的粉尘。

二氧化硅粉尘颗粒被肺巨噬细胞摄取。巨噬细胞死亡和释放酶内容物，导致肺纤维化。即使没有持续暴露于二氧化硅环境中该循环也持续进行，因为二氧化硅从死亡的巨噬细胞释放，又被其他巨噬细胞吞噬。在矽肺的早期，1～3mm 结节主要在上肺野分布[14]（图 3-29 和图 3-30）。随着疾病进展，结节大小和数量增加，并可以钙化（图 3-31）。结节可以融合，导致更大的结节（直径＞ 1cm），导致肿块样的阴影，称为进展性肿块样纤维化，矽肺的一个"复杂"

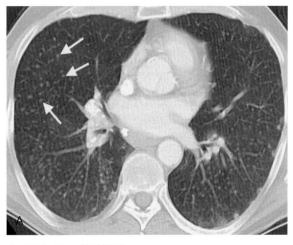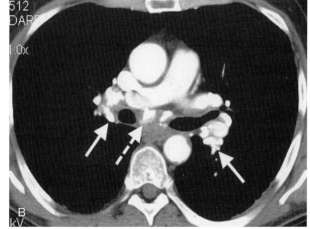

▲ 图 3-29 单纯矽肺

A．CT 肺窗显示无数的边界清晰的肺结节，直径 2～3mm（箭）；B．CT 纵隔窗显示致密钙化的肺门（实箭）及隆突下淋巴结（虚箭）

阶段（图 3-32）。肿块可发生空洞，导致重叠感染伴结核病。上叶收缩，瘢痕旁肺气肿，以及融合的肿块周围伴肺大疱。融合的肺肿块先在肺周边开始，慢慢向肺门移动。肺门和纵隔淋巴结肿大不常见，淋巴结内钙化有时呈"蛋壳"样[15]。煤工尘肺的放射学征象类似于矽肺，与矽肺经常不可鉴别。

急性矽肺是一种罕见的疾病，是由于在封闭空间内几乎没有保护措施的情况下密切接触

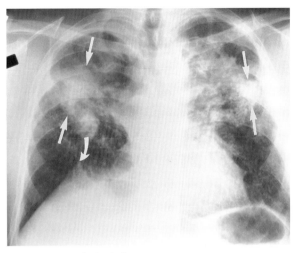

▲ 图 3-32　复杂矽肺

61 岁，男性，接触喷砂中二氧化硅 30 年；后前位胸片显示融合的上肺肿块，称为进展性肿块样纤维化（直箭）；肿块有从肺周围迁移至肺门的趋势；由于右肺上叶明显收缩，导致右膈抬高（弯箭）

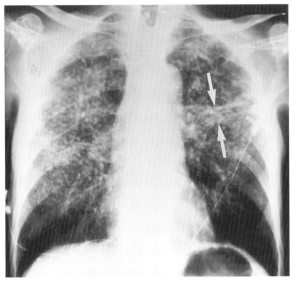

▲ 图 3-30　复杂矽肺

男性铸造厂工人；后前位胸片显示多发上中肺结节，伴左肺上叶融合结节，导致早期的"进展性肿块样纤维化"（箭）

游离二氧化硅。该病进展迅速。胸片显示弥漫的气腔影或肺门旁分布的磨玻璃影，伴空气支气管征[16]。据报道许多结缔组织病使矽肺患者的发生率增加。例如，Caplan 综合征由大的坏死性结节（类风湿结节）伴单纯矽肺背景。结节直径 0.5 ～ 5.0cm，可能形成空洞和钙化，可能先于关节炎数月或数年发作。

石棉由一组纤维组成，根据纤维的物理性质分为两个主要亚组：蛇纹石和角闪石。蛇纹石石棉是一种长而卷曲并富有弹性的纤维，占美国所使用的石棉的 90%。唯一商业用的蛇纹石石棉是温石棉。角闪石（包括青石棉）是一种直的呈针状的纤维，它比蛇纹石形式的温石棉更具致纤维作用和致癌潜能。良性石棉相关的胸膜疾病是指任何或所有下列的胸膜异常：有时反复发作的良性胸腔积液、弥漫性胸膜增厚、胸膜斑（伴或不伴钙化）[17]。良性胸腔积液是最常见的异常征象，见于石棉暴露 10 年内者。液体量通常较小，超过 500ml 的积液并不常见。胸膜斑通常在接触石棉二三十年后被发现，发生于壁胸膜，典型者位于膈面上、胸壁后内侧及前外侧。良性形式的石棉纤维——温石棉，因跨胸膜迁移而著称，而更多致纤维的

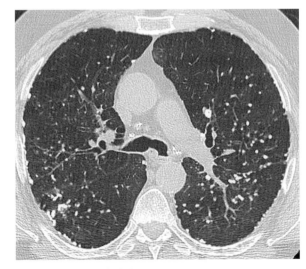

▲ 图 3-31　单纯矽肺

CT 显示多发小结节，许多伴致密钙化

和致癌的角闪石、青石棉、铁石棉往往使肺实质抬高。纤维迁移的这种差异解释了石棉相关胸膜疾病的征象，可能与肺实质纤维化或胸内恶性肿瘤无关。胸片上胸膜斑是不规则的、光滑的胸膜抬高，见于肺轮廓边缘或膈面上。正位斑块呈扁平状，投照于肺上阴影的密度低于同大小的肺实质病变的密度（图3-33）。斑块通常多发，两侧相对对称。钙化斑块侧位呈线状，正位时可能呈不规则，密度不均匀，称为"冬青叶"样钙化。没有证据表明胸膜斑恶变为恶性间皮瘤，但有证据支持个体间皮瘤的发生率增加与职业暴露和影像学检测胸膜斑有统计学意义[18]。此外，在一项研究中发现，职业暴露伴胸膜斑块患者（但不是实质疾病）增加了支气管癌的死亡率[19]。

球形肺不张是一种近胸膜的肺萎陷，易与肿瘤或肺炎混淆。总是伴随慢性胸膜疾病（因此通常与石棉接触有关），球形肺不张代表脏层胸膜内陷形成孤立区域肺不张。球形肺不张的可能的机制为萎陷的肺组织漂浮于胸腔积液表面，在立位和斜位球形不张区域形成纤维粘连。胸腔积液可以消失，但游离的不张的肺可能无法复张。球形肺不张呈圆形或卵圆形，通常直径为2.5～5.0cm，连于胸膜表面。朝向肿块的血管聚集，当它们邻近肿块并在汇聚肿块之前，它们往往分散并呈弧形围绕于肿块表面。这种表现被称为真空吸尘器效应和彗星尾征[20]（图3-34）。系列胸片和胸部CT中球形肺不张可以慢慢消失或保持不变。诊断球形肺不张必须满足三个标准：①与慢性胸腔积液／胸膜增厚接触。②具有大量血管和支气管进入不张肺基底部的典型表现。③受累肺叶体积减小。

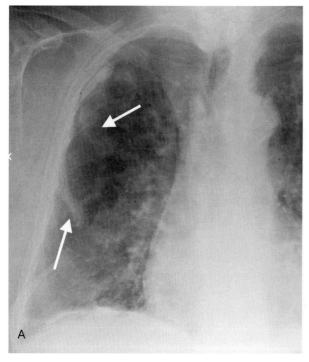

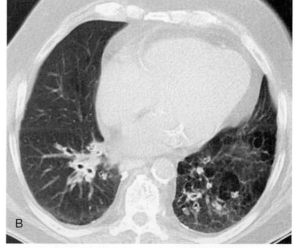

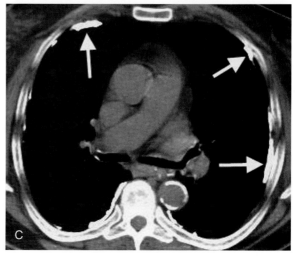

▲ 图3-33 石棉相关的胸膜疾病和石棉肺
A. 后前位正位胸片显示曲线状钙化的胸膜斑（箭）；
B. CT肺窗显示双下肺磨玻璃影及网状影，肺活检证实为石棉肺；C. CT纵隔窗显示双侧钙化的胸膜斑（箭），这一表现几乎可诊断为石棉暴露

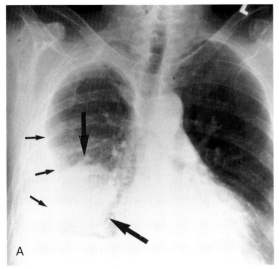

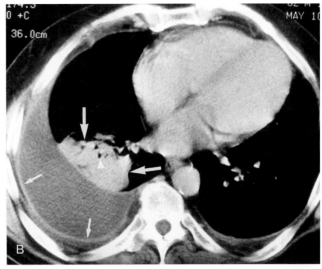

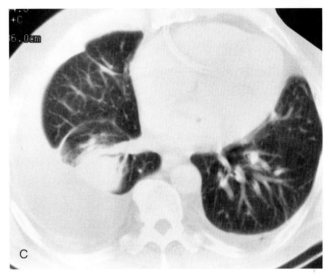

▲ 图 3-34 石棉相关的胸膜疾病和球形肺不张
62 岁，男性，20 年石棉暴露史；A. 后前位胸片显示巨大分叶状胸腔积液（小箭）和右肺下叶"肿块"（大箭）；B. CT 增强显示壁胸膜强化（小箭），提示慢性胸腔积液；肺实质肿块（大箭）连于脏胸膜表面，代表不张的肺；不张的肺呈球形，是由于脏胸膜纤维粘连和内折所致；空气支气管征可在不张肺内见到（箭头）；C. CT 肺窗显示"真空吸尘器效应"或"彗星尾征"，这两者都用来描述朝向肺不张的血管聚集，当它们邻近肿块并在汇聚肿块之前，它们往往分散并呈弧形围绕于肿块表面

石棉肺一词是指石棉诱导的肺纤维化，没有肺纤维化时与石棉相关胸膜疾病无法鉴别。时间从接触石棉到发展为石棉肺通常是 20 ～ 30年。胸片显示网状间质疾病，常常形成蜂窝影，在胸膜下和基底部分布，与 UIP 表现相同。与石棉接触有关的胸膜改变可能提供潜在的诊断线索，但它们并不出现于所有病例。在早期或轻度阶段，胸部 CT 可以显示小叶间隔增厚、胸膜下线（胸膜下平行于胸壁的曲线影）、实质带（线状结构，5cm 长，从胸膜表面进入肺）、磨玻璃密度影（弥漫、轻度肺泡壁纤维化和水肿，CT 上不能消失）和小叶中心结节影（支气管旁纤维化）（图 3-33）。蜂窝化是一个终末期表现。在某些情况下，当肺内表现仅见于肺底部，俯

卧位 CT 有助于由石棉肺导致的结果与和重力相关的肺不张的模糊影相鉴别。

暴露于石棉可以导致支气管癌的发生率增加，这种风险在吸烟者中是多重的。石棉暴露也会增加个体患恶性间皮瘤的风险，这是一种不常见的致死性肿瘤，通常发生于内衬于胸膜或腹膜的浆膜。从接触到发现间皮瘤潜伏期通常为 20 ～ 40 年。间皮瘤将在第 9 章进一步讨论。

结节病

结节病是一种未知病因的系统性疾病，组织学特点是非干酪性肉芽肿。该病可发生于所有人，男女均可发生，但典型者好发于 20 － 40 岁非裔美国女性。胸片可能是正常的或显示实质阴影、

淋巴结肿大或两者都存在。胸片上最常见的肺异常是小、圆形或不规则的阴影（网状结节影），大部分结节直径 2～4mm[21]。这些阴影通常是双侧和对称的，通常中上肺分布明显。结节病肉芽肿可以完全消失或纤维愈合。胸片上结节病纤维化表现包括永久的粗线状阴影，从肺门放射进入邻近的中上肺。肺门上提和外移，并且血管和叶间裂扭曲。纤维化可能很广泛，偶可见类似于进展性肿块状纤维化，见于复杂矽肺。环形影可能是由于支气管扩张或肺大疱的结果。结节病 CT 典型表现为支气管血管边缘、小叶间隔、胸膜下分布和小叶中央分布的 1～5mm 结节影伴不规则边缘（图 3-35 和图 3-36）。这种结节分布可能与癌性淋巴管炎表现类似，尽管后者表现为明显的小叶间隔增厚，有助于两者的鉴别。进一步描述结节病特征见于第 10 章。

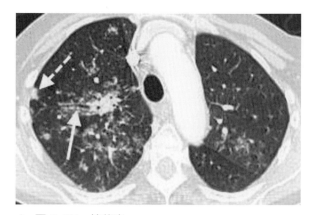

▲ 图 3-35 结节病
CT 显示支气管血管束旁结节状增厚（实箭）和胸膜下结节（虚箭），图示为典型的淋巴管周围分布的结节病

胶原血管病

类风湿关节炎（RA）是一种未知病因的炎性多关节病。关节改变更常发生于女性，但肺表现更常发生于男性。胸膜受累典型的表现为胸腔积液或胸膜增厚，这是最常见的 RA 胸部表现。胸腔积液通常单侧，量小到中等，但偶尔大量或双侧。肺纤维化发生于 10%～20% 的 RA 患者，产生放射学表现类似于 UIP 型[22]（图 3-37）。另一种与 RA 相关的胸膜肺异常是罕见的坏死性结节。病理上这些结节与皮下坏死结节相同。坏死结节通常发生于已知疾病的患者，影像上呈分散的、圆形或分叶状和胸膜下。它们单发或多发，中上肺分布为主。直径从几毫米至 7cm，偶尔呈粟粒状。50% 的病例结节可发生空洞[23]。结节大小和数量可能增加或完全消失或数年保持稳定。它们与皮下结节和关节炎的活动此消彼长。发生于 RA 患者的系统性血管炎少数病例中可能累及肺，导致肺动脉高压。其他胸内与 RA 有关的疾病包括缩窄型细支气管炎、机化性肺炎（见图 3-21）和心包炎。

系统性红斑狼疮（SLE）是一种多系统的胶

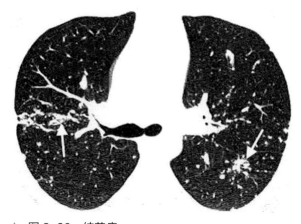

▲ 图 3-36 结节病
CT 显示淋巴管周围、支气管血管（箭）束旁和胸膜下结节

原血管病，特点是广泛的炎性改变，尤其在血管、浆膜和皮肤。女性比男性多达 10 倍[24]，育龄期非洲裔美国人发生率增加。胸膜炎见于 40%～60% 的 SLE 患者[25]。进程的 50% 时间胸膜炎是干性的，在其他时候，它伴随着胸腔积液和（或）心包积液。胸腔积液通常是小或中等量，但可能大量，单侧和双侧积液发生频率相同。

急性红斑狼疮肺炎是一种不常见的致死性疾病，类似传染性肺炎、肺梗死和肺出血，所有这些都与系统性红斑狼疮有关。胸片上狼疮肺炎包括致密的气腔影，通常位于双侧或基底部，代表由免疫复合物沉积引起的弥漫性肺泡出血。在系统性红斑狼疮患者中肺出血是常见的，影像上它通常表现为双侧、弥漫气腔影，类似于肺出血 - 肾炎综合征。肺纤维化发生在大

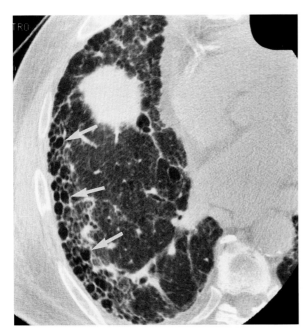

▲ 图 3-37　肺纤维化和类风湿关节炎

CT 显示右肺胸膜下（箭）多发小囊腔；蜂窝征诊断为肺纤维化；右前肺的"肿块"为肝脏

约 3% 的患者[26]，放射学和病理上类似于其他胶原血管病。双侧膈面抬高在系统性红斑狼疮患者中常见，在有些报道中，双侧膈面抬高是最常见的 SLE 患者的胸膜和肺异常。随着膈肌抬高，肺体积减小，称为"肺萎缩"征[27]。肺动脉高压和血管炎、肺栓塞（由于循环狼疮抗凝物造成的）、LIP、缩窄型细支气管炎、机化性肺炎也见于系统性红斑狼疮患者。系统性红斑狼疮胸部表现还包括肺不张、感染性肺炎（单纯或由于类固醇治疗机会性感染）、心力衰竭、心包炎、治疗药物引起的异常改变。

系统性硬化症（SS）是一种广泛的结缔组织疾病，特点是皮肤硬结、皮肤增厚（硬皮病）、雷诺现象、肌肉骨骼表现和内脏受累，尤其是胃肠道、肺、心脏和肾脏。发病机制不完全清楚。SS 通常发生于 30 — 50 岁女性。最常见的放射学异常是肺纤维化，引起对称的、弥漫于基底部为主的网状结节表现，伴相应的肺体积减小[28]。CT 表现类似于其他疾病，组织学上呈 UIP 表现。可能发生肺炎，尤其是在食管受累发生吸入性肺炎后。胸片或 CT 上可见食管扩张，

可以提供 SS 的诊断线索（图 3-38）。

干燥综合征是一种自身免疫病，其特征是干眼症（干燥性角结膜炎）和口干（口干症）。中年妇女性疾病，它可以导致许多胸膜、肺实质，以及与其他胶原血管病相关的膈肌并发症，包括肺纤维化。

皮肌炎和多发性肌炎是一组以肌无力（多肌炎）和皮肤改变（皮肌炎）为特点的疾病[29]。胸部以 3 种形式受累：肺通气不足和呼吸衰竭，与其他结缔组织病难以鉴别的间质性肺炎（图 3-39），以及继发于咽肌无力的吸入性肺炎。较少情况下患者可表现为急性弥漫性肺泡损伤和机化性肺炎的症状。一些结缔组织疾病患者的特征不仅仅是一种疾病，称为混合结缔组织病。

朗格汉斯细胞组织细胞增多症

朗格汉斯细胞组织细胞增多症也称为组织细胞增多症 X 和肺嗜酸细胞肉芽肿。朗格汉斯细胞组织细胞增多症（LCH）是一种未知病因的肉芽肿性疾病，特点是在肉芽肿内存在一种组织细胞 - 朗格汉斯细胞。LCH 代表一组疾病，肺部受累要么是婴幼儿重度多系统疾病（Letterer-Siwe 病）的一部分，或是年龄较大儿童累及单一系统或几个器官的隐匿性疾病（Hand-Schüller-Christian 病）的一部

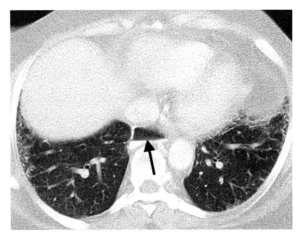

▲ 图 3-38　系统性硬化

41 岁，女性，与系统性硬化症相关的肺动脉高压；CT 显示双肺基底部胸膜下网状 ILD 和扩张的食管内的气液平面（箭）

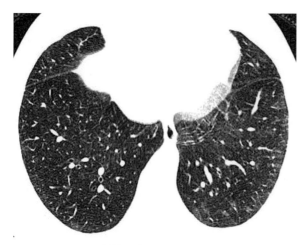

▲ 图 3-39 多发性肌炎

CT 显示双肺基底部胸膜下网状 ILD

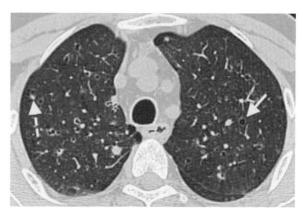

▲ 图 3-40 朗格汉斯细胞组织细胞增多症

50 岁，男性，每年 30 包的吸烟史；CT 显示多发囊腔（实箭）和结节（虚箭）

分；抑或是成人原发肺病。LCH 男女发生率相同，成人 95% 有吸烟史[30]。气胸是 LCH 典型的最初症状或表现，与 LAM 相同。气胸发生于 6% ~ 25% 的 LCH 患者，常双侧和反复发作。LCH 特征性的放射学表现为弥漫、对称网状结节影，少见情况为单发结节，中上肺分布明显。结节通常数量较多，边界不清，直径为 1 ~ 15mm。疾病进展为囊性肺病，导致肺体积增加。1/3 的患者放射学异常可以消失，1/3 疾病稳定，另 1/3 病情进展[31]。CT 征象由囊腔和结节组成，常同时出现（图 3-40 和图 3-41）。当仅见单一囊腔时，表现类似 LAM 或肺气肿。囊腔直径为 1 ~ 30mm。结节边缘往往不清楚，一些具有空洞。系列 CT 显示结节可进展为空洞结节或囊腔，破坏的终末期类似肺气肿。

单侧 ILD

这章所讨论的胸片上的疾病大部分为双侧。导致单侧 ILD 的四个过程见表 3-9（图 3-28）。认识单侧分布的疾病有助于鉴别诊断。

表 3-9 单侧的间质性肺疾病

"LAX"
癌性淋巴管炎（原发肺癌）（Lymphangitic carcinomatosis）
不典型肺水肿（大的对侧肺栓塞）（Atypical edema）
吸入性肺炎（Aspiration pneumonia）
放射治疗后改变（X-ray therapy changes）

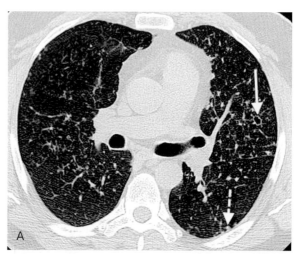

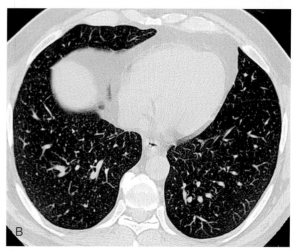

▲ 图 3-41 朗格汉斯细胞组织细胞增多症

A. 45 岁，男性，每年 60 包的吸烟史，咳嗽加重；中间支气管水平 CT 显示小而薄壁的囊腔（实箭）和小结节（虚箭）；B. CT 显示其下层面正常肺底部；LCH 的特点为中上肺受累

参考文献

［1］Cool CD. Idiopathic interstitial pneumonias: clinical manifestations and pathology. UpToDate. Wolters Kluwer. http://www.uptodate.com/ contents/idiopathic-interstitial-pneumonias-clinical-manifestationsand-pathology. Updated May 14, 2013. Accessed July 30, 2013.

［2］Tuddenham WJ. Glossary of terms for thoracic radiology: recommendations of the nomenclature committee of the Fleischner society. AJR Am J Roentgenol. 1984;143:509–517.

［3］Kerley P. Radiology in heart disease. Br Med J. 1933;2:594–597.

［4］Lynch DA, Travis WD, Müller NL, et al. Idiopathic interstitial pneumonias: CT features. Radiology. 2005;236:10–21.

［5］Elliot TL, Lynch DA, Newell JD, et al. High-resolution computed tomography features of nonspecific interstitial pneumonia and usual interstitial pneumonia. J Comput Assist Tomogr. 2005;29:339–345.

［6］Ryu JH, Colby TV, Hartman TE, et al. Smoking-related interstitial lung diseases: a concise review. Eur Respir J. 2001;17:122–132.

［7］Mansel JK, Rosenow EC, Martin JW. Mycoplasma pneumoniae pneumonia. Chest. 1989;95:639–646.

［8］Rossi SE, Erasmus JJ, McAdams HP, et al. Pulmonary drug toxicity: radiologic and pathologic manifestations. RadioGraphics. 2000;20:1245–1259.

［9］White DA, Stover DE. Severe bleomycin-induced pneumonitis: clinical features and response to corticosteroids. Chest. 1984;86:723–728.

［10］Wolkowicz J, Sturgeon J, Rawji M, et al. Bleomycin-induced pulmonary function abnormalities. Chest. 1992;101:97–101.

［11］Wood DL, Osborn MJ, Rooke J, et al. Amiodarone pulmonary toxicity: report of two cases associated with rapidly progressive fatal adult respiratory distress syndrome after pulmonary angiography. Mayo Clin Proc. 1985;60:601–603.

［12］Taylor JR, Ryu J, Colby TV, et al. Lymphangioleiomyomatosis: clinical course in 32 patients. N Engl J Med. 1990;323:1254–1260.

［13］International Labour Office. Guidelines for the Use of ILO International Classification of Radiographs of Pneumoconioses. Geneva, Switzerland: International Labour Office; 1980.

［14］Bergin CJ, Müller NL, Vedal S, et al. CT in silicosis: correlation with plain films and pulmonary function tests. AJR Am J Roentgenol. 1986;146:477–483.

［15］Jacobson GJ, Felson B, Pendergrass EP, et al. Eggshell calcifications in coal and metal miners. Semin Roentgenol. 1967;2:276–282.

［16］Dee P, Suratt P, Winn W. The radiographic findings in acute silicosis. Radiology. 1978;126:359–363.

［17］Epler GR, McLoud TC, Gaensler EA. Prevalence and incidence of benign asbestos pleural effusion in a working population. JAMA. 1982;247:617–622.

［18］Edge JR. Incidence of bronchial carcinoma in shipyard workers with pleural plaques. Ann N Y Acad Sci. 1979;330:289–294.

［19］Fletcher DE. A mortality study of shipyard workers with pleural plaques. Br J Ind Med. 1972;29:142–145.

［20］Schneider HJ, Felson B, Gonzalez LL. Rounded atelectasis. AJR Am J Roentgenol. 1980;134:225–232.

［21］Ellis K, Renthal G. Pulmonary sarcoidosis: roentgenographic observations on course of disease. AJR Am J Roentgenol. 1962;88:1070–1083.

［22］Doctor L, Snider GL. Diffuse interstitial pulmonary fibrosis associated with arthritis. Am Rev Respir Dis. 1962;85:413–422.

［23］Martel W, Abell MR, Mikkelsen WM, et al. Pulmonary and pleural lesions in rheumatoid disease. Radiology. 1968;90:641–653.

［24］Masi AT, Kaslow RA. Sex effects in systemic lupus erythematosus. Arthritis Rheum. 1978;21:480–484.

［25］Harvey AM, Shulman LE, Tumulty PA, et al. Systemic lupus erythematosus: review of the literature and clinical analysis of 138 cases. Medicine. 1954;33:291–437.

［26］Eisenberg H, Dubois EL, Sherwin RP, et al. Diffuse interstitial lung disease in systemic lupus erythematosus. Ann Intern Med. 1973;79:37–45.

［27］Hoffbrand BI, Beck ER. Unexplained dyspnoea and shrinking lungs in systemic lupus erythematosus. Br Med J. 1965;1:1273–1277.

［28］Gondos B. Roentgen manifestations in progressive systemic sclerosis (diffuse scleroderma). AJR Am J Roentgenol. 1960;84:235–247.

［29］Frazier AR, Miller RD. Interstitial pneumonitis in association with polymyositis and dermatomyositis. Chest. 1974;65:403–407.

［30］Marcy TW, Reynolds HY. Pulmonary histiocytosis X. Lung. 1985;163:129–150.

［31］Lacronique J, Roth C, Battesti J-P, et al. Chest radiological features of pulmonary histiocytosis X: a report based on 50 adult cases. Thorax. 1982;37:104–109.

- -

自测题

1. 最可能的组织学诊断是（　　）

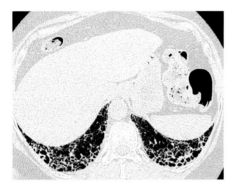

- A. 普通型间质性肺炎
- B. 非特异性间质性肺炎
- C. 淋巴细胞性间质性肺炎
- D. 脱屑性间质性肺炎

2. 最可能的诊断是（　　）

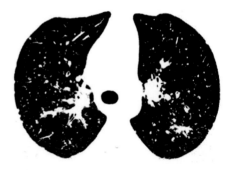

- A. 矽肺
- B. 过敏性肺炎
- C. 结节病
- D. 朗格汉斯细胞组织细胞增多症

答案与解析

1. A。普通型间质性肺炎。CT显示双肺基底部为主的蜂窝影。

2. C。结节病。CT显示典型的结节病表现，即支气管血管束和胸膜下分布的小结节（淋巴管周的）。

Chapter 4
肺泡性肺疾病

Alveolar Lung Disease

段江晖　孙宏亮　译

学习目标

▶ 列举四大类急性肺泡性肺疾病（alveolar lung disease，ALD）。

▶ 列举五种慢性 ALD。

▶ 命名三种肺 – 肾综合征。

▶ 列举五种常见的急性呼吸窘迫综合征的原因。

▶ 当病史或胸片支持某征象时，应提示一种确定的诊断（例如：脂肪栓塞综合征中 ALD 与股骨骨折，肺 – 肾综合征中 ALD 与肾衰竭，肺泡蛋白沉着症中支气管肺泡灌洗治疗 ALD）。

4

肺泡性肺疾病指的是气腔被液体或其他物质（水、脓液、血、细胞或蛋白质）填充所致的疾病。气腔填充可以是部分性的，一些肺泡得到保留；或完全性的，产生致密阴影，不含气的肺使其内的支气管和血管纹理变模糊。产生致密气腔阴影的 ALD 比轻度肺泡填充更容易与间质性肺病（ILD）鉴别。异常"模糊"的肺阴影是指磨玻璃影，其内可见支气管血管纹理，代表 ILD 或 ALD。对比 ILD，ALD 往往形成均匀的肺阴影，并且异常的阴影似乎有融合倾向。ILD 产生线状影、网状影、结节影或网状结节影。ILD 与 ALD 的放射学表现有所重叠。

不同病因的 ALD 常常不能仅凭放射学表现鉴别，但病史结合放射学表现及慢性病程可以帮助缩小鉴别诊断范围。如果见到 ALD 模式，应当考虑是急性病程还是慢性。急性病程的再次出现可类似慢性病程[例如肺 - 肾综合征（PRS）的反复肺出血]。这些情况下，系列胸片可以帮助显示这一过程不是由原位腺癌［曾称细支气管肺泡癌（BAC）]、类脂质肺炎或淋巴瘤引起，因为这些病程不完全清楚而且易复发。各种病因的急性 ALD 可以在完全恢复后再次出现，因此要与慢性 ALD 鉴别，系列胸片或病史可提示慢性病程急性加重和缓解。尽管机化性肺炎和嗜酸细胞性肺炎经常表现为 ALD，它们将在第 12 章与其他原因的周围性肺病一并讨论。

急性肺泡性肺病

肺水肿

四种最常引起急性 ALD 的疾病见表 4-1。肺水肿是胸片上 ALD 的最常见原因。如第 3 章中所述，在 ILD 中水肿可以是：①水压的（心力衰竭、肾衰竭或水分过多）；②非水压的，由于毛细血管通透性增加 [急性呼吸窘迫综合征（ARDS）和脂肪栓塞综合征]；③炎症病因（如化学性肺炎或嗜酸细胞性肺炎）。脂肪

栓塞综合征最常发生于长骨的创伤后骨折，骨髓内的脂肪进入肺循环后释放出来。脂肪水解形成游离脂肪酸，导致在创伤后 12 ～ 48h 内皮损伤和毛细血管通透性增加。这个病在第 8 章进一步讨论。

表 4-1　急性肺泡性肺病

"HEAP"
出血（Hemorrhage） 水肿（Edema） 肺泡蛋白沉着症 / 吸入（Alveolar proteinosis/ Aspiration） 肺炎（包括感染、机化和嗜酸细胞性肺炎）（Pneumonia）

影像学征象有时并不能明确区分心源性或非心源性肺水肿[1]。心源性肺水肿的影像征象包括心影增大（可能是由于心脏增大，很多情况下难以与心包积液鉴别），胸腔积液，肺血管淤血和血流重分布，以及间质和肺泡阴影。水肿液可漏入间质间隙并进展填入气腔。胸片通常能显示间质和气腔阴影的证据，尽管偶尔见到以间质阴影为主。间质水肿可导致血管边缘模糊和模糊的支气管壁增厚（支气管旁套袖），增厚的叶间裂（胸膜下水肿），以及水肿增厚的小叶间隔（Kerley A 线和 B 线）。胸膜下肺水肿是指液体累积在脏胸膜下的疏松结缔组织，影像上增厚的叶间裂，有时与胸腔积液很难区分。胸片诊断肺水肿高度敏感，可以在尚未出现症状之前显示水肿；相反在血流动力学重新转为正常后数小时甚至数天后，胸片仍能显示肺水肿[2]。

肺泡水肿时气腔阴影的分布通常为斑片状、双侧和广泛分布，并且阴影往往融合。空气支气管征可能明显，特别是当水肿融合时。通常肺水肿内肺泡液体在肺门附近积聚最明显，导致"蝙蝠翼"或"蝴蝶翼"征（图 4-1）。肺水肿而非肺炎的诊断线索包括胸片上水肿在数天或数小时快速变化；快速消散尤其提示诊断（图 4-2）。当一个患者侧卧时，水肿液由于重力影响可以改变分布或从一个肺变换到另一个肺。

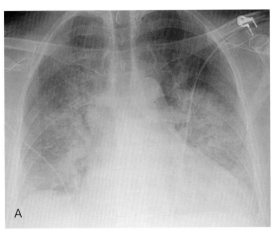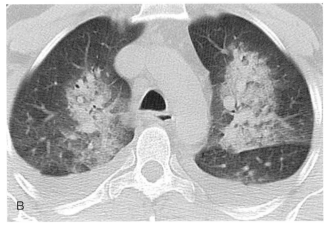

▲ 图 4-1　肺水肿

79 岁，男性，心搏骤停，无脉搏、无呼吸；A. 前后位（AP）仰卧胸片显示双侧肺门旁 ALD；B. 计算机体层摄影（CT）显示双侧中心型 ALD 和胸腔积液

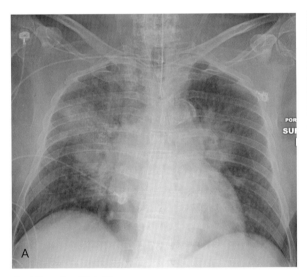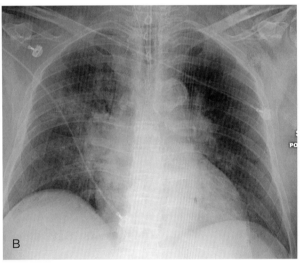

▲ 图 4-2　肺水肿

47 岁，男性，扩张性心肌病，左室射血分数 45%；A. 胸片显示"蝙蝠翼"征的双侧肺门旁 ALD；B. 2d 后胸片显示快速改善

ARDS 是由于肺血管通透性增加，对肺损伤的应答的结果。更常见的肺损害导致 ARDS 包括败血症、肺炎、胃内容物吸入、休克、创伤、烧伤和药物过量。经常有多个因素叠加引起。ARDS 的临床特点是急性、重度、进行性的呼吸窘迫，通常需要机械通气；胸片上广泛的肺阴影；尽管吸入高浓度氧仍缺氧；以及肺顺应性降低（"僵硬肺"）。肺泡毛细血管膜损伤导致毛细血管通透性增加，含蛋白质的液体漏入肺泡。最终发生肺泡破坏和出血，表面活性物质减少，肺泡往往萎陷。表 4-2 概述了 ARDS 的阶段。

临床症状发作后影像学特点可能会被推迟了 12h 或更多才能出现——这是与心源性肺水肿的重要区别，心源性肺水肿时胸片表现经常在异常出现之前或与症状发作同时出现。胸片的表现包括双侧、广泛、斑片状、界限不清的阴影，类似心源性肺水肿，但是没有心脏增大、血流重分布或胸腔积液（图 4-3）。尽管胸片上分布弥漫，计算机体层摄影（CT）常显示斑片状分布区域，以及部分正常肺区[3]。如果胸片上气管插管不存在，除非在治愈的末期否则 ARDS 的诊断可能性较小。

表 4-2　急性呼吸窘迫综合征的阶段

阶　段	表　现
阶段 1 （第 1 个 24h）	毛细血管淤血和广泛的肺不张伴少量液体积聚；胸片可能正常，或可显示微小间质性肺水肿和肺体积缩小
阶段 2 （1～5d）	液体漏出、纤维蛋白沉积和透明膜形成；肺泡实变伴血性液体变得广泛；胸片显示肺阴影（通常双侧和对称），类似心源性肺水肿或肺炎，开始为斑片状但迅速融合
阶段 3 （5d 后）	肺泡细胞增生、胶原蛋白沉积和微血管的破坏；胸片显示了进行性的间质改变可能会导致蜂窝肺

引　自 Greene R. Adult respiratory distress syndrome：acute alveolar damage. Radiology. 1987;163：57-66.

ARDS 患者通常需要机械通气，有时僵硬的没有顺应性的肺要使用高呼气末正压通气。这容易诱发气压性创伤，肺泡壁破裂随后空气进入血管束周鞘和小叶间隔，导致间质性肺气肿。离散的含气囊肿或"肺气囊"可能在中央间质和胸膜下区形成（图 4-4）。这些气体可播散到纵隔，导致纵隔气肿，也可以破入胸腔导致气胸。肺实质可能太硬不容易萎陷，即使有气胸存在。气体可以从纵隔播散至颈部、胸壁、后腹膜或腹腔。ARDS 患者的长期观察还没有文献证实。死亡率主要与多器官衰竭有关，而非肺功能不全[4]。一项 109 位 ARDS 生存者研究表明患者从重症监护室出院 1 年后有持续的功能障碍。大多数有肺外的疾病，伴有肌肉萎缩和无力最为突出[5]。胸片可以恢复正常或显示不同程度 ILD，包括肺纤维化。

肺出血

肺实质发生出血是由于多种疾病导致（表 4-3）。肺出血三联征是指咯血、贫血和胸片上的气腔阴影。然而血液进入肺部并不总是导致咯血[6]。当进入肺广泛出血时，被称为弥漫性肺出血（DPH）。所有弥漫性肺出血综合征的肺部表现是相同的，胸片一般不能鉴别它们。肺阴影范围从斑片状气腔阴影到融合的阴影伴空气支气管征。肺阴影在肺门旁或中下肺明显，它

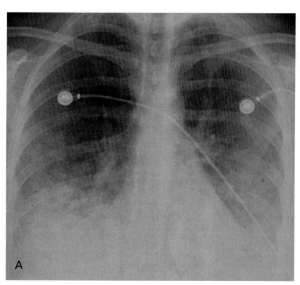

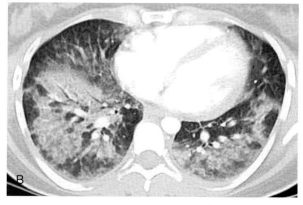

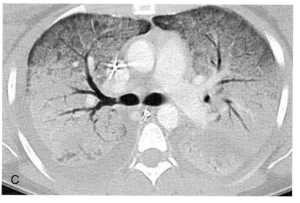

▲ 图 4-3　急性呼吸窘迫综合征（ARDS）
27 岁，女性，中毒性休克综合征，继发于宫内装置感染；后前位胸片（A）和 CT（B）显示双侧 ALD；C. 图 B 2d 后，患者进展为 ARDS 后 CT 显示双侧 ALD 加重

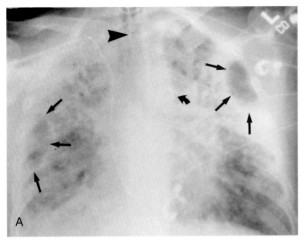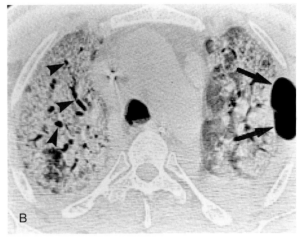

▲ 图 4-4　急性呼吸窘迫综合征（ARDS）

38 岁，男性，原发脑肿瘤，进展为呼吸窘迫综合征，需要机械通气；A．AP 位仰卧胸片显示双侧 ALD；气管插管在位（箭头）；类圆形胸膜下气体积聚代表肺气囊，是由气压伤引起；右锁骨下肺动脉置管用于测量肺毛细血管楔压；压力低，符合 ARDS 相关的非心源性肺水肿；导管尖端投影于左下肺动脉处（弯箭）；B．CT 显示双侧 ALD，肺内多发异常圆形和管状气体积聚，代表了扩张的气道（箭头）和左侧肺气囊（箭）

们往往中心分布更明显，而肋膈角和肺尖一般不受累。一般来说，在急性肺出血的情况下（如果没有复杂的因素），预计 2 ～ 3d 可快速清除。当胸片显示弥漫性 ALD 时，这可以帮助缩小鉴别诊断范围[7]。当气腔疾病清除时，间质阴影通常出现于胸片，这是由于血液分解的副产物占据小叶间隔淋巴管。

PRS 定义为弥漫性肺泡出血和肾小球肾炎[8]。三种最常见的 PRS 病因：抗中性粒细胞胞质抗体（ANCA）- 相关性小血管炎，抗肾小球基底膜（anti-GBM）病（肺出血 - 肾炎综合征）和系统性红斑狼疮（SLE）。ANCA- 阳性血管炎见于三种主要的系统性综合征：肉芽肿病伴多血管炎（GPA 或韦氏肉芽肿病），显微镜下多血管炎（MPA）和 Churg-Strauss 综合征（CSS）。

GPA 的病理特征是上、下呼吸道坏死性肉芽肿性血管炎，播散性小血管炎累及动脉和静脉，以及一个局灶的坏死性肾小球肾炎[9]。就诊时平均年龄 50 岁，男性稍多。上呼吸道受累伴鼻窦炎、鼻炎和耳炎是最常见的临床表现。超过 90% 有活动性多器官 GPA 的患者细胞质 ANCA 阳性[10]。有 2 个肺影像学特征：①结节，多发或单发，直径 3mm ～ 10cm，可能形成空洞；

②弥漫性肺阴影、代表肺出血（图 4-5 和图 4-6）。偶尔也可存在边界不清的结节，有时表现为以胸膜为底、楔形的实变，类似肺梗死。MPA 也可引起坏死性血管炎，临床上可能与 GPA 很难鉴别。

表 4-3　肺出血的病因

肺 - 肾综合征
ANCA- 相关性血管炎
肉芽肿病伴多血管炎（韦氏肉芽肿病）
显微镜下多血管炎
Churg-Strauss 综合征
抗肾小球基底膜抗体——肺出血 - 肾炎综合征
自身免疫性结缔组织病
系统性红斑狼疮
多肌炎
硬皮病
ANCA- 阴性血管炎（如紫癜、白塞病）
药物引起的血管炎
特发性肺 - 肾综合征
无肾脏疾病
抗凝血
肺部感染或肿瘤
肺栓塞
特发性含铁血黄素沉着病（儿童疾病，成人罕见）
创伤（包括医源性，如活检）
骨髓移植（弥漫性肺出血）

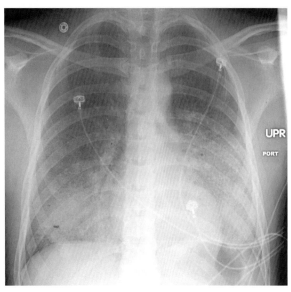

▲ 图 4-5　肉芽肿病伴多血管炎（GPA）（韦氏肉芽肿）

19 岁，男性，在年轻人最常表现为咯血和气短；前后位胸片显示非特异性双侧 ALD，主要累及中下肺

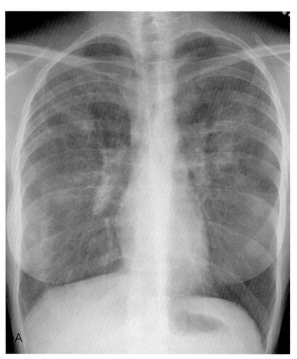

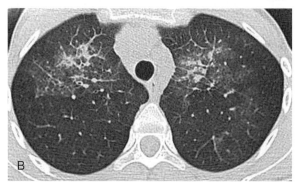

▲ 图 4-7　Churg-Strauss 综合征（CSS）

29 岁，男性，有哮喘病史，表现为气短、上睑下垂、手足麻木、体重减轻 9kg 左右、嗜酸性粒细胞性心肌炎和外周血嗜酸性粒细胞升高。后前位胸片（A）和 CT（B）显示双侧斑片状磨玻璃密度影和致密 ALD

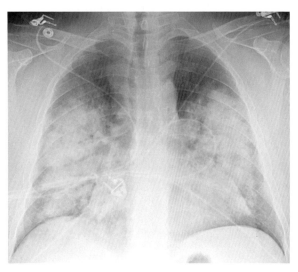

▲ 图 4-6　肉芽肿病伴多血管炎（韦氏肉芽肿）

48 岁，男性，表现为多关节炎、咯血和呼吸窘迫；后前位胸片显示双侧 ALD 代表肺出血

CSS 是一种罕见的系统性肺血管炎。男性通常是女性的 2 倍，中年发病。疾病有三个阶段：哮喘的发展，血液和组织嗜酸性粒细胞和血管炎，可能进展成严重的呼吸道和肾衰竭（图 4-7）。

抗 -GBM（肺出血 - 肾炎综合征）是一种更罕见 PRS 的病因，是一种抗基底膜抗体病，表现为 DPH 和肾小球肾炎。在 20 － 30 岁白人男性常见，偶尔有儿童报道[11]。血清中抗 -GBM

抗体是高度敏感性和特异性的指标。肾活检显示亚急性增生性肾小球肾炎伴线性 IgG 沉积在肾小球。胸片通常显示双侧、相对偏中央并对称的 ALD，但这是一种非特异性的模式（图 4-8）。

许多胶原血管病和系统性血管炎与 DPH 有关，伴或不伴肾疾病。最常见于 SLE（图 4-9）和结节性多动脉炎的系统性坏死性血管炎[12]。SLE 表现为在狼疮肾炎的背景下的肺泡出血，发病极其罕见，伴预后不良，死亡率在 30% ～ 50%。

DPH 发生于各种凝血障碍，包括血小板减少症（如白血病或骨髓移植）、抗凝血、冠状动脉溶栓和弥漫性血管内凝血。出血性坏死性肺炎或出血性肿瘤可以导致弥漫、局灶或多灶性斑片状肺出血。与胸部创伤有关的肺出血在第 8 章讨论。

肺泡蛋白沉着症

肺泡蛋白沉着症通常见于患者情况相对良好，但影像表现显著异常。显示双侧或多发斑片状阴影。阴影代表磷脂蛋白样（phospholip-oproteinaceous）物质填充肺泡腔，支气管肺泡灌洗后可被清除[13]。CT 通常显示斑片状磨玻璃样阴影伴小叶间隔增厚（铺路石征）（图 4-10）。疾病反复发作可能导致慢性 ALD，系列胸片显示各种反复发作的 ALD，小叶间隔清除（图 4-11）。肺泡蛋白沉着症伴随淋巴瘤和诺卡菌感染发病率增加[14, 15]。

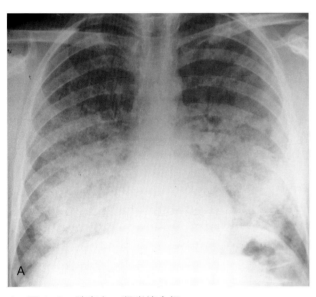
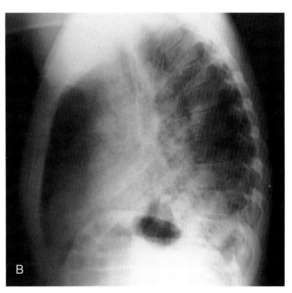

▲ 图 4-8 肺出血 – 肾炎综合征
21 岁，男性，表现为反复的肺出血；后前位（A）的侧位（B）胸片显示中下肺为主的 ALD

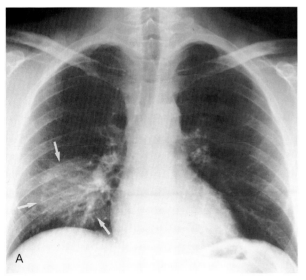
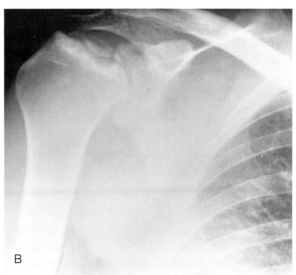

▲ 图 4-9 系统性红斑狼疮（SLE）伴反复肺出血
25 岁，女性，表现为咯血；A. 后前位胸片显示右肺底局灶性 ALD，伴球形轮廓（箭），提示球形肺炎；支气管肺泡灌洗显示肺出血，没有感染；放射学异常 4d 内消失，符合出血表现；B. 右肩关节 X 线片，提供诊断线索，显示右侧肱骨头扁平、硬化，是由于 SLE 长期类固醇治疗后缺血性坏死

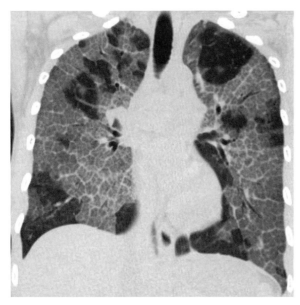

▲ 图 4-10 肺泡蛋白沉着症
冠状位CT显示弥漫双侧磨玻璃密度影伴小叶间隔增厚，形成铺路石征

感染性肺炎引起肺泡性肺病

感染性肺炎是局灶性 ALD 最常见的原因，并且细菌是最常见的致病菌。胸片上真菌、分枝杆菌、寄生虫甚至病毒引起的肺炎均可产生局灶或弥散性肺泡阴影（图 4-12 和图 4-13）。阴影累及一半肺叶以上且没有肺体积缩小几乎均诊断肺炎，最常见的原因是肺炎链球菌性肺炎或支原体肺炎（图 4-14 和图 4-15）。大叶性肺炎伴肺叶膨胀尽管少见，但强烈提示细菌性肺炎（尤其是肺炎链球菌、肺炎克雷伯菌、铜绿假单胞菌和金黄色葡萄球菌性肺炎）。球形实变可能是肺炎引起的（图 4-16）。最可能导致球形肺炎的微生物是肺炎链球菌、金黄色葡萄球菌、肺炎克雷伯菌、铜绿假单胞菌、军团菌、结核分枝杆菌和许多真菌。如果已知肺炎或怀疑肺炎，那么实变内的气液平强烈提示坏死性肺炎伴脓肿形成，可能的病原体是金黄色葡萄球菌、克雷伯菌属、变形杆菌属、假单胞菌属，以及混合感染（图 4-17 至图 4-19）。多灶性肺炎可由无数微生物引起，但在免疫功能正常的患者中，"蝙蝠翼征"应当提示吸入性肺炎、革兰阴性菌性肺炎和非细菌性肺炎，如支原体、病毒、立克次体肺炎（图 4-20）。在免疫力低下的患者中，肺炎往往导致"蝙蝠翼征"是源于机会性感染，如卡氏肺孢子虫和各种真菌。

吸入性肺炎

吸入性肺炎误吸的物质进入肺部的放射学表现取决于吸入物的类型和吸入的量、患者的免疫状态、原来肺部疾病的存在与否。吸入无刺激性的物质不会引起炎症过程，如血液或中性胃内容物，相关的肺阴影在通气治疗或咳嗽后迅速清除。吸入酸性胃内容物和其他刺激性物质会引起肺部炎症。吸入这类物质几个小时之内，胸片通常显示肺下垂部位的气腔阴影（图

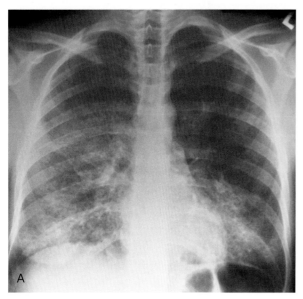

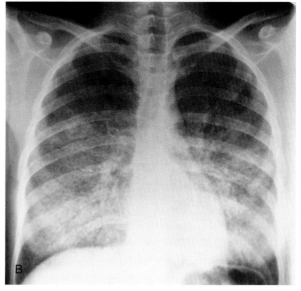

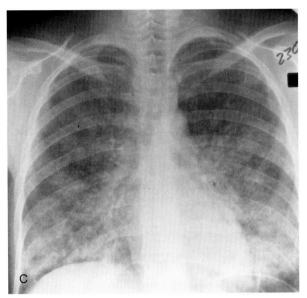
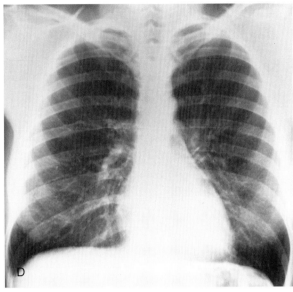

▲ 图 4-11　肺泡蛋白沉着症

27 岁，男性，表现为反复发作的肺泡蛋白沉着症，进行支气管肺泡灌洗治疗；A. 后前位胸片显示双侧间质和肺泡阴影，主要累及右中肺和双下肺；肺泡蛋白沉着症通常伴随明显的间质阴影，尤其在 CT 上；这些阴影在支气管肺泡灌洗后清除；B. 1 年后后前位胸片（A）显示复发的弥漫双侧 ALD，支气管肺泡灌洗后清除；C. 1 年后后前位胸片（B）显示复发的弥漫双侧 ALD，支气管肺泡灌洗后清除；D. 2 年后后前位胸片（C）显示双肺清晰

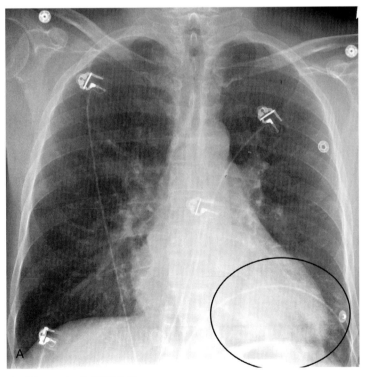
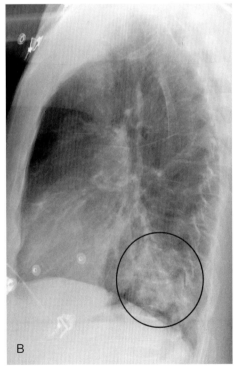

▲ 图 4-12　细菌性肺炎

58 岁，男性，表现为糖尿病酮症酸中毒、发热、咳嗽和白细胞升高；A. 后前位胸片显示左肺下叶 ALD（圆圈）；B. 侧位示重叠于脊柱后方的 ALD（所谓的"椎体征"，圆圈）

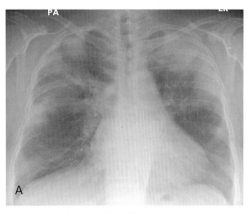
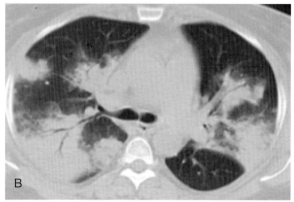

▲ 图 4-13　军团菌性肺炎

53 岁，女性，类风湿关节炎，表现为发热、咳嗽、气短、恶心、呕吐和白细胞升高；A. 后前位胸片显示双侧上中肺周围型 ALD；周围型分布提示机化性肺炎；B. CT 扫描证实双侧胸膜下区致密气腔阴影伴空气支气管征

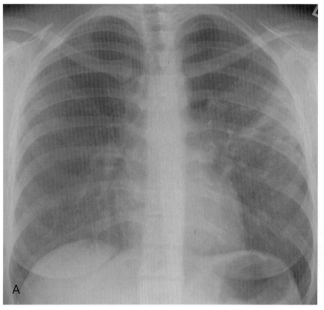
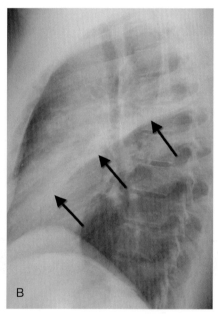

▲ 图 4-14　肺炎球菌性肺炎

22 岁，男性，表现为咳嗽、发热；A. 后前位胸片显示左肺斑片状的 ALD，肺尖不受累；B. 侧位证实 ALD 位于左肺上叶，后方为左肺斜裂轮廓（箭）

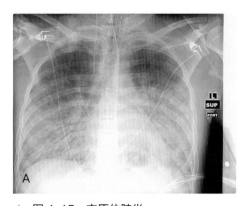
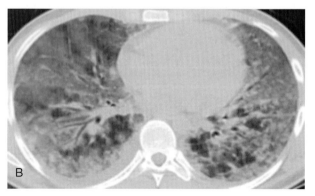

▲ 图 4-15　支原体肺炎

22 岁，男性，表现为咳嗽、发热、气短和低氧血症；A. 后前位胸片显示弥漫双侧非特异性的 ALD；B. CT 扫描显示弥漫、双侧、非特异的磨玻璃密度影和实变影

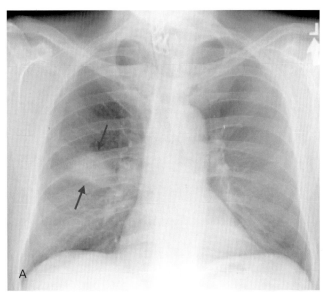
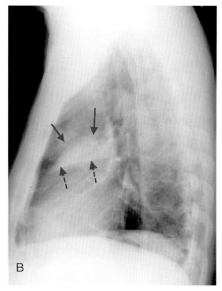

▲ 图 4-16　肺炎球菌性肺炎

A. 后前位胸片显示右中肺球形 ALD（箭）；B. 侧位证实 ALD（实箭）位于右肺上叶，水平裂（虚箭）显示出轮廓

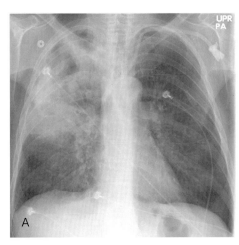
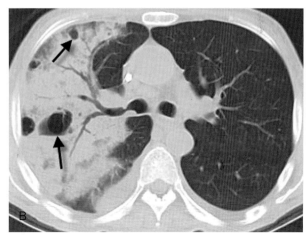

▲ 图 4-17　坏死性假单胞菌性肺炎

A. 后前位胸片显示右中上肺 ALD；B. CT 显示致密影内大量透亮区伴气液平（箭），符合肺坏死；空气支气管征也很明显

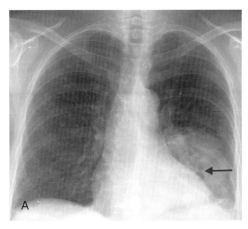
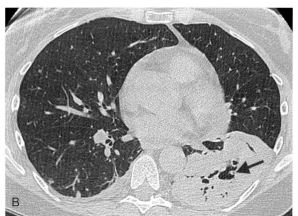

▲ 图 4-18　坏死性肺酵母菌病

后前位胸片（A）和 CT 扫描（B）显示左肺下叶 ALD 和小透亮区

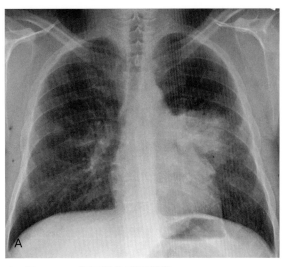
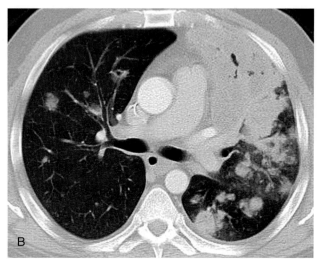

▲ 图 4-19　坏死性肺酵母菌病

A．后前位胸片显示左肺上叶 ALD 和右肺中叶结节；B．CT 扫描显示左肺上叶 ALD 和多发结节，一些伴空洞

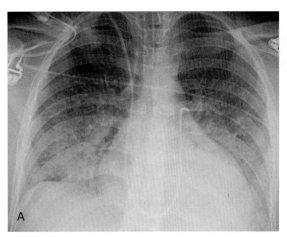
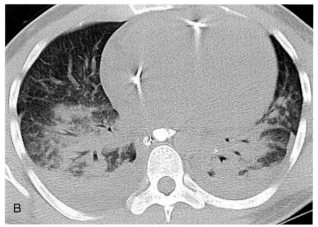

▲ 图 4-20　立克次体肺炎

28 岁，男性，伴落基山斑疹热，表现为头痛、肌痛、寒战和关节痛；前后位胸片（A）和 CT 扫描（B）显示双侧中下肺 ALD

4-21）。放射学表现通常在几天内改善，除非患者发展为重叠感染或 ARDS。

　　鼻胃管或气管插管、意识减弱和仰卧位易造成患者误吸。急性吸入性肺炎可能会伴随着发热、气短和低氧血症，从而使吸入性肺炎与细菌性肺炎鉴别困难。

慢性肺泡疾病

　　慢性 ALD 的病因见表 4-4。确定慢性病程通常超过数月，需要系列胸片显示 ALD 稳定或进展。有两个肿瘤应与慢性 ALD 鉴别：淋巴瘤（图 4-22 和图 4-23）和原位腺癌（曾称 BAC）（图 4-24 至图 4-26），它们分别在第 6 章和第 15 章讨论。肺泡蛋白沉着症已经与其他原因的急性 ALD 一起讨论过，但它可复发。结节病可产生各种典型和不典型的胸部影像学征象。尽管慢性 ALD 不是结节病的常见征象，但一个年轻的、相对无症状的患者应当考虑在内（图 4-27）。虽然胸部影像学表现类似 ALD，但结节病仅累及肺的间质。气腔影的区域，即所谓的"肺泡结节病"，代表融合的间质性肉芽肿（图 4-28）。这个疾病在第 10 章进一步讨论。

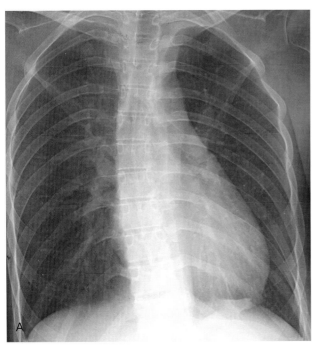

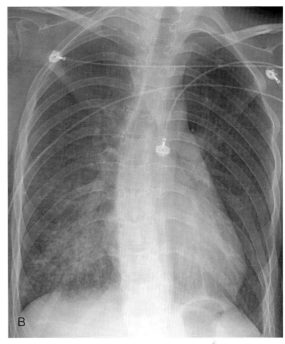

▲ 图 4-21　吸入性肺炎

21 岁，男性，四肢瘫痪伴胃出血和吸入血液；A. 吸入前基线后前位胸片显示双肺清晰；B. 吸入 1 年后后前位胸片显示右肺底 ALD

表 4-4　慢性肺泡性肺疾病的病因

"SAL"
结节病（Sarcoidosis）
肺泡蛋白沉着症 / 原位腺癌（曾称细支气管肺泡癌） （Alveolar proteinosis/Adenocarcinoma in situ）
淋巴瘤 / 类脂质肺炎（Lymphoma/Lipoid pneumonia）

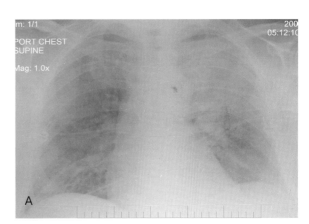

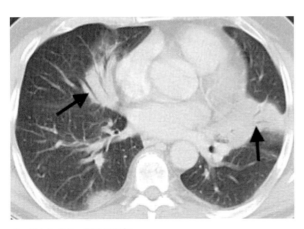

▲ 图 4-22　肺淋巴瘤

胸部 CT 显示双侧局灶性 ALD，伴明显的空气支气管征（箭）

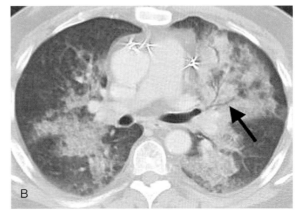

▲ 图 4-23　Burkitt 淋巴瘤

A. 后前位胸片显示双侧 ALD，左肺明显；B. CT 显示双侧 ALD 伴空气支气管征

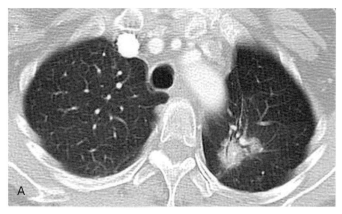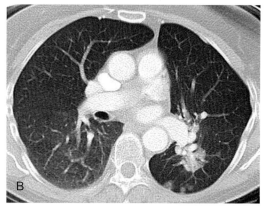

▲ 图 4-24　多灶性的原位腺癌（曾称细支气管肺泡癌）

CT 显示气管（A）和中间支气管（B）层面磨玻璃密度结节伴空气支气管征

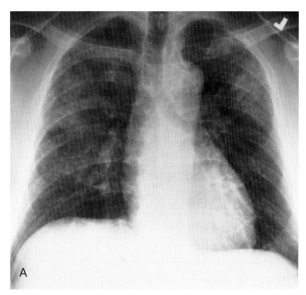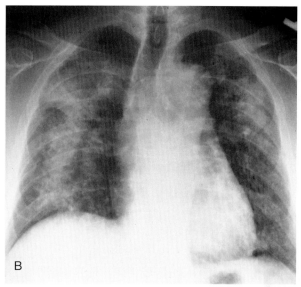

▲ 图 4-25　原位腺癌（曾称细支气管肺泡癌）

56 岁，男性，系列胸片上表现为慢性 ALD；A. 后前位胸片显示双侧 ALD，在一些区域表现为"模糊影"，难以区分间质还是肺泡病变；左上肺阴影融合更明显；B. 16 个月后的后前位胸片显示 ALD 进展

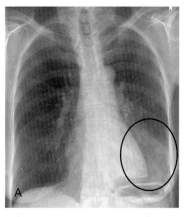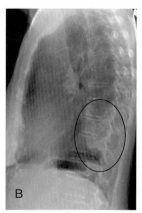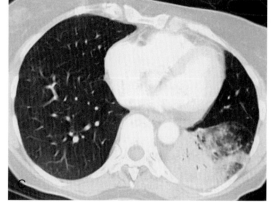

▲ 图 4-26　原位腺癌（曾称细支气管肺泡癌）

75 岁，男性，表现咳嗽和轻度气短；A. 后前位胸片显示左肺下叶 ALD（圆圈）；B. 侧位示肺后部 ALD（圆圈）；C. CT 显示左肺下叶局灶性 ALD 伴明显的空气支气管征

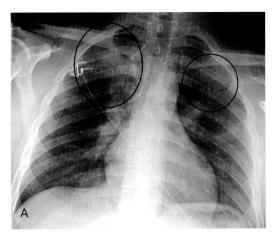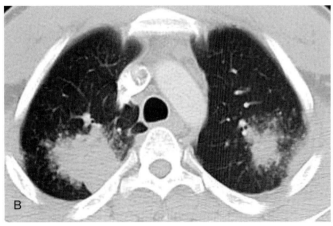

▲ 图 4-27 结节病

29 岁，男性，表现咳嗽和轻度气短；A. 前后位胸片显示上肺斑片状 ALD（圆圈）；B. CT 显示双肺上叶 ALD；尽管影像表现为 ALD，但是结节病仅累及间质；当有大量结节时，间质肉芽肿挤压和侵占邻近的肺泡，从而产生胸片和 CT 上 ALD 的表现

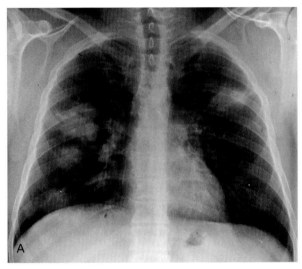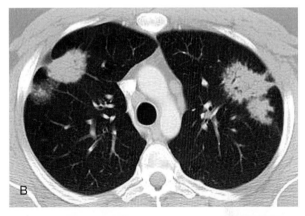

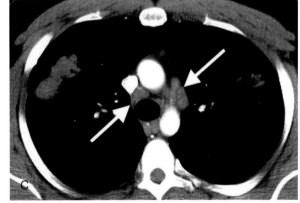

▲ 图 4-28 结节病

A. 后前位胸片显示双侧边界不清的结节；B. CT 肺窗显示双侧结节伴空气支气管征；C. CT 纵隔窗显示纵隔淋巴结增大，这是另一个结节病的常见特点

类脂质肺炎是由于吸入了植物性、动物性或矿物性油类所致，通常见于老年或体弱者，神经肌肉疾病或吞咽异常者，或以矿物油治疗慢性便秘的患者。大多数患者相对无症状。胸片显示均匀的节段性肺阴影或环形肿块（"石蜡瘤"），在几个月内保持稳定或缓慢进展，可以类似肺癌（图 4-29）。这些阴影由于脂质成分在胸部 CT 扫描可能表现为相对低密度，这可能有助于正确诊断。在胸部或腹部 X 线片中出现扩张的结肠和慢性粪便潴留，也可提供患者长期吸入等矿物油的线索。

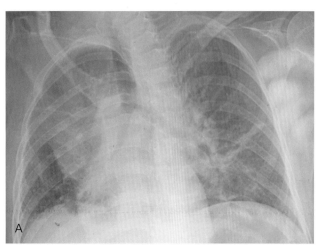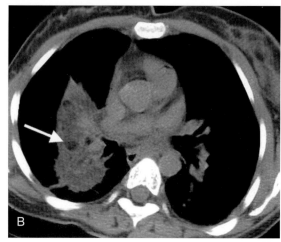

▲ 图 4-29　类脂质肺炎

53 岁，男性，智力障碍，用矿物油治疗便秘，吸入矿物油导致肺内脂肪性肿块形成（石蜡瘤）；A．前后位胸片显示双侧非特异性 ALD ；B．CT 显示低密度肿块，符合类脂质肺炎；肿块中央（箭）密度与胸壁脂肪密度一致

参考文献

[1] Sprung CL, Rackow EC, Fein IA, et al. The spectrum of pulmonary edema: differentiation of cardiogenic, intermediate and non-cardiogenic forms of pulmonary-edema. Am Rev Respir Dis. 1981;124:718–722.

[2] Pistolesi M, Miniati M, Milne EN, et al. The chest roentgenogram in pulmonary edema. Clin Chest Med. 1985;6:315–344.

[3] Maunder RJ, Shuman WP, McHugh JW, et al. Preservation of normal lung regions in the adult respiratory distress syndrome: analysis by computed tomography. JAMA. 1986;255:2463–2465.

[4] Montgomery AB, Stager MA, Carrico CJ, et al. Causes of mortality in patients with the adult respiratory distress syndrome. Am Rev Respir Dis. 1985;132:485–489.

[5] Herridge MS, Cheung AM, Tansey CM. One-year outcomes in survivors of the acute respiratory distress syndrome. Indian J Crit Care Med. 2003;7:53–54.

[6] Soergel KH, Sommers SC. Idiopathic pulmonary hemosiderosis and related syndromes. Am J Med. 1962;32:499–511.

[7] Bowley NB, Steiner RE, Chin WS. The chest X-ray in antiglomerular basement membrane antibody disease (Goodpasture's syndrome). Clin Radiol. 1979;30:419–429.

[8] McCabe C, Jones Q, Nikolopoulou A, et al. Pulmonary-renal syndromes: an update for respiratory physicians. Respir Med. 2011;105: 1413–1421.

[9] Leavitt RY, Fauci AS. Pulmonary vasculitis. Am Rev Respir Dis. 1986;134:149–166.

[10] Hoffman GS, Kerr GS, Leavitt RY, et al. Wegener's granulomatosis: an analysis of 158 patients. Ann Intern Med. 1992;116:488–498.

[11] Benoit FL, Rulon DB, Theil GB, et al. Goodpasture's syndrome. Am J Med. 1964;37:424–444.

[12] Bradley JD. The pulmonary hemorrhage syndromes. Clin Chest Med. 1982;3:593–605.

[13] Prakash UBS, Barham SS, Capenter HA. Pulmonary alveolar phospholipoproteinosis: experience with 34 cases and a review. Mayo Clin Proc. 1987;62:499–518.

[14] Carnovale R, Zornoza J, Goldman A, et al. Pulmonary alveolar proteinosis: its association with hematologic malignancy and lymphoma. Radiology. 1977;122:303–306.

[15] Palmer DL, Harvey RL, Wheeler JK. Diagnostic and therapeutic considerations in Nocardia asteroides infections. Medicine. 1974;53: 391–401.

自测题

1. 最可能的诊断是（ ）

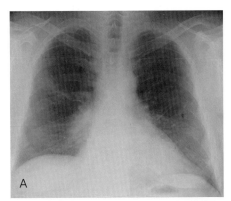

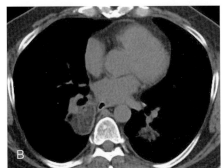

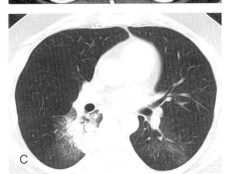

A. 错构瘤

B. 淋巴瘤

C. 支气管肺癌

D. 类脂质肺炎

2. 最可能的诊断是（ ）

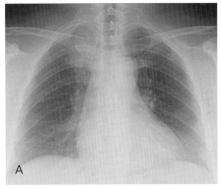

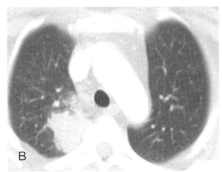

A. 芽生菌病

B. 结节病

C. 矽肺

D. 肺泡蛋白沉着症

答案与解析

1. D。类脂质肺炎。胸片显示右下肺门肿块。CT 显示脂肪密度肿块伴周围磨玻璃密度影。左肺下叶可见第 2 个脂肪密度病变。

2. A。芽生菌病。胸片和 CT 显示右肺上叶后部局灶性气腔疾病。

Chapter 5
监测和支持设备："管和线"

Monitoring and Support Devices: "Tubes and Lines"

刘茜玮　孙宏亮　译

学习目标

▶ 描述和定义胸部影像中的正常表现和以下相关的并发症

- 气管内导管
- 中心静脉导管
- 经外周静脉置入中心静脉导管
- 肺动脉导管
- 肠引流管和营养管
- 胸引管
- 主动脉内球囊泵
- 起搏器及导线
- 自动植入式心脏除颤仪
- 心室辅助装置
- 食管内压力计、温度探针和 pH 探针

▶ 解释一个主动脉内球囊泵如何工作。

▶ 描述一个心室辅助装置如何工作和三个放置此装置的适应证。

▶ 描述静脉的解剖和根据解剖标志来推断从腋静脉到右心房的静脉走行。

▶ 在一张正位胸片中识别一处皮肤皱褶或胸管影和气胸的区别。

胸部影像的一个最有用及经济的功能，就是对植入物及生理性监测和支持设备的相关并发症进行评价。对于特护病房的患者，胸部影像的这一价值尤为重要，因为这些患者往往会同时使用几种这类支持设备。特护病房患者的胸部影像中这些管和线的放置位置往往是放射医师需要最先分辨出的。因为这些是胸部影像中常见而重要的征象，常常会改变对患者的处理（一般会需要与申请医生联系），所以就需要放射医师理解这些管和线的功能、正常的影像表现，以及放置这些管和线的相关常见并发症。这些装置具体的表现由于生产厂家和本地实际操作习惯的不同而多种多样，所以熟悉在不同的具体临床情况下这些设备的具体特征是非常重要的。

中心静脉导管（"线"）

中心静脉导管，常常指的是中心静脉压（CVP）线，被用来监测中心静脉压和进行静脉内注射。中心静脉管可以保持静脉内存在持续的血流，效果要优于经外周静脉置管，外周静脉置管容易导致血管收缩，特别是在心血管衰竭期。颈内静脉、锁骨下静脉、股静脉是三条主要的中心静脉置管通道。

头臂静脉的起源是由胸锁关节来划分界限的。左侧头臂静脉导管在侧位像胸片中显示为向前弯曲，因为左侧头臂静脉绕向前方汇入右侧头臂静脉（图5-1）。锁骨下静脉引流上肢血液，是腋静脉的延续，以第1侧肋为划分标记。颈内静脉、颈外静脉及椎静脉汇入两侧的头臂静脉。左上肋间静脉引流第2－4后肋间静脉，并向前形成弓形桥汇入左侧头臂静脉。它沿着主动脉弓走行，少数情况下会在前位胸片上形成圆形的投影，被称为"主动脉弓乳头"。

中心静脉导管尖端置于最佳位置对于静脉瓣是非常重要的，是在上腔静脉的起始处。上腔静脉是由右侧和左侧头臂静脉汇合形成的。汇合处位于第1肋间隙水平的中线偏右侧。上腔静脉是测量中心静脉压的最佳位置，同时可以避免放置导管所致的并发症。奇静脉在上腔静脉进入心包之前，由后方汇入上腔静脉。导管尖端朝向后方意味着进入了奇静脉（图5-2）。

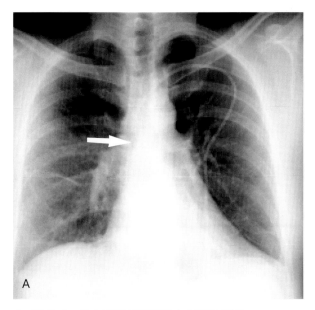
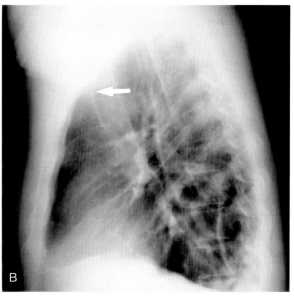

▲ 图5-1 经左侧锁骨下静脉中心静脉置管

A. 后前位胸片显示导管在左侧锁骨下进入左侧锁骨下静脉，越过中线到达右胸，并下降，尖端位于上腔静脉上方（箭）；
B. 侧位胸片显示导管向前弯曲（箭），跨越左侧头臂静脉到达右侧头臂静脉；这种在侧位胸片中前向弯曲的导管可以说明是从左侧置入的

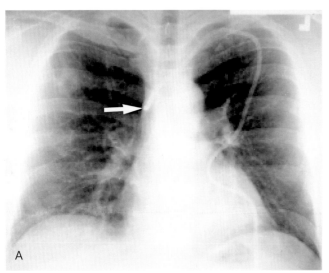
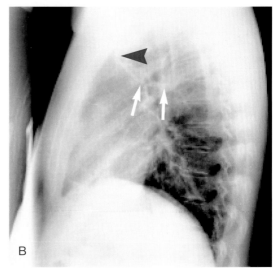

▲ 图 5-2 经奇静脉中心静脉置管

A. 后前位胸片显示导管尖端位于上腔静脉上方，尖端在导管末端可见（箭），提示为经奇静脉置入的；奇静脉从后方汇入上腔静脉；B. 侧位胸片显示导管向后走行，沿着奇静脉的走行方向（箭）；注意导管的近端部分向前弯曲（箭头），能够确定导管是从左侧置入的

外周导入中心静脉置管（PICC）是一种小口径的管，可以长时间地留在体内。根据报道这种管的最佳放置位置在上腔静脉的远端[1, 2]；但是，在一些医疗机构中，这些导管在放射科放置，在透视下进行，放置在右心房。这种放置方式几乎没有发生心房破裂或心律失常的风险，并可以降低导管尖周围形成血栓的风险。上腔静脉置管的 90% 的患者会出现导管尖周围血栓[3]。

左侧上腔静脉，是一种正常的解剖变异，发生在 0.3% 的正常人群中（图 5-3）。这类人群的 80% 同时还存在一个右侧的上腔静脉，60%的人群存在与右侧和左侧上腔静脉相连的左侧头臂静脉[4]。当存在左侧上腔静脉时，右侧上腔静脉和左侧头臂静脉通常会很小。左侧上腔静脉通常通过扩张的冠状窦汇入右心房。

中心静脉导管置入有许多潜在的并发症，可以通过胸片来观察（表 5-1）。有 1/3 的中心静脉导管在初次置入的时候会被置在错误的位置[5]（图 5-4 至图 5-6）。最常见的错误放置位置包括颈内静脉、右心房或心室、对侧的锁骨下静脉、伴行的动脉、下腔静脉，以及下文会列出的许多胸腔外的位置。放置在右心房可能会导致导管将心脏刺破（使用经外周静脉置入、可弯曲的、小口径的 PICC 发生这种情况的风险比较小）[6]。放置在三尖瓣处可以导致心律失常。放置在错误的位置会影响中心静脉压的准确测量，可能会导致输液时输入的具有潜在毒性的物质

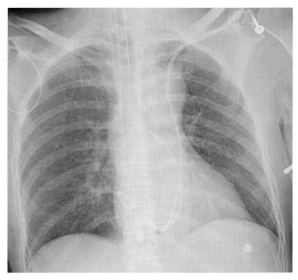

▲ 图 5-3 经左侧上腔静脉中心静脉置管

后前位胸片显示与跨越中线进入右侧上腔静脉的置管路径不同，导管向下走行在主动脉弓上方，这是典型的永久性左侧上腔静脉置管；导管走行经过冠状窦、右心房、右心室和肺流出道

直接进入肝脏或心脏而不是进入中心静脉系统，因而药液得不到快速的稀释。导管尖端指向上腔静脉的侧壁会对局部静脉壁产生较大的压力，可能会（非常少见）导致静脉破裂[7]。

表 5–1　中心静脉置管的并发症

错位
对侧锁骨下静脉
颈内静脉导管尖端指向头侧
伴行动脉
右心房
右心室
胸外其他位置
气胸——通常为即刻发生的，也可能是迟发的
输液时液体异位进入纵隔或胸膜腔
导管破裂和栓塞
不经意的锁骨下动脉穿刺
空气栓塞
锁骨和第 1 肋骨间的"夹闭"综合征
静脉穿孔
血栓形成

　　6% 的中心静脉导管置入时会发生气胸[8]。在评价气胸时，应该进行双侧胸膜的观察，因为在对侧放置成功以前，在另一侧中心静脉置管的失败可能在临床上未被发现。当置入中心静脉管时都应该拍摄一张胸片以便评价有无气胸的发生。因为最初的胸片，特别是仰卧位胸片，可能无法显示出气胸，气胸可能在导管放置后几天一直存在[9]。皮肤皱褶，通常在仰卧位胸片中常见，可以产生一条细的高密度线，与气胸线相似。改变患者体位后重复拍摄通常可以鉴别出这两者。

　　经锁骨下静脉置入的中心静脉管也可以发生纵隔或胸膜腔液体异位液体输入的并发症[10]（图5-7）。在锁骨下静脉插管术后，纵隔或胸膜腔内快速地液体聚集提示异位输液，可以通过经导管或胸腔穿刺术注射造影剂来确认，如果液体聚集

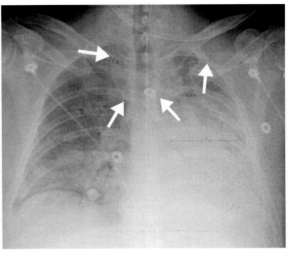

▲ 图 5–4　左侧外周导入中心静脉置管（PICC）错位

后前位胸片显示从左侧植入的一根 PICC（箭），跨越中线，尖端在右侧颈静脉上方指向头侧

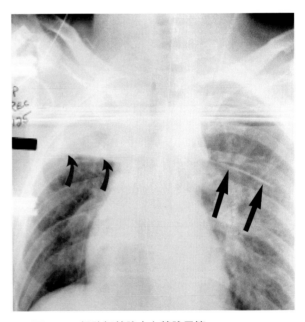

▲ 图 5–5　经肋间静脉中心静脉置管

前后卧位胸片显示左侧颈中心静脉导管弯向左侧并呈水平走行，在第 5 肋骨下方，是典型的肋间静脉植入路径（直箭）；肋间血管和神经位于肋骨下缘；在行胸腔穿刺术时，穿刺针应该从肋骨上缘刺入，从而避免刺入这些血管；注意右肺上叶的不张，叶间裂向上移位（弯箭）

在胸膜腔就可以确定存在液体异位输入。

　　穿刺针导致的导管破裂，某一压力点的导管破裂或导管从鞘内脱离可以导致导管内栓塞。导管的碎片可以停留在上腔静脉、下腔静脉、右心腔内或肺动脉，可以导致血栓形成、感染

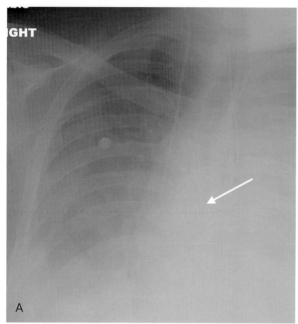

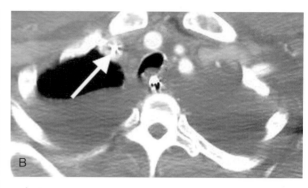

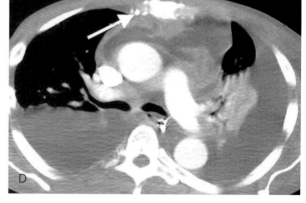

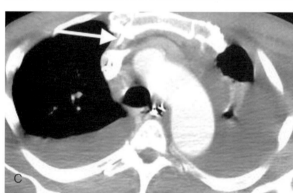

▲ 图 5-6　导管错置于胸廓内静脉

A．后前位胸片显示一根右侧的 PICC，位置过于靠近中线，与上腔静脉走行不一致（箭）；B．CT 扫描显示 PICC 位于右锁骨下静脉内（箭）；C．在图 B 的下一层面显示 PICC 向前走行（箭）；D．在图 C 的下一层面显示 PICC 尖端位于右侧胸廓下静脉（箭），还可以见到心包和胸腔积液

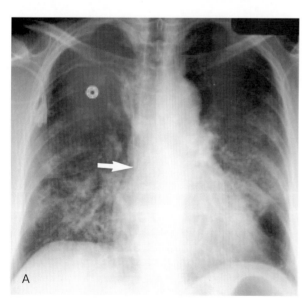

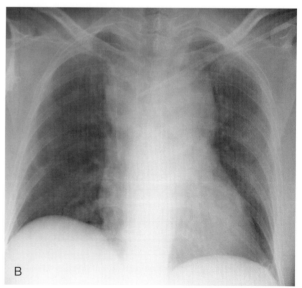

▲ 图 5-7　导管错位导致异位液体输入

A．在左侧导管置入前的后前位胸片，右侧锁骨下中心静脉导管尖端位于上腔静脉和右心房连接处的上方（箭）；B．在置入一个新的左锁骨下中心静脉导管后的后前位胸片显示急性的纵隔增宽，是由于导管位于血管外，外源性输入的液体进入纵隔；导管位于血管外在胸片中很难发现，但是纵隔宽度的变化可以提示下一步需要确认导管的位置

或穿孔[11]。

在锁骨下静脉内中心静脉导管置入的过程中意外刺入锁骨下动脉可以导致局部出血，这种情况一般可以自愈，但极少数情况下会需要手术介入（图5-8和图5-9）。在静脉穿刺或静脉内造影剂注入过程中可能发生气体栓塞。当此情况发生时，在胸片或CT图像中可以看到肺动脉内气体影，肺动脉内气体栓子通常是无症状的，但是具有潜在致命危险的并发症。斑块通常在放置延长导管的尖端形成，会导致导管的功能异常。如果形成栓子，静脉闭塞甚至肺动脉栓塞都可以发生。"夹闭"综合征是指中心静脉导管在锁骨和第1肋骨间受到压迫。这种压迫可能会导致导管破裂或破碎[12]。

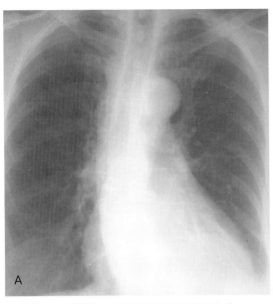
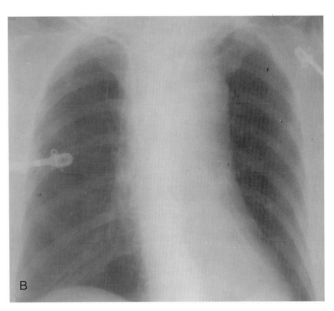

▲ 图 5-8　锁骨下动脉穿孔导致的纵隔血肿
A. 导管置入前的后前位胸片显示上纵隔宽度正常；B. 右侧锁骨下中心静脉置管后的后前位胸片显示急性纵隔增宽

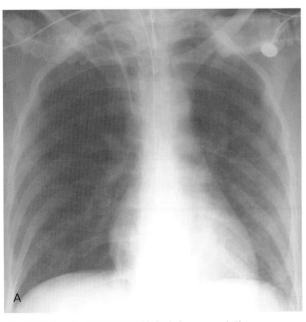
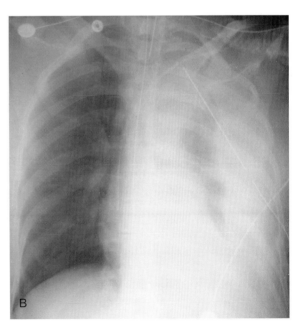

▲ 图 5-9　中心静脉置管并发症之一——血胸
A. 后前位胸片显示右侧颈中心静脉导管置入位置正常；B. 拔除右侧导管并在左侧锁骨下中心静脉内置管后的后前位胸片显示新发的左侧胸腔大量积液

87

肺动脉导管

肺动脉导管由中心通道和第二通道组成，中心通道用来测量左心房压力，第二通道连接着导管尖端的充气性气球[13]。第三通道测量中心静脉压和心排血量。导管通常由锁骨下静脉置入，但通过一个称为"cordis"的鞘，颈静脉和股静脉也可以使用。这种鞘可以使导管前进和退出更顺畅，也可以在肺动脉导管移除后充当短期的静脉导管。肺动脉导管的功能是测量肺毛细血管楔压，肺毛细血管楔压代表左心房压力和左心室舒张末期容量。肺毛细血管楔压的测量可以帮助鉴别心源性和非心源性肺水肿。理想的导管尖端放置位置在右侧或左侧肺动脉或叶间动脉的近端。膨胀的气球可以导致导管进入周围肺动脉分支，在楔形的位置上，收缩的球囊会导致导管重新回到中心位置。

肺动脉导管的一个重要的并发症是导管尖远端的肺梗死[14]。这种情况发生在导管尖被放置在肺动脉较远端的位置。当血管内导管的直径与肺动脉的直径相近的时候，导管会将动脉闭塞。导管尖端也可以形成斑块，造成肺动脉闭塞，偶尔会导致肺梗死（呈现出肺组织局部密度增高，通常为位于胸膜下的楔形影）。

肺动脉管气囊在影像中呈现为在导管尖端的直径为1cm的圆形透亮影（图5-10）。气囊只应该在一个非常短的时间内膨胀，就在测量血管内压力的时候，在拍摄胸片时气囊是不应该膨胀的。如果气囊持续膨胀，会阻塞主肺动脉并导致肺梗死。

右心内的肺动脉导管的盘曲或冗长可以刺激心肌传导束并导致心律失常（图5-11）。肺动脉导管置入的其他潜在的并发症包括肺动脉破裂（导致肺出血），肺动脉假性动脉瘤形成（图5-12和图5-13）、肺动脉和支气管树之间的瘘管、心脏内导管打结和气囊破裂（表5-2）。中心静脉导管置入的并发症同样也可以发生在肺动脉导管置入时（图5-14）。

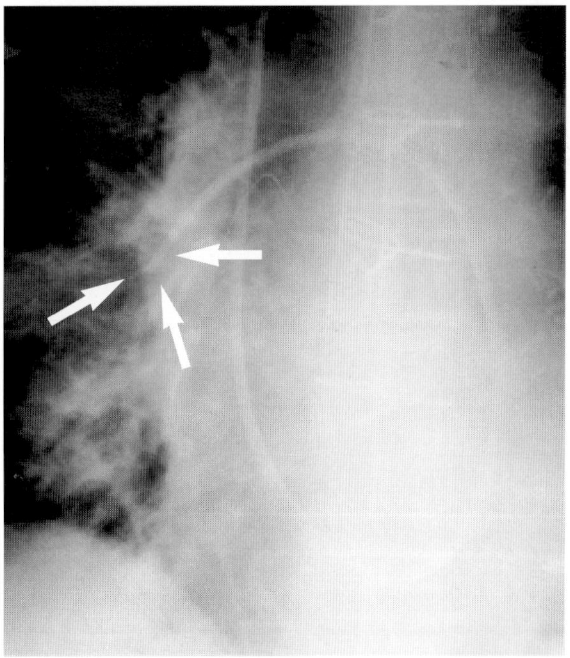

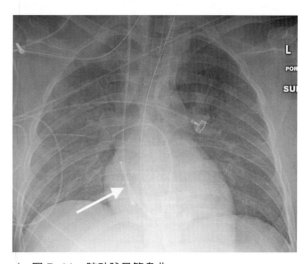

▲ 图 5-10　肺动脉导管球囊扩张
在测量肺毛细血管楔压时拍摄的前后位术中卧位胸片显示导管尖端膨胀的透亮球囊（箭）；正常情况下，球囊在拍摄胸片的时候不应该膨胀；球囊只会在测量时非常短的时间内膨胀，随即就应该立刻放气；当球囊持续膨胀时，球囊远端的血流就会受阻，导致肺梗死

▲ 图 5-11　肺动脉导管盘曲
前后位胸片显示肺动脉导管在右心房上方的盘曲（箭）；这些冗长的导管可以导致心律失常

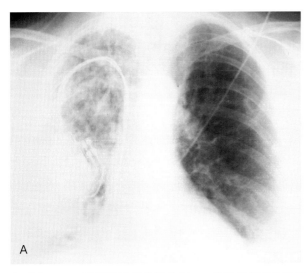
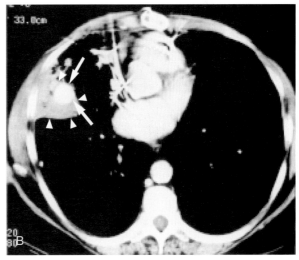

▲ 图 5-12　肺动脉置管的并发症——肺动脉假性动脉瘤

A. 一个 66 岁老年女性，既往有慢性梗阻性肺病并进行过肺减容手术。前后位胸片拍摄时间在右心置管术后的短时间内，在此期间肺动脉导管被置入右侧肺动脉，进行肺毛细血管楔压的测量；图像显示右肺弥漫的气道病变，由急性肺出血引起，与置管之前的胸片比较，这是新发病变；B. CT 增强扫描图像拍摄于图 A 胸片的同一天，显示一个强化的肺动脉周围的假性动脉瘤（箭），伴周围肺组织出血（箭头）；这个假性动脉瘤随后由一名介入医师进行了弹簧圈栓塞，止住了出血

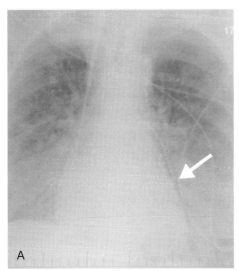
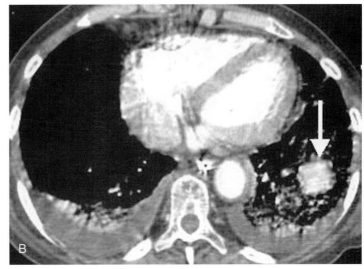

▲ 图 5-13　肺动脉置管的并发症——肺动脉假性动脉瘤

A. 前后位胸片显示肺水肿，肺动脉导管尖端位于左肺下叶肺动脉分支上方（箭）；B. 导管尖端的远端放置导致亚段肺动脉分支的穿孔，并生成了一个肺动脉假性动脉瘤，在 CT 图像上表现为一个左肺下叶的强化团块（箭）

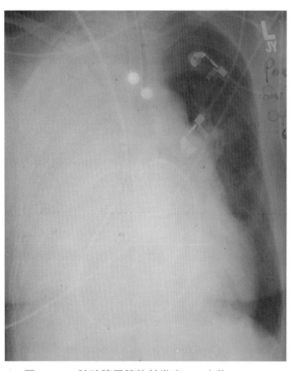

▲ 图 5-14　肺动脉置管的并发症——血胸

前后位胸片显示右侧颈肺动脉导管放置位置正常；然而，右侧肺野呈大片高密度影，提示急性的大量的血胸

表 5-2　肺动脉置管的相关并发症

中心静脉置管相关并发症（表 5-1）
肺梗死 　　导管尖端远端放置 　　导管球囊不能放气
心律失常 　　导管尖端置于右心房或右心室
右心内的导管的盘曲或冗长
肺动脉假性动脉瘤
肺动脉破裂和肺出血
肺动脉 - 支气管瘘
心脏内导管打结
球囊破裂

主动脉内球囊泵（IABP）（也称为主动脉内反搏球囊）在许多医疗机构中被用在发生心源性休克时改善心功能。这个装置由一个围绕在放置于中央的导管远端的长的可充气的气囊（26 ～ 28cm 长）构成。导管由股动脉逆行置入

胸主动脉内。球囊在舒张期膨胀（提高舒张压，使血液更容易泵入冠状动脉，并增加向心肌的供氧）并在收缩期强制收缩（降低左心室后负荷和需氧量）。通常使用的 IABP 是可透过射线的，仅在尖端安装一个不透射线的标记。如果在舒张期气囊充气时曝光，气囊可以看到是呈一个长管状的透亮影（图 5-15 和图 5-16），沿着胸主动脉降段的预定路线到达胸椎左侧。理想的导管尖端的位置是左侧锁骨下动脉远端（在前位胸片中投射在主动脉弓的水平），以便在主动脉近端测量到最大的舒张压。如果放置的位置合适，较长的气囊也可以置入肠系膜动脉和肾动脉开口以便测压[15]。如果 IABP 放置的位置过远，可能会造成左侧锁骨下动脉的梗阻（图 5-17）或造成颅内血栓。如果 IABP 放置的位置不够远，就达不到有效的反搏效果（图 5-18）。

在置入 IABP 的过程中可能会出现主动脉夹层，有死亡的风险[16]。其他潜在的并发症包括血小板减少、红细胞破裂、外周栓子、气囊破裂产生气体栓子、肾衰竭和导管断裂引发的血管功能不全[17]（表 5-3）。

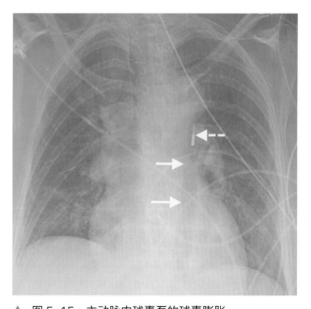

▲ 图 5-15　主动脉内球囊泵的球囊膨胀

前后位胸片显示不透射线的主动脉内球囊泵（IABP）（虚箭）尖端，以及透亮的气囊（实箭）；球囊在舒张期膨胀，在收缩期放气；尖端位置略靠下，理想的位置是在主动脉弓水平

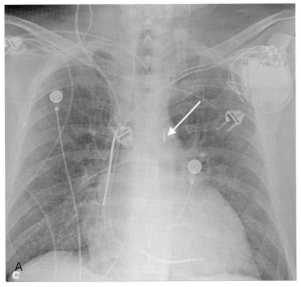

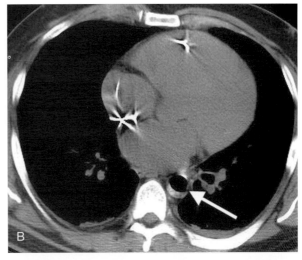

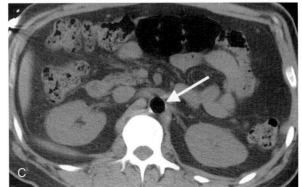

▲ 图 5-16 主动脉内球囊泵的球囊膨胀

A. 前后位胸片显示 IABP 的尖端（箭）位于主动脉弓的上方；在降胸主动脉水平（B）和腹主动脉水平（C）的 CT 图像显示主动脉内球囊内含空气（箭）；球囊在正常情况下会跨过肠系膜动脉和肾动脉开口

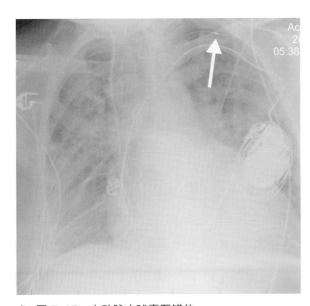

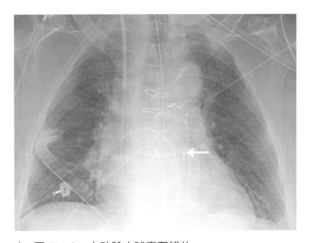

▲ 图 5-18 主动脉内球囊泵错位

前后位胸片显示 IABP 的尖端（箭）位于主动脉弓水平下方；这个位置可以造成达不到有效的反搏效果

▲ 图 5-17 主动脉内球囊泵错位

前后位胸片显示 IABP 的不透射线的尖端位于左侧锁骨下动脉走行区的上方（箭）；这个位置可以导致脑内栓子形成和左上肢血流局部受阻

表 5-3　主动脉内球囊泵置入相关并发症

球囊放置的位置过远
左侧锁骨下动脉梗阻
颅内栓子
球囊放置位置不够远
舒张期达不到有效的反搏效果
主动脉夹层
血小板减少
红细胞破坏
栓子
球囊破裂形成气栓
肾衰竭（球囊挤压肾动脉）
导管断裂引发的血管功能不全

心室辅助装置

　　心室辅助装置（VAD）是一种经手术来置入的机械装置，用于一些医疗结构，可以分为右心室辅助装置、左心室辅助装置或双心室辅助装置，用来治疗难治性充血性心力衰竭的患者。心室辅助装置可以用于心力衰竭的支持治疗，并作为心脏移植的过渡治疗方式。在一些患有可逆性心力衰竭的患者中，心室辅助装置可有助于心脏的恢复，成为康复的希望；待患者康复后可以将辅助装置移除。这个过程被称为恢复的过渡治疗阶段方式。在一些因为其他医学并发症而不适合进行心脏移植的患者中，心室辅助装置可以在几年内被用作一种支持循环的治疗方式。这个过程被称为终点治疗方式。新式的泵被设计为可适用于慢性患者、医院外使用，这样大多数患者可以在置入心室辅助装置后返回家中。被报道的心室辅助装置相关并发症可以在胸片和 CT 图像中被发现，包括气胸、血胸、感染、血栓栓塞、小肠梗阻和机械故障[18]。

　　第一代左心辅助装置是脉动的、容积流量泵。在胸片中，TCI Heartmate 左心辅助泵（Thermocardiosystems 公司，Woburn，MA）位于左上腹。泵的流入套管插入左心室尖部，指

向二尖瓣，将心脏内的血液抽入泵中，嵌段聚合物移植物的流出套管通常是 12 ～ 15cm 长，将血液从泵内带入升主动脉（图 5-19）。许多流出套管是可透过射线的。流入和流出导管含有猪生物瓣膜，位于泵的外面。驱动轴通过左下腹筋膜的通道穿出，将辅助设备与外面的便携式控制台相连，控制台为辅助设备提供气动或电动的动力。第二代回旋泵的优点是体积更小，取消了第一代脉动泵所需的腔室和瓣膜，从而获得了更长的机械使用寿命。至今为止最常使用的 HeartMate Ⅱ 泵，是全世界最成功的第二代泵，被用作移植过渡治疗和终点治疗。流入套管连接左心室尖端，流出装置与升主动脉相连[19]（图 5-20）。泵置于腹膜前或者置于腹部肌肉组织内。第三代泵利用漂浮系统，靠置于血液中流动的叶轮提供动力，不依靠任何机械触发。靠磁力和（或）流体动力学漂浮的叶轮，不需要任何接触式轴承与泵相连，这是第三代泵的主要优势。泵被置于心包腔内，避免了与腹部手术通常需要置入的医疗器械相冲突。

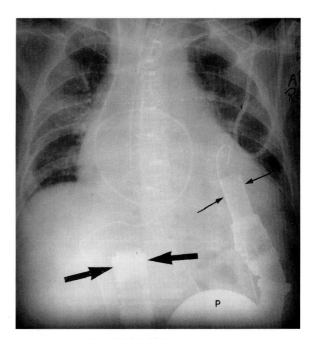

▲ 图 5-19　左心室辅助装置
前后卧位胸片显示左心室内的流入套管（小箭）并指向二尖瓣，泵（P）和流出套管不透射线的部分（大箭）；流出套管将血从泵导入升主动脉（流出套管的远端是透亮的）；终末期心脏病患者的心脏轮廓明显扩大

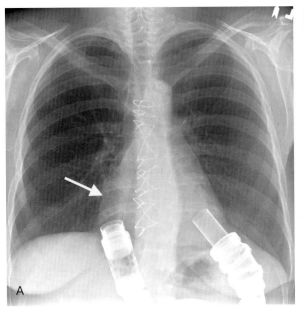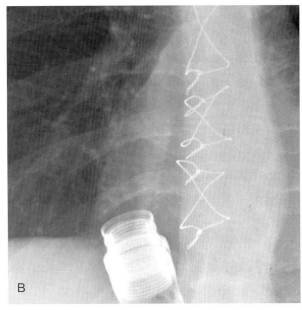

▲ 图 5-20 左心室辅助装置

A. 后前位胸片显示流出套管的升主动脉部分（箭）；B. 图 A 放大像提供流出套管的大视野图像

心脏传导装置

　　共有两种心脏传导装置：起搏器和埋藏式复律除颤器。许多种类的单极和双极起搏器，以及集合起搏 - 除颤功能于一身的起搏器，可用来治疗多种形式的心律失常。胸片是唯一用来全面评估装置仪器的物理完整性的影像检查。因此，影像医师评价这类胸片时必须知道这些装备的正常

和异常影像表现，以及正确的位置[20]。三条主要的起搏器电机置入通道分别是心外膜，剑突下切口和经静脉植入；经静脉植入是最常用的。单导线起搏器，线是经头静脉、锁骨下静脉或颈静脉置入右心室的（图 5-21）。当导线插入心尖部的心肌分隔带中，导线会很稳定，并且与心内膜表面有最大的接触面积。双导线起搏器，其中一个导线通常置于右心房内，另一个导线置入右心

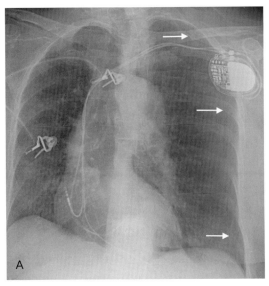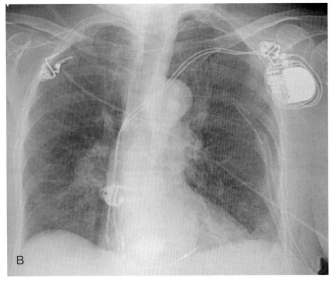

▲ 图 5-21 起搏器置入后气胸

A. 后前位胸片显示一个起搏器发生器位于左侧胸壁上方和起搏器导线延伸至右心房和右心室；在放置期间，患者出现了左侧气胸（箭）；B. 图 A 拍摄后 1h 的后前位胸片显示左胸放置了胸管，气胸有所好转

室。知道每个患者的导线置入的最佳位置是很重要的，因为置入冠状窦可能是意外事故也可能是有意为之。电极放置好之后，发生器被放置在胸壁或胸肌下方的皮下组织内的小囊袋中。双心室起搏器用于治疗先天性心力衰竭。导线被置于右心房和右心室内，第三根导线被放置在冠状窦内用来起搏左心室（图5-22）。

起搏器不能引起心室的反应可能是由于以下原因：①出口梗阻；②导线断裂；③电极移位；④电极错位；⑤心肌穿孔；⑥血栓；⑦感染；或⑧电池故障[21]。在上述原因中，电极错位、导线断裂和心肌穿孔可以在胸片中辨识出来。导线可能被错放在冠状窦内，在这种情况下，导线在正位胸片中观察是正常的，但是在侧位胸片中会是指向后方而不是指向前方的。大约有2.7%的电极会发生破裂[22]，通常破裂会出现在邻近脉冲发生器、导线弯折处、静脉汇入处或者在导线嵌入心肌处（图5-23至图5-25）。

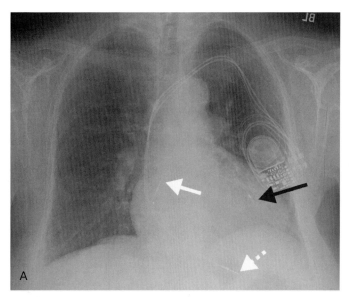
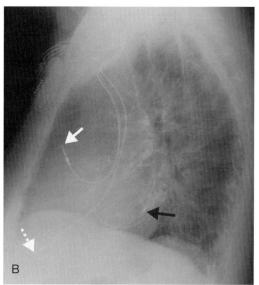

▲ 图5-22　双心室起搏器
后前位（A）和侧位（B）胸片显示导线尖端在右心房（实线白色箭）、右心室（虚线白色箭）和通过冠状窦（实线黑色箭）的正常位置

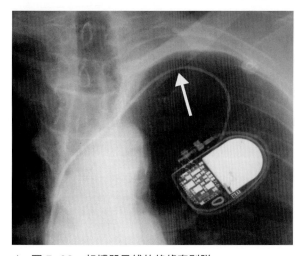

▲ 图5-23　起搏器导线的绝缘套剥脱
后前位胸片显示起搏器的一小段导线局部不透射线的节段变细（箭）；注意导线的不完全断裂；绝缘套的剥脱可以导致起搏器发生故障

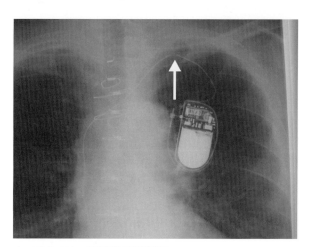

▲ 图5-24　起搏器导线断裂
后前位胸片显示导线断端在导线断裂的位置完全的分离（箭）

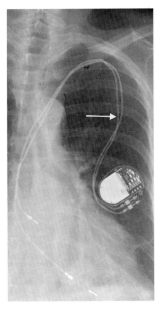

▲ 图 5-25 起搏器导线断裂
后前位胸片显示一条断裂的导线（箭），断裂位置在起搏器发生器到锁骨的中点处

如果导线断裂的地方与保护鞘非常接近，那么在胸片中就很难发现了。导线紧紧贴在静脉汇入处可以使导线在胸片中呈现透亮影，造成断裂的假象。

电极移位发生在 3% ～ 14% 的患者中[23]，通常发生在置入的第 1 周之内。迟发的移位是很少见的，因为在电极和心内膜之间会生成纤维蛋白鞘。Twiddler 综合征是发生在起搏器或除颤器置入的患者中的一种罕见的并发症；病因是患者有意或无意识地扭转和旋转容器袋囊内的置入设备，导致置入导线的扭曲、移位和断裂[24, 25]。这些可以用胸片来确诊，表现为扭曲、缠绕和起搏导线的移位。有少数的导管在收缩期出现，但是在舒张期所有导管都不应该出现。如果导管较短，就可能发生移位，导管可能会进入右心房、肺动脉、上腔静脉或冠状窦内。如果导线太长，导线可能发生弯折，从而引起导线断裂（图 5-26）。冗长的导线可能会刺破心肌；这类并发症发生于置入装置的同时或几天内。正位或侧位胸片可以显示导管头位于心影外或心影边缘 3mm 内（图 5-27）。心肌穿孔可以导致心脏压塞或心脏切开术后综合征。炎症和感染可以发生在血管或发生器所在的容器袋囊中；后者发生在多达 5% 的患者中[21]。大血管血栓和肺栓塞也是起搏器置入的并发症。

植入型心律转复除颤器有许多型号，可用于治疗威胁生命的室性快速心律失常，通常用的是两个静脉植入电极和一个皮下植入电极的

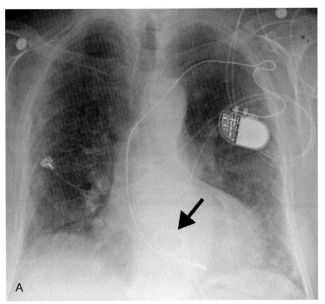
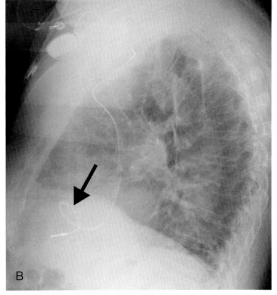

▲ 图 5-26 起搏器导线盘绕
后前位（A）和侧位（B）胸片显示起搏器导线在二尖瓣上方盘绕（箭）；这个位置可以导致心律失常、导线断裂或心肌穿孔

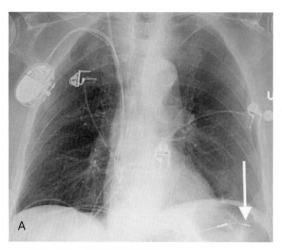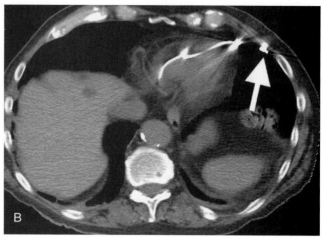

▲ 图 5-27　起搏器导线移位

A．后前位胸片显示起搏器导线尖端（箭）越过了右心室壁的位置；B．CT 图像显示导线位于心肌层之外（箭），下一层面（未显示）显示导线尖端位于前胸壁之内

组合型。植入起搏器可能需要也可能不需要开胸术，目前大多数都是经静脉植入的。这些装置也可以与先前植入的起搏器合并使用。作为影像科医师，熟悉这些装置的正常表现、变化及并发症是非常重要的，比如皮下植入电极的变形、导线断裂和电极错位和移位[26]。

气管内插管和气管切开后插管

　　患者因为以下三种原因需要机械通气：①气道梗阻，②气体交换异常和③气道保护机制失效。气管插管术可以由包括经口或鼻气管内插管（ETT），环甲软骨切开术或气管切开术来完成。大多数气管内插管是不透光的或在管的尖端装有不透光的条带。当一个成人的头和颈在正中立位时，气管内插管尖端应该位于中段气管，距气管隆突 4～7cm 的位置。在床旁胸片中，95% 的患者的气管隆突伸出到 T_5、T_6 或 T_7 椎体水平，因此如果看不到气管隆突，它应该就位于 T_{4-5} 椎间隙的水平[27]。颈部的屈伸运动可以导致相应气管内插管的 2cm 的下降或上升。换一种说法，就是"管子随着鼻子走"。当头和颈屈曲时，气管内插管理论上应该在距气管隆突 2～4cm 的位置；当头和颈伸展时，应该在距气管隆突 7～9cm 的位置。因此，在指

导导管重新定位之前，搞清楚头和颈的位置是非常重要的。膨胀的气管内插管袖（气囊）应该充满气管腔而不应该挤压气管侧壁使其凸起（图 5-28）。

　　置入气管内插管最常见的并发症包括气道封闭不良、自行拔管、右主支气管导管插入、食管导管插入和胃内容物吸入[28]（表 5-4）。如果导管插入右主支气管后，左肺通常会塌陷（图 5-29 和图 5-30）。如果导管内插管被置入咽部或从气管内移位，机械通气受阻，胃可能会充满气体，并

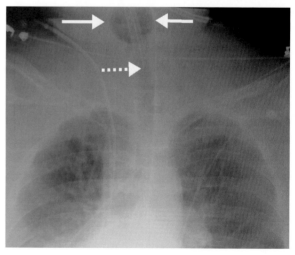

▲ 图 5-28　气管内插管球囊的过度扩张

前后位胸片，颈部和上胸部的放大像显示 ETT 管尖端（虚箭）在胸廓入口至上；ETT 气囊过度扩张（实箭）；如果长时间持续这个状态，球囊会造成声带的永久性损伤

导致胃内容物吸入。如果导管内插管尖端被放置在刚刚越过声带处，在气囊膨胀时可以引起声带损伤。无意中将导管内插管置入食管内可以造成生命危险。当这种情况发生时，在胸片中可以发现导管内插管位于气管影的旁边，肺呈现含气不足，胃呈现显著的扩张充气。一种罕见的导管内插管的并发症是气管撕裂；在这种情况，胸片可以出现气胸、纵隔气肿或两者都有的表现。导管内插管气囊呈现过度扩张，是由于气囊经气管裂口处疝出。其他导致气囊过度膨胀的原因包括不经意的气囊过度充气、气囊位于食管内、慢性插管和气管扩张。气管内插管的置入增加了患鼻窦炎的风险，是由于气管内插管会造成黏膜水肿和鼻窦引流道的梗阻。

表 5-4　气管内插管或气管切开后插管相关并发症

错位
右主支气管导管插入导致通气不良或左肺塌陷
导管从气管内移位
置于刚刚越过声门处
置于食管内
气管或喉部撕裂伤
气管狭窄
气管软化

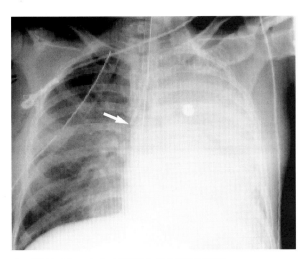

▲ 图 5-29　右主支气管内的气管内导管
左肺呈大片高密度影，纵隔向左移位；ETT 位于右主支气管内（箭），导致左肺膨胀不全

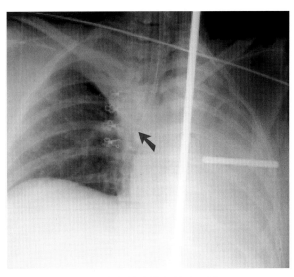

▲ 图 5-30　中叶支气管内的气管内导管
一个 29 岁车祸后的女性患者前后卧位胸片；患者在院外被施行了紧急插管；ETT 被错误地插入中叶支气管内（箭）导致右肺中叶和下叶的过度充气，右肺上叶和全部左肺塌陷

胸外科医生有时会要求两侧独立的肺通气来进行特殊的手术，以及提供理想的外科手术暴露，这是就需要置入双腔气管内插管。需要单侧肺通气的手术包括肺叶切除术、肺切除术、胸膜剥脱术、肺大疱摘除术、支气管肺泡灌洗、食管胃切除术、胸腺切除术和纵隔肿物切除术。双腔导管，有时又叫作 Carlens 管，被放置在气管内，其中一个腔被置于左或右主支气管内 1 ～ 2cm，另一个腔置于气管内（图 5-31）。这就使得临床医师可以通过双肺或者单独通过右 / 左肺来进行抽吸和通气。

气管切开术通常在气管内插管术后 1 ～ 3 周后进行，并且患者需要长期的机械通气或者气管内抽吸。气管切开导管通过呼吸孔插入，就在第 3 气管软骨的水平，并且应该将尖端置于气管隆突上几个厘米的位置。不同于气管内插管，头和颈的运动对这类导管相对于气管隆突的位置的影响很小。气囊不应该膨胀至气管壁。气管切开术后，颈部皮下气肿和上纵隔气肿是很常见的，并且对于手术来说通常是不重要的（图 5-32）[29]。大量的气体聚集最常是由于气管旁插入或气管穿孔引起的。气胸通常是

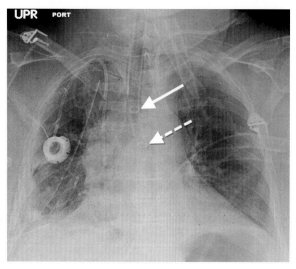

▲ 图 5-31 双腔 ETT

一个 44 岁男性正在进行右肺积脓的剥除术；在手术中，置入了一个双腔 ETT，以便选择性地进行左肺通气；导管置入气管中，一个腔位于左主支气管内（虚箭），另一个腔位于气管内（实箭）

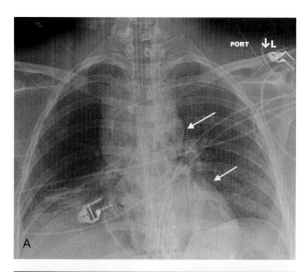

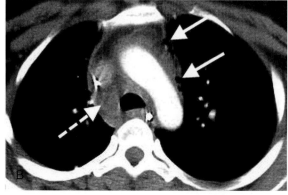

▲ 图 5-32 尝试气管切开插管时造成的纵隔气肿

A. 前后位胸片显示上纵隔增宽及纵隔气肿（箭）；在两次尝试气管切开插管失败后，置入了 ETT；B. CT 图像显示纵隔内积血（虚箭）和积气（实箭）

由于手术中不经意地进入顶端胸膜腔造成，也可以由气管穿孔造成。

在使用高容量低压力的气囊之后，严重的气管损伤的发生率减少了很多。导管对黏膜的刺激和细菌定植会引起每个患者不同程度的黏膜损伤。在少数患者中，损伤可能会导致溃疡的形成，继而造成软骨坏死。在拔管之后，黏膜水肿、红斑和浅溃疡通常会自愈。深溃疡可以导致永久的喉部伤痕、气管狭窄和气管软化（图 5-33）。永久性气道损伤引起的症状通常出现在拔管数周到数月之后。拔管之后，所有的胸片都应该仔细研究是否存在喉部或气管狭窄的可能。

肺损伤和空气泄漏可以由机械通气引起，在急性呼吸窘迫综合征的患者中发生率较高[30]。更新的机械通气和通气技术大大减少了这类气压伤的发生率。然而，在肺泡高度扩张和撕裂时，气压伤还是可以发生。沿着气管血管结缔组织到纵隔，空气从中间被一分为二。空气可以顺着压力向头侧移动进入颈部间隙或者沿着食管向尾部移动进入腹膜后间隙。腹膜后气体可以沿着肾前间隙和肾后间隙进入腹膜外脂肪，也可以沿着前腹壁和胸壁进入阴囊。空气可以裂入腹膜腔。如果这些通道不能有效地帮助纵隔减压，空气可以撕裂纵隔的壁胸膜并进入胸膜腔。

胸引管

胸腔引流管用来引流胸膜的液体和气体（分别又叫作胸腔积液和气胸）。胸引管有许多种类和型号，所有的胸引管都应该通过胸片来进行评价导管尖端和侧孔的是否放置在了适合的位置。侧孔用不透射线的定位线进行标记；应该位于肋骨内缘的中间位置（图 5-34）。将胸管尖端放置在皮下组织内、肺叶间裂或者肺实质内可以通过胸片或 CT 扫描来诊断。CT 扫描也可以用来识别包裹性胸腔积液和直接观察胸管的位置。在前位胸片中看到导管沿着小或大的叶

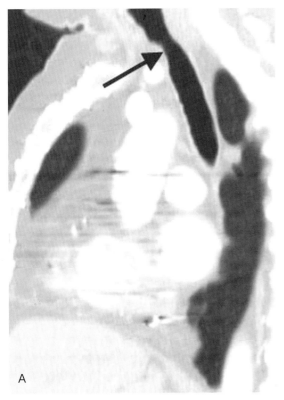

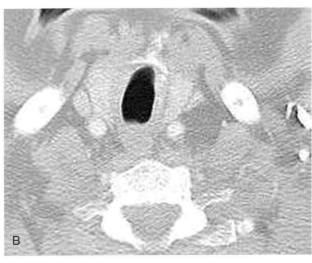

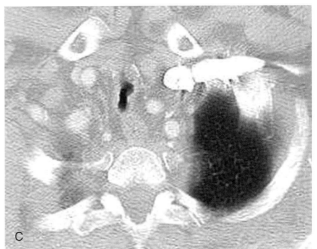

▲ 图 5-33　气管切开术造成的气管狭窄
A. 冠状位 CT 图像显示在胸廓入口水平的气管局部狭窄（箭）；B. 轴位 CT 图像显示在胸廓入口上方水平气管直径正常；C. 胸廓入口水平轴位 CT 图像显示气管腔显著狭窄

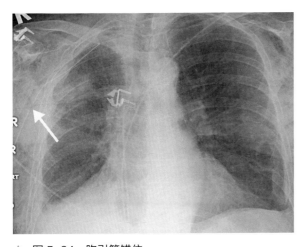

▲ 图 5-34　胸引管错位
前后位胸片显示右侧胸引管的侧孔（箭）位于胸腔之外；注意双侧的皮下气肿，就是在胸壁软组织内的斑驳的透亮影

间裂走行时，或者当导管主要呈水平走向而不是垂直走向时，应该怀疑胸管位于肺叶间裂内。导管位于叶间裂内可能会由于周围肺组织的挤压出现梗阻，而达不到想要的引流效果。胸管可以不经意地被置入纵隔或者经肺实质、肝脏、脾脏或膈肌进入胸腔，会导致气管胸膜瘘、出血和感染[21, 31]。在拔出胸腔引流管后，沿着导管走行残留的胸腔或薄壁组织内的线通常可以在胸片中看到（图 5-35）；这条线不应该被误认为气胸的脏胸膜缘。如果一次性抽出大量的胸腔积液（比如 > 1.5L），肺会迅速复张，偶尔会引起所谓“复张性”肺水肿。

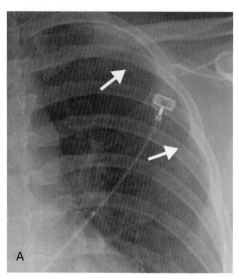
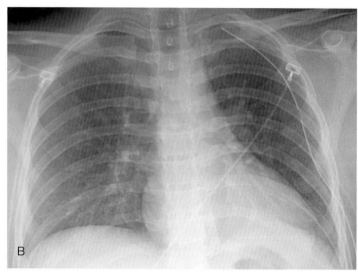

▲ 图 5-35 胸引管走行类似于气胸

A. 后前位胸片，左上胸部放大像显示一条细的弯曲的不透射线的线影，与胸壁平行（箭）；B. 前后位胸片是图 A 前一天拍摄的，显示胸引管的不同的走行位置

食管 / 胃管

标准的鼻胃管被用来进行胃内容物抽吸和进行管饲。准确置入时，导管尖端应该位于胃内，指向远端，并且侧孔应该越过胃食管连接处。最常出现的错误放置是：①不完全插入；②导管在食管内缠绕（图 5-36 至图 5-38）[32]。小口径的饲管理想的放置位置是在胃的远端或小肠

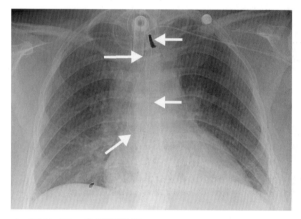

▲ 图 5-37 鼻胃管盘绕
前后位胸片显示鼻胃管（箭）盘绕在食管的位置

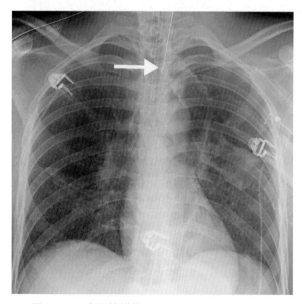

▲ 图 5-36 鼻胃管错位
前后位胸片显示鼻胃管的尖端（箭）在胃食管交界处的正上方；注意导管尖端的独特形态，可以在插管时帮助辨认

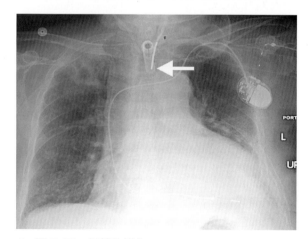

▲ 图 5-38 饲管的错位
前后位胸片显示饲管不透射线的尖端（箭）在胃食管交界处的正上方；导管尖端的独特形态，可以在插管时帮助辨认

近端，可能会不经意地置入肺内（图 5-39 至图 5-41），进入胸腔（图 5-42），甚至穿过膈肌。将饲管置入气管支气管束中可能会引起致命的肺炎[33~35]。饲管置入也可以引起食管穿孔。继发于小概率的医源性食管穿孔事故的胸片所见包括胸腔积液、纵隔气肿、导管位于食管外、纵隔增宽和纵隔内气液平面。

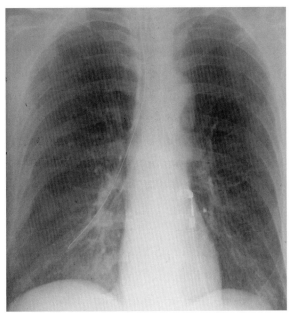

▲ 图 5-39　鼻胃管插入肺内

前后位胸片显示鼻胃管沿着右主支气管的位置走行，并伸向肺内

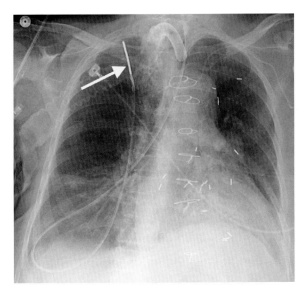

▲ 图 5-40　饲管错位入肺

前后位胸片显示一根饲管走行于食管位置之外，导管尖端位于右肺尖（箭）

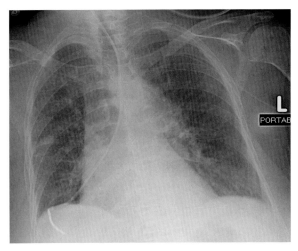

▲ 图 5-41　饲管错位入肺

前后位胸片显示一根饲管位于右肺基底部；如果在输送食物给患者之前没有发现，会导致化学性肺炎

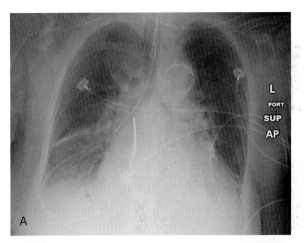

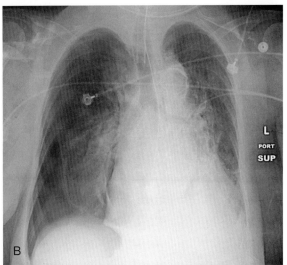

▲ 图 5-42　饲管错位

A. 前后位胸片显示饲管在食管走行位置以外；B. 在拔管后，患者出现了右侧大面积的气胸，是由于导管刺破了胸膜导致的

许多不同种类的食管测量探针会被置入食管内用来测量胸内压力、温度和 pH。通常来讲，一根细小的鼻饲管包含一个 pH 探测电极被置入胃腔内，主要的参考电极置于下食管括约肌近端 5cm 的位置[36]。一种无导管、无线的 pH 监测系统由一个小的无线探针构成，这个探针通过一个小的金属保护棒附着在食管黏膜上。这个探针通过经口腔置入的导管被置于胃食管连接处上方

6cm 的位置。通过对食管黏膜的抽吸将食管黏膜拖入探针的一个小孔内来完成安置，在金属保护棒刺入被抽吸的组织之后，放置的导管被撤出。15 天之内探针自行从食管壁上脱落，并通过消化系统被排出体外。这种无线探针直径比硬币稍大一些，并将 pH 传感器、小的电路板、两个纽扣电池、保护棒和天线装入胶囊，在影像中形成了一种特殊的表现（图 5-43）[37]。

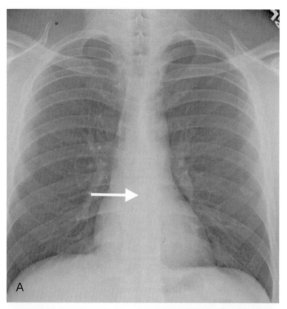

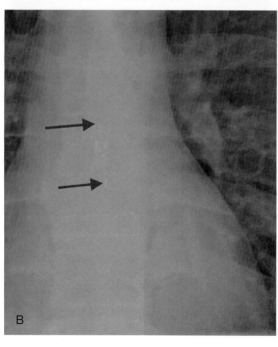

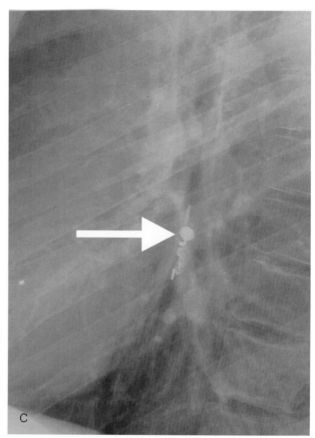

▲ 图 5-43　无线食管 pH 探针

A. 后前位胸片显示胸椎位置上一个金属不透射线的装置（箭）；B. 图 A 放大像显示金属装置（箭）由若干部件组成；C. 侧位胸片放大像很好地显示此无线探针（箭），将 pH 传感器、小线路板、两节纽扣电池、保护棒和天线装入胶囊内

参考文献

[1] Hadaway LC. An overview of vascular access devices inserted via the antecubital area. J Intraven Nurs. 1990;13:297–305.

[2] James L, Bledsoe L, Hadaway L. A retrospective look at tip location and complications of peripherally inserted central catheter lines. J Intraven Nurs. 1993;16:104–109.

[3] Ahmed N, Payne RF. Thrombosis after central venous cannulation. Med J Aust. 1976;1:217–220.

[4] Cha EM, Khoury GH. Persistent left superior vena cava. Radiology. 1972;103:375–381.

[5] Langston CS. The aberrant central venous catheter and its complications. Radiology. 1971;100:55–59.

[6] Huyghens L, Sennesael J, Verbeelen D, et al. Cardiothoracic complications of centrally inserted catheters. Acute Care. 1985;11:53–56.

[7] Tocino IM, Watanabe A. Impending catheter perforation of superior vena cava: radiographic recognition. AJR Am J Roentgenol. 1986;146:487–490.

[8] Gibson RN, Hennessy OF, Collier N, et al. Major complications of central venous catheterization: a report of five cases and a brief review of the literature. Clin Radiol. 1985;36:205.

[9] Sivak SL. Late appearance of pneumothorax after subclavian venipuncture. Am J Med. 1986;80:323.

[10] Aulenbacher CE. Hydrothorax from subclavian vein catheterization. JAMA. 1970;214:372.

[11] Blair E, Hunziker R, Flanagan ME. Catheter embolism. Surgery. 1970;67:457.

[12] Hinke DH, Zandt-Stastny DA, Goodman LR, et al. Pinch-off syndrome: a complication of implantable subclavian venous access devices. Radiology. 1990;177:353–356.

[13] Swan HJC, Ganz W. Use of a balloon flotation catheter in critically ill patients. Surg Clin North Am. 1975;55:501.

[14] Sise MJ, Hollinsworth P, Brimm JE, et al. Complications of the flowdirected pulmonary artery catheter: a prospective analysis of 219 patients. Crit Care Med. 1981;9:315.

[15] Barnett MG, Swartz MT, Peterson GJ, et al. Vascular complications from intraaortic balloons; risk analysis. J Vasc Surg. 1994; 19:81–87.

[16] Pace PD, Tilney NL, Lesch M, et al. Peripheral arterial complications of intra-aortic balloon counterpulsation. Surgery. 1977;82:685.

[17] Vail CM, Ravin CE. Cardiovascular monitoring devices. In: Goodman LR, Putman CE, eds. Critical Care Imaging. 3rd ed. Philadelphia, PA: WB Saunders; 1992:73.

[18] Knisely BL, Collins J, Jahania SA, et al. Imaging of ventricular assist devices and their complications. AJR Am J Roentgenol. 1997;169: 385–391.

[19] Garbade J, Bittner HB, Barten MJ, et al. Current trends in implantable left ventricular assist devices. Cardiol Res Pract. 2011; 290561. doi:10.4061/2011/290561. http://www.ncbi.nlm.nih.gov/pubmed/21822483. Accessed August 22, 2013.

[20] Aguilera AL, Volokhina YV, Fisher KL. Radiography of cardiac conduction devices: a comprehensive review. RadioGraphics. 2011;31: 1669–1682.

[21] Wechsler RJ, Steiner RM, Kinori I. Monitoring the monitors: the radiology of thoracic catheters, wires, and tubes. Semin Roentgenol. 1988;23:61–84.

[22] Ehrlich I. Cardiac pacemakers. In: Teplick G, Haskin ME, eds. Surgical Radiology. Philadelphia, PA: WB Saunders; 1981.

[23] Steiner RM, Tegtmeyer CJ. The radiology of cardiac pacemakers. In: Morse D, Steiner RM, Parsonnet V, eds. A Guide to Cardiac Pacemakers. Philadelphia, PA: Davis; 1983.

[24] Bayliss CE, Beanlands DS, Baird RJ. The pacemaker twiddler's syndrome: a new complication of implantable transvenous pacemakers. Can Med Assoc J. 1968;99:371–373.

[25] de Buitleir M, Canver CC. Twiddler's syndrome complicating a transvenous defibrillator lead system. Chest. 1996;109:1391–1394.

[26] Takasugi JE, Godwin JD, Bardy GH. The implantable pacemaker-cardioverter-defibrillator: radiographic aspects. RadioGraphics. 1994;14: 1275–1290.

[27] Goodman LR, Conrardy PA, Laing F, et al. Radiographic evaluation of endotracheal tube position. AJR Am J Roentgenol. 1976; 127:433.

[28] Stauffer JL, Olson DE, Petty TL. Complications and consequences of endotracheal intubation and tracheotomy: a prospective study of 150 critically ill adult patients. Am J Med. 1981;70:65.

[29] Goodman LR. Pulmonary support and monitoring apparatus. In: Goodman LR, Putman CE, eds. Critical Care Imaging. 3rd ed. Philadelphia, PA: WB Saunders; 1992:45.

[30] Petersen GW, Baier H. Incidence of pulmonary barotrauma in a medical ICU. Crit Care Med. 1983;11:67.

[31] Tocino I. Chest imaging in the intensive care unit. Eur J Radiol. 1996;23:46–57.

[32] Fraser RG, Pare JAP. Diagnosis of Diseases of the Chest. 2nd ed. Philadelphia, PA: WB Saunders; 1977.

[33] Muthuswamy PP, Patel K, Rajendran R. "Isocal pneumonia" with respiratory failure. Chest. 1982;81:390.

[34] Torrington KG, Bowman MA. Fatal hydrothorax and empyema complicating a malpositioned nasogastric tube. Chest. 1981;79:240–242.

[35] Vaughan ED. Hazards associated with narrow bore nasogastric tube feeding. Br J Oral Surg. 1981;19:151–154.

[36] Richard B, Colletti RB, Christie DL, et al. Indications for pediatric esophageal pH monitoring: a medical position statement of the North American Society for Pediatric Gastroenterology and Nutrition. J Pediatr Gastroenterol Nutr. 1995;21:253–262.

[37] Lau CT, Gefter WB, Metz DC. Radiographic appearance of a catheterfree wireless esophageal pH probe. AJR Am J Roentgenol. 2005;184: S40–S42.

自测题

1. 一个21岁男性出现急性胸痛。下列哪一种监测/支持设备的并发症可以解释他的症状（　　）

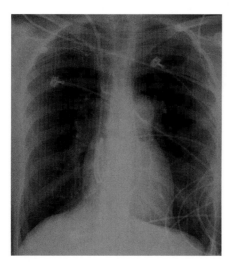

A. 气胸

B. 气囊破裂

C. 导管冗长

D. 肺梗死

2. 哪一种监测/支持设备错位了（　　）

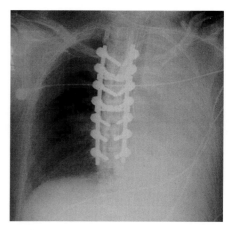

A. 胸引管

B. 气管内导管

C. 饲管

D. 肺动脉导管

答案与解析

1. C。导管冗长。胸部X线片显示右心房区域的肺动脉导管的盘曲，造成心律失常和胸痛。

2. A。胸引管。右侧胸引管的侧孔位于胸腔之外。

Chapter 6
纵隔肿物

Mediastinal Masses

刘茜玮　孙宏亮　译

纵隔包括了两侧肺之间所有的结构和器官。因为纵隔边缘为中间的壁胸膜，所以一个孤立的纵隔肿物通常会呈现光滑的边缘（由壁胸膜表面构成）。另一方面，肺实质肿物没有胸膜包绕，可能会呈现不规则的边缘。在胸片中纵隔肿物不规则的边缘在正常纵隔结构侧衬托下可以显现出来。右侧纵隔，这些正常的结构从上至下包括头臂血管、上腔静脉、奇静脉弓、升主动脉和右心房。在左侧，纵隔边缘由上至下由头臂血管、主动脉弓、肺动脉干和左心室构成。在侧位胸片中，纵隔从胸骨内侧缘延伸至肋骨后部内侧缘。

纵隔可以被分为若干区域，许多分类系统被用于在一处或多处发现异常时简化鉴别诊断的过程。一个广泛被使用的分类系统是基于解剖划分区域的（上、前、中和后纵隔区域），此系统将在本章节中使用（图6-1）。所有纵隔肿物的大约60%位于前纵隔，25%位于后纵隔，15%发生于中纵隔[1]。当一个病变不仅仅局限在一个区域中，往往此病变体积会很大，做出可能的诊断可以依据病变正中位置位于纵隔的

哪个区域或者将所有受累的区域全部考虑进去。相关的影像学表现也可以帮助缩小可能的诊断范围；包括气管的偏移（通常见于甲状腺肿物）；腋窝、腹腔和腹膜后淋巴结肿大（提示淋巴瘤）；或者肋骨后缘侵蚀或破坏（符合后纵隔肿物，如神经源性肿瘤）。

上纵隔

上纵隔上缘位于胸廓入口，下缘为胸锁关节到第4胸椎椎体的连线。另一个纵隔区域位于这条线以下。上纵隔的病变包括从颈部延伸至纵隔上部的肿块，比如甲状腺肿大或水囊状淋巴管瘤（cystic hygromas）；纵隔淋巴结肿大；以及血管病变，比如动脉瘤。

前纵隔

也称为血管前间隙，前纵隔上缘为上纵隔，旁边是胸膜，前缘为胸骨，后缘是心包和大血管。这个区域包含结缔组织、淋巴结、淋巴管、胸腺、异位甲状腺和甲状旁腺，胸廓内动脉和静脉。

前纵隔的肿物列举在表6-1中。在这"4个T"（胸腺瘤、甲状腺肿物、畸胎瘤和恶性淋巴瘤）的绝大多数病变之外，还有许多其他少见的原因引起前纵隔肿物。这些包括血管迂曲或动脉瘤、心脏肿瘤或心包脂肪过多（图6-2）、囊性水瘤、支气管囊肿、心包囊肿、血管瘤、淋巴管瘤、甲状旁腺腺瘤（图6-3和图6-4）、多种其他的间叶来源肿瘤（例如纤维瘤或脂肪瘤）、胸骨肿瘤、原发肺肿瘤侵犯前纵隔、先天性胸骨后膈疝（图6-5）、前纵隔脓肿（图6-6）和纵隔内脂肪过多（图6-7）。

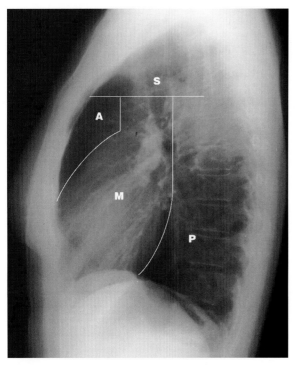

▲ 图6-1 纵隔区域

侧位胸片显示区域划分的界线，上纵隔（S），前纵隔（A），中纵隔（M）和后纵隔（P）

表6-1 前纵隔肿物

4个"T"
胸腺瘤（通常大于40岁）（Thymoma）
畸胎瘤（以及其他生殖细胞肿瘤，通常小于40岁）（Teratoma）
甲状腺肿物（肿大或肿瘤，看有无气管偏移）（Thyroid）
恶性淋巴瘤（或托马斯·霍奇金淋巴瘤）（Terrible lymphoma 或 Thomas Hodgkin lymphoma）

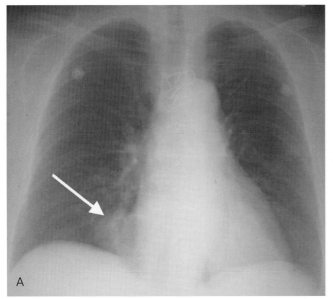

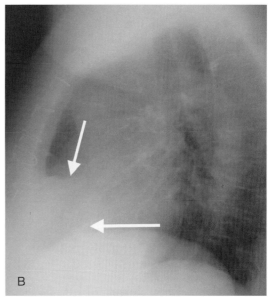

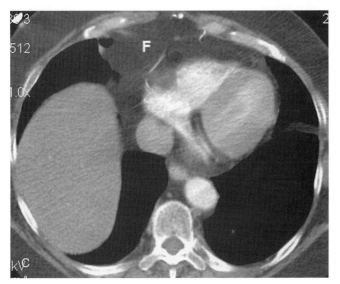

▲ 图 6-2　心包脂肪过多

A. 后前位胸片显示右侧心膈角处一个类圆形肿物（箭）比周围心脏密度低；B. 侧位像显示肿物位于心脏前下方（箭），是心包脂肪的典型位置；C. CT 图像显示肿物为脂肪密度（F），与皮下脂肪密度相似

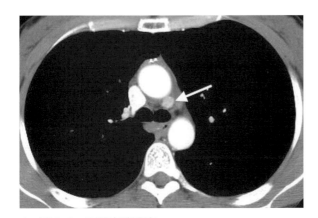

▲ 图 6-3　甲状旁腺腺瘤

CT 图像主动脉肺动脉窗显示一个强化的肿物（箭）；虽然甲状旁腺腺瘤最常见于前纵隔，但也可以发生在任何纵隔区域

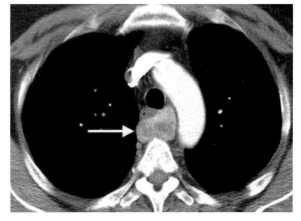

▲ 图 6-4　甲状旁腺腺瘤

CT 图像显示食管后方的一个不均质的强化肿物（箭）

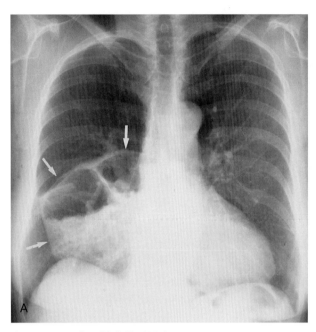

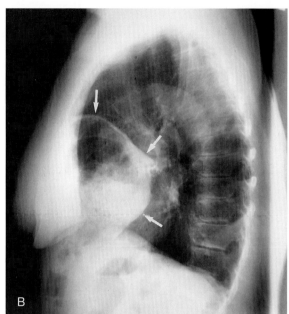

▲ 图 6-5　先天性胸骨后膈疝
后前位（A）和侧位（B）胸片显示充满气体和内容物的结肠（箭），经一处先天性前内侧膈缺损区疝入前纵隔

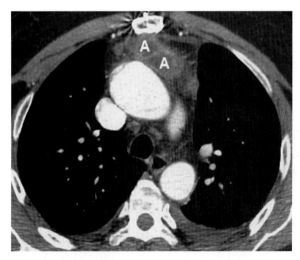

▲ 图 6-6　前纵隔脓肿
一个近期进行了主动脉瓣置换术的 54 岁男性 CT 图像显示升主动脉前方、胸骨后方的一处局限性液体聚集（A），呈边缘强化

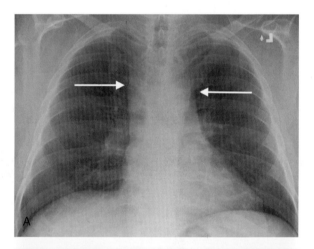

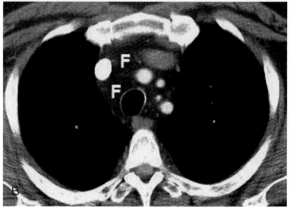

胸廓内甲状腺肿物通常为良性的多结节的甲状腺肿大，起源于颈部并经胸廓入口向下延伸至纵隔。病变的连续性是胸部影像的重要的诊断依据。许多甲状腺肿物挤压或推挤气管（图 6-8 至图 6-10）。其他甲状腺肿物有用的征象是肿物比正常甲状腺实质密度高，在平扫和增强 CT 图像中都至少比周围肌肉组织高 20HU[2]。

▲ 图 6-7　纵隔内脂肪过多
A. 后前位胸片显示边界清楚的上纵隔异常的增宽（箭）；
B. CT 图像显示纵隔脂肪过多（F）

CT 图像可以显示囊性部分。钙化通常是良性病变引起的，尤其是钙化为高密度、不规则形并且轮廓清楚呈结节状、曲线状或环形。在胸片或 CT 图像上鉴别甲状腺肿物的良恶性是不可能的，除非肿瘤明显地侵犯到甲状腺体以外（提示恶性）。恶性的甲状腺肿物也可以有钙化，通常为细点状组成云雾状外观[3～5]。但是，良恶性钙化的判断可以依靠常规的指南，恶性髓质甲状腺癌可以包含边界清楚的、有时为环形的高密度钙化，与良性结节性甲状腺肿大的钙化表现相似。核医学检查是一种检查胸廓内肿物是否为甲状腺来源的非常灵敏的、特异度高的检查方法，但是 CT 可以提供肿物的更多信息。

胸腺瘤是胸腺上皮细胞和反应性淋巴细胞来源的肿瘤，呈非侵袭性或侵袭性生长[6]。肿瘤是否侵犯并越过包膜生长（通常在术中观察），比胸腺内组织学表现更能说明肿瘤的良恶性。胸腺瘤发病平均年龄为 50 岁，男女发病率相同[6]。他们通常存在自身免疫性疾病，最常见的是重症肌无力，患有重症肌无力的患者中有大约 15% 会患有胸腺瘤[7]。大多数胸腺瘤发生在前上纵隔，在升主动脉前方，右心室流出道和主肺动脉的上方（图 6-11 和图 6-12）。它们可以延伸至邻近的中纵隔或后纵隔，它们也可以发生或生长至纵隔的下 1/3 的部位，与心膈角同一水平。点状、线状或环形的钙化在良恶性胸腺瘤

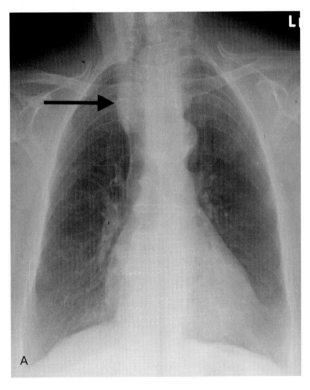

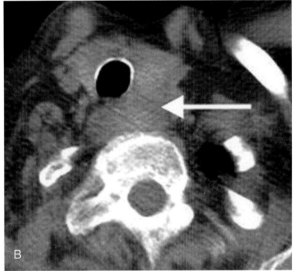

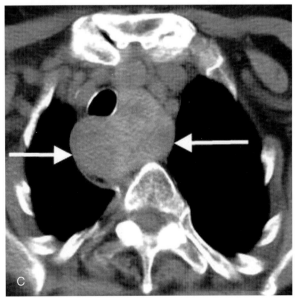

▲ 图 6-8　甲状腺肿大
A. 后前位胸片显示上纵隔增宽（箭）；B. CT 图像显示一个左侧的甲状腺肿物（箭）；C. 在图 B 以下层面的 CT 图像显示不均质肿物的向下延伸（箭）并推挤气管向右移位

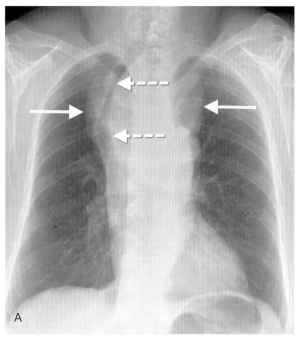

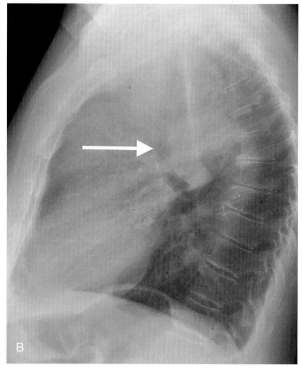

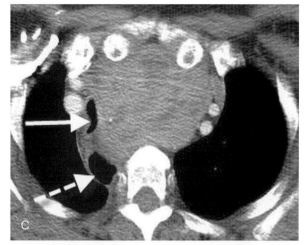

▲ 图 6-9　甲状腺肿大

A．后前位胸片显示一个纵隔肿物（实箭）并推挤气管向右移位（虚箭）；B．侧位像显示气管向前移位（箭）；C．CT 图像显示一个不均质肿物，导致气管狭窄并向右移位（实箭），食管向右移位（虚箭）

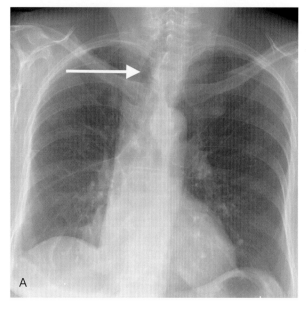

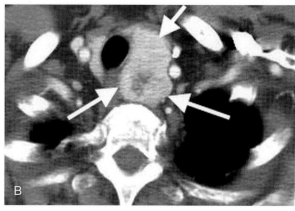

▲ 图 6-10　甲状腺滤泡性肿瘤

A．后前位胸片显示一个气管左侧肿物，并推挤气管向右移位（箭）；B．CT 图像显示一个不均质强化的左侧甲状腺肿物（箭）

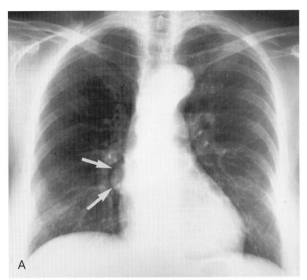

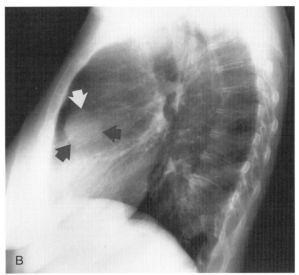

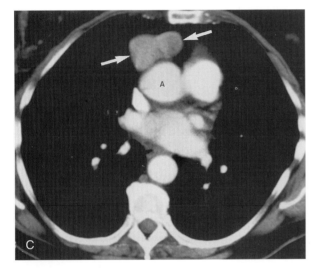

▲ 图 6-11　良性胸腺瘤

A. 一个 70 岁老年女性的后前位胸片显示邻近右心缘的一个圆形肿物；B. 侧位胸片提示肿物位于前纵隔（箭）；C. CT 图像显示一个花生形状的密度均匀的肿物（箭），肿物位于升主动脉前方（A），在右心室流出道上方，一个典型的胸腺瘤的位置

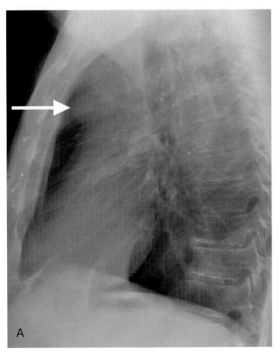

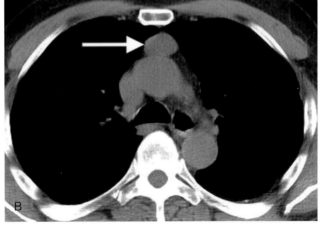

▲ 图 6-12　良性胸腺瘤

A. 一个 75 岁老年男性的侧位胸片显示一个圆形的胸骨后肿物（箭），在后前位胸片中未能显示；B. CT 图像显示前纵隔的一个圆形肿物（箭）

中都是很常见的[8]。在 CT 图像中，胸腺瘤通常是密度均匀且均匀强化的，但在少数情况下可以在病变内出现囊性变（图 6-13）。在年龄＜ 40 岁的患者中，诊断一个小的胸腺瘤是有困难的，因为正常的腺体的大小不定。一个正常的胸腺，相对于胸腺肿瘤，在 CT 和磁共振（MRI）图像中符合邻近大血管的形态。胸腺肿瘤会使局部胸腺肿大，通常会使胸腺的中心偏离中线，正常的胸腺腺体是大致对称的并在轴位图像中呈类似三角形的形状（图 6-14）。侵袭性胸腺瘤侵犯纵隔脂肪，并向心包和胸膜扩散。除非发生纵隔侵犯，否则在 CT 图像上是不能鉴别胸腺瘤的良、恶性的。沿胸膜转移可以表现出所谓的"下行性转移"，转移病灶位于距原发肿瘤有一定距离的位置（图 6-14 和图 6-15），所以全部胸膜腔

和上腹部的影像是很重要的。多处胸膜受累可以类似于恶性间皮瘤。其他少见的胸膜肿物包括囊肿（图 6-16）、脓肿、胸腺脂肪瘤、恶性淋巴瘤（多数为霍奇金淋巴瘤）、胸腺良性肿瘤、生殖细胞肿瘤和胸腺癌（图 6-17）。

　　畸胎瘤是起源于多个胚胎层的肿瘤。其他生殖细胞肿瘤包括良性的皮样囊肿、恶性精原细胞瘤（最常见的是生殖细胞肿瘤）、畸胎癌、胚胎癌、内胚窦肿瘤（卵黄囊肿瘤）（图 6-18）、绒毛膜癌和这些种类的混合型。纵隔内的生殖细胞肿瘤来源于原始的静止细胞并通常不是从生殖细胞肿瘤转移而来。一些恶性生殖细胞肿瘤分泌 β- 人绒毛膜促性腺激素和 α- 甲胎蛋白，这些可以用来诊断和监测疾病的进展。

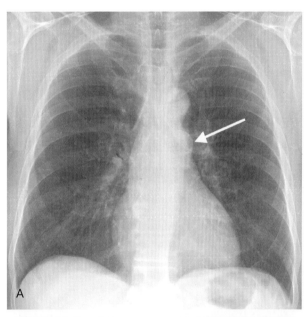

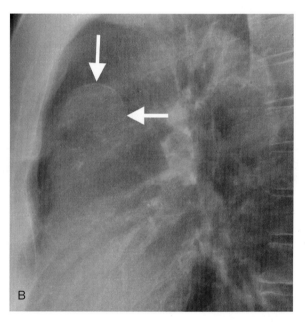

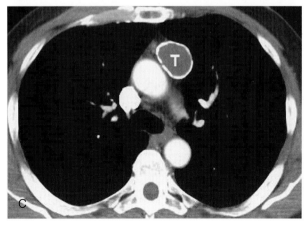

▲ 图 6-13　良性囊性胸腺瘤

A. 后前位胸片显示纵隔左侧边缘异常（箭）；B. 侧位像显示前纵隔的一个圆形、局限性肿物，边缘为高密度环形影（箭）；C. CT 图像显示升主动脉前方的一个软组织密度的肿物（T），边缘钙化

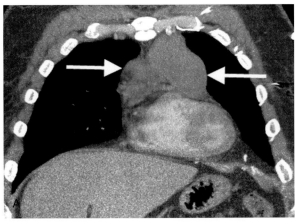

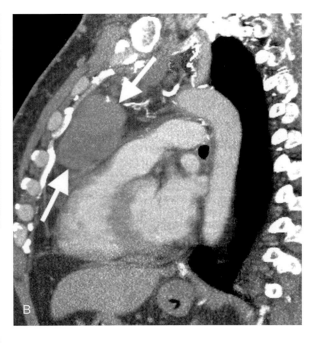

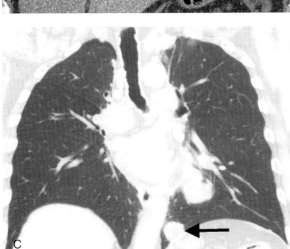

▲ 图 6-14　恶性胸腺瘤
冠状位（A）和矢状位（B）CT 图像显示前纵隔的一个均匀软组织密度的分叶状肿物（箭）；C. 肺窗的冠状位 CT 显示一个沿着左侧膈肌走行的"下行性转移"（箭）

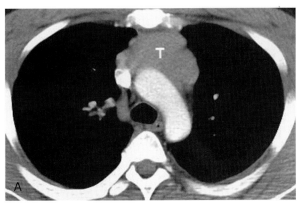

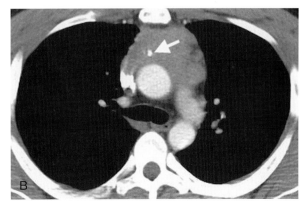

▲ 图 6-15　恶性胸腺瘤
A. CT 图像显示前纵隔的一个均匀软组织密度的分叶状肿物（T）；B. 图 A 以下层面的 CT 图像显示肿物内的一处钙化（箭）；C. 一个沿右侧膈肌走行的"下行性转移"（箭）

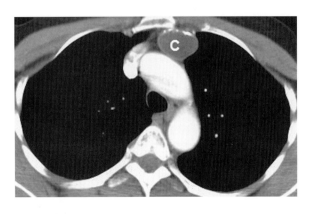

◀ 图 6-16　胸腺囊肿
一个 60 岁老年男性的 CT 图像显示位于胸腺区的一个孤立的边缘钙化的卵圆形肿物，为均匀液体密度（C）

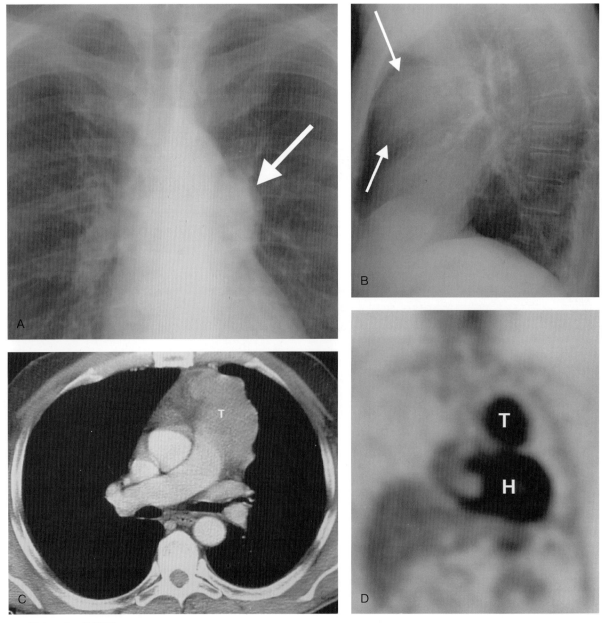

▲ 图 6-17　胸腺癌
A. 后前位胸片显示纵隔左缘异常（箭）；B. 侧位像显示胸骨后区域的异常密度影（箭）；C. CT 图像显示前纵隔的一个均匀软组织密度的分叶状肿物（T）；D. 冠状位正电子发射计算机体层扫描术图像显示心脏的正常摄取（H）和胸腺肿物的异常摄取（T）

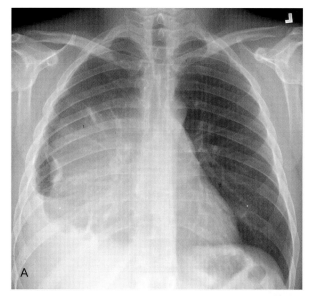

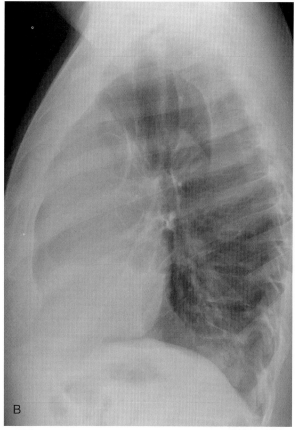

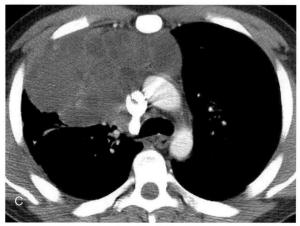

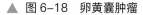

▲ 图 6-18　卵黄囊肿瘤

A. 一个 26 岁男性患者，有气短、咳嗽和体重减轻 30lb，后前位胸片显示一个局限性肿物，导致右心缘模糊和右侧的胸腔积液；B. 侧位胸片显示胸骨后异常高密度影；C. CT 图像显示前纵隔的一个含有囊性成分的肿物；D. 图 C 以下层面的 CT 图像显示右心缘旁的肿物，以及右侧胸腔积液

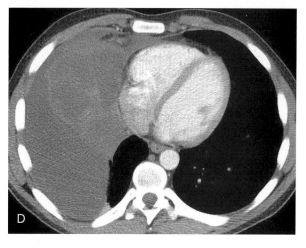

　　良性畸胎瘤可以发生于所有年龄段的患者，但是最常见于青少年和青年成人中（图 6-19）。畸胎瘤通常位于前纵隔，呈边界清楚、圆形或分叶状的肿块。它们生长缓慢，虽然出现快速生长可以由于出血引起，但也是提示恶性肿物的影像特征。在胸片和 CT 图像中可以看到钙化、骨化、牙齿或脂肪。CT 图像可以显示囊性成分和（或）脂肪 - 液体平面。常见囊壁钙化。肿块中明确的脂肪可以确定畸胎瘤的诊断，但是没

有脂肪或钙化并不能排除畸胎瘤的诊断（图 6-20 和图 6-21）。

　　恶性生殖细胞肿瘤的影像特征与良性畸胎瘤相似，除了没有脂肪密度并且钙化也很少见。恶性肿瘤生长迅速，可以转移到肺、骨或胸膜。邻近的纵隔脂肪层可以被破坏。肿瘤可以是密度均匀的或增强后正常强化区域内出现相对低强化的坏死和出血。少数情况下，肿瘤中可以见到粗大钙化[9]。

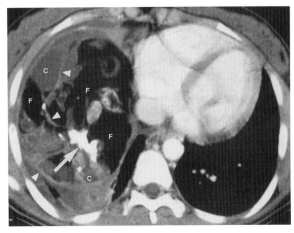

▲ 图 6-19　良性畸胎瘤
一个 16 岁女孩的 CT 图像显示一个大的肿物，含有脂肪（F）、囊性区域（C）和不成熟的"牙齿"（箭）；肿块内有分隔（箭头）；在这个窗宽窗位，脂肪与气体密度相近；肿物内有明确的脂肪可以确定畸胎瘤的诊断；注意这个大的纵隔肿块占据了全部右侧胸腔

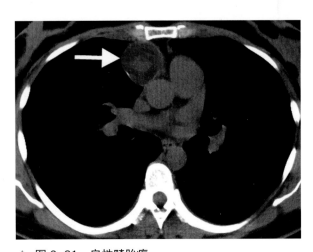

▲ 图 6-21　良性畸胎瘤
CT 图像显示前纵隔的一个圆形、局限性的肿物（箭）

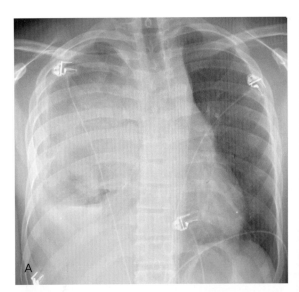

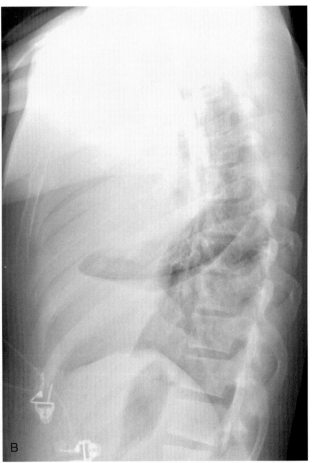

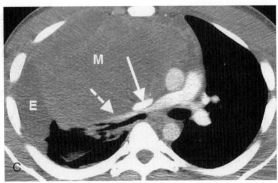

▲ 图 6-20　良性畸胎瘤
A．后前位胸片显示右侧胸腔异常高密度影，部分为胸腔积液造成的，并且纵隔向左移位；B．侧位像显示胸骨后的异常高密度影；C．CT 图像显示一个前纵隔的均匀软组织密度肿物（M），压迫上腔静脉（实箭）和右肺动脉（虚箭）变窄，以及右侧胸腔积液（E）

第四个"T"代表恶性淋巴瘤或托马斯·霍奇金淋巴瘤。托马斯·霍奇金是一名英国医生，是当时的最著名的病理科医生之一，倡导预防性用药的先驱，以在 1832 年报道了首例霍奇金病（一种淋巴瘤和血液疾病）而闻名于世。淋巴瘤通常跨越前纵隔生长，累及多条淋巴结链，会在下面中纵隔肿物部分讨论。当淋巴瘤局限于前纵隔时，CT 表现可以类似于胸腺瘤和生殖细胞肿瘤（图 6-22）。

中纵隔肿物

中纵隔也叫血管间隙，前界限是前纵隔，后界限是后纵隔。中纵隔包含心脏和心包、升主动脉和主动脉弓、流入的上腔静脉和奇静脉、膈神经、上迷走神经、胸导管、气管及其分叉、主支气管、肺动脉及其两个分支、肺静脉和邻近的淋巴结。食管有时被认为是中纵隔结构，有时被认为是后纵隔结构。中纵隔的主要病变种类包括淋巴结肿大、动脉瘤 / 血管畸形和发育异常（表 6-2）。少见的中纵隔病变包括巨大淋巴结增生症（Castleman 病，图 6-23）；神经源性肿瘤（包括迷走和膈神经）；脓肿；纤维性纵隔炎；食管裂孔疝（图 6-24）；原发气管或食管肿瘤（平滑肌瘤、平滑肌肉瘤或癌；图 6-25 至图 6-28）；以及血肿。

表 6-2　中纵隔肿物

三个"A"
淋巴结肿大（Adenopathy）
感染（真菌和结核）
肿瘤（肺癌、转移、淋巴瘤、白血病）
结节病
血管瘤 / 血管异常（Aneurysm）
发育异常（Abnormalities of development）
支气管囊肿
心包囊肿
食管重复囊肿
（神经源性囊肿——后纵隔）

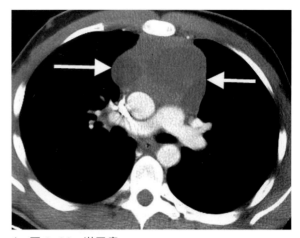

▲ 图 6-22　淋巴瘤
一个 19 岁男性的 CT 图像显示一个前纵隔不均质的肿块（箭）

淋巴结肿大

有许多原因可以造成纵隔和肺门淋巴结肿大（腺病）。三大主要原因是肿瘤、感染和非感染性肉芽肿性疾病（比如结节病）。肿瘤包括恶性淋巴瘤、淋巴组织增生性疾病、白血病和癌症转移（最常见来源于肺、食管、乳腺、肾、睾丸和头颈的转移）。

淋巴瘤是被分为霍奇金淋巴瘤和非霍奇金淋巴瘤。霍奇金淋巴瘤的好发年龄为 20 — 30 岁，发病第二高峰在 50 — 60 岁。非霍奇金淋巴瘤可以发生于所有年龄段。恶性淋巴瘤的胸片或 CT 图像最主要的特征是纵隔和肺门淋巴结肿大，在一些病例中还伴有肺、胸膜或胸壁受累。增大的淋巴结可以出现钙化，特别是在治疗后容易出现，可以为不规则形、蛋壳样或弥漫性分布的。霍奇金淋巴瘤和非霍奇金淋巴瘤在胸片和 CT 图像中胸廓内的淋巴结肿大的表现类似，但是病灶发生频率和分布是有差别的。淋巴瘤患者的所有胸廓内淋巴结组都可以肿大（图 6-29）。总体来讲，前纵隔和气管旁的淋巴结最容易受累，气管支气管和隆突下淋巴结也容易出现肿大。大多数霍奇金淋巴瘤的病例会出现两组或多组淋巴结肿大，而非霍奇金淋巴瘤有一半的病例仅有一组淋巴结受累。肺门淋巴结肿大极少情况下不伴随纵隔淋

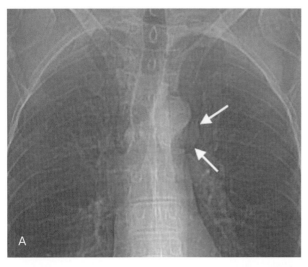

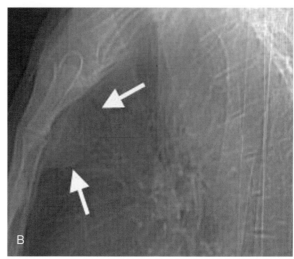

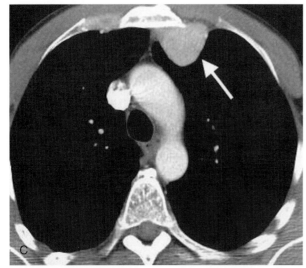

▲ 图 6-23　Castleman 病

A. 一个 48 岁男性患者的前后位胸片显示纵隔左缘异常（箭）；B. 侧位像显示一个局限的卵圆形胸骨后肿物（箭）；C. CT 图像显示一个强化的胸骨后肿物（箭）；病理证实为 Castleman 病并累及左侧胸廓内淋巴结；显著性强化是 Castleman 病的一个重要特点；虽然这个病例的病变位于前纵隔，但 Castleman 病最常发生于中纵隔

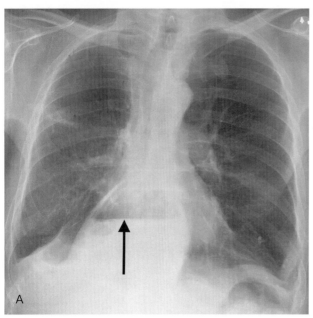

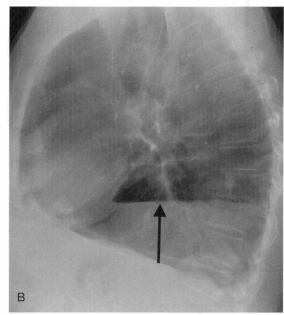

▲ 图 6-24　裂孔疝

A. 后前位胸片显示一个含有气液平面的纵隔肿物（箭）；B. 侧位像证实了胃经食管裂孔疝入胸腔，形成了气-液平面（箭）

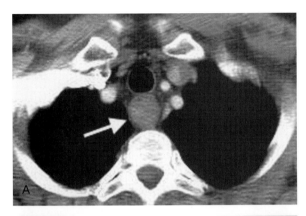

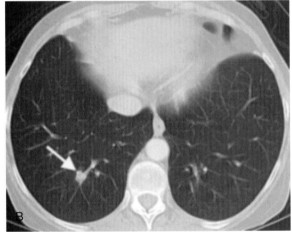

▲ 图 6-25 食管癌

A. 一个 54 岁女性存在吞咽困难的 CT 图像显示一个局限性的肿物，累及上段食管（箭）；注意食管壁增厚，腔内气体缺失；B. 图 A 的以下层面的肺窗 CT 图像，显示一个肺实质的转移病灶（箭）

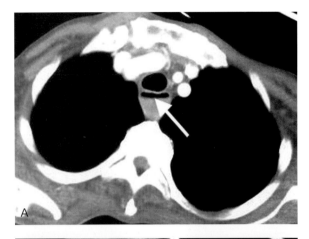

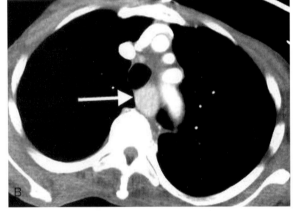

▲ 图 6-27 食管癌

A. 一个 79 岁男性患者的 CT 图像显示一个食管肿物伴有气 液平面（箭）；B. 图 A 以下层面的 CT 图像显示高度强化的肿物（箭）

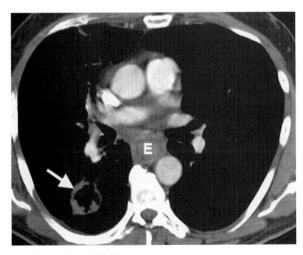

▲ 图 6-26 食管癌

一个 63 岁男性患者 CT 图像显示一个远端食管的肿物（E）；这个患者还有右肺下叶的空洞型鳞状细胞癌（箭）

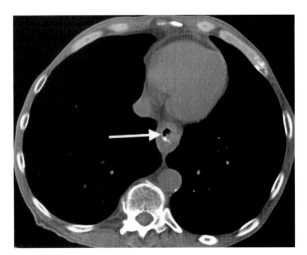

▲ 图 6-28 食管癌

一个 60 岁男性患者的 CT 图像显示一处食管壁增厚、食管腔狭窄（箭）；注意患者的恶病质

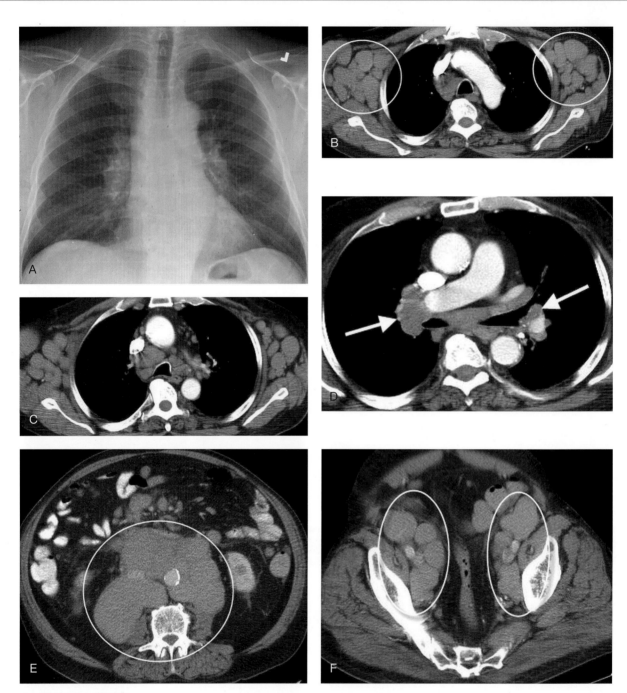

▲ 图6-29 淋巴瘤

A. 一个69岁女性患者的后前位胸片显示双侧肺门淋巴结肿大和右侧气管旁条带样增宽；B. CT图像显示双侧腋窝（圆圈）和右侧气管旁淋巴结肿大；C. 图B以下层面的CT图像显示气管旁和主动脉肺动脉窗淋巴结肿大；D. 图C以下层面的CT图像显示双侧肺门淋巴结肿大（箭）；E. 图D以下层面的CT图像显示多发主动脉旁淋巴结肿大（圆圈）；F. 图E以下层面的CT图像显示双侧盆腔淋巴结肿大（圆圈），多发淋巴结链受累是淋巴瘤的特征性表现

巴结肿大（图6-30）。增大的淋巴结可以是独立的或融合成团的，边界可以是清楚的也可以是不清楚的。可以见到低密度区域，是由于囊性变造成的。霍奇金淋巴瘤可以原发于胸腺。肺实质受累为首发表现的情况是很少见的。肺实质受累的

霍奇金病几乎都会伴有胸廓内淋巴结肿大（除了放疗后），而非霍奇金淋巴瘤中独立的肺实质受累发生率＞50%[10]。最常见的肺实质受累形式是一个或多个独立的结节，可以有空洞形成。另一些常见的形式是圆形或条状，局部或散在斑片

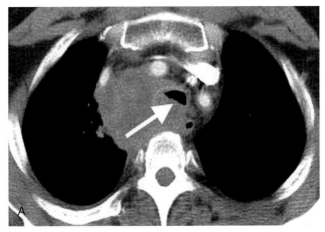
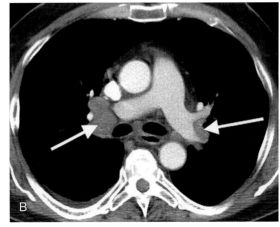

▲ 图 6-30　B 细胞淋巴瘤

A. 一个 66 岁男性耳鸣患者的 CT 图像显示一个不均质的肿物，压迫气管移位（箭）；B. 图 A 以下层面的 CT 图像显示双侧肺门淋巴结肿大（箭）

状的气腔高密度影，伴有支气管气象（空气支气管征），类似于肺炎。

50% 淋巴瘤的患者在 CT 图像上可以见到胸腔积液[11]。大多数胸腔积液是单侧发生的，偶尔是乳糜状的，可以是很大量的。可以发生双侧胸腔和心包积液，并存在结节状实性成分。偶尔会见到胸壁侵犯和肋骨破坏。

胸廓内淋巴结肿大引起的最常见的感染是由结核分枝杆菌（最常见的是肺结核）和真菌（特别是组织胞浆菌病；图 6-31）引起的，它们都可以在没有明显肺炎表现的情况下发生。少数情况下，一些患者随疾病进展会出现对坏死的组织胞浆菌包膜抗原产生慢性进行性免疫反应，导致纤维性纵隔炎的情况发生。在这种情况下，

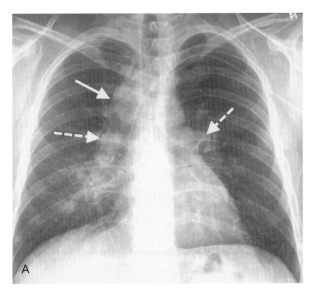
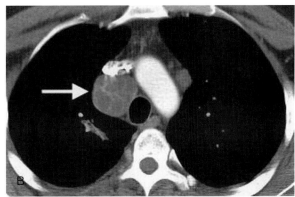
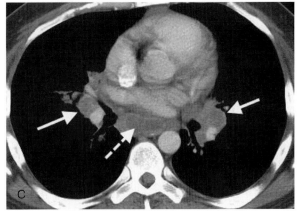

▲ 图 6-31　肺内组织胞浆菌病

A. 后前位胸片显示右侧气管旁（实箭）和双侧肺门（虚箭）淋巴结肿大；B. CT 图像显示右侧气管旁显著的淋巴结肿大（箭）；C. 图 B 以下层面的 CT 图像显示双侧肺门（实箭）和隆突下（虚箭）淋巴结肿大；这种表现与结节病不能鉴别

非恶性纤维组织会包绕和损坏纵隔内的脉管系统（动脉、静脉、淋巴管）和气道（图6-32）。隆突下和右侧气管旁淋巴结是最常受累的。淋巴结的钙化和同时对气道和脉管系统的包绕是此病的特征性CT表现。胸廓内淋巴结增大也可以见于兔热病、百日咳、炭疽热、鼠疫和支原体、病毒，以及其他更常见的细菌感染。

结节病在年轻成人中是常见的引起胸廓内淋巴结肿大的原因之一。当年轻的无症状的成人发现多发淋巴结受累和肿大淋巴结对称性地分布于肺门和纵隔时，结节病就是可能的病因。肺门淋巴结通常是土豆形状的，与心脏边缘分界清晰，这个特征经常用于结节病与淋巴瘤的鉴别（图6-33）。气管旁和双侧肺门淋巴结增大（加兰德三联征或"1-2-3征"）是一种非特异性腺病形式，在结节病患者中很常见（图6-34）。

CT图像比胸片更容易诊断和评价淋巴结肿大。淋巴结肿大的CT征象是：①个别淋巴结

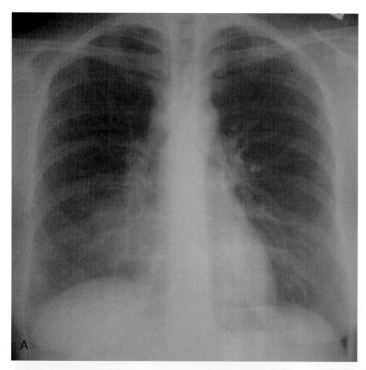
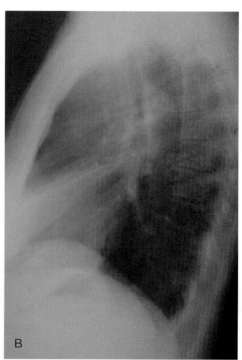
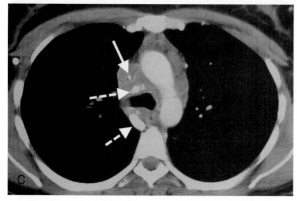
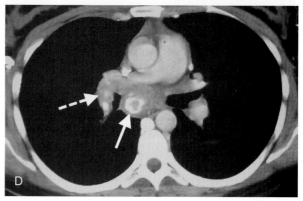

▲ 图6-32 纤维性纵隔炎

A. 一个26岁女性，有吞咽困难、胸部和颈部静脉扩张、活动性呼吸困难和疲倦乏力的症状，后前位胸片显示右心缘旁异常密度影，造成心缘模糊（提示右肺中叶病变）并伴有右侧膈面升高和右侧气管旁异常密度影；B. 侧位像确定了异常密度影位于右肺中叶；C. CT图像显示纤维组织包绕并几乎掩盖了上腔静脉（实箭）和粗大的纵隔内钙化（虚箭）；D. 图C以下层面的CT图像显示钙化的纤维组织（虚箭）包绕右肺下叶肺动脉，是由隆突下高密度钙化的纤维组织延伸而来（实箭）

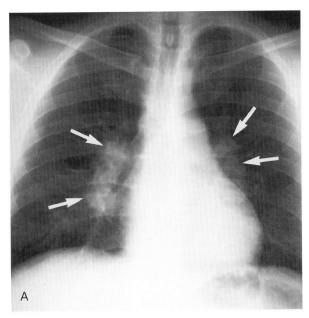
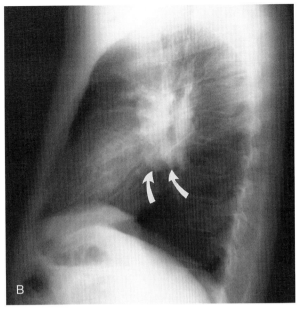

▲ 图 6-33 结节病

一个无症状的 25 岁男性患者的后前位（A）和侧位（B）胸片显示双侧肺门淋巴结肿大（直箭）；增大的淋巴结为土豆形的，与心缘分界清晰，此特征可以有助于淋巴瘤造成的肺门淋巴结肿大进行鉴别；在侧位像中，隆突下淋巴结也可以见到（弯箭）

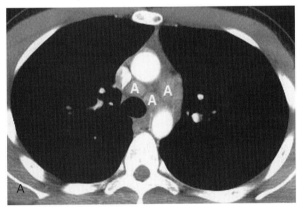
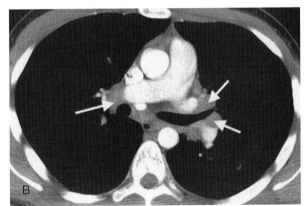

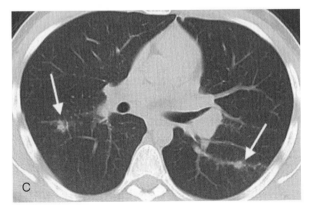

▲ 图 6-34 结节病

A. 一个 20 岁男性的 CT 图像显示增大的气管旁和主动脉肺动脉淋巴结（A）；B. 图 A 以下层面的 CT 图像显示双侧肺门淋巴结肿大（箭）；气管旁和双侧肺门淋巴结肿大是结节病的常见征象，被称为"1-2-3"征或加兰德三联征；C. 肺窗 CT 图像显示一个支气管血管束分布的小的、边界不清的结节（箭）；这是结节病在肺实质内的典型表现

增大；②周围纵隔脂肪的侵犯；③结节状肿物；④纵隔内弥漫的软组织密度影替代了原有的纵隔脂肪。关于 CT 图像中正常的淋巴结大小有很多相关的研究[12～14]。通常来讲，淋巴结短径＞10mm 被认为是异常的，但有时也是非特异性的并不一定是恶性的。同样，淋巴结短径＜10mm 也可以是病理性的。

血管瘤／血管异常

作为中纵隔的结构之一，主动脉也可以在这个区域发生病变。主动脉瘤与其他纵隔肿物的鉴别是非常重要的，特别是在考虑需要进行活检的时候。当患者年龄较大时，主动脉通常会出现动脉粥样硬化并扩张，可以形成动脉瘤样的改变。动脉瘤破裂是主动脉瘤致命的并发症（图 6-35）。大多数动脉粥样硬化动脉瘤形状是梭形的，有一些是呈囊袋状的。梭形动脉瘤通常发生于主动脉弓或降胸主动脉。囊袋状的动脉瘤通常发生于降主动脉，或者偶尔发生于主动脉弓，但是很少见发生于升主动脉。通过动脉瘤位于主动脉走行区以及动脉瘤壁的线样钙化的存在，主动脉动脉瘤与其他纵隔肿物可以鉴别开来。创伤性主动脉的假性动脉瘤将在第 8 章中介绍。主动脉的霉菌性动脉瘤发生于

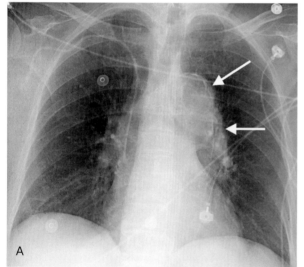
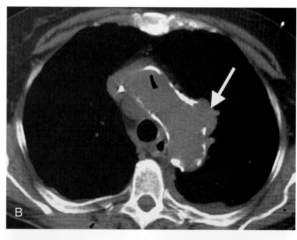
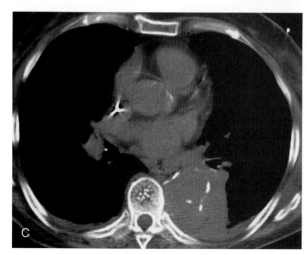
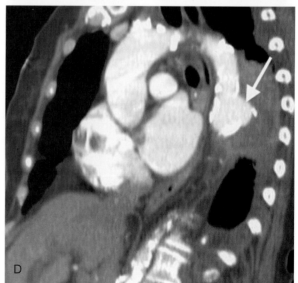

▲ 图 6-35　胸主动脉瘤渗漏

A. 一个 77 岁男性胸痛患者的后前位胸片显示纵隔增宽，纵隔左缘异常密度影（箭）；B. CT 图像显示一个主动脉弓的局限性动脉瘤（箭），注意高密度附壁钙化灶的中断；C. 图 B 以下层面的 CT 图像显示正常的主动脉轮廓消失，伴邻近左侧胸腔积液；D. 矢状位重建 CT 图像显示局限性动脉瘤（箭）和周围液体聚集

有以下诱因的患者中：静脉内毒品注射、患有瓣膜病或先天性心脏或主动脉疾病、患者以前进行过心脏或主动脉的手术、患者有周围组织的化脓性感染，以及免疫功能不全的患者。真菌性动脉瘤的形状通常是囊袋状的，增长迅速并且瘤壁没有钙化。

主动脉夹层是血液聚集于主动脉壁中间层，通过一处或多处撕裂的内膜与真正的主动脉腔相通。大多数夹层开始是由一处内膜撕裂形成，随着血液流入逐渐撕裂进入主动脉中间层。两种分类系统用来描述主动脉夹层。DeBakey 分型将主动脉夹层分为三型[15]。Ⅰ 型为夹层起始于升主动脉并延伸至降主动脉；Ⅱ 型夹层局限于升主动脉；Ⅲ型夹层起始于左侧锁骨下动脉远端并局限于降主动脉。Stanford 分型分为 A 型（累及升主动脉）和 B 型（局限于降主动脉）[16]。主动脉夹层在增强 CT 图像上的具有诊断意义的特征是真假腔被内膜碎片分隔（图 6-36）。内膜碎片在高密度主动脉中呈曲线状低密度影。假腔通常被栓子填充并在延迟期排空，这与真腔是不同的。假腔可以部分或全部被栓子填充，因此可以呈高密度。真腔通常被假腔压迫。当增强图像不能区分真假腔时（假腔被栓子充满），夹层造成的钙化性斑块的移位可以在平扫 CT 图像中显示。主动脉夹层将与其他主动脉病变一起在第 19 章中进行讨论。

发育异常

发育性纵隔囊肿包括支气管囊肿、食管重复囊肿、神经管原肠囊肿和心包囊肿。前三种也可以称为支气管肺前肠畸形，说明它们起源于胚胎学前肠，是气管支气管树异常向腹侧的发育造成的[17]。包含软骨的纵隔囊肿被分类为支气管源性的，而肠管源性的则是被覆消化道上皮。神经管原肠的囊肿和一些食管重复囊肿发生于后纵隔，但是它们将在此与中纵隔肿物一起讨论。

支气管囊肿含有纤维包膜，通常包含软骨，内部被覆呼吸性上皮，并含有黏蛋白物质。大多数发生于纵隔或肺门区域，但是它们也可以发生于肺实质内。这些囊肿可以由于出血、感染或积气而快速增大，积气提示囊肿与气道相通。它们在胸片中在纵隔或肺门处呈边界清楚的实性肿物（图 6-37）并通常位于主气道附近。单发的支气管囊肿最好发的部位是位于隆突和食管之间。钙化可以是边缘的钙化也可以是囊肿内部的乳液状钙化[18]。CT 图像通常显示为一个单纯的囊性肿物，无壁或仅有一层薄壁。CT 密度通常与水密度接近（− 10 ～ 10U），当囊内充满乳液状钙化或感染或出血后聚集蛋白质物质时也可以是高密度（达到 120HU）的（图 6-38）。囊肿可以是单房也可以是多房的。囊壁可以见到曲线状钙化。

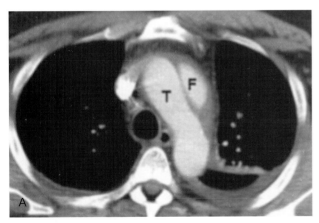
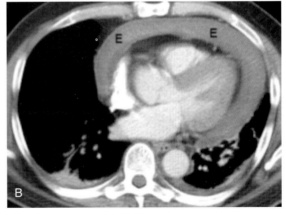

▲ 图 6-36　主动脉夹层
A. CT 图像显示两个主动脉腔，即假腔（F）和真腔（T），被内膜碎片分隔；B. 图 A 以下层面的 CT 图像显示高密度的心包积液（E），提示存在出血

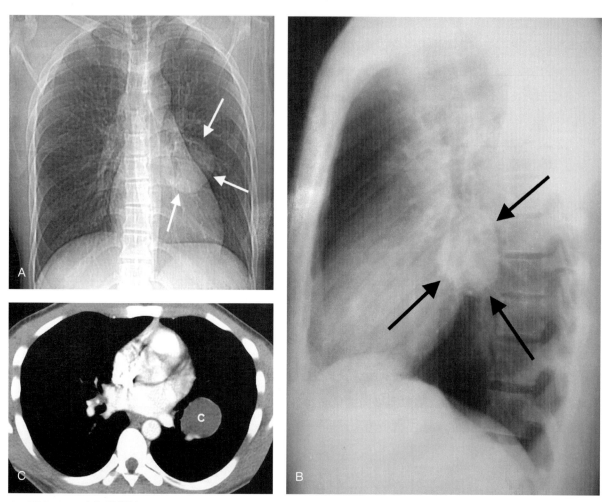

▲ 图 6-37　支气管囊肿

一个 23 岁男性的后前位（A）和侧位（B）胸片显示一个圆的左侧肺门旁肿物（箭）；C．CT 图像显示不强化的左肺门肿物，呈均匀的液体密度，形成一个囊肿（C）

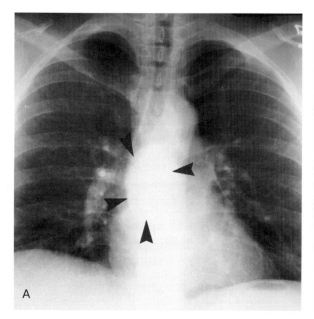
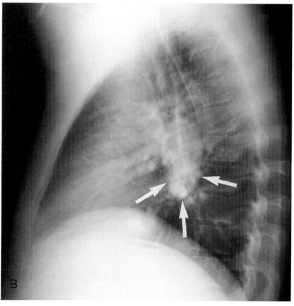

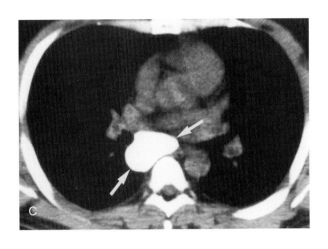

▲ 图 6-38　支气管囊肿

A．一个 36 岁女性的后前位胸片显示隆突下区域的一个卵圆形肿物（箭头），是支气管囊肿的典型部位；B．侧位像证实了肿物位于隆突下（箭）；C．CT 图像显示肿物的密度非常高，由乳液状钙化组成（箭）

食管重复囊肿的影像学特征与支气管囊肿类似，除了食管重复囊肿通常位于食管旁区域（图 6-39）。神经管原肠囊肿是后纵隔囊性占位，通过在一个或多个椎体的中线缺损与脊膜相连。相关的椎体异常提示此病。心包囊肿相对较常见，最常见于右侧心膈角，导致心包侧壁的异常外翻。囊肿通常与心脏、膈肌和前胸壁相连（图 6-40）。大多数边界清晰，略呈三角形，在 CT 图像中接近水的密度（图 6-41）。

后纵隔肿物

后纵隔也称为血管后间隙，位于心脏和心包之后，包含胸降主动脉、食管、胸导管、奇静脉和半奇静脉、淋巴结、交感神经链和下迷走神经。神经源性肿瘤是发生于后纵隔的最常见的肿瘤，而一些不常见的病变也可以发生于此区域，列于表 6-3 中（图 6-42 至图 6-50）。

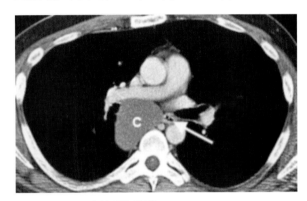

▲ 图 6-39　食管重复囊肿

一个 45 岁女性的 CT 图像显示一个隆突下囊性结构（C），呈均匀的液体密度，与食管相连（箭）；这种表现无法与支气管囊肿鉴别

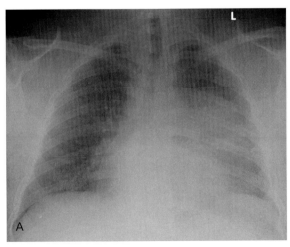

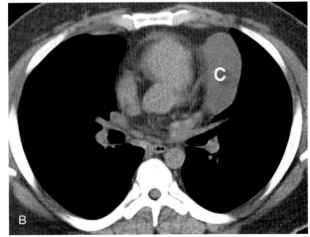

▲ 图 6-40　心包囊肿

A．一个 30 岁男性的后前位胸片显示一个导致左心缘模糊的肿物；B．CT 图像显示肿块（C）为均匀的液体密度

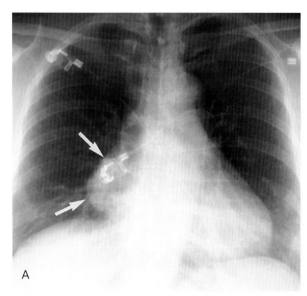

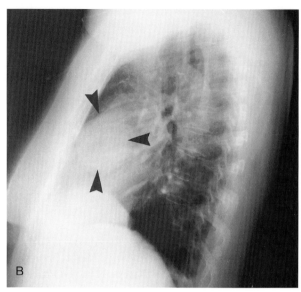

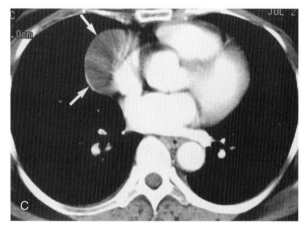

▲ 图 6-41　心包囊肿

A. 后前位胸片显示邻近右心缘的一个边界光滑、圆形的肿物（箭）；B. 侧位胸片显示肿物位于前或中纵隔（箭头）；C. CT 图像显示一个均匀液体密度的肿物，与右心相邻，是典型的心包囊肿的表现（箭）

表 6-3　后纵隔肿物

常见的
神经肿瘤
神经源性（神经母细胞瘤、神经节细胞瘤、神经节神经母细胞瘤）
神经根肿瘤（施万细胞瘤、神经纤维瘤、恶性施万细胞瘤）
少见的
副神经节细胞瘤（化学感受器瘤、嗜铬细胞瘤）
脊髓肿瘤（转移瘤、原发骨肿瘤）
淋巴瘤
侵袭性胸腺瘤
间叶细胞肿瘤（纤维瘤、脂肪瘤、平滑肌瘤、血管瘤、淋巴管瘤）
脓肿
胰源性假性囊肿
食管静脉曲张
血肿
创伤性假性脑膜膨出
胸腹膜裂孔疝
髓外造血
胸主动脉降段动脉瘤

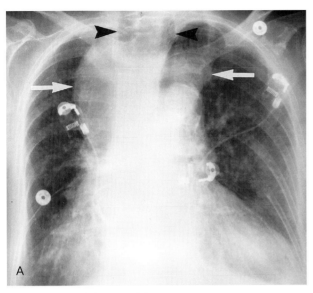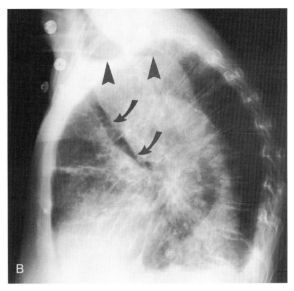

▲ 图 6-42 贲门失弛缓症

A．一个 86 岁女性吞咽困难的患者的后前位胸片显示上纵隔增宽（箭），以及充满气体而扩张的食管内的气体（箭头）；
B．侧位胸片显示扩张的食管内的气液平面（箭头）和气管向前移位（弯箭）

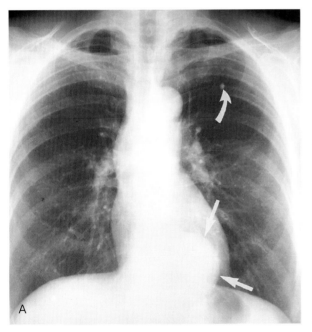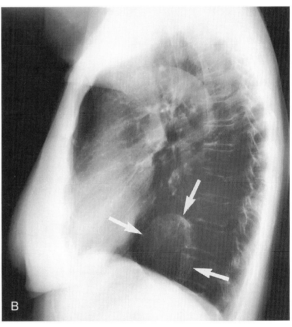

▲ 图 6-43 胸主动脉降段动脉瘤

A．一个 69 岁女性的后前位胸片显示与降主动脉相连的一个圆形肿物（直箭），在左肺上叶偶然发现钙化性肉芽肿（弯箭）；B．侧位胸片显示动脉瘤壁的线样环形钙化（箭）

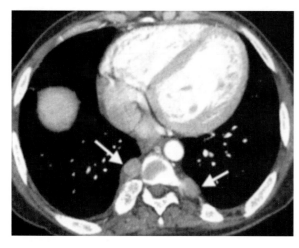

◀ 图 6-44　髓外造血
一个 20 岁珠蛋白生成障碍性贫血的女性患者的
CT 图像显示双侧脊旁软组织肿物（箭），以及
周围肋骨膨胀

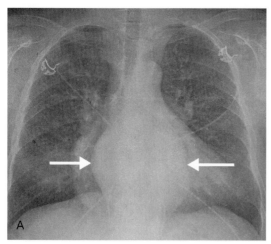

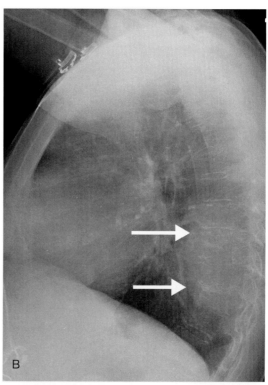

▲ 图 6-45　髓外造血
后前位（A）和侧位（B）胸片显示双侧脊旁后部
肿物（箭）

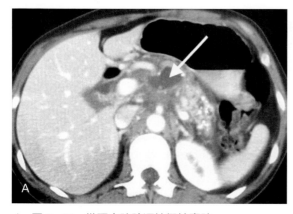

▲ 图 6-46　纵隔内胰腺源性假性囊肿
A. 一个 39 岁急性和慢性胰腺炎的男性患者侧位 CT 图像显示胰腺内的囊性区域（箭）和胰腺钙化；B.
在上层面的 CT 图像显示后纵隔内胰腺假性囊肿的环形强化（PC），以及大量的右侧胸腔积液（E）

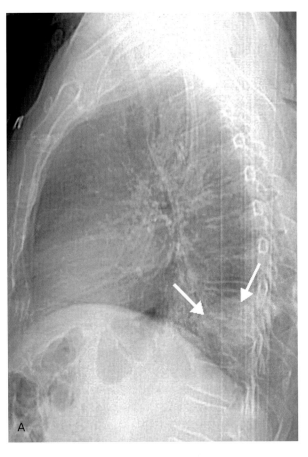

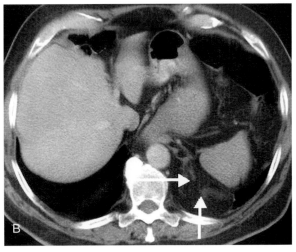

▲ 图 6-47　胸腹膜裂孔疝
A. 侧位 CT 定位图像显示一个后纵隔肿物（箭）；B.
轴位 CT 图像显示一处膈肌缺损（箭）和脂肪疝出

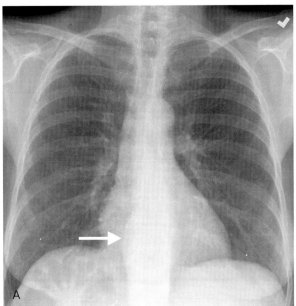

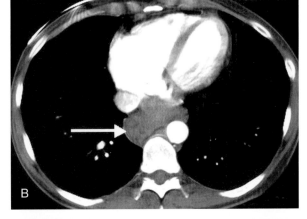

▲ 图 6-48　食管静脉曲张
A. 后前位胸片显示一个右侧脊柱旁肿物（箭）；B. CT
图像显示食管周围多发管状结构（箭）；C. 图 B 以下层
面的 CT 图像显示管状结构向下延续（箭）

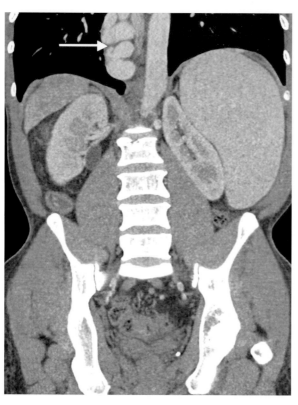

◀ 图 6-49　食管静脉曲张
冠状位 CT 图像显示邻近食管的管状结构（箭）

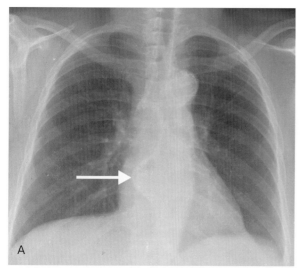

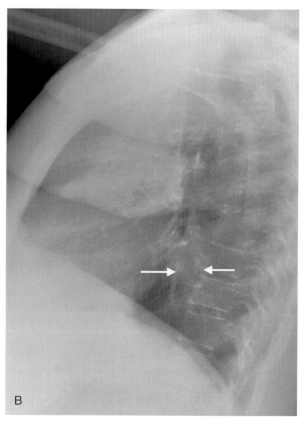

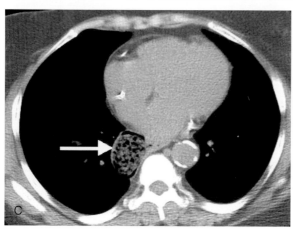

▲ 图 6-50　食管憩室
一个 52 岁男性的后前位（A）和侧位（B）胸片显示一
个右侧的脊柱旁肿物（箭）；C. CT 图像显示食管憩室
内的气体和食物残渣（箭）

神经源性肿瘤可以分为神经鞘瘤和神经节细胞瘤。神经鞘瘤由施万细胞瘤、神经纤维瘤和它们恶变的细胞构成。施万细胞瘤是最常见的胸内神经鞘瘤（图 6-51）。施万细胞瘤和神经纤维瘤都是起源于施万细胞，最常发生于 30 — 40 岁。几乎所有胸内神经鞘瘤都是来源于肋间神经或交感神经的。

神经节细胞瘤包括神经母细胞瘤（恶性的）、神经节瘤（良性的）和神经节神经母细胞瘤（介于良恶性之间的）。肾上腺是这些肿瘤的最常见的原发部位，纵隔往往是最常见的继发部位。

神经节瘤可以发生在 1 — 50 岁，而神经母细胞瘤和神经节神经母细胞瘤发生于儿童期，通常在 20 岁以下[19]。

神经鞘和神经节细胞瘤呈边界清楚的肿块，在影像图像中呈光滑或分叶状外观。一些体积非常大，可以占据大半胸腔。钙化可以见于所有类型的肿瘤。在神经母细胞瘤中，钙化通常是微小钙化，而在神经节神经母细胞瘤和神经节瘤中的钙化是高密度和粗大的。肿瘤周围的骨质呈现扇形的边缘，骨皮质完整并增厚。肋骨可以变细并向外张开，椎间孔可以增大。在

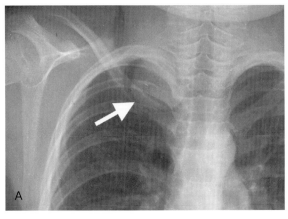

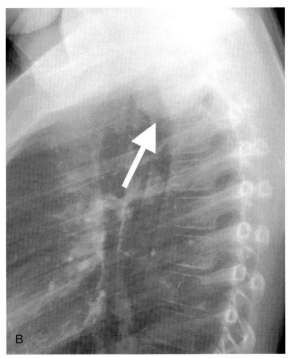

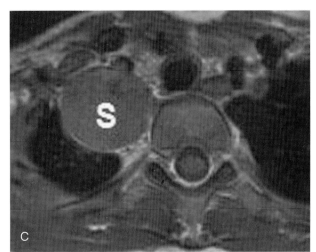

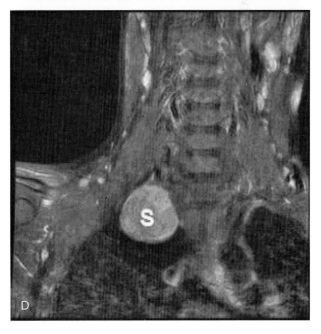

▲ 图 6-51　良性施万细胞瘤
一个 9 岁女孩的后前位（A）和侧位（B）胸片显示一个右肺尖的局限性肿物（箭）；C. MRI 轴位 T_1 加权图像显示肿物（S）位于脊柱旁并与椎管不相连；D. 冠状位的增强 MRI 图像显示肿物（S）为高信号

CT 图像中，许多肿瘤呈混杂密度，包括在血管内注射造影剂后的图像中出现强化的低密度区。

副神经节瘤是副神经节细胞肿瘤，可以是良性也可以是恶性的化学感受器瘤或嗜铬细胞瘤。纵隔内的副神经节瘤很少见，仅占大量胸内神经源性肿瘤的 2%[19]。副神经节瘤发生于主动脉弓区域并划分为主动脉体瘤。它们呈圆形软组织肿物，血供极为丰富，在注射造影剂后的 CT 图像中呈显著强化，此为重要的鉴别特征。

参考文献

［1］Rubush JL, Gardner IR, Boyd WC, et al. Mediastinal tumors: review of 186 cases. J Thorac Cardiovasc Surg. 1973;65:216–222.

［2］Morris UL, Colletti PM, Ralls PW, et al. CT demonstration of intrathoracic thyroid tissue. J Comput Assist Tomogr. 1982;6:821–824.

［3］Margolin FR, Winfield J, Steinbach HL. Patterns of thyroid calcification: roentgenologic-histologic study of excised specimens. Invest Radiol. 1967;2:208–212.

［4］Park CH, Rothermel FJ, Judge DM. Unusual calcification in mixed papillary and follicular carcinoma of the thyroid gland. Radiology. 1976;119:554.

［5］Wallace S, Hill CS, Paulus DD, et al. The radiologic aspects of medullary (solid) thyroid carcinoma. Radiol Clin North Am. 1970;8:463–474.

［6］LeGolvan DP, Abell MR. Thymomas. Cancer. 1977;39:2142–2157.

［7］Lewis JE, Wick MR, Scheithauer BW, et al. Thymoma: a clinicopathological review. Cancer. 1987;60:2727–2743.

［8］Harper RAK, Guyer PB. The radiological features of thymic tumours: a review of sixty-five cases. Clin Radiol. 1965;16:97–100.

［9］Levitt RG, Husband JE, Galzer HS. CT of primary germ-cell tumors of the mediastinum. AJR Am J Roentgenol. 1984;142:73–78.

［10］Jenkins PF, Ward MJ, Davies P, et al. Non-Hodgkin's lymphoma, chronic lymphocytic leukaemia and the lung. Br J Dis Chest. 1981;75:22–30.

［11］Lewis ER, Caskey CI, Fishman EK. Lymphoma of the lung: CT findings in 31 patients. AJR Am J Roentgenol. 1991;156:711–714.

［12］Genereux GP, Howie JL. Normal mediastinal lymph node size and number: CT and anatomic study. AJR Am J Roentgenol. 1984;142:1095–1100.

［13］Glazer BH, Gross BH, Quint LE, et al. Normal mediastinal lymph nodes: number and size according to American Thoracic Society mapping. AJR Am J Roentgenol. 1985;144:261–265.

［14］Ingram CE, Belli AM, Lewars MD, et al. Normal lymph node size in the mediastinum: A retrospective study in two patient groups. Clin Radiol. 1989;40:35–39.

［15］DeBakey ME, Henly WS, Cooley DA, et al. Surgical management of dissecting aneurysms of the aorta. J Thorac Cardiovasc Surg. 1965;49:130–149.

［16］Appelbaum A, Karp RB, Kirklin JW. Ascending vs. descending aortic dissection. Ann Surg. 1976;183:296–300.

［17］Fitch SJ, Tonkin ILD, Tonkin AK. Imaging of foregut duplication cysts. RadioGraphics. 1986;6:189–201.

［18］Bergstrom JF, Yost RV, Ford KT, et al. Unusual roentgen manifestations of bronchogenic cysts. Radiology. 1973;107:49–54.

［19］Reed JC, Haller KK, Feigin DS. Neural tumours of the thorax: subject review from the AFIP. Radiology. 1978;126:9–17.

自测题

1. 最可能的诊断是（　　）

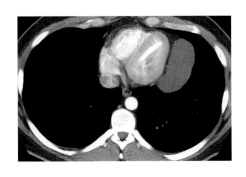

A. 胸腺囊肿

B. 支气管囊肿

C. 心包囊肿

D. 神经管原肠囊肿

2. 最可能的诊断是（　　）

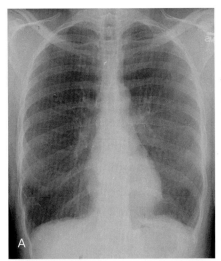

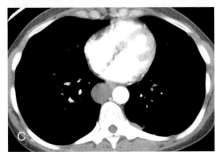

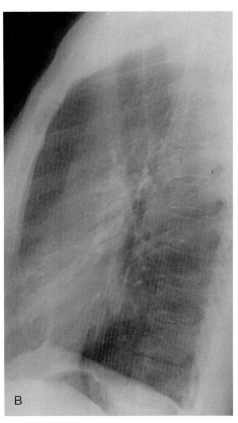

A. 支气管囊肿

B. 畸胎瘤

C. 胸腺瘤

D. 动脉瘤

答案与解析

1. C。心包囊肿。CT 图像显示邻近左心的一个液体密度肿物，没有明显的壁。

2. A。支气管囊肿。后前位和侧位胸片显示一个圆形、局限性的右侧主动脉旁侧肿物。CT 图像显示肿物是密度均匀的，比胸壁软组织密度稍低。其内的蛋白质成分造成了密度高于单纯性液体囊肿。

Chapter 7
肺内单发及多发结节

Solitary and Multiple Pulmonary Nodules

徐妍妍　孙宏亮　译

肺内结节定义为直径在 3cm 以内肺内类圆形不透光影像，边界清楚或不清楚[1]。肺内肿块与肺内结节区别在于病变的大小，不考虑病变轮廓、边界、密度等因素，胸片上肺内、胸膜或纵隔区域直径在 3cm 以上异常不透光区，均认为是肿块。而肿块通常被认为是实性或部分实性的病变[1]。有些作者将"结节"与"肿块"这两个术语等同交换使用，这是不合适的。CT 图像上所看到的结节，认为是小的椭圆形边界清楚地异常病变组织[3]。这个定义对临床诊断有帮助但不够准确，在临床实际工作中，对于肺内结节或者肿块的界定有一定的变异度。肺内多发实性结节的鉴别诊断很难，因而所涉及鉴别诊断在这个章节中会依次分别讨论。

孤立性肺结节

　　孤立性肺结节很常见，一个影像医师在每天日常工作中可能会碰到一个或多个，然而更多的结节是被忽略掉的。胸片上能够明确观察到的肺结节直径至少 9mm[4]，对新发现的肺结节进行回顾性分析时，近 90% 在既往胸片都能观察到[5]。SPN 意义在于它有多大概率是原发肺癌。表现为 SPN 的病变很多（表 7-1），但 95% 病变可以归于以下四类之一：恶性肿瘤（原发或转移），炎性肉芽肿（结核或者真菌感染）（图 7-1），良性肿瘤（主要是错构瘤），肺内（叶间裂周围）正常淋巴结组织[2]。除了影像表现，临床病史也是 SPN 诊断分析的重要线索（图 7-2）。肺癌患者发病年龄多大于 30 岁，吸烟者较不吸烟者更多见。若已知恶性肿瘤病史，比起新发肿瘤，转移的可能性要更高一些。国内某些区域流行真菌性疾病，那么肺内良性结节的发病率要高于其他地域。

　　SPN 的诊疗选择包括与老片对比，进一步影像分析[通常采用 CT 或者正电子发射计算机体层扫描术（PET）/CT]，发现良性病因后不做进一步分析，定期随访（通常采用 CT），或组织活检（经皮、支气管活检或手术切除）。需要结合影像及临

床表现综合考虑，选择下一步诊疗。有时额外的临床信息能够帮助患者避免进一步的检查（图7-3）。

表 7-1　表现为肺内孤立性结节的病变

恶性肿瘤
肺癌
孤立性转移灶
淋巴瘤
类癌
良性肿瘤
错构瘤
良性结缔组织或神经源性肿瘤（如脂肪瘤、纤维瘤、神经纤维瘤）
炎性病变
肉芽肿
肺脓肿
类风湿结节
炎性假瘤（浆细胞肉芽肿）
先天性病变
动静脉畸形
肺囊肿
支气管闭锁伴黏液栓塞
其他
肺梗死
肺内淋巴结
黏液栓塞
血肿
淀粉样变性
肺静脉汇合点断面
肺内类似孤立性结节的正常解剖结构
乳头
皮肤结节（如疣、痣）
肋骨骨折或者其他骨性病变
充血性心力衰竭所致"消失的假性肿瘤"（包裹型叶间积液）

　　对 SPN 进行评估时有两大原则：①在后前位和侧位胸片肺野上均看到，或者胸部 CT 肺内看到，才可明确结节位于肺内。②当前的胸片或 CT 图像需要与既往影像资料进行对比，以此判断病变的病程。根据以上两条原则，有时可以避免不必要的检查以及关注。

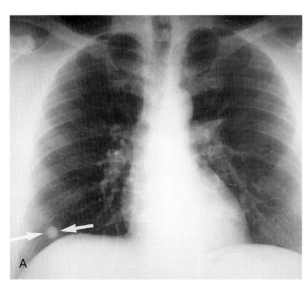
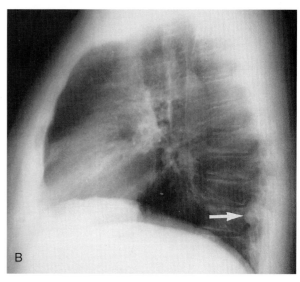

▲ 图 7-1　肉芽肿

A．后前位胸片显示右下肺小结节影（箭），边界清晰；B．侧位胸片，结合图 A，证实为肺内病变（箭）；此结节较致密且体积小，考虑为钙化灶，这是典型的良性钙化性肉芽肿改变，不需要进一步检查（若已知患者患有易发生钙化的原发肿瘤病史，如骨肉瘤，则需要进一步排查转移可能；此例患者既往影像资料证实，该结节已两年多未发生变化）

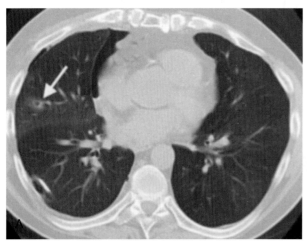
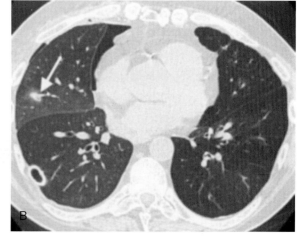

▲ 图 7-2　穿刺后血肿

62 岁，男性，肺移植后 11d 行右肺中叶支气管镜活检，该病史证实右肺中叶结节为穿刺后血肿影像；A．CT 图像显示右肺中叶小磨玻璃结节伴中心空腔形成（箭）；B．CT 扫描层面低于 A，在该层面结节（箭）显示更偏实性改变

　　评估 SPN 时需要考虑的四方面因素：①密度；②生长速度；③形状；④大小。上述每一点会在后面分别讨论。但是需要注意的是对于肺癌或肺内其他原发恶性肿瘤诊断，在胸片上并没有完全特异性的影像征象，明确的诊断或许可以依赖于 CT 检查。例如，胸片上的结节在 CT 图像上呈液体密度并局限于叶间裂，符合包裹型积液改变，也被称为"消失的假性肿瘤"（图 7-4）。

　　钙化是良恶性结节鉴别的最重要的影像征象。然而，45% 良性结节并不发生钙化[6]。如果结节直径＜ 3cm，边界光滑，病灶内钙化呈以下形态改变之一：中心粗大钙化、分层钙化、爆米花样钙化、弥漫钙化，则病变基本可以认为是良性的。其他形式钙化比较缺乏特异性，后面会进行介绍。在胸片上直径＜ 9mm 的结节很难观察到，如果能够清晰的显示，则说明病变具有弥漫且致密钙化，属于良性病变（图 7-1）。

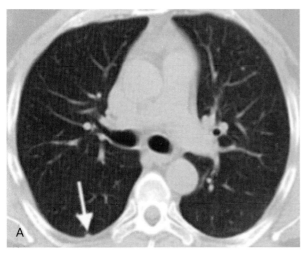
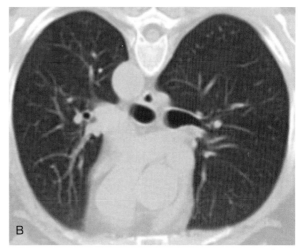

▲ 图 7-3　重力性肺不张

A. 仰卧位 CT 图像显示右肺下叶近后胸壁处小圆形结节样影（箭）；B. 俯卧位 CT 图像该结节消失，证实了这是由于重力所致局部肺不张改变

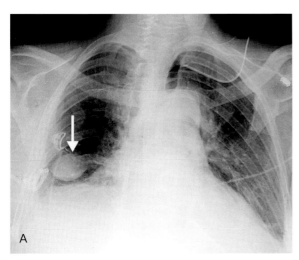
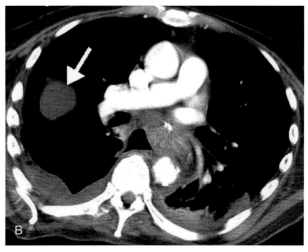

▲ 图 7-4　假瘤

A. 后前位胸片显示右下胸腔可见卵圆形边界清晰肿块影（箭）；此外，右肋膈角偏上水平可见右侧胸腔内置管影像；B. CT 图像显示该肿块（箭）是液体密度，结合所处位置（叶间裂走行区），符合胸腔积液改变；片中近右后胸壁亦可见胸腔积液影像

双能剪影胸片及新的去骨软组织算法对于肺结节内钙化的显示，可能会优于传统的胸片[7]。所谓的爆米花样钙化，是结节内钙化灶随机分布，钙化环相互重叠的影像，当病变内存在软骨成分时能够看到呈爆米花样改变，如错构瘤（图7-5）。结节内具有大片营养不良性钙化者通常是良性的病变，常见于肉芽肿，意外的情况极其少见。具有钙化的结节往往倾向于良性病变。薄层 CT（层厚≤ 3mm）上观察到结节内钙化，即使钙化非弥漫分布，没有明显的良性形态改变，

病变也很有可能是良性的，可以进行随访观察。但是这个措施仅仅对于直径≤ 3cm、边界清晰、生长速度并不是很快（与肺癌相比）的结节（图7-6）[8]。偏心性钙化有时是瘢痕癌的一个征象，肿瘤起源于肉芽肿或者吞噬纤维化、钙化肉芽肿所形成改变。具有毛刺的 SPN 伴有中心钙化性质待定，因为大多数良性 SPN 边界光滑或具有轻度浅分叶边缘。肺癌内钙化表现为无定形、细小点状或者弥漫分布，有时改变类似良性病变，表现为致密点状或完全性钙化。后两种改

变在类癌、转移性骨肉瘤及软骨类肿瘤中可见。细小点状钙化在具有分泌黏液功能的肿瘤的转移灶可见，如结肠癌或卵巢癌。

转移性钙化是由于血钙水平上升，钙盐在正常组织内异常沉积所致。它的发生可以与代谢异常，钙及相关矿物质的吸收上升或分泌减低有关，如甲状旁腺功能亢进[9]。营养不良性钙化则是矿物质在异常或退行性组织内沉积，而血钙保持正常水平。这两种钙化从病理层面的差异意味着转移性钙化常在多种组织中发现，

而营养不良性钙化是局灶性分布。转移性钙化可以在全身多部位分布，但主要发生于血管的间质组织、肾、肺（图7-7）及胃黏膜，在后三者胃酸分泌或者局部组织pH水平快速波动有利于钙盐沉积。

肺错构瘤是良性病变，是肺内正常组织的异常组合。如果肺内结节中有脂肪成分，那么诊断更倾向于错构瘤，而不是脂肪瘤或者髓样脂肪瘤。其他少见的可能性诊断包括脂肪肉瘤或肾细胞癌肺内转移，而这两种病变也罕有表

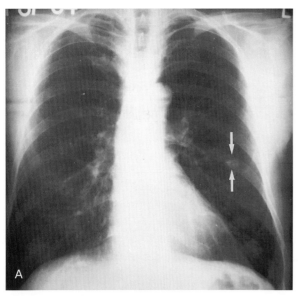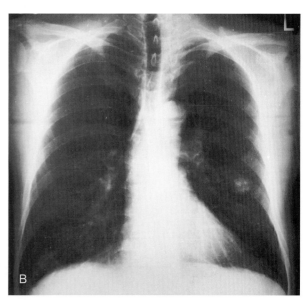

▲ 图 7-5　错构瘤

A. 后前位胸片显示右肺中叶圆形钙化结节（箭）；B. 5.5 年后复查胸片，该结节体积增大一倍，病灶内随机分布钙化灶，钙化环相互重叠，呈典型"爆米花"样改变，符合错构瘤改变；错构瘤体积增大并不少见，但与恶性病变不同，错构瘤生长速度很慢，体积增倍时间超过 18 个月

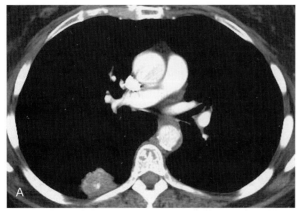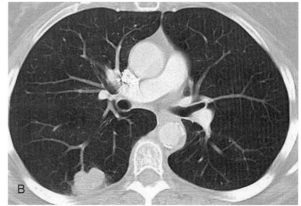

▲ 图 7-6　小细胞癌

A. CT 图像显示右肺下叶类圆形结节伴钙化，病变外缘不规则；病灶内钙化形态不确定是良性，病变不规则外缘改变提示肿瘤性病变可能；B. CT 肺窗显示该病变呈分叶状轮廓

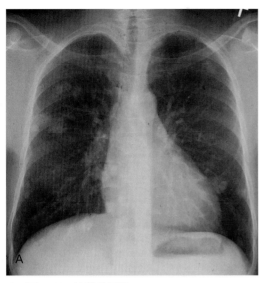

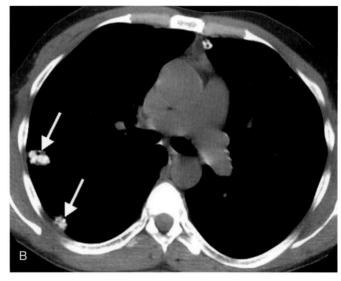

▲ 图 7-7　转移性钙化

37 岁，男性，肾衰竭且甲状旁腺功能亢进；A. 后前位胸片显示双肺内多发大小不一致密结节；B. CT 图像进一步证实肺内多发钙化结节（箭）

现为肺内含脂性结节。大多数肺内错构瘤包含软骨组织，可能同时含有脂肪、液性成分（图 7-8 和图 7-9），生长速度很缓慢，通常为实性病变（图 7-5）。90% 以上为外周分布[10]。肺内错构瘤直径最大可达 10cm，然而大多数直径＜ 4cm，通常为球形，分叶状，或者锯齿状外缘，边界清晰。患者若无恶性肿瘤病史，局灶脂性低密度（-120 ～ -40HU）是诊断错构瘤的一个可靠征象[11]。

　　肺内结节新的一种分类是"叶间裂周围"结节。最近一项对无症状的重度吸烟群体筛查研究发现叶间裂周围结节（PFN）几乎均是良性病变，不需要后期随访观察[12]。典型 PFN 定义为与叶间裂相接，均质实性结节，边界清晰，呈卵圆形、扁豆形或三角形。不典型 PFN 形态与典型 PFN 类似，但不与叶间裂相接，或者与叶间裂相接，但一侧外凸，另一侧光滑。具有毛刺或者球形结节不归于 PFN 一类内。

　　在 CT 图像上，结节可以划分为实性、部分实性及非实性结节。透过非实性（磨玻璃）肺结节可以观察到含气肺组织，多数恶性肿瘤结节呈实性改变，而部分实性结节也多为恶性，且常常是原位腺癌（曾称细支气管肺泡癌）（图

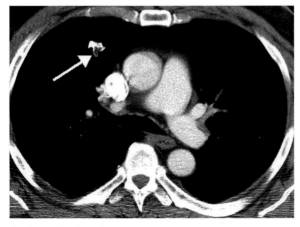

▲ 图 7-8　错构瘤

CT 图像显示右肺上叶不规则结节（箭）伴钙化及脂性密度

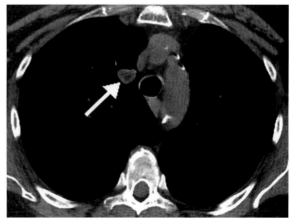

▲ 图 7-9　错构瘤

CT 图像显示右肺上叶结节（箭）中心呈脂性低密度

7-10 至图 7-12）。空气支气管征及细支气管征在肺恶性肿瘤性病变中更常见。

若肺内 SPN 至少两年内未见明显增大，基本上可以认为是良性病变[13]。但是，即使是良性病变，如肉芽肿，也会缓慢生长。因此，仅凭生长速度不能诊断恶性病变。肺癌倍增时间通常是 1 ～ 18 个月[14]。体积发生倍增时病变直径通常增大 1.25 倍。病变倍增时间小于 1 个月提示可能诊断包括感染、梗死、组织细胞性淋巴瘤，或快速生长的转移性病变（如生殖细胞肿瘤、淋巴瘤、黑色素瘤及软组织肉瘤）（表 7-2）[15]。病变倍增时间长于 18 个月提示可能的诊断

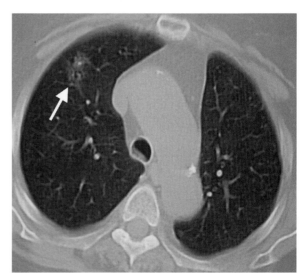

▲ 图 7-12　原位腺癌
CT 图像显示右肺上叶边界不清磨玻璃结节（箭）

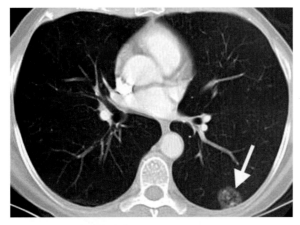

▲ 图 7-10　原位腺癌
CT 图像显示左肺下叶外周混杂密度结节（箭），内含实性成分与磨玻璃成分，其内小气泡样透亮影是该类肿瘤的特征性改变

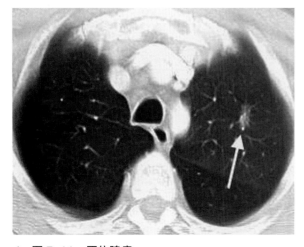

▲ 图 7-11　原位腺癌
CT 图像显示左肺上叶实性与磨玻璃成分并存的混杂密度结节

包括肉芽肿、错构瘤、支气管类癌、唾液腺腺样囊性癌、甲状腺癌转移及圆形肺不张。但是，有些特别的病例，肿瘤倍增时间超过 730d，病变在最初 2 年的随访期表现稳定，后期生长迅速。这也是一些肿瘤科医师有时将肺内结节随访观察时间定为 3 年或更久的原因。CT 对于病变的大小评估更准确，优于胸片，此外采用电子标尺测量病变直径要优于手动测量。然而，许多内在及技术性因素，包括结节本身大小及边界，限制了测量的准确性。对于直径＜ 2mm 的结节，大小变化很难准确地测量出来。即使病变体积有所改变，但由于体积过小也容易忽略。

表 7-2　生长迅速的肺内转移性病变

"容易迅速繁殖"（Loves To Multiply Swiftly）
淋巴瘤（Lymphoma）
睾丸生殖细胞肿瘤（Testicular germ cell tumor）
黑色素瘤（Melanoma）
软组织肉瘤（骨肉瘤）（Soft tissue sarcoma）

倾向恶性病变的阳性影像征象包括形态不规则、毛刺、分叶状（图 7-13）[16]。日光放射征定义为无数条状影自结节放射状延伸至周围肺组织，高度提示肺癌可能。当然也有例外情况，在良性病变如感染性肉芽肿或其他慢性炎性病变中有时也可以看到日光放射征[17]。"鼠尾征"

是胸膜下结节向脏胸膜延伸的线状条索影形成，这个征象曾很多年被误认为是可靠的恶性征象。但研究发现半数以上具有鼠尾征结节是良性肉芽肿性病变[18]而非恶性病变，因此鼠尾征是胸膜下肺结节的非特异性征象，无法用于良恶性鉴别。分叶状及锯齿状外缘在良、恶性病变中均有观察到，也不是很有特异性的鉴别征象（图7-14和图7-15）。边界清楚、光滑非分叶结节符合错构瘤、肉芽肿及转移瘤的改变。结节外缘光滑并不意味着良性病变，高达1/3的恶性结节表现为光滑外缘（图7-16）[19]。因而上述的影

像征象表现为阴性时，反而更有诊断意义。结节周围微小结节，被称为卫星结节，与良性病变有很高的相关性（图7-14），但它的存在并不能完全肯定良性病变的诊断，10%伴有卫星小结节的病变最终是恶性的（图7-17）[6]。

SPN伴有不规则厚壁空洞，壁厚超过16mm多是恶性病变，而良性空洞性病变洞壁往往薄而光滑。但是良、恶性病变影像表现之间往往有交叉，洞壁的特点并不能作为良恶性SPN鉴别的可靠征象（图7-18和图7-19）[20]。

对于直径至少10mm肺内结节进行薄层CT增强检查（间隔1min重复进行扫描，直至注药后4min），此技术被认为有助于良、恶性病变检出。虽然病变强化程度大于15HU更倾向于恶性病变可能，但是假阳性率很高，活动性炎性病变如肉芽肿或者机化性肺炎也可以表现较高强化程度。因此结节强化程度是一个诊断恶性病变的敏感但非特异性的影像征象[21]。

PET/CT采用^{18}F-脱氧葡萄糖常规用于判定直径＞1cm SPN是否具有良性或恶性代谢特征[22]。对于直径1～3cm SPN良恶性鉴别的敏感性、特异性分别大约是94%及83%[23]。表现为PET/CT假阳性的情况与局部感染、炎性病变及肉芽肿性

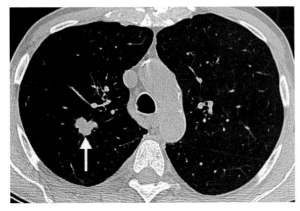

▲ 图7-13　支气管腺癌
CT图像显示右肺上叶分叶状结节（箭），外周见细毛刺影像

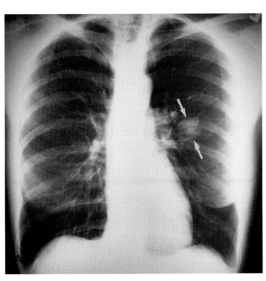
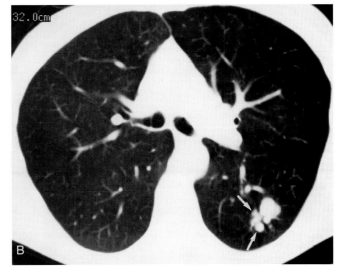

▲ 图7-14　球孢子菌病
38岁，加利福尼亚女性，既往曾患肺炎；A. 后前位胸片显示左肺下叶背段轻度分叶结节，直径约3cm（箭），较3个月前胸片（未提供）所见体积增大；B. CT图像显示左肺下叶浅分叶结节，边缘有小凹口内陷，周围有卫星结节（箭）；卫星结节在良性病变中更常见，但恶性肿瘤性病变中亦可出现，故不能作为良恶性病变鉴别点

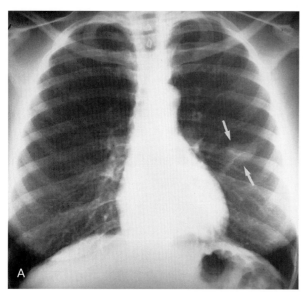

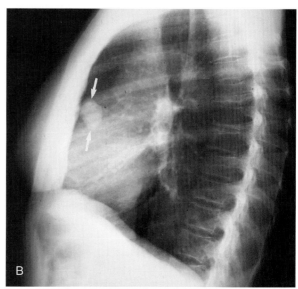

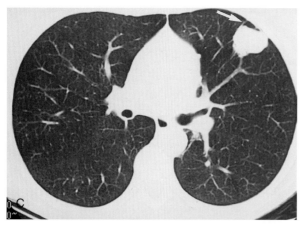

▲ 图 7-15　大细胞肺癌

45 岁，抽烟患者，咳嗽 3 个月；A. 后前位胸片显示左肺上叶直径约 3cm 结节（箭），既往胸片检查肺内未见明确结节；注意此结节改变与图 7-14 病变相似性；B. 侧位胸片进一步证实病变位于左肺上叶前部（箭），未见明确钙化；C. CT 图像显示病变呈浅分叶，但边界清楚，可见鼠尾征（箭），后者是外周分布肺内病变的非特异影像学征象，不能作为良恶性鉴别点

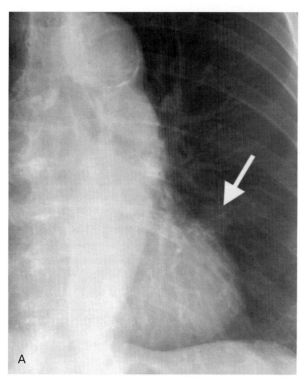

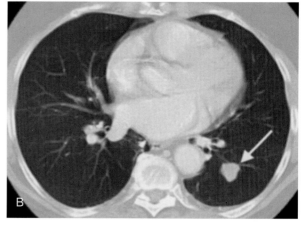

▲ 图 7-16　非小细胞肺癌

A. 胸片显示左心缘旁模糊结节影（箭）；B. CT 显示左肺下叶结节（箭），轻度分叶，边缘光滑

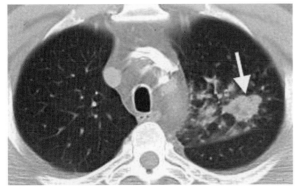

▲ 图 7-17 原发鳞状细胞癌

CT 图像显示左肺上叶较大结节（箭），周围多发不规则小结节及磨玻璃影

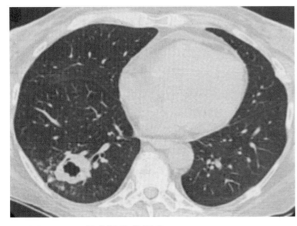

▲ 图 7-18 侵袭性肺曲霉病

52 岁，女性，肝移植术后，CT 图像显示右肺下叶不规则厚壁空洞样病变

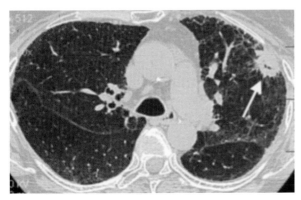

▲ 图 7-19 原发肺腺癌

66 岁，女性，患有特发性肺纤维化，CT 图像显示左肺上叶空洞带毛刺结节（箭）

疾病（如结核、结节病）等有关，PET/CT 假阴性的情况常见于类癌、原位腺癌（曾称细支气管肺泡癌），以及低代谢率肿瘤。对于直径 < 1cm 的结节 PET/CT 敏感性及特异性均下降。

对于肺内结节，临床常要求进行经皮细针抽吸穿刺活检（FNAB），而 CT 引导下活检可以对直径仅有 5mm 病变进行操作。对于不适合手术的患者，行 FNAB 可以明确肺内结节良、恶性及组织学类型。而能够耐受手术的患者，FNAB 可以明确良性病变的可能，避免手术。FNAB 绝对禁忌包括期间患者不能屏住呼吸，不能 CT 检查床上平躺不动超过 30min，无法控制咳嗽。相对禁忌包括易出血体质、肺切除术后、严重肺气肿、严重血氧不足、肺动脉高压，以及肺内结节体积过小或位置异常。FNAB 对肺内恶性结节诊断的敏感性为 86%，特异性为 98.8%[24]。对于直径在 5 ~ 7mm 结节及淋巴瘤患者，FNAB 诊断敏感性下降。如果 FNAB 标本结果是恶性病变或者少见的良性病变（图 7-20），诊断结果中需要建议进一步确诊。如果病理结果提示为常见良性病变，如非典型支气管肺泡上皮增生、炎性病变（涂片或培养无微生物出现），需要进行芯针活组织检查进一步评估，或者进行临床、影像随诊观察。FNAB 并发症是气胸和出血，其中气胸发生率约为 25%。

CT 对于肺内小结节的显示能力随着设备更新也不断加强。大部分吸烟患者在薄层胸部 CT 图像上都能发现小的肺结节，多数结节直径 < 7mm[25]。CT 所见肺内非钙化性结节的随访及诊疗指南，在多排螺旋 CT 普及之前就已经制定，根据指南对于可疑结节仍需要至少随访 2 年。2005 年，Fleischner 学会发布了关于肺内偶然发现的 SPN 的诊疗指南[26]。该指南只针对成年人（年龄 35 岁及以上者）偶然发现肺内的结节，且该结节与已知的疾病并无任何相关性。对于 35 岁以下肺内发现结节者，除非已明确为原发恶性肿瘤，指南建议 6 ~ 12 个月内复查一次低剂量 CT。若患者患有恶性肿瘤性病变，且有发生肺内转移倾向，应该根据相应恶性肿瘤治疗原则或特殊临床措施进行处理。根据 Fleischner 指南对肺内结节随访的简化流程见表 7-3。

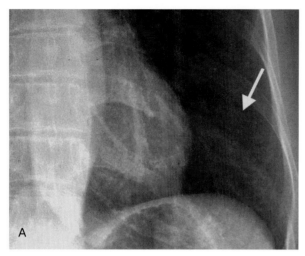

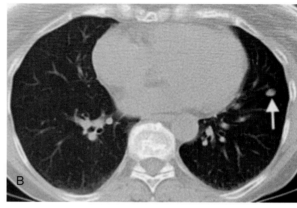

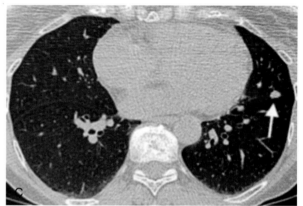

▲ 图 7-20　良性淋巴结

A. 胸片显示左肺下叶模糊结节影（箭）；B. CT 图像（5mm 层厚）显示结节边界光滑（箭）；C. 薄层 CT 图像（1.25mm 层厚）显示结节（箭）沿左侧叶间裂走行，符合良性胸膜下淋巴结改变；虽然 CT 影像改变高度提示了诊断结果，患者依然进行了细针穿刺活检，后病理结果进一步证实了上述诊断

表 7-3　对于 35 岁以上无明确恶性肿瘤病史患者肺内实性结节推荐的随访及诊疗措施流程

结节大小 (mm)	不吸烟者	吸烟者
≤ 4	无 F/U	12/stop
5 ～ 6	12/stop	12/24/stop
7 ～ 8	6/12/24/stop	6/12/24/stop
≥ 9	3/9/24/stop 或 PET 或 Bx	3/9/24/stop 或 PET 或 Bx

F/U，随访，间隔数月进行 CT 复查；stop，结节在推荐的间隔时间内无明显变化，则不需要再随访观察；PET，正电子发射计算机体层扫描术；Bx，穿刺活检

　　内含磨玻璃成分的结节进行了特殊归类，称为"亚实性"结节。许多亚实性结节代表周围型腺癌，它是肺癌最常见的类型且发病率呈上升趋势[27]。根据 Fleischner 学会推荐的亚实性结节诊疗指南见表 7-4[27]。所涉及指南的诊疗措施需要结合患者具体临床病史进行合理解读。对于肺内纯磨玻璃结节，不考虑病变大小，即使有胸外恶性肿瘤性病史也遵循指南的诊疗措施。对于肺内多发小磨玻璃结节需要考虑其他病变可能（如抽烟患者中常见的吸气性细支气管炎）。

表 7-4　对于肺内亚实性结节推荐的诊疗措施

结节类型	推荐诊疗措施（随访时间单位以月计数）
单发纯磨玻璃结节	
≤ 5mm	不需要随访
> 5mm	3/12/12/12[a]
单发部分实性结节	3/12/12/12[b]
多发亚实性结节	
纯磨玻璃结节 ≤ 5mm	24/48
纯磨玻璃结节 > 5mm；	3/12/12/12
无优势结节	3[c]
优势结节伴实性成分	

注：最佳的评估方法是采用连续薄切片（1mm 重建狭窄和 / 或纵隔窗）

a. 如果结节消失，则停止随访；b. 如果结节消失，则停止随访；如果结节持续存在且实性成分直径 < 5mm，则继续随访；如果结节持续存在且实性成分直径 ≥ 5mm，则选择穿刺或切除；如果亚实性结节直径 > 10mm，建议 PET 检查；c. 如果结节持续存在，建议穿刺或者外科切除

肺内多发结节

肺内多发结节的鉴别诊断不同于 SPN（图7-21）（表7-5），虽然两者间有部分重叠。类风湿结节可以是单发或者多发的（图7-22）。95% 以上具有正常免疫力的患者，肺内多发结节病因可能是转移或感染（多为结核或者真菌性肉芽肿）（图7-23）[2]。如果结节是空洞性，有利于缩窄鉴别诊断范围（图7-24 至图7-30；表7-6）[25]。肺内空洞定义为肺内实变、肿块或者结节内含气的透亮或低密度区[1]。可以造成肺内空洞性结节的病因也可以形成非空洞性结节或者在胸片上不表现为空洞的结节。因此，对于肺内空洞性结节的记忆表"CAVITY"（表7-6），可以看作是所有肺内多发结节病变的缩略表。

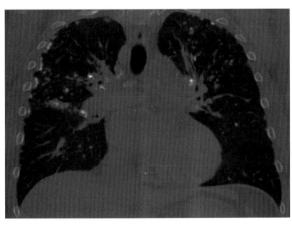

▲ 图 7-21 硅肺
CT 冠状位重建骨窗显示肺内多发钙化及非钙化结节

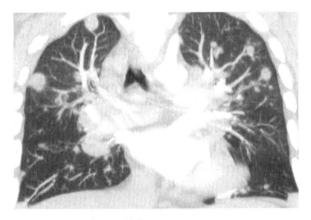

▲ 图 7-22 类风湿结节
CT 冠状位重建显示肺内多发大小不等结节

表 7-5 表现为肺内多发结节的病变

肿瘤
转移
恶性淋巴瘤 / 淋巴组织增生类疾病
炎性病变
肉芽肿
真菌及机会性感染
感染性栓塞
类风湿结节
肉芽肿性多血管炎（GPA，曾称 Wegener 肉芽肿）
结节病
朗格汉斯细胞组织细胞增多症
先天性病变
动静脉畸形（Osler-Weber-Rendu 综合征）
其他
血肿
肺梗死
职业病（硅肺）

表 7-6 表现为肺内空洞性结节的病变

"CAVITY"
肿瘤（原发肺癌，转移——尤其是鳞癌）（Carcinoma）
自身免疫（肉芽肿性多血管炎，类风湿结节）（Autoimmune）
血管（轻度脓毒栓子）（Vascular）
感染（特别是分枝杆菌和真菌源性）（Infection）
创伤（肺膨出）（Trauma）
年轻，如先天性病变（肺隔离征、膈疝、支气管囊肿）（Young）

引自 Dähnert W. Radiology Review Manual. Baltimore, MD：Williams & Wilkins；1991.

除非患者存在免疫缺陷，对于绝大多数肺内有多发结节的患者要考虑转移性病变，尤其患者有原发恶性肿瘤病史或者怀疑恶性肿瘤时。当肺内结节体积越大，结节大小变异度越大，肿瘤性病变可能性越大。转移性病变通常呈球形且边界清楚，通常它们大小不一。根据尸检结果，胸外恶性肿瘤最常发生肺部转移的病变包括乳腺癌、结肠癌（图7-31 和图7-32）、肾癌（图7-33）、子宫恶性肿瘤、前列腺癌，头、

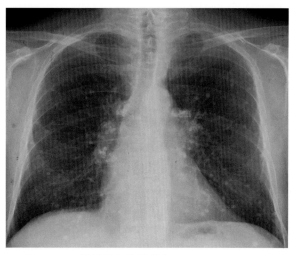

▲ 图 7-23　慢性组织胞浆菌病

54 岁，男性，曾患组织胞浆菌病，后前位胸片显示肺内多发小圆形钙化结节

颈恶性肿瘤[28]。其他的发病率较低但很容易发生肺转移的恶性肿瘤包括绒毛膜癌、骨肉瘤、尤因肉瘤、睾丸癌（图 7-34）、黑色素瘤（图 7-35 和图 7-36）、甲状腺癌。最容易发生肺内空洞性转移的病变部位包括宫颈（图 7-37）、结肠、头部及颈部（图 7-38）[29]。鳞状细胞癌发生空洞的概率是腺癌的两倍[29]。转移灶伴钙化最常见于骨肉瘤及软骨肉瘤（图 7-39 和图 7-40），或者转移性病变治疗后改变[30]。粟粒样肺内转移最常见于甲状腺癌或肾癌、骨肉瘤、滋养细胞病，以及黑色素瘤。有时，肺内单发结节可见于有原发肿瘤病史患者。对于 35 岁以上患有身体其他部位鳞状细胞癌，肺内实性结节通常是单独的原

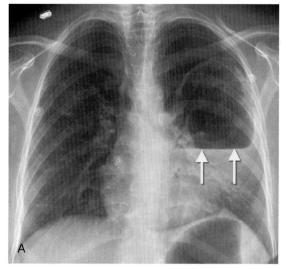

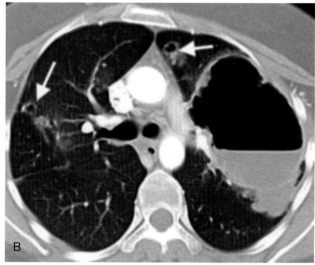

▲ 图 7-24　多血管炎性肉芽肿病（韦氏肉芽肿病）

A. 后前位胸片显示左肺内较大空洞性病变（箭），其内可见液平面；B. CT 图像可见左肺内较大空洞性病变及多发小空洞结节（箭）

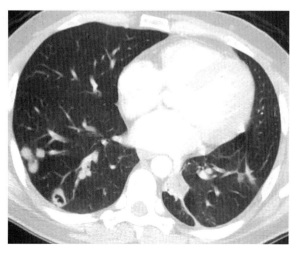

◀ 图 7-25　肉芽肿性多血管炎（Wegner 肉芽肿病）

CT 显示肺内多发结节，其中右肺下叶病变呈空洞性改变

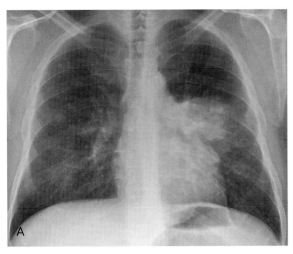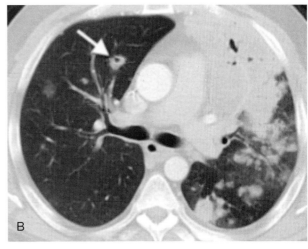

▲ 图 7-26　芽生菌病

A．后前位胸片显示左肺内大片状阴影及右肺中叶小结节影；B．CT 图像显示右肺中叶空洞性结节（箭），左肺上叶斑片状致密影及一些不规则结节影

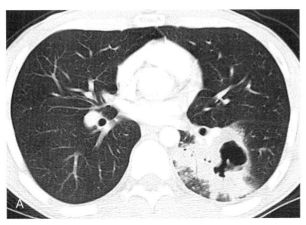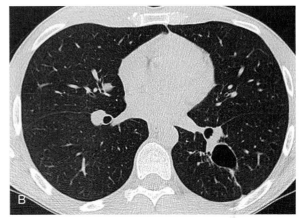

▲ 图 7-27　芽生菌病

A．CT 图像显示左肺下叶大片实性病变伴中心空洞样改变；B．4 个月后复查，CT 图像显示局部残留薄壁空洞样病变

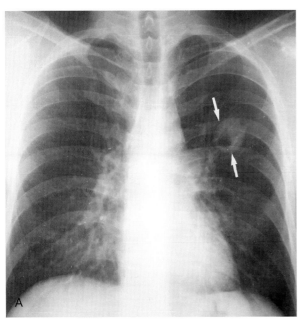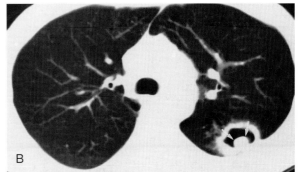

▲ 图 7-28　球孢子菌病

40 岁，男性，咳嗽发热；A．后前位胸片显示左肺下叶背段直径约 3cm 空洞性病变（箭）；B．CT 图像显示空洞中心可见实性软组织结节影（箭）——符合真菌球改变；肺癌（特别是鳞癌）偶尔会出现空洞及空洞内出血，形成空洞内血肿，影像表现类似真菌球改变；但是真菌球多会随着患者体位改变发生滚动

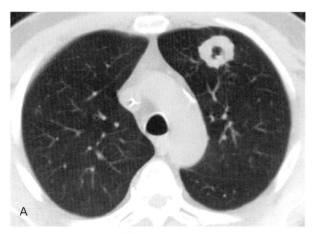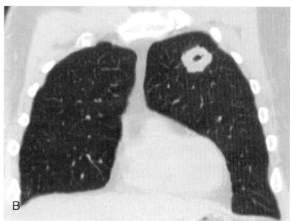

▲ 图 7-29　球孢子菌病

A．CT 轴位图像显示左肺上叶厚壁空洞结节；B．CT 冠状位图像清楚地显示左肺上叶病变

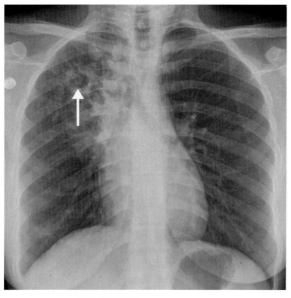

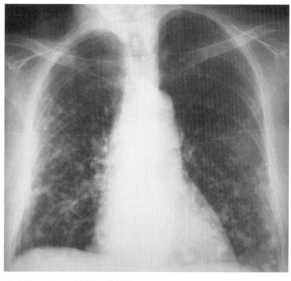

▲ 图 7-30　分枝杆菌结核

后前位胸片显示右肺上叶小斑片状实变、空洞样病变伴液气平面（箭）

▲ 图 7-31　结肠癌转移

后前位胸片显示双肺内多发大小不等结节，边界不清；但是对于结肠癌患者，肺内这些结节表现并不能除外转移的可能性；结肠癌是发生肺内转移常见的病变

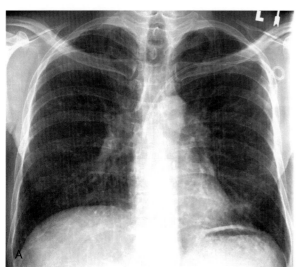

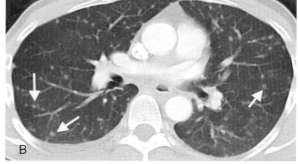

▲ 图 7-32　结肠癌转移

A．后前位胸片显示双肺内多发小结节影；B．CT 图像显示双肺内多发小结节（箭），边界清楚；CT 对于这些结节灶显示优于胸片

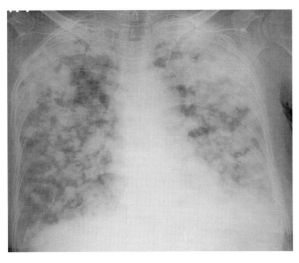

◀ 图 7-33　肾细胞癌转移
后前位胸片显示肺内多发边界不清结节，病变相互融合

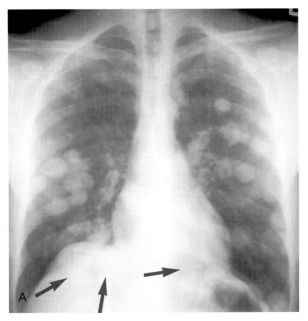

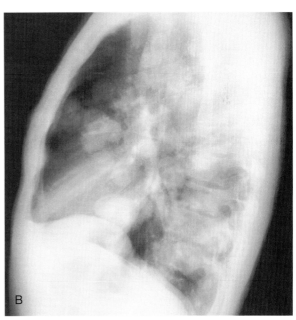

▲ 图 7-34　睾丸癌转移
后前位（A）及侧位（B）胸片显示双肺内多发大小不等结节，边界清楚，是典型的肺内转移灶表现；睾丸癌很容易发生肺转移；需要注意的是后前位图像上膈面水平下位于肺下叶后基底段病变（箭）；位于该区域病变，由于缺乏含气透亮肺组织对照很容易被掩盖，需要仔细观察

发恶性肿瘤性病变。如果患者患有其他部位的腺癌，那么肺内实性结节是原发或者转移的概率是相同的。结肠癌是肺内实性转移最常见的病因（图 7-41）。如果患者患有软组织肿瘤、骨源性肉瘤或者黑色素瘤，那么肺内实性结节常常是转移灶[31]。

脓毒栓子最常见的病源是感染的中心静脉导管（包括起搏器电线）、瓣膜性心内膜炎、脓毒性血栓性静脉炎、留置假体。脓毒性栓塞是过度静脉给药常见的并发症。虽然脓毒性栓塞在血液培养前可能会有异常影像表现，尤其在胸部 CT 上[32]，但脓毒性栓塞往往是根据阳性的血液培养结果确诊。常规胸片及 CT 上表现为肺内弥漫多发斑片影，由于下肺区域血液更丰富，病变下肺分布更显著。病变表现为圆形或者楔形，类似肺梗死。大约 50% 病变会发生空

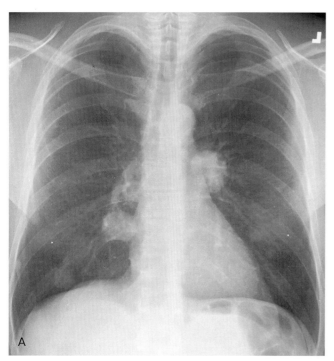
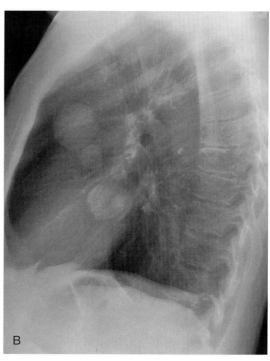

▲ 图 7-35　黑色素瘤转移

A. 后前位胸片显示双肺内多发大小不等结节及团块影，边界清楚；肺内改变产生了一个术语用于描述这种影像表现——"炮弹样"转移；B. 侧位胸片进一步证实了这些结节及肿块位于肺内

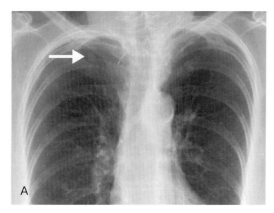
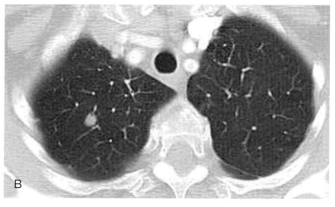

▲ 图 7-36　黑色素瘤转移

A. 后前位胸片，斜位透照上肺组织，显示右肺上叶模糊结节影（箭）；由于前后骨组织重叠，肺尖病变很容易被遗漏；如果仔细观察，与对侧肺组织不对称改变更容易发现病变；B. CT 检查进一步明确了右肺上叶结节存在

洞（图 7-42）[32]。在感染性肺梗死患者，肺实变胸膜区域的边缘可见明显的血管进入，称为滋养血管征[33]。虽然不具有特异性但此征象在肺栓塞情况下更多见。肺内多发结节或楔形实变，部分发生空洞变，且病变大小及形态改变迅速（通常数天内），结合适当检查发现明确的滋养血管，这是高度怀疑感染性肺栓塞诊断（图 7-43 和图 7-44）[32]。

肺动静脉畸形是肺动脉与静脉之间（95%）（图 7-45）或体循环动脉与肺静脉之间（5%）出现的一条或多条异常连通。90% 多发异常交通的情况与遗传性出血性毛细血管扩张症（Osler-Weber-Rendu 病），后者表现为鼻出血、皮肤及黏膜毛细血管扩张，以及消化道出血的一类综合征。AVM 通常因毛细血管结构先天性缺陷所致，但也可由某些病因造成，如肝硬化、肿瘤、

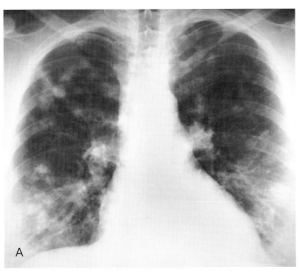
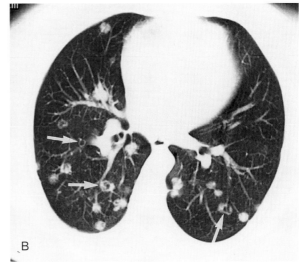

▲ 图 7-37　宫颈癌转移
A. 后前位胸片显示双肺多发结节，部分边界清楚；由于患者体格较健壮且胸壁软组织较厚，部分胸壁组织超出了胸片范围；B. CT 图像显示肺内病变多数为空洞性病变（箭）；肺内病变均边界比较清楚；宫颈癌是肺内空洞性转移最常见病因之一

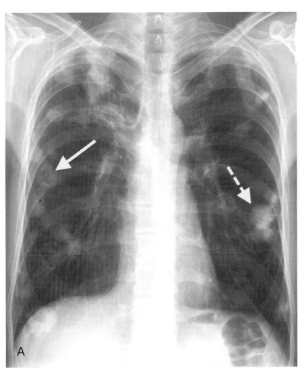
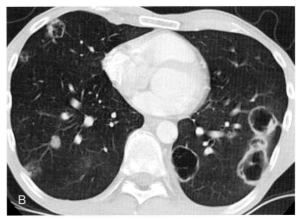

▲ 图 7-38　扁桃体鳞状细胞癌转移
50 岁，抽烟男性（每年 20 包）；A. 后前位胸片显示双肺多发空洞性（实箭）及非空洞性结节（虚箭）；B. CT显示空洞性病变呈薄壁改变

创伤、手术或某些感染性疾病。AVM 的典型影像学表现是边缘锐利，分叶的椭圆形或圆形肿物，大小从 1cm 到数厘米不等，具有增粗的滋养动脉及引流静脉。CT 图像上，AVM 多表现为明显强化（图 7-46）。动静脉瘘会造成缺氧、脓肿或梗死，尤其是脑部，因为这种右向左的血管短路绕过了肺部滤过这一步[34]。影像学有助于 AVM 的诊断、治疗及后期随访（图 7-47）。如果忽略了增粗的滋养血管，多发的 AVM 有时会与转移性病变的影像混淆。

　　肺囊肿是气体在肺内囊状积聚，源于感染（肺炎链球菌、大肠埃希菌、克雷伯菌、葡萄球菌、

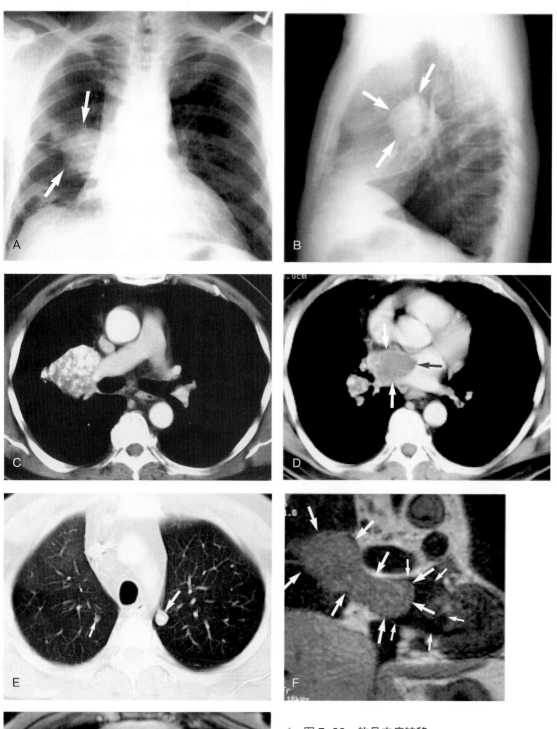

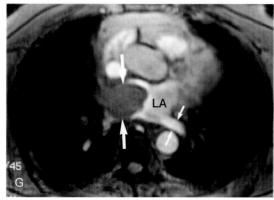

▲ 图 7-39　软骨肉瘤转移

57 岁，男性，咳嗽咯血，7 年前因软骨母细胞型骨肉瘤进行下颌的切除；A. 后前位胸片显示右肺门巨大分叶状肿块（箭）；B. 侧位胸片进一步明确了病变位于肺门（箭）；C. CT 图像显示病变内粗大钙化；D. 扫描层面低于 C，图像显示病变延伸至左心房内（箭）；E. CT 肺窗图像显示右肺上叶小转移灶（小箭），以及左肺上叶较大的钙化转移灶（大箭）；F. 磁共振（MR）冠状位图像显示病变（大箭）经右上肺静脉延伸至左心房（小箭）；G. MR 轴位图像显示低信号肿瘤组织（大箭）侵犯左心房（LA），后者正常呈高信号，信号强度同左下肺静脉（小箭）

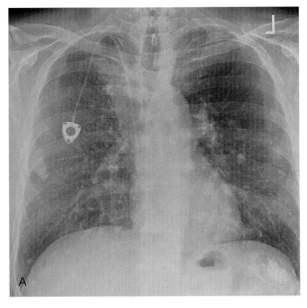

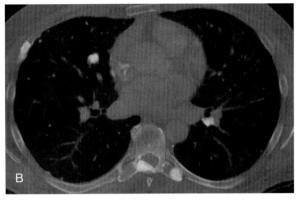

▲ 图 7-40　软骨肉瘤转移

A. 后前位胸片显示肺内多发致密结节；B. CT骨窗图像显示肺内多发结节，部分伴钙化，肋骨及脊椎可见成骨性转移

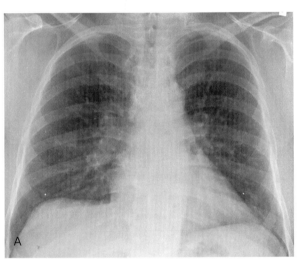

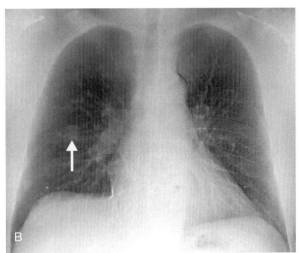

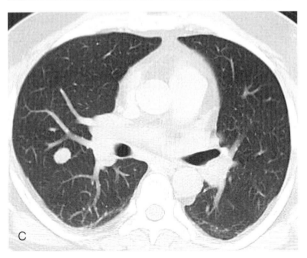

▲ 图 7-41　结肠癌转移

A. 后前位胸片显示肺内模糊结节影，与第 7 后肋影像相重叠；B. 双能剪影胸片证实了该结节（箭）的存在；C. CT 图像显示右肺中叶实性肺结节；结肠癌是肺内实性转移最常见的病因

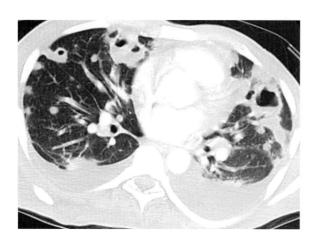

▲ 图 7-42　感染性栓塞

39 岁，女性，中心静脉留置管，白细胞计数增高；CT 图像显示双肺内多发结节，多数为空洞性；静脉留置管是感染性栓塞的病因

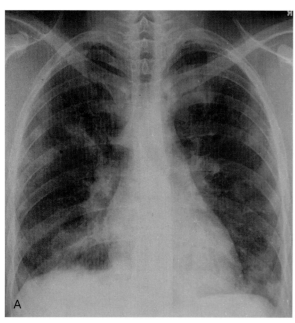

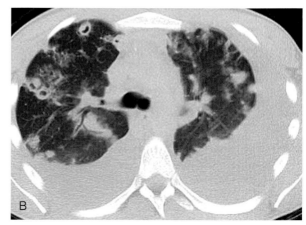

▲ 图 7-43　感染性栓塞

A. 后前位胸片显示双肺内多发边界不清结节样斑片影；

B. CT 图像显示双肺外周多发空洞性结节，双侧胸腔积液

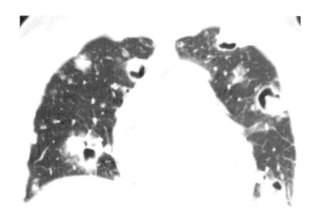

▲ 图 7-44　感染性栓塞

CT 冠状位图像显示双肺内多发空洞性病变，胸膜下分布为主

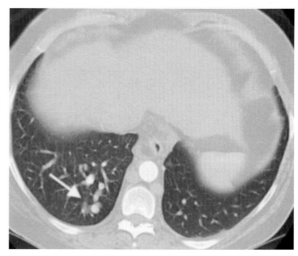

▲ 图 7-45　动静脉畸形

36 岁，女性，咯血，CT 图像显示右肺下叶管状结构（箭），代表粗大的滋养动脉及引流静脉影像

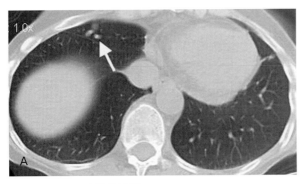
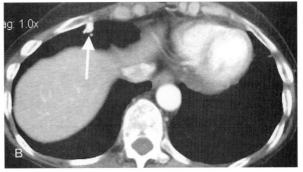

▲ 图 7-46 动静脉畸形

62 岁，女性，患 Osler-Weber-Rendu 综合征；A. CT 图像显示右肺中叶下部管状组织结构（箭）；B. CT 纵隔窗显示该异常结构明显强化（箭）

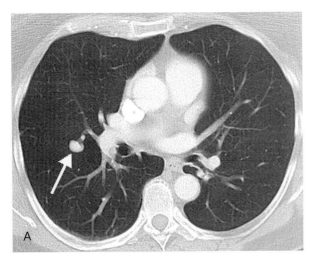
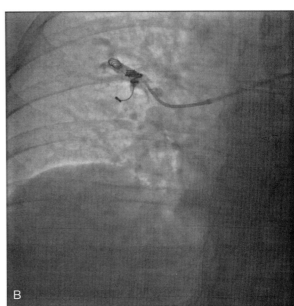
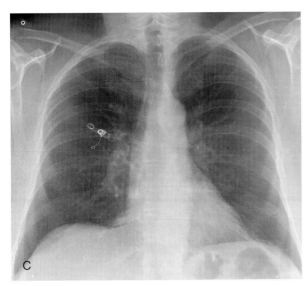
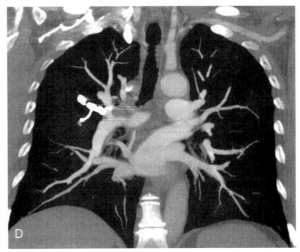

▲ 图 7-47 动静脉畸形

A. CT 图像显示右肺下叶一结节与一管状结构相连（箭）；B. 介入操作图像显示右肺内导管影，金属弹簧圈位于异常血管结构内；C. 在行 CT 检查图 A 后拍摄的后前位胸片，显示右肺内金属弹簧圈影像；D. CT 冠状位图像进一步明确弹簧圈的放置位置

肺孢子虫）、肺部钝挫伤、贯通伤、碳氢化合物吸入（如家具抛光料或者煤油）。肺创伤所致肺囊肿代表肺内撕裂，表现从局部不透光区伴透亮影，到薄壁囊腔结构，最后呈线样瘢痕改变。之所以提及肺囊肿，是因为根据病变所处不同阶段肺囊肿影像表现有所不同，单个肺囊肿类

似空洞性病变，而多发肺囊肿在临床病史不详的情况下，容易误诊为转移或多灶性肺脓肿。

先天性病变，包括肺隔离征、膈疝、支气管囊肿等，在胸片上类似空洞性结节或肿块，在鉴别诊断时需要考虑到，这些病变会在第6章及第16章中进一步讨论。

参考文献

［1］Hansell DM, Bankier AA, MacMahon H, et al. Fleischner Society: glossary of terms for thoracic imaging. Radiology. 2008;3:697–722.

［2］Armstrong P. Basic patterns in lung disease. In: Armstrong P, Wilson AG, Dee P, et al., eds. Imaging of Diseases of the Chest. 2nd ed. St. Louis, MO: Mosby; 1995:96–107.

［3］Austin JH, Müller N, Friedman PJ, et al. Glossary of terms for CT of the lungs: recommendations of the nomenclature committee of the Fleischner Society. Radiology. 1996;200:327–331.

［4］Kundel HL. Predictive value and threshold detectability of lung tumors. Radiology. 1981;139(1):25–29.

［5］Muhm JR, Miller WE, Fontana RS, et al. Lung cancer detected during a screening program using 4-month chest radiographs. Radiology. 1983;148:609–615.

［6］Zerhouni EA, Stitik FP, Siegelmann SS, et al. CT of the pulmonary nodule: a cooperative study. Radiology. 1986;160(2):319–327.

［7］Kuhlman JE, Collins J, Brooks GN, et al. Dual-energy subtraction chest radiography: what to look for beyond calcified nodules. RadioGraphics. 2006;26:79–92.

［8］Siegelman SS, Khouri NF, Leo FP, et al. Solitary pulmonary nodules: CT assessment. Radiology. 1986;160:307–312.

［9］Hartman TE, Müller NL, Primack SL, et al. Metastatic pulmonary calcification in patients with hypercalcemia: findings on chest radiographs and CT scans. AJR Am J Roentgenol 1994;162(4):799–802.

［10］Poirier TJ, Van Ordstrand HS. Pulmonary chondromatous hamartoma: report of seventeen cases and review of the literature. Chest. 1971;59:50–55.

［11］Siegelman SS, Khouri NF, Scott WW, et al. Pulmonary hamartoma: CT findings. Radiology. 1986;160:313–317.

［12］de Hoop B, van Ginneken B, Gietema H, et al. Pulmonary perifissural nodules on CT scans: rapid growth is not a predictor of malignancy. Radiology. 2012;265:611–616.

［13］Gurney JW, Lyddon DM, McKay JA. Determining the likelihood of malignancy in solitary pulmonary nodules with Bayesian analysis. Ⅱ. Application. Radiology. 1993;186:415–422.

［14］Garland LH, Coulson W, Wollin E. The rate of growth and apparent duration of untreated primary bronchial carcinoma. Cancer. 1963;16:694–707.

［15］Collins VP, Loeffler RK, Tivey H. Observations of growth rates in human tumors. AJR Am J Roentgenol. 1956;76:988–1000.

［16］Zwirewich CV, Vedal S, Miller RR, et al. Solitary pulmonary nodule: high-resolution CT and radiologic–pathologic correlation. Radiology. 1991;179:469–476.

［17］Huston J, Muhm JR. Solitary pulmonary opacities on plain tomography. Radiology. 1987;163:481–485.

［18］Webb WR. The pleural tail sign. Radiology. 1978; 127:309.

［19］Bateson EM. An analysis of 155 solitary lung lesions illustrating the differential diagnosis of mixed tumors of the lung. Clin Radiol. 1965;16:51–65.

［20］Woodring JH, Fried AM. Significance of wall thickness in solitary cavities of the lung: a follow up study. AJR Am J Roentgenol. 1983;140:473–474.

［21］Swensen SJ, Viggiano RW, Midthun DE, et al. Lung nodule enhancement at CT: multi-center study.

Radiology. 2000;214:73–80.

[22] Winer-Muram HT. The solitary pulmonary nodule. Radiology. 2006;239:34–49.

[23] Gould MK, Maclean CC, Kuschner WG, et al. Accuracy of positron emission tomography for diagnosis of pulmonary nodules and mass lesions: a meta-analysis. JAMA. 2001;285:914–924.

[24] Wallace MJ, Krishnamurthy S, Broemeling LD, et al. CT-guided percutaneous fine-needle aspiration biopsy of small (≤ 1cm) pulmonary lesions. Radiology. 2002;225:823–828.

[25] Swensen SJ, Silverstein MD, Ilstrup DM, et al. The probability of malignancy in solitary pulmonary nodules: application to small radiologically indeterminate nodules. Arch Intern Med. 1997;157:849–855.

[26] MacMahon H, Austin JH, Gamsu G, et al. Guidelines for management of small pulmonary nodules detected on CT scans: a statement from the Fleischner Society. Radiology. 2005;237:395–400.

[27] Naidich DP, Bankier AA, MacMahon H, et al. Recommendations for the management of subsolid pulmonary nodules detected at CT: a statement from the Fleischner Society. Radiology. 2013;266:304–317.

[28] Coppage L, Shaw C, Curtis AM. Metastatic disease of the chest in patients with extrathoracic malignancy. J Thorac Imaging. 1987;2:24–37.

[29] Dodd GD, Boyle JS. Excavating pulmonary metastases. AJR Am J Roentgenol. 1961;85:277–293.

[30] Maile CW, Rodan BA, Godwin JD, et al. Calcification in pulmonary metastases. Br J Radiol. 1982;55:108–113.

[31] Cahan WG, Castro EG, Hajdu SI. The significance of a solitary lung shadow in patients with colon carcinoma. Cancer. 1974;33:414–421.

[32] Kuhlman JE, Fishman EK, Teigen C. Pulmonary septic emboli: diagnosis with CT. Radiology. 1990;174:211–213.

[33] Huang RM, Nadich DP, Lubat E, et al. Septic pulmonary emboli: CT- radiographic correlation. AJR Am J Roentgenol. 1989;153:41–45.

[34] Gibbons JR, McIlrath TE, Bailey IC. Pulmonary arteriovenous fistula in association with recurrent cerebral abscess. Thorac Cardiovasc Surg. 1985;33:319–321.

- -

自测题

1. 最可能的诊断是（   ）

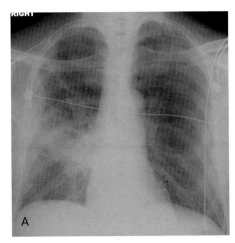
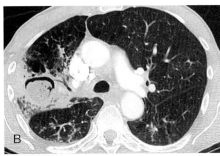

A. 肺曲霉病

B. 肺癌

C. 结节病

D. 硅肺

2．最可能的诊断是（　　）

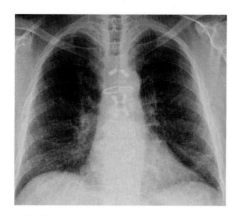

A．转移
B．结节病
C．组织胞浆菌病
D．朗格汉斯细胞组织细胞增多症

答案与解析

1．A。肺曲霉病。胸片显示右肺中叶空洞样病变。CT 图像显示右肺上叶空洞性病变伴有空气半月征，代表空洞性改变以及活动性免疫反应。患者为 53 岁男性伴 AIDS 及咯血。

2．C。组织胞浆菌病。胸片显示肺野内多发小钙化结节（肉芽肿），符合组织胞浆菌感染后改变。

Chapter 8
胸部创伤

Chest Trauma

徐妍妍　孙宏亮　译

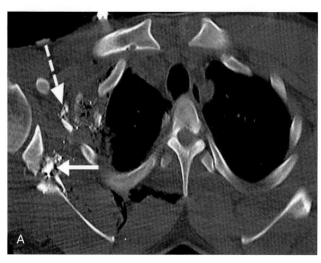

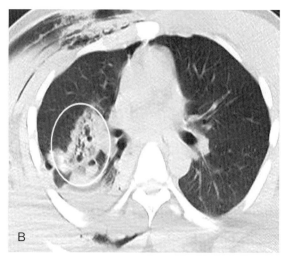

▲ 图 8-1　贯通伤

A．29 岁，男性，枪伤后，CT 骨窗显示右肩胛骨（实箭）及右肋骨（虚箭）粉碎性骨折，邻近可见金属碎片影像；

B．CT 肺窗右肺上叶实变区地方小透亮低密度（圆圈），提示肺撕裂伤；图中还可见皮下气肿

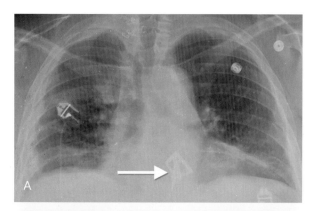

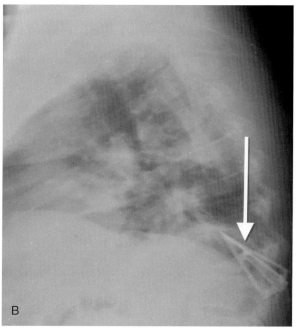

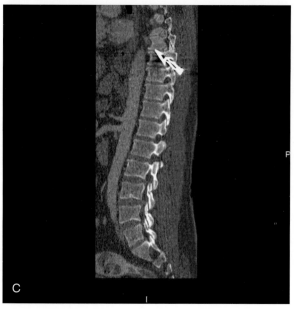

▲ 图 8-2　贯通伤

50 岁，男性，箭伤后，胸片后前位（A）与侧位（B）显示胸椎内致密箭头（箭）；C．CT 矢状位重建进一步证实上述改变（箭）

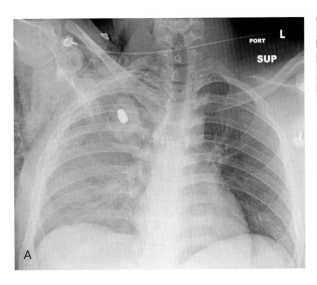

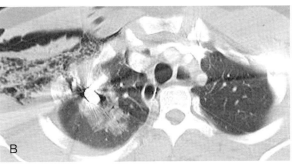

▲ 图 8-3 贯通伤

18 岁，男性，枪伤后，后前位胸片（A）右肺上叶斑片影区（血肿）可见金属子弹影像；此外，右肺野内透过度弥漫减低，右胸壁皮下积气；CT 图像（B）显示肺内子弹影像及周围磨玻璃影，后者代表肺内出血

美国每年胸部外伤住院人数超过 300 000，其中 25 000 人死于肺创伤[1]。胸部外伤患者占所有外伤死亡人口的 25%，严重肺创伤是 50% 重大交通事故中受害者死亡原因之一[2]。绝大多数肺创伤属于钝器伤（90%），通常是机动车相撞或者从机动车上跌落所致[3]。贯通伤的发生率比较稳定，甚至有所下降。多数胸部贯通伤治疗仅需要观察或者进行胸腔造口术[4]（图 8-1 至图 8-3）。

外伤后患者经过临床诊治并且病情稳定后，通常需要进行胸片检查。而这些胸片检查结果往往并不令人满意：有限的曝光剂量，肺膨胀不足，患者配合差或不配合，患者体外监测及生命支持设备影像干扰，患者体位不佳或者仰卧位，纵隔结构放大扭曲等。研究报道 CT 检查对于胸部创伤检查优于仰卧位胸片，相应影像检查结果也影响了大批患者的后续治疗[5]。本章节就是回顾性学习胸部钝挫伤的胸片及 CT 影像改变。

主动脉及大血管损伤

单纯性主动脉创伤性破裂造成人员死亡仅在机动车事故中占 16%，其中 85%～90% 患者在被送达医疗机构前已经死亡[6]。临床病例显示 90% 主动脉破裂发生于主动脉峡部，左锁骨下动脉起始部远端[7~10]（图 8-4 至图 8-6）。小

部分主动脉损伤（1%～3%）累及降主动脉，多位于膈肌水平（图 8-7）。胸片对于主动脉损伤诊断缺乏敏感性与特异性。胸片上最敏感的影像征象（非特异性）是纵隔增宽，主动脉弓轮廓显示不清[11]（表 8-1）。一份正常胸片对于主动脉损伤具有较高阴性预测值（98%）但是阳性预测值较低。

表 8-1 主动脉撕裂的胸部影像征象

纵隔增宽
主动脉弓轮廓显示不清
主动脉弓轮廓异常
血胸
肋骨骨折
气管向右偏移
左肺尖帽
左主支气管受压，偏离中线角度 < 40°
鼻饲管向右侧偏移
气胸
肺挫伤
左脊柱旁线增粗

对于怀疑主动脉损伤患者，薄层增强 CT（准直 ≤ 3mm 且图像重叠重建）已经取代了常规胸片检查。主动脉损伤在 CT 上的直接征象包括：①主动脉创伤处管径改变（假性动脉瘤，或者假性狭窄）；②主动脉管壁或轮廓异常或不规则；③血管管腔内不规则或片状低密度灶（血凝块、线状内膜片）；④壁内血肿或夹层；

⑤活动性的造影剂外溢。CT 不仅有助于发现主动脉损伤的直接征象，而且能够发现其他可能导致纵隔增宽的情况，如静脉出血（图 8-8），纵隔过多脂肪堆积（图 8-9），纵隔旁肺不张或胸腔积液，胸腺组织残留，邻近肺组织损伤（图 8-10），仰卧位所致放大假象，血管迂曲影像，血管发育异常，淋巴组织增生，以及永存左上腔静脉[12]。

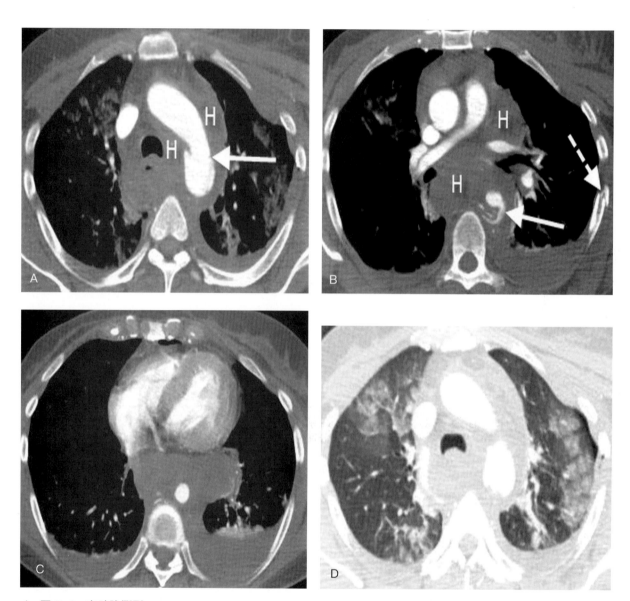

▲ 图 8-4 主动脉撕裂

52 岁，女性，车祸后；A. CT 图像显示主动脉峡部水平（箭）主动脉管径粗细不均，广泛纵隔出血（H）；B. 图像层面低于图 A，显示主动脉破裂（箭），以及纵隔出血（H）；C. 图像层面低于图 B，显示主动脉撕裂层面以下管径缩小，周围见血肿；D. CT 肺窗显示左侧气胸及胸膜下片状磨玻璃影，后者代表肺挫伤改变

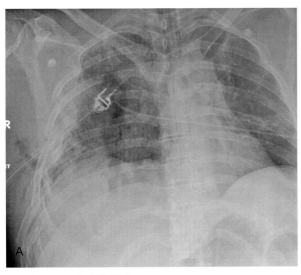
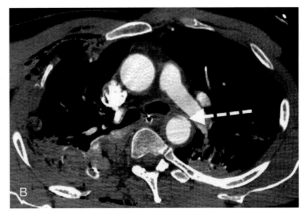

▲ 图 8-5　主动脉撕裂

49 岁，男性，驾驶全地形车辆飞跃悬崖时受伤；胸片（A）显示右肺野弥漫透过度减低，右胸内置管，右侧连续多发肋骨骨折（连枷胸），上纵隔增宽，主动脉弓轮廓显示不清；CT（B）显示主动脉峡部水平（虚箭）主动脉轮廓不规则，代表主动脉撕裂

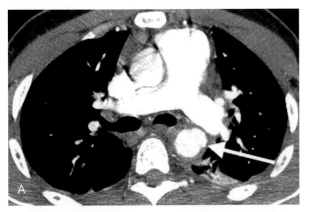
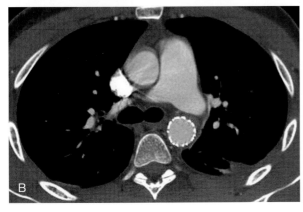
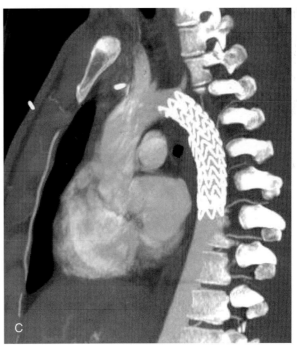

▲ 图 8-6　主动脉撕裂

22 岁，男性，机动车事故后；A. CT 图像显示主动脉管壁形态不规则，管径粗细不均，代表主动脉撕裂及假性动脉瘤形成（箭）；B. 介入治疗后 CT 图像显示主动脉撕裂处放置支架影像；C. CT 矢状位重建显示金属支架影像跨越主动脉损伤处

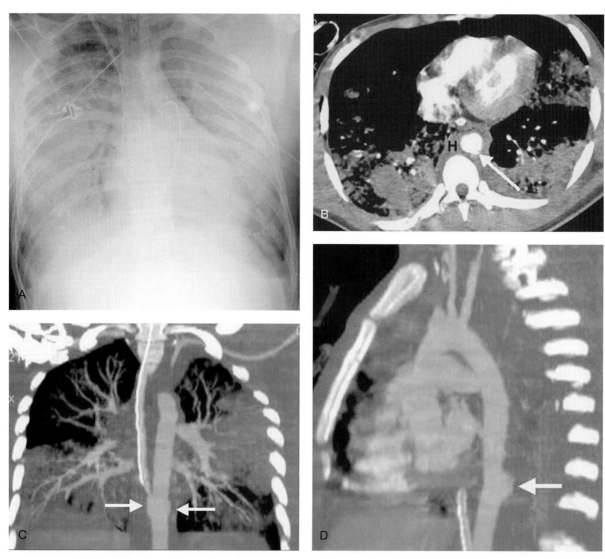

▲ 图 8-7　降主动脉撕裂

A.前后位胸片(仰卧位)显示双肺野内弥漫透过度减低；B.CT 显示主动脉周围血肿（H），以及降主动脉轮廓不规则（箭）；CT 冠状位（C）及矢状位（D）重建显示降主动脉假性动脉瘤（箭）

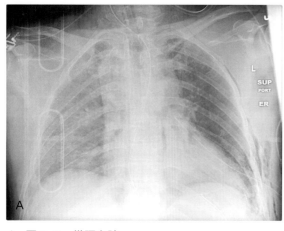
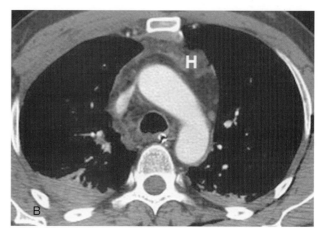

▲ 图 8-8　纵隔血肿

患者车祸伤后；A. 前后位胸片（仰卧位）显示纵隔增宽；B. CT 图像显示纵隔内积血（H），可以观察到纵隔积血与主动脉之间可见清晰脂肪间隙，在没有胸骨或脊柱骨折情况下说明积血源自静脉而非动脉

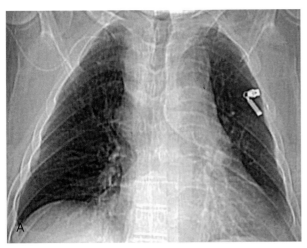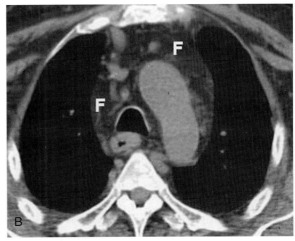

▲ 图 8-9　纵隔脂肪

A. 胸部 CT 定位相显示纵隔增宽；B. 轴位 CT 显示纵隔大量脂肪组织（F），以及正常淋巴结组织，无主动脉损伤或纵隔占位

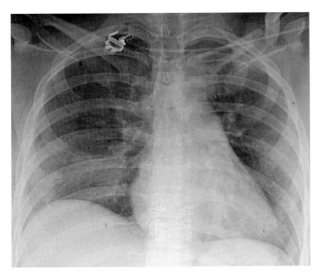

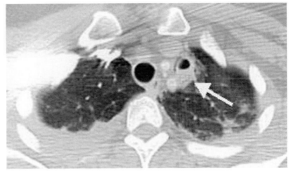

▲ 图 8-10　肺撕裂伤

患者车祸伤后；A. 前后位胸片（仰卧位）显示上纵隔增宽，主动脉弓显示不清；B. CT 显示左上肺纵隔旁斑片影，其内可见透光区，代表肺撕裂以及肺囊肿形成（箭）

　　CT 上易误诊为主动脉损伤破裂的情况包括胸骨或椎体骨折所致纵隔积血，左侧胸腔积液伴左肺下叶亚段不张包绕主动脉周围，主动脉搏动伪影，动脉粥样硬化斑块，动脉导管突出，以及左头臂静脉自主动脉弓前绕行时，局部部分容积效应所致假性内膜线影像。然而随着多排 CT 及快速扫描技术应用，这些假象已经不再是诊断的障碍。

　　偶尔，患者外伤后存活很久，假性动脉瘤未经治疗逐渐发展为慢性假性动脉瘤[13]。动脉瘤管壁钙化及胸部外伤病史提示病变为陈旧性主动脉损伤（图 8-11）。

　　1%～2% 胸部钝挫伤患者出现大血管损伤（伴或不伴有主动脉撕裂）[14]。当发现患者有上纵隔或者下颈部血肿，特别是在上部肋骨骨折或胸锁关节后脱位的情况下，需要马上考虑到大血管损伤以及胸廓入口其他结构受损可能（图 8-12）。

肺实质损伤

　　创伤后肺内出现异常不透光改变原因多种多样，可能是肺不张、误吸、肺水肿、肺炎或者肺损伤（挫伤、撕裂伤）。肺挫伤导致血液、渗出液进入肺间质和肺泡腔。而肺撕裂伤是较挫伤更严重的肺部损伤，肺内结构直接被破坏。

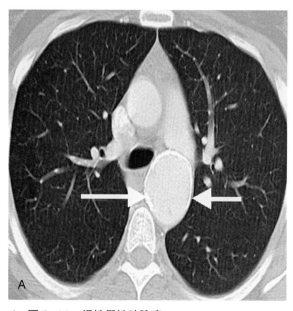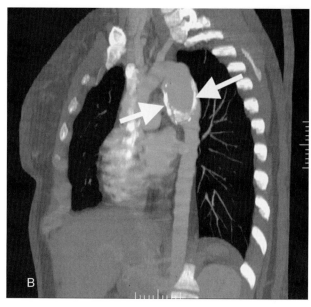

▲ 图 8-11　慢性假性动脉瘤
患者曾经有过胸部外伤；A．CT 图像显示降主动脉扩张增粗，管壁见环形致密钙化（箭）；B．CT 矢状位重建图像显示主动脉假性动脉瘤位于主动脉峡部水平（箭），病变环周钙化

CT 对肺挫伤及撕裂伤的发现较胸片敏感[15~22]。肺挫伤在胸片及 CT 上显示为肺内实变，磨玻璃影，或者两者兼而有之，以外周、非肺段性、地图样分布为主（图 8-13）。年轻体健的患者肺内孤立性肺挫伤发生死亡的概率不高[23]。肺挫伤在发病时症状最显著，通常在 5～7d 吸收，不存留后遗症。

肺撕裂伤导致肺实质损伤，形成包裹血液（血肿）、气体（肺膨出）或两种成分均存在的囊腔。在最初的胸片或 CT 图像上撕裂伤可能会被并存在肺挫伤，以及其他形式肺损伤所遮掩，但需要数周到数月才能吸收，有时会残留瘢痕。急性胸部外伤后胸片或 CT 图像上肺内含气区域局灶的气体和或液体积聚表示存在肺撕裂伤[20]（图 8-14 至图 8-15）。肺撕裂伤可以发生在靠近实性组织（如肋骨）的区域，被直接刺穿造成，或者沿椎体撕裂（图 8-16），或者压缩性椎体骨折在肺组织近中心区域出现。

脂肪栓塞综合征在胸片上表现为异常分布肺内阴影，临床症状表现为呼吸困难，精神异常，并在创伤后 12～72h 出现瘀斑的皮疹。脂肪栓塞综合征多发生于长骨骨折或者骨折复位治疗后，骨髓内小脂滴释放进入循环内，阻塞毛细血管，进而患者多个不同器官出现灌注减低，从而引发一系列症状。肺内存在脂解功能，小脂滴分解为游离脂肪酸，造成肺损伤引发化学性肺炎，后者多在临床出现症状和体征后 12～72h 内出现。创伤后首次胸片显示肺内无异常，而后出现斑片影，创伤 72h 内进展为广泛分布肺内阴影。肺内病变分布类似于肺水肿改变，肺门周围及双肺基底节分布为主[24]（图 8-17），但是利尿药对于脂肪栓塞综合征肺内病变无效。胸片上肺挫伤改变一般较脂肪栓塞综合征出现早消失快（5～7d），后者需要 7～10d 肺内病变才能完全消退。

气管支气管损伤

临床上较严重的钝挫伤中气管支气管损伤（TBI）发生率为 0.4%～1.5%[25]。而能造成 TBI 的钝挫伤，必须严重到能够造成气道破裂，并损伤到其他胸部结构如胸廓、肺实质及大血管。若肺内气管或支气管受损伤，同时受损结构最常见的是主动脉[26]。TBI 整体死亡率

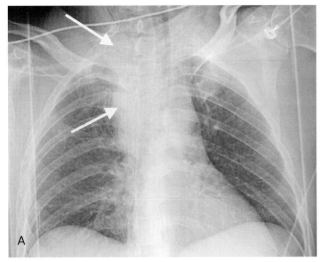
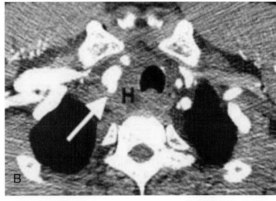
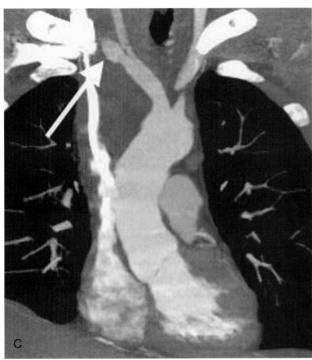
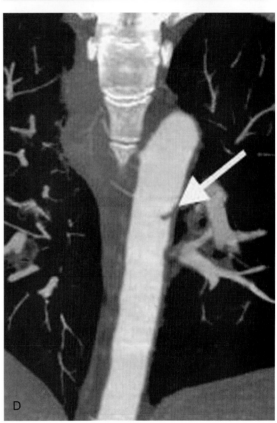

▲ 图 8-12　锁骨下动脉与主动脉同时损伤

患者在机动车相撞后；A. 前后位胸片（仰卧位）显示纵隔增宽（箭），气管向左侧移位；B. CT 图像显示纵隔血肿（H），以及右侧锁骨下动脉假性动脉瘤形成（箭）；C. CT 冠状位重建显示右侧锁骨下动脉瘤（箭），靠近其起始部开口处；D. CT 冠状位偏后层面图像显示主动脉急性撕裂伤（箭）

达 30%，多由伴发损伤所致[27]。对 TBI 认识不清可能会导致患者死亡，任由气管支气管损伤处瘢痕愈合，则导致患者在外伤后数日或数月出现气道闭塞（图 8-18）。80% TBI 发生于支气管分叉 2.5cm 范围内[28, 29]。

患者驾驶各种机动车如休闲车高速行驶，发生车祸撞击时，患者脖子前伸并以高速与绳子、电线或者电缆相碰撞，此时颈部气管破裂表

现为晾衣绳样损伤。机动车事故中可能会出现气管撕裂伤，这是驾驶员脖子撞击方向盘顶部从而压迫气道所致。病理上，气管损伤常表现为气管环之间横行撕裂或者气管后部膜段纵行撕裂。虽然气管本身会发生完全断裂，但是由于气管支气管周围组织存在，气道连续性可以依然保存。纵隔气管或者主支气管损伤会造成纵隔气肿，进而积气迅速蔓延至颈部、颌面部、肩部

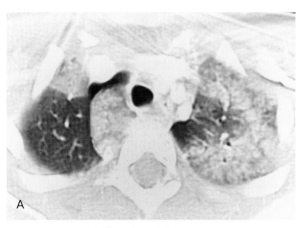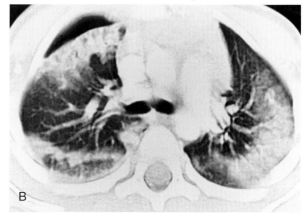

▲ 图 8-13　肺挫伤 4 岁男孩车祸后

A．CT 图像显示双侧胸膜下及右侧叶见片状模糊影，右侧气胸；B．CT 图像低于图 A 层面，显示双侧外周跨肺段分布片状模糊影——肺挫伤 ［引自 Collins J. Chest trauma imaging in the intensive care unit. Respir Care. 1999;14（9）：1044-1063.］

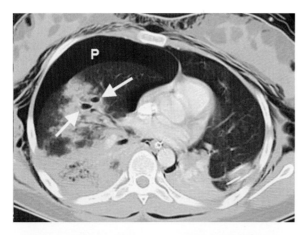

◀ 图 8-14　肺撕裂伤

患者车祸后，CT 图像显示右肺内片状高密度影中心伴小透亮区（箭），代表肺撕裂肺囊肿形成并伴周围出血；右侧气胸显著（P）

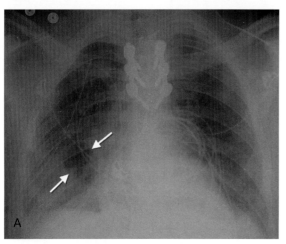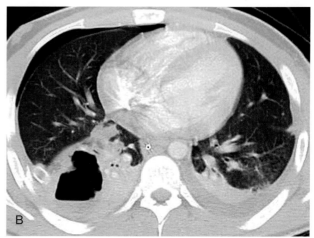

▲ 图 8-15　肺撕裂伤

23，男性，车祸后；A．后前位胸片显示右下肺透过度减低伴中心透亮影（箭）；B．CT 检查进一步明确右肺下叶片状实变伴中心囊状透光区，其内可见液平面，上述改变符合肺撕裂改变；邻近右侧肋骨骨折，同时右侧气胸

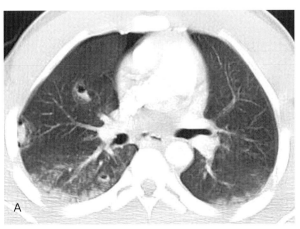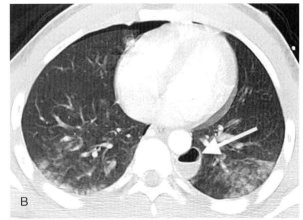

▲ 图 8-16　肺撕裂伤

18 岁，男性，车祸后；A. CT 图像显示右肺内多发斑片影伴中心小透亮区，符合肺撕裂改变；B. 低于 A 扫描层面
CT 图像显示椎旁肺撕裂（箭），这是典型的剪切型肺撕裂伤，一定不要与包裹型气胸相混淆

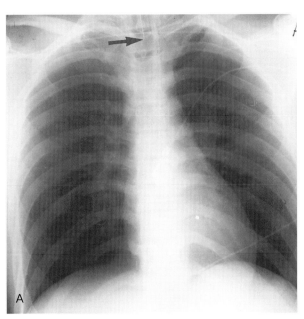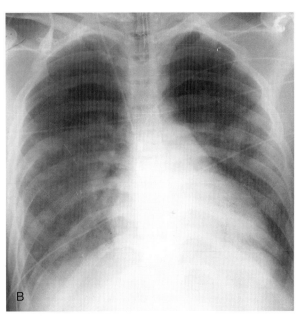

▲ 图 8-17　脂肪栓塞综合征

年轻女性车祸后，全身多发长骨骨折需要切开减压并内固定；A. 前后位胸片（仰卧位）显示双肺野清晰，气管内置
管（箭）；B. 车祸后 72h，前后位胸片（仰卧位）显示双肺内多发斑片影，以肺门及双侧基底部为主［引自 Collins J.
Chest trauma imaging in the intensive care unit. Respir Care. 1999;14（9）：1044-1063.］

及胸壁皮下（图 8-19）。与气胸相比，纵隔气肿
是 TBI 更加特异的征象。气胸更常见于肋骨骨
折患者，在 TBI 患者中发生率为 60%～100%[30]。
若支气管周围外膜封套组织结构完整，即使发
生气管支气管撕裂，也不会发生气体外漏[31]，
也就不存在气胸。多数情况下，气胸对于胸部
引流管放置后会有吸收，但肺复张并不能除外
TBI。虽然气胸不采用功能性管引流术治疗，但

是它是纵隔中心气道损伤的必要条件[32]。

　　提示气管撕裂的一个征象是舌骨位置上移，
在颈椎侧位片上超过 C$_3$ 水平[33]。这是由于舌骨
下肌群损伤，舌骨受舌骨上肌群牵拉所致。另
一个征象是横断面气管内导管套急性过度扩张，
超出了正常气管内径（图 8-20）。若气管发生撕
裂，撕裂处气囊远端扩张，靠近气管内导管顶端。
当气管内导管在气道内移动或重新放置，气囊

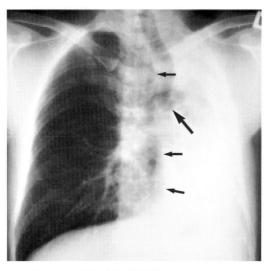

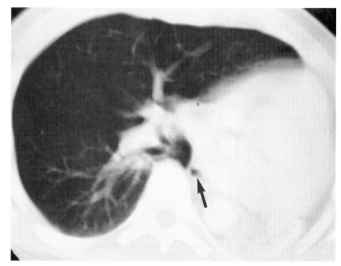

▲ 图 8-18 陈旧支气管骨折

患者曾有胸部外伤，无异常临床症状；A. 后前位胸片显示左肺塌陷，纵隔左偏（注意气管位置），左主支气管截断性改变（大箭），右肺过度通气膨胀（小箭）；B. CT 图像显示左肺塌陷，左主支气管截断改变（箭），以及右肺过度膨胀；支气管骨折在外伤时并未被识别，后期骨折处瘢痕形成导致远端支气管完全闭塞

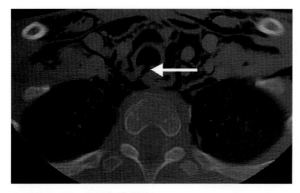

▲ 图 8-19 急性气管损伤

患者颈部因把手受伤，CT 图像显示气管后膜撕裂（箭），纵隔气肿，气胸以及皮下气肿

会部分疝入至撕裂口处[34]（图 8-21）。

"落肺征"[35] 是支气管撕裂罕见但却有很高诊断价值的影像征象（图 8-22 和图 8-23）。此征象中所指的垂落肺组织仰卧时位于侧后方，而直立时远离肺门。当伴发气胸时，垂落肺组织则被压迫，向肺门回缩。

膈破裂

急性膈破裂在重大钝器伤患者中发生率为 1%～7%[36～38]，且在初步诊断中经常被遗漏（漏诊率高达 66%）[39～45]。有时是因为患者进

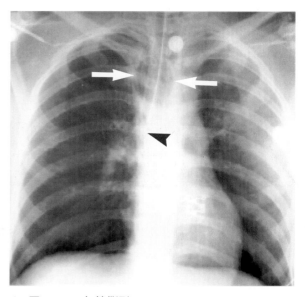

▲ 图 8-20 气管撕裂

年轻女性车祸后，前后位胸片（仰卧位）显示气管插管球囊（箭）过度膨胀，于气管撕裂处部分疝出；图中还可观察有气管插管尖端异位于右支气管内（箭头）

行正性机械通气，胸腔内压力增大阻止了腹腔内容物通过膈面破裂孔疝入胸腔，从而掩盖了病情。75%～95% 急性膈破裂患者胸片均有异常改变，但仅 17%～40% 患者胸片具有高度提示意义[46～48]。膈肌破裂胸片影像改变包括：膈面异常，气胸，腹腔内容物（胃、肝、脾、结肠、小肠）疝入胸腔（图 8-24），胃内鼻饲管位置上

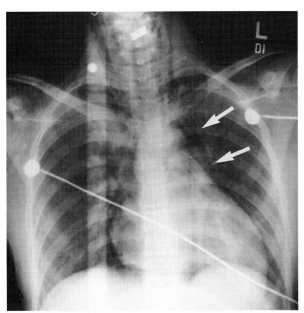

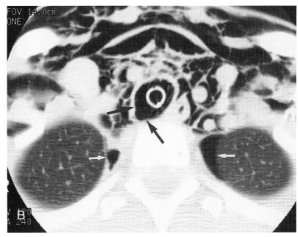

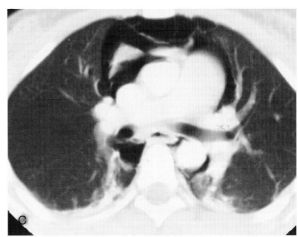

▲ 图 8-21 气管撕裂

11 岁女孩骑自行车撞到垃圾车外栏杆，脖子被穿透；A. 前后位胸片（仰卧位）显示胸部及颈部条状透亮气体影，纵隔胸膜侧方移位（纵隔气肿）（箭）；B. CT 图像显示扩张的支气管插管气囊自气管撕裂处疝出（黑箭），气管内置管显示为气管内白色环形影像，图中可见颈部软组织广泛积气及气胸（白箭）；C. 扫描层面低于图 B，图中可见纵隔气肿，积气将主动脉、上腔静脉、肺动脉及胸腺轮廓被清晰勾画出来

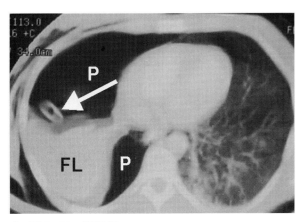

▲ 图 8-22 落肺征

患者外伤后右主支气管骨折，右侧胸腔大量积气（P），胸腔内置管（箭），并见塌陷低垂右肺组织（FL）位于右侧后胸腔内；而通常气胸时，塌陷肺组织会向肺门回缩

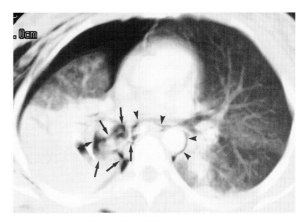

▲ 图 8-23 气管中间部骨折

年轻女性车祸后，CT 图像显示气体自气管中间部骨折处溢出至胸膜腔（箭）及纵隔（箭头），导致气胸及纵隔气肿［引自 Collins J. Chest trauma imaging in the intensive care unit. Respir Care. 1999;14（9）：1044-1063.］

移（图 8-25），胸腔积液，基底部肺阴影与膈面分界不清，膈面上抬，膈面轮廓不规则或波浪状，下部肋骨骨折，没有胸腔积液或气胸情况下纵隔向对侧移位（表 8-2）[49]。左右两侧膈面发生破裂概率是一样的，虽然临床上认为左侧膈破裂更常见一些。如果膈破裂没有及时诊断，患者可能仍然没有任何症状或者病情进展出现腹腔脏器疝入胸腔，后者也可以在外伤后很长的时间才发生（图 8-26）。

表 8-2　膈面破裂影像征象

胸片影像征象
　　腹腔内脏器（胃、肝、脾、结肠、小肠等）疝入胸腔
　　胃内鼻饲管向上移位
　　单侧胸腔积液
　　肺基底部斑片影，邻近膈面显示不清
　　膈面轮廓不规则或呈波浪状
　　下方肋骨骨折

CT 影像征象
　　直接征象
　　　　膈面不连续
　　　　腹腔内容物疝入胸腔
　　　　肠管"腰带样"缩窄（领带征）
　　　　脏器向重力面积聚
　　间接征象
　　　　肝脏撕裂
　　　　腹腔积血
　　　　胸腔积血
　　　　脾撕裂
　　　　肾挫伤
　　　　下肺肺不张
　　　　低位肋骨骨折

多排 CT 是急性膈破裂的有效检查手段，能够获取容积数据进行清晰的矢状位及冠状位重建，优于常规 CT。一次屏气完成数据采集降低错层伪影[50]。CT 发现膈破裂的敏感性是 54% ～ 73%，特异性是 86% ～ 90%[51]。外伤中膈肌后侧部更常受累。直接的 CT 征象包括膈肌连续性中断（图 8-27），腹腔内容物疝入胸腔（图8-28），以及肠管细腰样缩窄（领带征）（图 8-29）。此外，Bergin 等[52]还描述了"脏器向重力面积聚"的征象，对于膈破裂诊断很有帮助。此征象是指

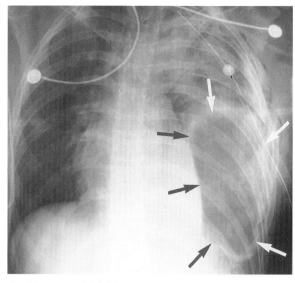

▲ 图 8-24　膈破裂

24 岁年轻女性车祸后，前后位胸片（仰卧位）显示含气胃组织自左膈面破裂处疝入至左侧胸腔（黑、白箭）；图中还可观察到左肺实质损伤，左侧肋骨骨折及纵隔右偏

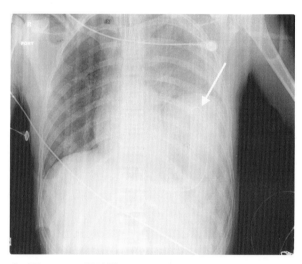

▲ 图 8-25　膈破裂

患者车祸后，前后位胸片（仰卧位）显示左下胸腔内团块影，代表未含气胃组织，其内可见鼻饲管影像（箭头），此外纵隔右偏

肝脏上 1/3 部分凸向右后肋，或是胃、肠管与左后肋相接触。间接 CT 征象包括肝撕裂，腹腔积血，胸腔积血，脾撕裂，肾挫伤，肺下叶不张，以及低位肋骨骨折（图 8-30）。虽然膈肌不连续性是膈破裂直接征象，但是正常人群中也存在膈肌缺损，并且随着年龄增长，缺损处范围会增大，而这与外伤并无关系，这一点需谨记[53]（图 8-31）。

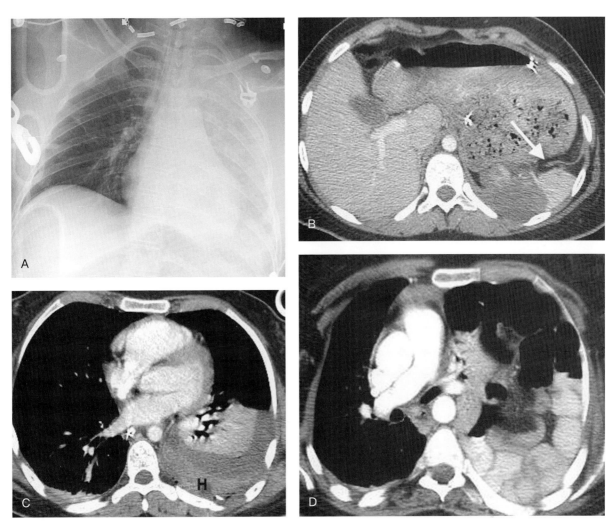

▲ 图 8-26　未修复膈破裂

患者外伤后；A. 前后位胸片（仰卧位）显示左侧胸腔透过度减低，左侧膈面显示不清；B. CT 图像显示左侧膈面不连续（箭）及脾破裂；C. 扫描层面高于图 B，图像显示左侧胸腔积血及血细胞压积分层现象（H）；D. 外伤后数周，CT 图像显示腹腔内肠管疝入至左侧胸腔，造成纵隔右偏

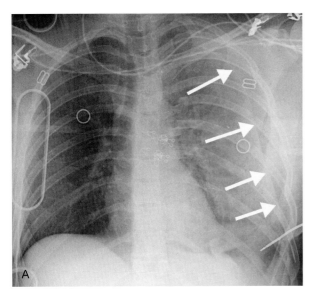

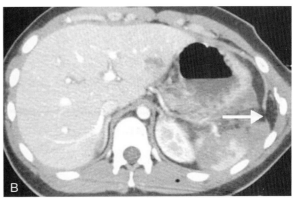

▲ 图 8-27　膈面破裂

患者外伤后；A. 前后位胸片（仰卧位）显示左侧胸腔透过度减低，左侧气胸（箭），左侧膈面显示不清；B. CT 图像显示左侧膈面不连续（箭）

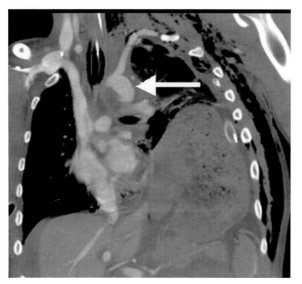

▲ 图8-28 膈面破裂并主动脉撕裂

CT冠状位重建显示主动脉撕裂（箭），以及胃组织自左侧破损膈面疝入至左侧胸腔

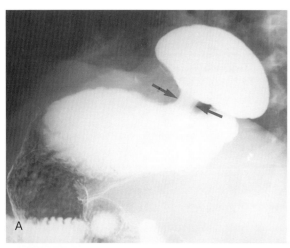

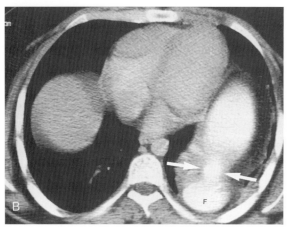

▲ 图8-29 膈面破裂

A. 上消化道造影检查侧位透视可见胃组织"腰带样"缩窄（领带征）（箭）——胃底自狭小的膈破裂孔疝入至胸腔；
B. CT图像显示领带征（箭），胃底（F）位于后方

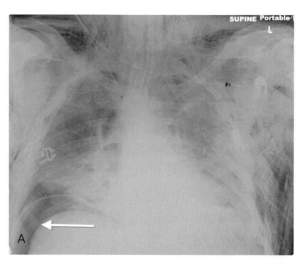

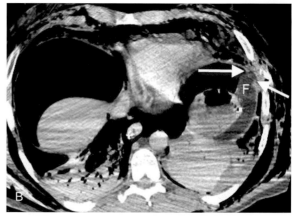

▲ 图8-30 膈面破裂

40岁，男性，车祸后；A. 后前位胸片示双肺内透过度减低，右侧胸腔置管，胸壁皮下大量积气，腹腔积气（气腹，箭）；B. CT图像显示膈面不连续（箭），腹腔内脂肪组织疝入胸腔（F），邻近侧肋骨折

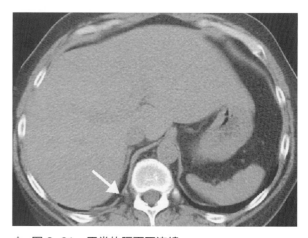

▲ 图8-31 正常的膈面不连续

70岁，男性，CT检查偶然发现右侧膈面局部不连续（箭）

骨性胸廓损伤

　　胸部钝器伤会造成肋骨、锁骨、肩胛骨、胸骨，以及脊柱损伤。胸椎骨折占所有椎体骨折的30%，约60%患者会继发完全性神经性损伤[54, 55]（图8-32）。仰卧位胸片可以进行胸椎评估。最佳的评估检查需要前后位及侧位影像片，但急诊检查中多排CT多平面重建图像是优选检查手段。传统X线片可发现70%～90%椎体骨折，影像上异常改变包括骨皮质不连续，异常椎体体积、形态、密度及位置。CT和MRI能够显示可能的隐匿性骨

折，也是直接评估脊髓和椎间韧带完整性的现有手段[3]。CT和MRI对于不稳定爆裂性骨折与稳定性单纯前楔形骨折鉴别更有帮助[56]。

　　上部肋骨、锁骨及胸骨上部骨折非常棘手，它们可能伴有臂丛神经或者血管损伤，发生率是3%～15%[57]。下部肋骨发生骨折时，需要警惕脾、肝或者肾损伤，而这些可以通过CT检查明确。肋骨根部骨折可能会造成胸膜或肺撕裂，从而继发肺血肿/肺膨出、胸腔积血及气胸可能。若患者存在连续5根肋骨骨折或3个及以上肋骨多节段骨折（单一肋骨存在2个或以上骨折点），"连枷"部分在呼吸过程中会出现矛盾运动，破坏呼吸运行机制，导致肺不张及肺部感染（图8-5）。

　　胸骨骨折在严重的胸部创伤中发生率为8%[12]，可能同时伴有心肌挫伤，临床上往往没有明确症状。胸骨骨折在前后位胸片上无法诊断，侧位胸片上亦无法做出明确诊断，通常通过CT，尤其是矢状位重建，能够做出诊断。多数胸骨骨折（58%～80%）发生于胸骨中上部[4]，并常常伴有胸骨后血肿形成（图8-33至图8-35）。胸骨后血肿与主动脉之间脂肪间隙存在，说明血肿并不是源自主动脉。

　　锁骨后脱位可能会造成大血管、上纵隔神经、气管及食管损伤。胸锁关节脱位虽然采用

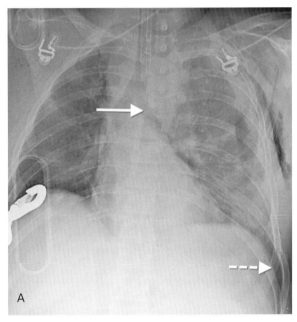

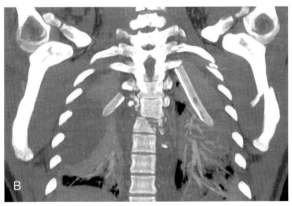

▲ 图8-32　胸椎骨折
32岁，男性，车祸后；A. 后前位胸片显示胸椎局部显示不清（实箭），以及左侧气胸（深肋膈角征）（虚箭）；B. CT显示T$_6$椎体骨折并错位，左侧肩胛骨骨折；脊髓损伤导致该患者截瘫

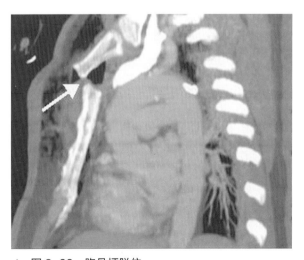

▲ 图8-33　胸骨柄脱位
CT矢状位重建显示胸骨骨折并脱位（箭），骨折远端向后移位

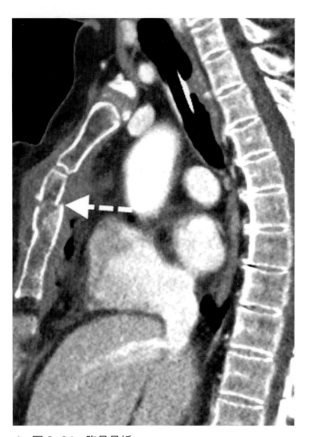

▲ 图 8-34　胸骨骨折
CT 矢状位重建显示胸骨骨折断端轻度移位（虚箭）

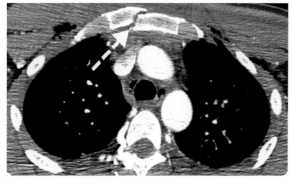

▲ 图 8-35　胸骨骨折
CT 显示胸骨骨折断端轻度移位（虚箭），以及胸骨后小血肿形成

成角胸片进行诊断，采用 CT 检查更直观[14]（图8-36）。锁骨骨折很常见，临床后遗症很小。

　　肩胛骨骨折在首次阅片诊断率略超过 50%[58]，回顾性阅片诊断率为 72%，19% 患者肩胛骨未被包括在透照范围内，9% 患者肩胛骨因存在前后组织重叠影像干扰或者伪影显示不清[58]（图8-37）。胸部 CT 与常规胸片联合应用，可以

大大提高肩胛骨骨折诊断率（图8-38）。

　　肩关节分离（又称肩锁关节分离）是肩锁关节外伤一种常见改变（图8-39和图8-40），需要与肩关节脱位区分开，后者是指肱骨头于盂肱关节处与肩胛骨分离。肩关节分离分为 6 型，1 ～ 3 型严重性依次增加，4 ～ 6 型是最严重的三型。

胸部创伤所致胸膜改变

　　胸部钝挫伤患者约 40% 会出现气胸，而胸部贯通伤患者发生气胸比例高达 20%[59, 60]。最常见的情况是胸部钝挫伤患者肋骨骨折，后者刺破脏胸膜造成气胸。受到钝挫伤如果不存在肋骨骨折，成人气胸发生率很低，但在儿童这种情况下气胸却很常见。胸膜腔气体将积存于胸腔的非重力面：站立位时位于胸腔顶点，仰卧位则位于胸腔的前下侧。仰卧位气胸的影像特征如下：①深沟征，观察到较深且透亮的肋膈角（图8-41至图8-43）；②病变侧肺基底部透亮度增加；③双膈面征，气胸的腹侧与背侧分别与膈面的前部与后部的接触面所形成的征象。对于仰卧位患者，CT 发现气胸的敏感度远高于胸片[61, 62]，后者对于胸部钝挫伤引发的气胸漏诊率是 10% ～ 50%[61, 63]。

　　气胸可伴发纵隔气肿，在胸片上显示为纵隔旁异常透亮影，清晰勾画出主动脉、肺动脉

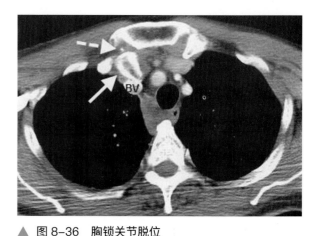

▲ 图 8-36　胸锁关节脱位
CT 显示右锁骨头（实箭）向后移位，压迫右头臂静脉（BV）；图中还可观察后胸骨后小骨折碎片（虚箭）

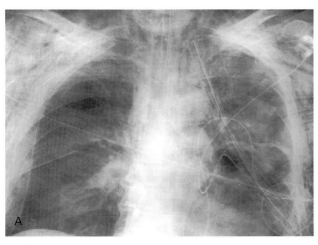
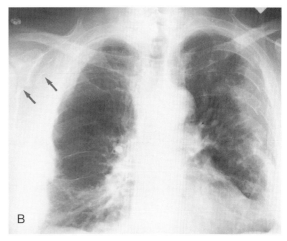

▲ 图 8-37　肩胛骨骨折

62 岁，男性，车祸后；A. 前后位胸片（仰卧位）显示双侧胸壁皮下大量积气，骨及肺实质受影响，细节改变观察不清；B. 外伤后 10d，后前位胸片（站立位）显示左侧肩胛骨粉碎性骨折（箭），此前被皮下积气及影像图表所遮掩；此外双侧多发肋骨骨折形成双侧连枷胸［引自 Collins J. Chest trauma imaging in the intensive care unit. Respir Care. 1999;14（9）：1044-1063.］

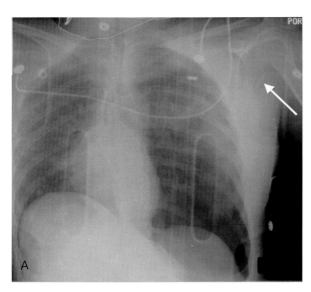

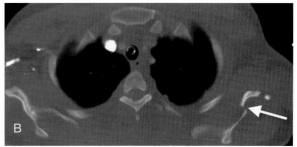

▲ 图 8-38　肩胛骨骨折

25 岁，女性，雪橇事故后；A. 前后位胸片（仰卧位）显示左侧基底部气胸（深肋膈角征），以及左侧肩胛骨骨折（箭）；B. CT 图像进一步明确左侧肩胛骨骨折（箭）

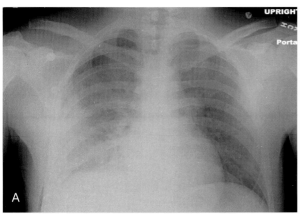

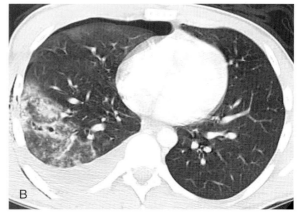

▲ 图 8-39　肩锁关节分离

24 岁，男性，车祸后；A. 前后位胸片（站立位）显示右肩锁关节间隙异常增宽，右中下肺透过度减低；B. CT 显示右肺下叶片状模糊影伴中心透亮区，符合肺撕裂改变；同时观察到右侧胸腔积液，右侧气胸及胸壁皮下积气

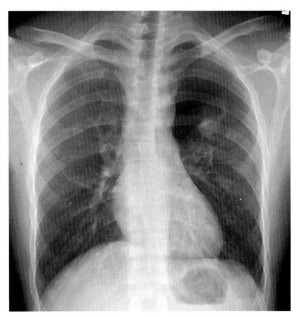

▲ 图 8-40　肩锁关节分离
20 岁，男性，骑自行车与汽车相撞后，后前位胸片显示
左侧肩锁关节分离，左侧气胸

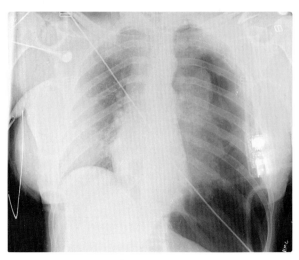

▲ 图 8-42　深肋膈角征
前后位胸片（仰卧位）显示左胸腔近肺尖、侧方、基底
部积气，纵隔右偏

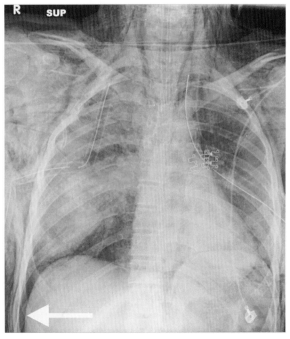

▲ 图 8-41　深肋膈角征
前后位胸片（仰卧位）显示右侧基底部气胸（箭），形
成长条"舌头样"肋膈角轮廓

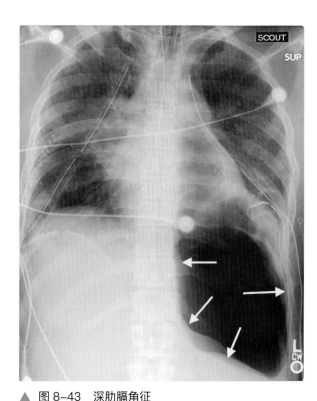

▲ 图 8-43　深肋膈角征
前后位胸片（仰卧位）显示左侧胸腔近基底部大量积气（气
胸）（箭），左侧胸腔内置管；此病例提示了仰卧位胸片
包全双肺基底部的重要性，否则此例就可能会被漏诊

轮廓，纵隔侧胸膜侧方移位，同时可以观察到
连续膈面征，后者是心脏与膈面间积存气体所
致。纵隔气肿在胸部 CT 上很容易诊断，提示可
能存在咽部，食道或者气管支气管束撕裂。

胸部急性创伤后胸腔积液多为血性积液，
如果积液量迅速增加更加倾向于动脉出血所致。
在 CT 上血性胸腔积液呈稍高密度，从而与其他
原因造成的胸腔积液相区别[64]（图 8-44）。猛烈

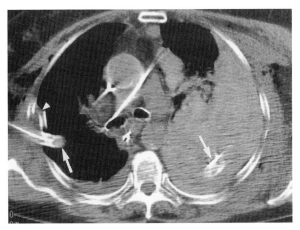

▲ 图 8-44 创伤后血胸
78 岁，女性，车祸后，CT 图像显示左侧胸腔大量高密度积血，并致纵隔右偏；双侧胸腔内置管（箭），右侧肋骨骨折（箭头），以及双侧胸壁血肿

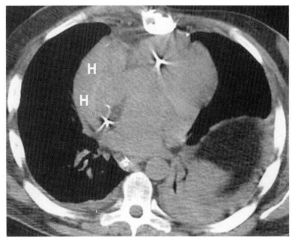

▲ 图 8-45 心包积血
CT 图像显示右心周围心包新月形积血影像（H）

的钝性损伤常造成胸膜外血肿，并伴发肋骨骨折。胸膜外血肿多源自高压出血，体积往往很大呈双凸透镜样，需要外科治疗，与胸腔积液情况不同（血胸）（图 9-20 至图 9-22）。钝器伤导致胸导管破裂很少见，产生乳糜胸，胸腔穿刺可见牛奶样液体。由于胸导管在中纵隔水平自右向左跨过中线，故胸导管破裂若发生于下胸腔会导致右侧乳糜胸，如果发生在胸腔上部则会导致产生左侧乳糜胸。CT 能够将胸腔积液与其他原因所致胸腔密度改变疾病（如肺不张，肺实质损伤，肺炎等）鉴别开，这一点优于胸片。CT 图像还能够显示胸腔积液内分隔影像以及复杂的胸膜肺实质改变。

心脏创伤

心脏及心包在胸部非贯通伤中很少受创。创伤后胸片对探查心肌损伤作用有限，它最大价值在于评估伴发损伤，如肋骨骨折，胸骨骨折及肺挫裂伤。

心包短时间内大量积血会导致心脏压塞及严重血液代谢综合征。床旁心脏超声检查能够快速、无创探查心包积液。CT 检查对于发现心包积液也非常敏感，积液在 CT 图像上呈稍高密度，提示心包积血可能（图 8-45）。35Hu 是

血性心包积液与漏出性心包积液的鉴别临界 CT 值。CT 上下腔静脉、肝静脉及肾静脉扩张，门静脉周围肝实质水肿，提示心脏压塞可能[14]。

室间隔破裂及二尖瓣环损伤会导致充血性心力衰竭。二尖瓣环损伤所致的二尖瓣反流可能会引起非对称性肺水肿，根据血液反流的方向，最常见的发生肺水肿的部位是右肺上叶。气胸时气体经心包破口进入会造成心包积气（图 8-46）。

胸部创伤也可能会造成心脏挫伤，发生率为 8%～76%[65, 66]。通常根据心电图、心脏核素检查或心动超声进行诊断。右心室占据心脏前壁面积接近左心室的 3 倍，因而更容易受到损伤[14]。胸片及 CT 能够显示心脏挫伤后的后遗改变，如充血性心力衰竭、心室壁瘤、明显心脏增大等。

食管损伤

食管撕裂伤在胸部贯通伤患者中更常见，而在钝挫伤患者中发生率不足 1%[67]。导致胸段食管损伤的外伤绝大多数是枪伤[16]。食管破裂可能源于脊柱与气管间食道变形、局部过度牵拉伸展，或者颈椎骨折碎片直接穿透刺入[68]。多数食管撕裂伤发生于颈段及上胸段，少数见于胃食

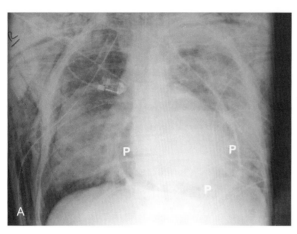 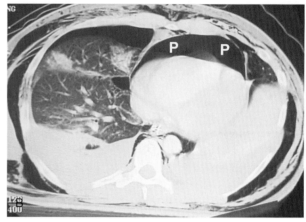

▲ 图 8-46　心包积气

患者车祸后；A．前后位胸片（仰卧位）显示心脏周围积气（P）；图中还可观察到右侧气胸，双肺实质内斑片影，双侧胸壁皮下积气；B．CT 图像显示心包积气（P），纵隔气肿，双侧胸腔积气、积液及皮下气肿

管结合处。在胸廓入口水平食管位于气管左侧，后于支气管分叉水平自主动脉弓后走行于纵隔偏右侧。食管下段近胃水平复行于纵隔偏左侧。根据上述食管走行规律，当食管中下段发生破裂损伤时，常出现右侧胸腔积液；当食管胃结合处发生破裂时，更易发生左侧胸腔积液。

食管破裂患者胸片可见纵隔气肿或气胸，胸腔积液，脊柱旁线增宽，心影后肺部大片阴影。CT 除了上述发现，还可以观察到造影剂自食管破裂口进入纵隔或胸腔，以及纵隔炎改变。在 CT 上食管最宽水平往往提示其穿孔位置。食管破裂孔本身可能会被周围组织水肿、出血所掩盖，观察不清，这时采用水溶性造影剂进行造影检查或内镜检查可以确诊（图 8-47）。

胸壁软组织损伤

胸壁组织血供丰富，由肋间血管及胸廓内动脉进行供血。肋骨骨折锐利断端可损伤肋间动、静脉，撕裂肋间肌肉组织导致大量出血，或者骨折断面直接大量出血。此外肋骨骨折也可能损伤胸外侧动脉大量分支，后者供应胸肌，并与胸壁血管形成大量吻合血管。当发生严重胸部外伤时，胸壁皮下或胸膜外间隙可出现大量积血，老年人胸壁皮肤及皮下组织较松弛，

▲ 图 8-47　食管破裂

钡餐造影检查显示食管远端破裂处局部造影剂外溢（箭）

故积血程度更显著（图 8-48）。CT 检查能够明确损伤部位，胸壁、肺实质或者是纵隔，而这一点胸片很难做到。CT 上胸壁血肿与肺实质损伤，皮下积气与气胸鉴别非常直接明了，此外 CT 还可发现支气管胸膜皮下瘘，后者根据胸片上几乎无法做出诊断（图 8-49）。胸部外伤中，由于外力及安全带所致剪切力综合作用，乳腺组织常发生出血并形成血肿（图 8-50）。

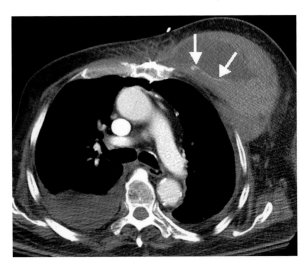

◀ 图 8-48　胸壁血肿
患者左侧胸壁轻度外伤,增强CT显示局部混杂密度团块影,
其内线状致密影（箭）提示存在活动性出血

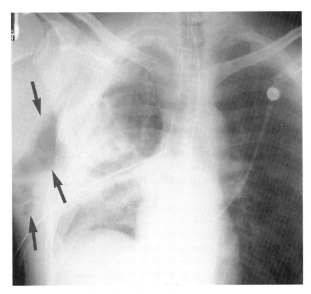

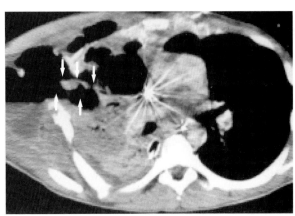

▲ 图 8-49　支气管胸膜皮下瘘
A. 29 岁，男性，车祸后，立位胸部 X 线片显示右侧胸壁多根肋骨骨折形成"连枷胸"；胸膜增厚（存在血胸），肺野内大片阴影（肺实质损伤），右胸壁皮下积气（箭）；B. CT 轴位图像显示气道与右侧胸壁血肿相连通（箭）［引自 Collins J. Chest trauma imaging in the intensive care unit. Respir Care.1999;14（9）：1044-1063.］

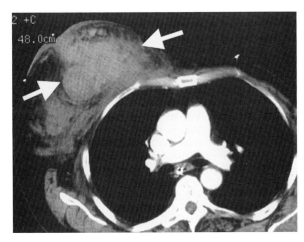

◀ 图 8-50　乳腺血肿
一女性患者经历小型车祸后，CT 图像显示右乳密度增高，
其内积血（箭），由安全带所致剪切应力导致的损伤

参考文献

［1］ Kshettry VR, Bolman RM. Chest trauma: assessment, diagnosis, and management. Clin Chest Med. 1994;15:137–146.

［2］ Blair E, Topuzlu Z, Davis JH. Delayed or missed diagnosis in blunt chest trauma. J Trauma. 1971;11:129–145.

［3］ Groskin SA. Selected topics in chest trauma. Semin Ultrasound CT MR. 1996;17:119–141.

［4］ Mayberry JC. Imaging in thoracic trauma: the trauma surgeon's perspective. J Thoracic Imaging. 2000;15:76–86.

［5］ Haramati LB, Hochsztein JG, Marciano N, et al Evaluation of the role of chest computed tomography in the management of trauma patients. Emerg Med. 1996;3:225–230.

［6］ Stark P. Traumatic rupture of the aorta: a review. CRC Crit Rev Diagn Imaging. 1984;21:229–255.

［7］ Clark DE, Zeiger MA, Wallace KL, et al. Blunt aortic trauma: signs of high risk. J Trauma. 1990;30:701–705.

［8］ Cowley RA, Turney SZ, Hankins JR, et al. Rupture of thoracic aorta caused by blunt trauma: a fifteen year experience. J Thorac Cardiovasc Surg. 1990;100:652–660.

［9］ Kirsh M, Behrendt D, Orringer M, et al. The treatment of acute traumatic rupture of the aorta: a 10-year experience. Ann Surg. 1976;184: 308–315.

［10］ Lundevall J. The mechanism of traumatic rupture of the aorta. Acta Pathol Microbiol Scand. 1964;62:34–46.

［11］ Mirvis SE, Bidwell JK, Buddemeyer EU, et al. Value of chest radiography in excluding traumatic aortic rupture. Radiology. 1987;163: 487–493.

［12］ Harley DP, Mena I. Cardiac and vascular sequelae of sternal fractures. J Trauma. 1986;26:553–555.

［13］ Parmley CF, Mattingly TW, Manion WC, et al. Nonpenetrating traumatic injury of the aorta. Circulation. 1958;17:1086–1101.

［14］ Mirvis SE, Templeton P. Imaging in acute thoracic trauma. Semin Roentgenol. 1992;27:184–210.

［15］ Marts B, Durham R, Shapiro M, et al. Computed tomography in the diagnosis of blunt thoracic injury. Am J Surg. 1994;168:688–692.

［16］ Poole GV, Morgan DB, Cranston PE, et al. Computed tomography in the management of blunt thoracic trauma. J Trauma. 1993; 35:296–302.

［17］ Reginald R. Lung alterations in thoracic trauma. J Thorac Imaging. 1987;2:1–11.

［18］ Schild HH, Strunk H, Weber W, et al. Pulmonary contusion: CT vs plain radiograms. J Comput Assist Tomogr. 1989;13:417–420.

［19］ Smejkal R, O'Malley KF, David E, et al. Routine initial computed tomography of the chest in blunt torso trauma. Chest. 1991;100:667–669.

［20］ Tocino I, Miller MH. Computed tomography in blunt chest trauma. J Thorac Imaging. 1987;2:45–59.

［21］ Toombs BD, Sandler CM, Lester RG. Computed tomography of chest trauma. Radiology. 1981;140:733–738.

［22］ Wagner RB, Crawford WO Jr, Schimpf PP. Classification of parenchymal injuries of the lung. Radiology. 1988;167:77–82.

［23］ Hoff SJ, Shotts SD, Eddy VA, et al. Outcome of isolated pulmonary contusion in blunt trauma patients. Am Surg. 1994;60:138–142.

［24］ Feldman F, Ellis K, Gren WM. The fat embolism syndrome. Radiology. 1975;114:535–542.

［25］ Halttunen PE, Kostianinen SA, Meurala HG. Bronchial rupture caused by blunt chest trauma. Scand J Cardiovasc Surg. 1984;18: 141–144.

［26］ Mason AC, Mirvis SE, Templeton PA. Imaging of acute tracheobronchial injury: review of the literature. Emerg Radiol. 1994;1:250–260.

［27］ Guest JL, Anderson JN. Major airway injury in closed chest trauma. Chest. 1977;72:63–66.

［28］ Kirsch MM, Orringer MB, Behrendt DM, et al. Management of tracheobronchial disruption secondary to nonpenetrating trauma. Ann Thorac Surg. 1976;22:93–101.

［29］ Spencer JA, Rogers CE, Westaby S. Clinico-radiological correlates in rupture of the major airways. Clin Radiol. 1991;43:371–376.

［30］ Hood RM, Sloan HE. Injuries of the trachea and major

bronchi. J Thorac Cardiovasc Surg. 1959;38:458–480.

［31］Chesterman JT, Satsangi PN. Rupture of the trachea and bronchi by closed injury. Thorax. 1966;21:21–27.

［32］Kelly JP, Webb WR, Moulder PV, et al. Management of airway trauma. I. Tracheobronchial injuries. Ann Thorac Surg. 1985;40:551–555.

［33］Polansky A, Resnick D, Sofferman RA, et al. Hyoid bone elevation: a sign of tracheal transection. Radiology. 1984;150:117–120.

［34］Rollins RJ, Tocino I. Early radiographic signs of tracheal rupture. AJR Am J Roentgenol. 1989;148:695–698.

［35］Oh KS, Fleischner FG, Wyman SM. Characteristic pulmonary finding in traumatic complete transection of a main-stem bronchus. Radiology. 1969;92:371–372.

［36］Estrera A, Platt M, Mills L. Traumatic injuries of the diaphragm. Chest. 1979;75:306–313.

［37］Meyers BF, McCabe CJ. Traumatic diaphragmatic hernia: occult marker of serious injury. Ann Surg. 1993;218:783–790.

［38］Voeller GR, Reisser JR, Fabian TC, et al. Blunt diaphragm injuries: a five-year experience. Am Surg. 1990;56:28–31.

［39］Ball T, McCrory R, Smith JO, et al. Traumatic diaphragmatic hernia: errors in diagnosis. AJR Am J Roentgenol. 1982;138:633–637.

［40］Estrera AS, Landay MJ, McClelland RN. Blunt traumatic rupture of the right hemidiaphragm: experience in 12 patients. Ann Thorac Surg. 1985;39:525–530.

［41］Gourin A, Garzon AA. Diagnostic problems in traumatic diaphragmatic hernia. J Trauma. 1974;14:20–31.

［42］Hood RM. Traumatic diaphragmatic hernia. Ann Thorac Surg. 1971; 12:311–324.

［43］Kearney PA, Rouhana SW, Burney RE. Blunt rupture of the diaphragm: mechanism, diagnosis and treatment. Ann Emerg Med. 1989;18:1326–1330.

［44］Wienceck RG, Wilson RF, Steiger Z. Acute injuries of the diaphragm: an analysis of 165 cases. J Thorac Cardiovasc Surg. 1986;92:989–993.

［45］Wise L, Connors J, Hwang YH, et al. Traumatic injuries to the diaphragm. J Trauma. 1973;13:946–950.

［46］Gelman R, Mirvis SE, Gens D. Diaphragmatic rupture due to blunt trauma: sensitivity of plain chest radiographs. AJR Am J Roentgenol. 1991;156:51–57.

［47］Minagi H, Brody W, Laing F. The variable roentgen appearance of traumatic diaphragmatic hernia. J Can Assoc Radiol. 1977;28: 124–128.

［48］Payne J, Yellin A. Traumatic diaphragmatic hernia. Arch Surg. 1982; 117:18–24.

［49］Groskin SA. Selected topics in chest trauma. Radiology. 1992;183: 605–617.

［50］Israel RS, Mayberry JC, Primack SL. Diaphragmatic rupture: use of helical CT scanning with multiplanar reformations. AJR Am J Roentgenol. 1996;167:1201–1203.

［51］Murray JG, Caoili E, Gruden JF, et al. Acute rupture of the diaphragm due to blunt trauma: diagnostic sensitivity and specificity of CT. AJR Am J Roentgenol. 1996;166:1035–1039.

［52］Bergin D, Ennis R, Keogh C, et al. The "dependent viscera" sign in CT diagnosis of blunt traumatic diaphragmatic rupture. AJR Am J Roentgenol. 2001;177:1137–1140.

［53］Caskey CI, Zerhouni EA, Fishman EK, et al. Aging of the diaphragm: a CT study. Radiology. 1989;171:385–389.

［54］Meyer S. Thoracic spine trauma. Semin Roentgenol. 1992;27:254–261.

［55］Pal J, Mulder D, Brown R, et al. Assessing multiple trauma: is the cervical spine enough? J Trauma. 1988;28:1282–1284.

［56］Ballock RT, Mackersie R, Abitbol JJ, et al. Can burst fractures be predicted from plain radiographs? J Bone Joint Surg Br. 1992;74:147–150.

［57］Greene R. Lung alterations in thoracic trauma. J Thorac Imaging. 1987;2:1–11.

［58］Harris RD, Harris JH Jr. The prevalence and significance of missed scapular fractures in blunt chest trauma. AJR Am J Roentgenol. 1988;151:747–750.

［59］Ashbaugh DG, Peters GN, Halgrimson FG, et al. Chest trauma: analysis of 685 patients. Arch Surg. 1967;95:546–554.

［60］Con JH, Hardy JD, Fain WR, et al. Thoracic trauma: analysis of 1022 cases. J Trauma. 1963;3:22–40.

［61］Tocino IM, Miller MH, Frederick PR, et al. CT detection of occult pneumothorax in head trauma. AJR

Am J Roentgenol. 1984;143: 987–990.

［62］ Wall SD, Federle MP, Jeffrey RB, et al. CT diagnosis of unsuspected pneumothorax after blunt abdominal trauma. AJR Am J Roentgenol. 1983;141:919–921.

［63］ Wolfman NT, Gilpin JW, Bechtold RE, et al. Occult pneumothorax in patients with abdominal trauma: CT studies. J Comput Assist Tomogr. 1993;17:56–59.

［64］ Mirvis SE, Tobin KD, Kostrubiak I, et al. Thoracic CT in detecting occult disease in critically ill patients. AJR Am J Roentgenol. 1987; 148:685–689.

［65］ Hossack KF, Moreno CA, Vanway CW, et al. Frequency of cardiac contusion in non-penetrating chest injury. Am J Cardiol. 1988;61: 391–394.

［66］ Rosenbaum RC, Johnston GS. Posttraumatic cardiac dysfunction: assessment with radionuclide ventriculography. Radiology. 1986;61:391–394.

［67］ Biquet JF, Dondelinger RF, Roland D. Computed tomography of thoracic aortic trauma. Eur Radiol. 1996;6:25–29.

［68］ Mirvis SE. Imaging of thoracic trauma. In: Turney SZ, Rodriguez A, Cowley RA, eds. Management of Cardiothoracic Trauma. Baltimore, MD: Lippincott Williams & Wilkins; 1990.

自测题

1. 患者最可能的病史是（   ）

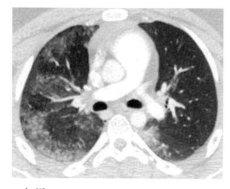

A. 车祸

B. 二尖瓣反流

C. 喷砂伤

D. 乳腺癌

2. 最可能的诊断是（   ）

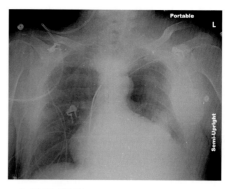

A. 主动脉撕裂

B. 关节损伤

C. 膈破裂

D. 支气管撕裂

答案与解析

1. A。车祸。CT 图片显示胸膜下磨玻璃影，伴有肺挫裂伤。

2. B。关节损伤。胸部 X 线片显示左侧肩锁关节分离。

Chapter 9
胸膜、胸壁和膈肌

Pleura, Chest Wall, and Diaphragm

杨敏星　孙宏亮　译

学习目标

- ▶ 认识并命名胸片或 CT 上单侧大量胸腔积液的四种原因。

- ▶ 描述胸片或 CT 上肺脓肿和脓胸的区别。

- ▶ 认识弥漫性胸膜增厚及病因，如纤维胸、恶性胸膜间皮瘤和胸膜转移瘤。

- ▶ 认识立位和仰卧位胸片上的气胸。

- ▶ 认识张力性气胸或胸腔积液的影像表现并知道急诊临床意义。

- ▶ 认识胸片或 CT 上胸膜基底的肿块及伴随的骨质破坏或胸壁浸润：说出四种可能的病因。

- ▶ 认识胸片或 CT 上的胸膜钙化并提出可能诊断：石棉肺（双侧钙化）或陈旧结核或外伤（单侧钙化）。

- ▶ 认识不同体位下胸腔积液的典型胸片表现，知道侧卧位评价胸腔积液的意义。

- ▶ 认识胸片上单侧膈升高，根据病史及相关胸片表现能提出病因。

胸壁、胸膜及膈肌包裹肺外周。因为三者紧密相连，所以有时难以判断肿块来源或病变累及一个还是多个部位（图9-1）。累及胸壁、胸膜或膈肌的病变会形成"胸膜基底"肿块，可来源于这三者中的一个、邻近的组织或身体的其他部位（如转移瘤）。特定的影像征象可判断胸膜基底肿块的来源并提出可能的诊断。

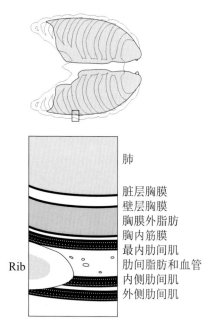

▲ 图 9-1　肺、胸膜和胸壁的关系
双肺位于脏胸膜内，壁胸膜紧邻肋骨和胸壁软组织、膈肌和纵隔；壁胸膜与肋骨和肋间肌之间隔以脂肪和胸内筋膜；胸膜和"潜在的"胸膜腔总厚度只有 0.2～0.4mm

胸膜

胸膜由脏层和壁层浆膜组成。肺和叶间裂位于脏胸膜之内，而壁胸膜紧邻肋骨、膈肌和纵隔。脏胸膜和壁胸膜是连续的，在肺门和下肺韧带处返折。在下端，壁胸膜位于肋膈窦内。两层胸膜之间构成一个"潜在的腔"，当有液体、细胞或气体积聚时该胸膜腔会扩大。正常胸膜腔内有 1～5ml 的液体[1]。因为正常胸膜腔和胸膜的总厚度仅有 0.2～0.4mm，所以在胸片或CT上通常不能辨认胸膜结构，下列情况除外：①有气体或胸膜外脂肪的衬托；②脏胸膜进入肺形成叶间裂；③两肺相邻的交界处[2]。壁胸

膜与肋骨和肋间肌之间有少量脂肪结缔组织和胸内筋膜。壁胸膜血供及回流来自体循环，脏胸膜则来自肺循环。脏胸膜的淋巴引流位于其下方肺表面的淋巴管丛[3]。这些淋巴管与胸膜腔不相通。胸膜腔内的液体的引流路径是壁胸膜，其内的淋巴管引流至肋间、胸廓内和纵隔淋巴结[3]。左右胸膜腔是不相通的，除非在少数特殊的情况下（如心胸手术后或外伤后）。

胸膜基底病变是指在某个投照下有一个比较锐利的边界提示为胸膜面，其中心位于肺实质外。该病变可能位于下列五个位置：胸膜外、壁胸膜、胸膜腔、脏胸膜或胸膜下（图9-2）。当与肋骨病变相关时，胸膜外病变最可能是血肿（来自肋骨骨折）或肿瘤（肋骨转移），如果没有肋骨病变，则可能是脂肪瘤或淋巴瘤（有淋巴瘤病史）。累及壁胸膜的病变常是转移瘤，如有钙化，则可能与石棉暴露有关。胸膜腔内病变常见，可为局限胸腔积液或转移瘤。脏胸膜病变少见，通常表现为胸膜增厚，可为石棉暴露引起（而石棉相关的钙化斑常累及壁胸膜）或转移瘤。胸膜下病变来源于实质，与肺没有锐利的边界（图9-3），偶尔肿瘤位于肺尖时（也叫肺上沟瘤）会有清楚的边界（图9-4）。大部分软组织肿块，不管来源于哪儿，在胸片或CT上难以鉴别性质，脂肪瘤除外，其在CT上表现为特征性的低密度。

胸腔积液

胸腔内液体产生过多或（和）吸收减少时产生胸腔积液。液体可来源于胸膜或胸膜外（图9-5）。胸腔积液分为漏出液或渗出液，两者的比重、蛋白质和乳酸脱氢酶（LDH）含量不同。漏出液比重 ≤ 1.016，蛋白质含量 ≤ 30g/L，与血清蛋白的比值 < 0.5，LDH 比值（胸腔积液/血清）< 0.6，LDH 含量 < 200U/L[4]。漏出液是微血管压和血浆胶体渗透压改变引起的，而渗出液是胸膜表面改变引起渗透性增高或淋巴回流减少所致。胸腔积液的原因很多（表9-1），但90%的胸腔积液的病因是心力衰竭、腹水、

图9-1中标注：
肺
脏层胸膜
壁层胸膜
胸膜外脂肪
胸内筋膜
最内肋间肌
肋间脂肪和血管
内侧肋间肌
外侧肋间肌
Rib

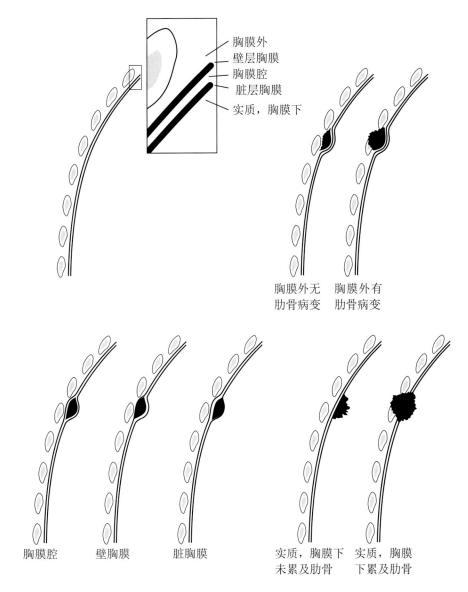

胸膜外
壁层胸膜
胸膜腔
脏层胸膜
实质，胸膜下

胸膜外无
肋骨病变

胸膜外有
肋骨病变

胸膜腔

壁胸膜

脏胸膜

实质，胸膜下
未累及肋骨

实质，胸膜
下累及肋骨

◀ 图9-2 胸膜基底病变影像

胸膜基底病变边界完整或部分清晰，与胸膜面接触；根据位置有五种类型的胸膜基底病变；胸膜外病变来源于胸壁，当病变没有延伸到胸膜内和肺内时，会有锐利的内侧边界与壁胸膜接触；当病变邻近肋骨，需考虑肋骨骨折引起的血肿或肿瘤；壁胸膜和脏胸膜病变常是石棉相关胸膜斑，可有或无钙化；胸膜腔内病变常为胸腔积液，当位于叶间裂时，其末端在胸片上常表现为"鸟嘴"征（"假肿瘤"征）；胸膜下病变来源于实质，与肺实质分界不清；如果病变延伸到胸膜和胸壁，病变所有边界可能都不清楚；当胸膜下病变侵犯胸膜或胸壁，可考虑肿瘤和感染（尤其是真菌、分枝杆菌和放线菌）

胸膜肺感染、恶性病变或肺栓塞[5]。

表9-1 胸腔积液常见病因

感染
肿瘤
心血管疾病（充血性心力衰竭）
肝硬化
低蛋白血症
胰腺炎
尿毒症
膈下脓肿
外伤（血胸、乳糜胸）
职业病（石棉肺）
胶原血管疾病（系统性红斑狼疮）
甲状腺功能减退（常伴心包积液）
肺栓塞

胸腔积液的影像学表现取决于患者检查时的体位及积液流动性。如果液体可自由流动，立位时则积聚在下方胸膜腔，胸片上表现为均匀一致高密度影，上缘呈凹面向肺的弧形。液体积聚在叶间裂时形成"假肿瘤"，其边缘与叶间裂一致（图9-6和图9-7）。大量积液偶尔会积聚在"肺底"，上缘与膈肌相似，类似"膈抬高"，但其上缘顶点比正常膈顶偏向外侧。如果是左侧肺底积液，则胃泡与"左膈"上缘距离增大。仰卧位时自由流动的液体使患侧胸形成模糊面纱样外观，仍可见血管影。少量积液引起的改变轻微，双侧都有少量积液时甚至不能发现，或者会与肺水肿混淆。仰卧位时胸腔积液的其

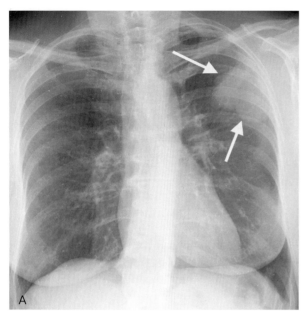

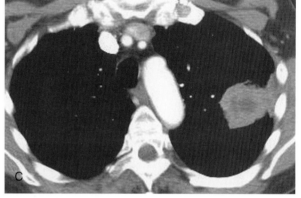

▲ 图 9-3 胸膜下鳞状细胞肺癌

A．67 岁女性后前位胸片显示左上胸肿块（箭）与胸膜面相连；B．CT 肺窗显示肿块与外侧胸膜面和斜裂相连；C．CT 纵隔窗显示肿块与胸膜面相连，肿块中心有梗死导致的低密度

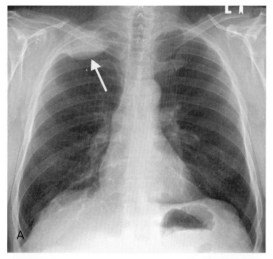

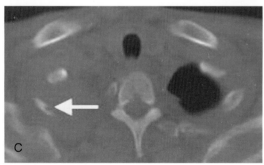

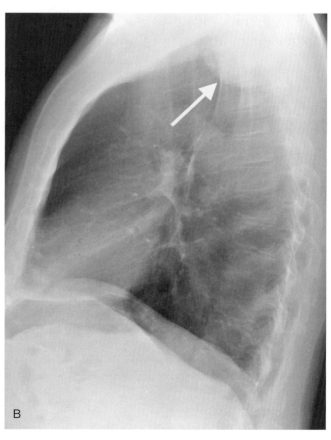

▲ 图 9-4 肺上沟瘤

61 岁，男性，右肩疼痛，40 包 / 年吸烟史，后前位（A）和侧位（B）胸片显示右肺尖一个边界清楚的肿块（箭）；C. CT 骨窗显示右肺尖肿块和右第 2 肋骨质破坏（箭）

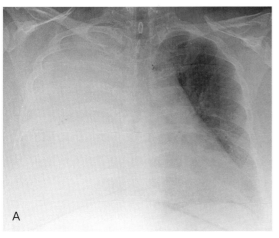
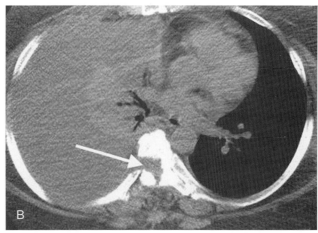

▲ 图 9-5 脑脊液漏入胸膜腔
A. 42 岁，男性，胸椎椎体部分切除术后，后前位胸片显示右半胸致密影，纵隔向左移位；B. CT 平时显示右侧大量胸腔积液，右肺塌陷，纵隔向左移位，椎体部分切除术后改变，以及从脊柱到胸腔连续的液体影（箭）

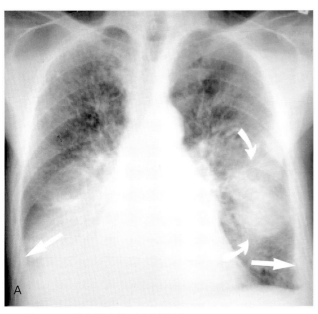
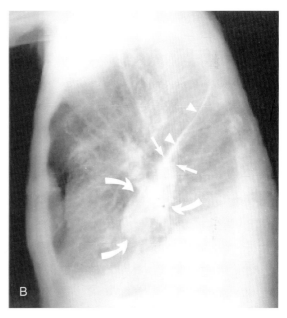

▲ 图 9-6 肺水肿和胸腔积液假瘤
A. 后前位胸片显示心影增大、间质性肺水肿，以及外下侧肺因胸腔积液而与胸壁分离（直箭）；左中下胸部可见模糊"肿块"（弯箭）；B. 侧位胸片显示"肿块"或"假肿瘤"（弯箭）与左侧斜裂（直箭）相连，是叶间裂积液的特征性表现；上方叶间裂因积液和胸膜下水肿而增厚（箭头）

他征象有肋膈角变钝（常是假阳性征象）[6]、肺尖帽征、水平裂增厚和脊柱旁软组织增厚。怀疑胸腔积液而仰卧位不能明确时侧卧位会有帮助，侧卧位还可观察胸腔积液是否流动。侧卧位显示胸腔积液比立位更敏感，最少可发现 5ml 的积液（图 9-8）[7]。

CT 比胸片能发现更少量的胸腔积液[8]。此外，CT 还可判断积液是否有分隔，积液分隔的程度和位置，这样有利于引流，还可评价胸膜形态（不规则增厚和局限肿块提示恶性病变），评价实质病变，以及胸膜和实质病变的鉴别（静脉使用造影剂有助于鉴别）。胸腔积液 CT 值可发现血胸（图 9-9），血性积液 CT 值高于单纯积液，有时可见液 - 液平面（图 8-26）。结核性胸腔积液可表现为低密度（图 9-10）。滑石粉胸膜固定术后可导致强化的胸膜肿块（图 9-11）。

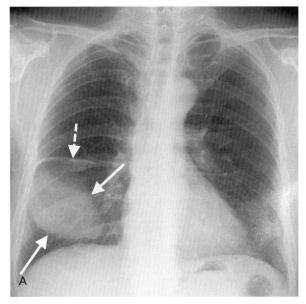

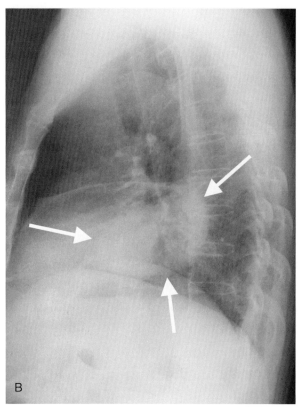

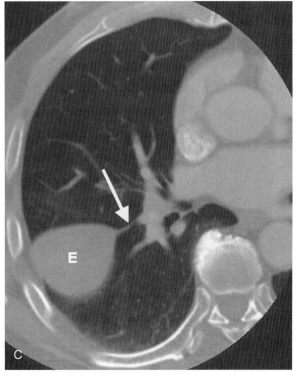

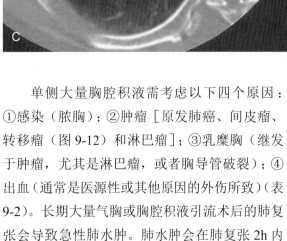

▲ 图 9-7　胸腔积液假肿瘤
A. 后前位胸片显示右下胸一个边界清楚的卵圆形肿块（实箭）及水平裂增厚（虚箭）；B. 侧位像显示肿块（箭）位于斜裂内；C. CT（骨窗）显示肿块是液体密度，即胸腔积液（E），且与斜裂（箭）相连

单侧大量胸腔积液需考虑以下四个原因：①感染（脓胸）；②肿瘤［原发肺癌、间皮瘤、转移瘤（图 9-12）和淋巴瘤］；③乳糜胸（继发于肿瘤，尤其是淋巴瘤，或者胸导管破裂）；④出血（通常是医源性或其他原因的外伤所致）（表 9-2）。长期大量气胸或胸腔积液引流术后的肺复张会导致急性肺水肿。肺水肿会在肺复张 2h 内

发生，1 ～ 2d 内进展，5 ～ 7d 后消失（图 9-13）。

表 9-2　单侧大量胸腔积液的原因

"ITCH"
感染（脓胸）（Infection）
肿瘤（原发肺癌，转移，胸膜间皮瘤，淋巴瘤）（Tumor）
乳糜胸（胸导管破裂，淋巴瘤）（Chylous）
血胸（医源性或非医源性外伤）（Hemorrhage）

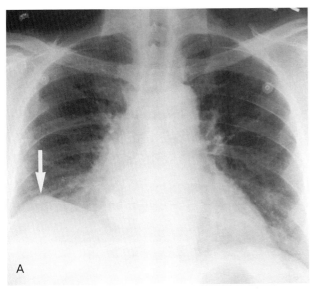
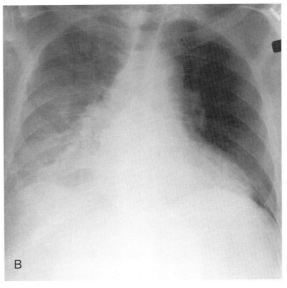
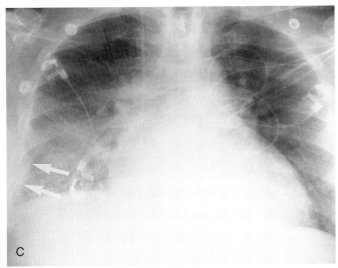
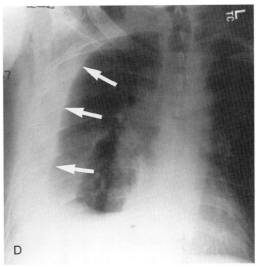
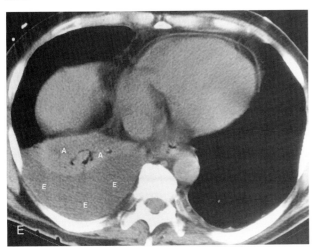

▲ 图 9-8　胸腔积液的胸片和 CT 表现

A. 后前立位胸片显示右膈明显抬高,膈顶移向外侧(箭)提示肺底积液;B. 3d 后同一患者的前后卧位胸片显示右下胸密度模糊增高,因为卧位时胸腔积液流向胸膜腔的最低处;C. 图 B 的 2d 后半立位胸片显示胸腔积液导致右中下胸模糊高密度影及外侧高密度影(箭);D. 与图 A 同一天的右侧卧位胸片显示因重力作用自由流动的胸腔积液积聚到右侧肋膈角到肺尖的水平面(箭);E. 同一患者的 CT,与图 B 同一天,可见右侧中 - 大量胸腔积液(E)及压迫性右下肺不张(A)

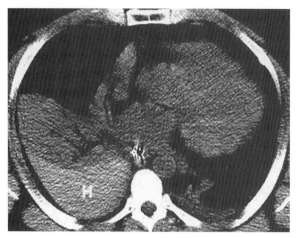

▲ 图 9-9 血胸
CT 显示右侧胸腔高密度积血

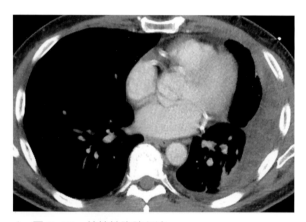

▲ 图 9-10 结核性胸腔积液
CT 显示左侧低密度胸腔积液

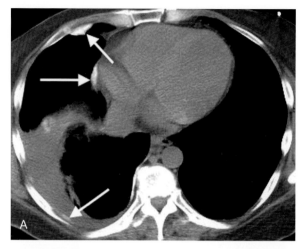

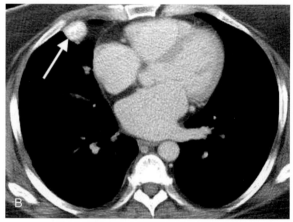

▲ 图 9-11 滑石粉胸膜固定术
CT 平时和增强显示滑石粉胸膜固定术后导致的高密度胸膜肿块（箭）；穿刺病理显示肿块是与异物相关的透明变性的结缔组织伴肉芽肿

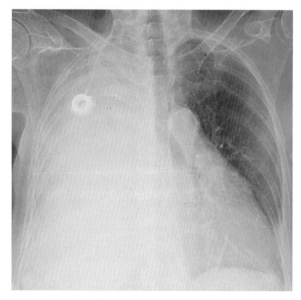

▲ 图 9-12 恶性胸腔积液
78 岁，女性卵巢癌患者；后前位胸片显示右侧大量胸腔积液，纵隔左移，右肺完全塌陷

脓胸即胸膜腔内积脓。当胸腔积液呈明显脓性或检测到微生物或胸腔积液白细胞升高时即可诊断脓胸。当脓胸伴有肺炎，液体 pH ＜ 7.0 或液体葡萄糖含量超过 400mg/L 时需要引流[9]。脓胸在影像学上表现为胸腔积液，通常是单侧，双侧脓胸时有感染的一侧液体量更多（图 9-14）。漏出性胸腔积液时液体上缘凹面向肺，而脓胸时上缘凸面向肺（图 9-15）。提示脓胸或其他渗出性胸腔积液的 CT 征象有壁胸膜和脏胸膜的增厚与强化（胸膜分离征）（图 9-16 和图 9-17），胸膜外肋骨下软组织的增厚 / 炎症，胸膜外脂肪密度增高。脓胸破裂后会穿透壁胸膜在胸廓内外形成厚壁脓肿，称为脓胸性脓肿（empyema necessitans），常见于结核或侵袭性真菌感染（图

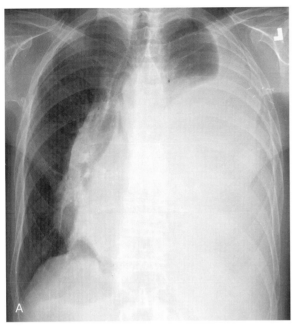

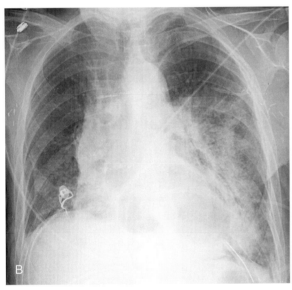

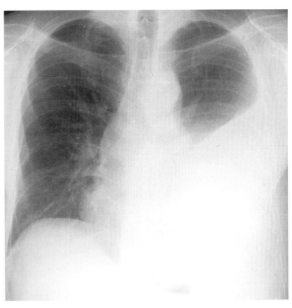

▲ 图 9-14　结核性脓胸

后前位胸片显示左侧大量胸腔积液；单侧大量胸腔积液的鉴别诊断包括脓胸、血胸、恶性病变和乳糜胸

▲ 图 9-13　复张性肺水肿

A. 78 岁，女性乳腺癌转移患者，后前位胸片显示左侧大量胸腔积液，左肺不张，纵隔右移，提示张力性胸腔积液；B. 胸腔引流后胸片显示左侧复张性肺水肿

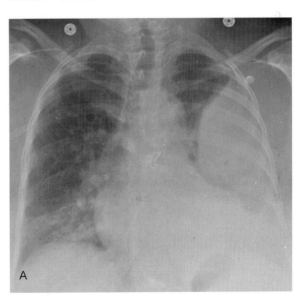

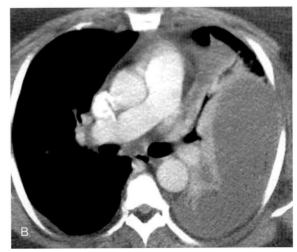

▶ 图 9-15　脓胸

A. 49 岁，女性，糖尿病患者，左侧胸痛伴发热，后前位胸片显示左侧大量胸腔积液，内侧缘凸向肺；B. CT显示左侧大量胸腔积液伴左肺叶不张

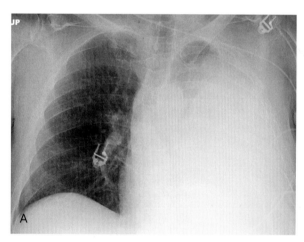

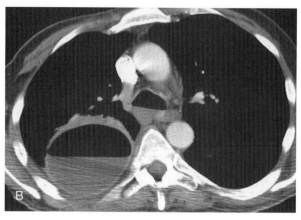

▲ 图 9-16 脓胸

A. 60 岁，男性，右下肺炎患者后前位胸片显示右侧液 气胸腔伴气 - 液平面；B. CT 显示胸腔内圆形液体和气体的积聚，增厚强化并分开的胸膜形成胸膜分离征，脓胸里的气体可能来自胸穿、支气管胸膜瘘或偶尔来自产气菌

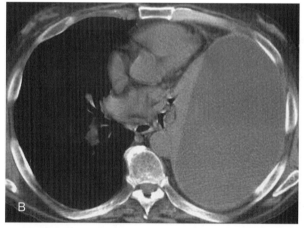

▲ 图 9-17 脓胸

A. 55 岁，男性，患者胸片显示左侧大量胸腔积液和左肺不张；B. CT 显示左侧胸腔内卵圆形积液，邻近左肺塌陷

9-18）。有时候脓胸与肺脓肿难以鉴别。一般情况下，脓胸与肺有清楚的边界，邻近的肺血管和支气管被推挤扭曲移位。而肺脓肿与肺实质分界不清。脓胸常为椭圆形，内壁光滑，而肺脓肿常为圆形且壁厚。这些征象不是十分可靠，有时候肺实质与胸腔积液就是难以区分[10]。

乳糜胸含有大量乳糜（肠道来源的淋巴液）。乳糜含有悬浮的脂肪，即乳糜微粒，所以乳糜胸有时候类似牛奶。胸腔内的乳糜液有三个来源：①胸导管或一个大的淋巴管破裂，②胸膜淋巴管的渗出，③乳糜性腹水通过膈进入胸腔[11]。约 50% 的乳糜胸来源于肿瘤，25% 是外伤性的，

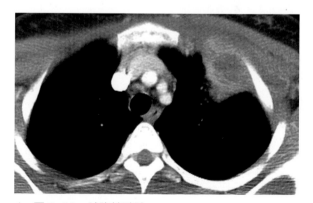

▲ 图 9-18 脓胸性脓肿

CT 显示左侧厚壁有分隔的脓胸破裂后穿透壁胸膜流向胸外，形成胸内外的脓肿

15% 是特发性的^[12]。肿瘤性乳糜胸有 75% 是淋巴瘤^[13]，乳糜胸可以是淋巴瘤的首发症状。尽管乳糜液含有脂肪，但同时也含有大量蛋白质，所以其 CT 密度与其他胸腔积液难以鉴别（图 9-19）。

血胸的病因主要是外伤，钝性的或穿透性胸壁外伤或医源性外伤（如中心静脉置管）^[14]。外伤后快速的胸腔积液一般是动脉来源。体循环血管的高压力出血会快速而持久，形成张力性血胸。血胸在 CT 上表现为高密度^[15]。随着血液凝固，会形成小房。如果不引流，血胸最终会机化，导致胸膜增厚（纤维胸）。如果胸内积液引起胸膜外脂肪内移，则是胸膜外积液（图9-20 和图 9-21）。胸膜外血肿一般是外力较大的钝性外伤引起，常伴有肋骨骨折（图 9-22）^[16]。

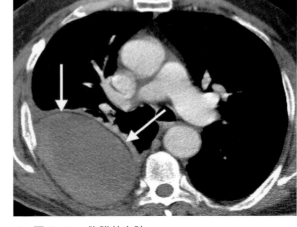

▲ 图 9-21　胸膜外血肿
CT 显示卵圆形胸膜外积液，伴胸膜外脂肪内移（箭）和右侧肋骨骨折

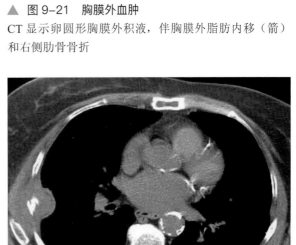

▲ 图 9-22　胸膜外血肿
CT 显示右侧肋骨骨折，胸壁血肿，胸膜外积液和胸膜外脂肪内移

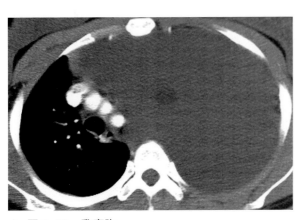

▲ 图 9-19　乳糜胸
CT 显示左侧大量胸腔积液伴纵隔右移

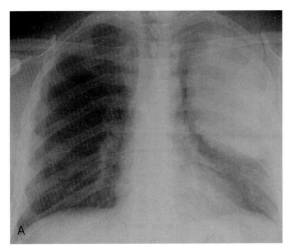

▲ 图 9-20　胸膜外血肿
A. 45 岁，女性，患者摔倒后左侧多发肋骨骨折，胸片显示左侧凸向肺的胸膜基底肿块；B. CT 显示胸膜外大量高密度积液，左侧肋骨骨折，胸膜外脂肪内移（箭）

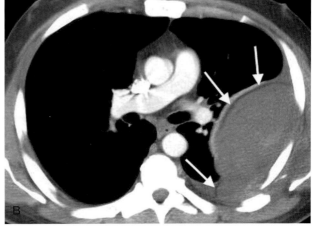

恶性胸腔积液一般是转移性的（占 95%）[17]，36% 来源于肺癌（图 9-23），25% 来源于乳腺癌（图 9-24），淋巴瘤占 10%，卵巢癌和胃癌不超过 5%（图 9-25）[18]。胸腔积液是胸膜转移瘤的主要表现，也可以表现为胸膜结节（图 9-26）或与间皮瘤类似的弥漫胸膜增厚。单侧弥漫的胸膜转移瘤与间皮瘤难以鉴别[19]。

恶性间皮瘤是少见的原发胸膜肿瘤。该病 80% 的患者有石棉暴露史[20]。石棉工作者的间皮瘤患病率达 10%，平均潜伏期是 35 年[21]。X 线片和 CT 表现为结节状或不规则胸膜和壁胸膜增

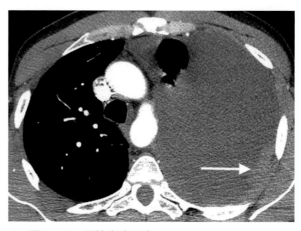

▲ 图 9-23　恶性胸腔积液
49 岁，男性，AIDS 和非小细胞肺癌患者的 CT 显示左侧大量胸腔积液，强化的胸膜转移瘤（箭），纵隔右移

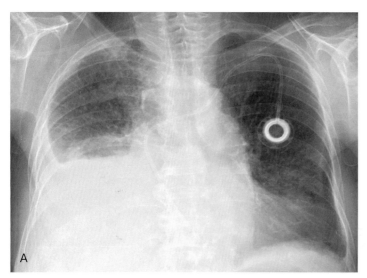

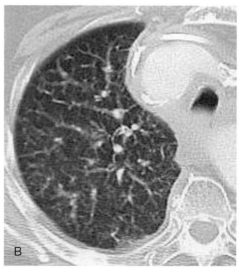

▲ 图 9-24　恶性胸腔积液
A. 83 岁，女性，右乳癌患者的胸片显示右侧大量胸腔积液和间质性肺病；B. 引流后的 CT 显示血管结构结节状增厚和小叶间隔增厚，淋巴管癌的表现

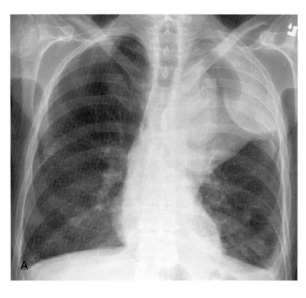

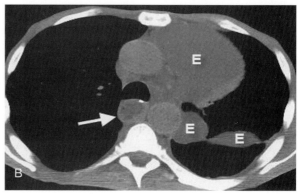

▲ 图 9-25　恶性胸腔积液
A. 57 岁，男性，食管癌术后患者，胸片显示左上胸分叶状高密度影；B. CT 显示分叶状胸腔积液（E）延伸到斜裂，胸腔胃内可见液体（箭）

厚，同侧伴胸体积不同程度变小，同侧胸腔积液，累及叶间裂和纵隔胸膜面（图 9-27 至图 9-29）[22]。约 18% 的病例会有胸壁侵犯（图 9-30）[22]。

气胸

气胸即气体积聚于胸膜腔，分为自发性和外伤性（表 9-3）。原发性自发性气胸就是发生在没有明确外伤史的或健康人的气胸。这种类型的气胸与吸烟和瘦高体型的男性明显相关[23]。大部分患者为 20 − 40 岁，男女比例约 5 ∶ 1[24]。

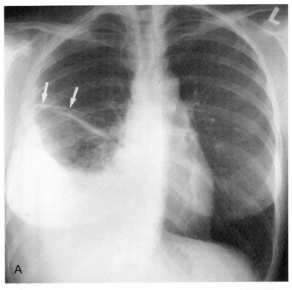

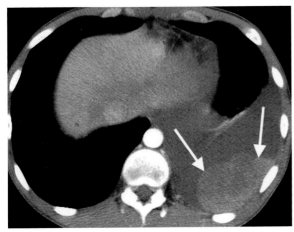

▲ 图 9-26　恶性胸腔积液

15 岁，男孩，尤因肉瘤患者伴转移，CT 显示左侧胸腔积液和强化的胸膜肿块（箭）

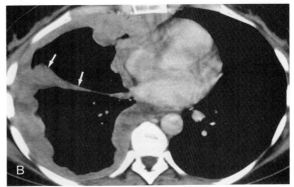

▲ 图 9-28　恶性间皮瘤

A. 43 岁，男性，胸片显示右侧弥漫胸膜病变，累及水平裂（箭）；B. CT 显示胸腔积液密度高（符合胸膜肿瘤），累及整个胸膜表面，包括叶间裂（箭），边缘分叶状

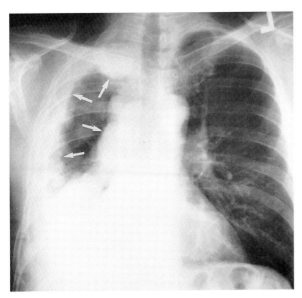

▲ 图 9-27　恶性间皮瘤

53 岁，男性，患者的胸片显示右侧胸膜分叶状，累及整个右侧胸膜（箭），提示恶性间皮瘤；同侧肺体积变小

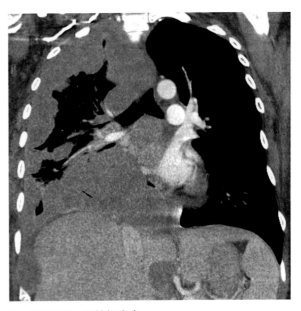

▲ 图 9-29　恶性间皮瘤

CT 冠状位重建显示肿瘤累及整个右侧胸膜面

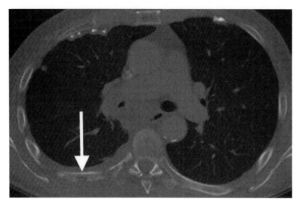

▲ 图 9-30 恶性间皮瘤
CT 骨窗显示右侧胸膜增厚，溶骨性转移（箭）和胸膜钙化斑

病因常是肺尖肺大疱破裂（图 9-31）。如果不治疗，再发气胸的可能性约 40%，再次复发的概率也会升高[24]。

表 9-3 成人气胸病因

自发性
原发性自发性气胸（年轻，健康的吸烟者）
慢性阻塞性肺疾病
哮喘
囊性纤维化
空洞性肺炎
胸膜转移瘤（尤其是骨肉瘤）
郎格汉斯细胞组织细胞增多症
淋巴血管平滑肌增多症 / 结节性硬化
结节病
月经性气胸（与女性月经相关）

外伤性
胸廓切开术
胸腔穿刺术
经皮肺活检
中心静脉置管
机械通气和气压伤
胸部钝性或穿透性外伤

继发性自发性气胸发生于已有肺疾病但没有明确外伤史的患者（图 9-32 至图 9-35）。慢性阻塞性肺疾病是继发性自发性气胸的最常见病因。0.5% 的气胸与肺转移相关，其中 89% 是肉瘤引起的，最常见的是成骨肉瘤[25, 26]。月经性气胸是发生在女性的少见疾病，气体经

生殖道进入腹腔再通过膈进入胸膜腔。月经性气胸只与月经相关，发生在月经前 1 天或月经后 3 天内。这种气胸通常很小，常位于右侧（87%）[27]。月经性气胸易复发，妊娠或抑制排卵的药可阻止。

与胸腔积液一样，气胸的影像学表现依赖于投照方向、患者位置，以及是否有胸膜粘连及包裹。患者立位时，气胸将肺与胸壁分开，脏胸膜可见，表现为一条高密度的细曲线，位于含有血管的肺与无血管的气胸之间。胸膜线与胸壁平行。与脏胸膜线类似的位于肺尖的高

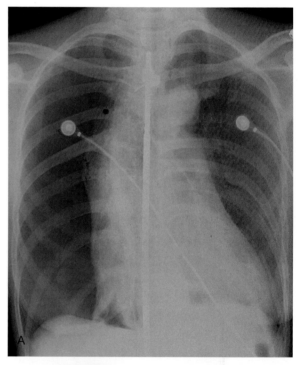

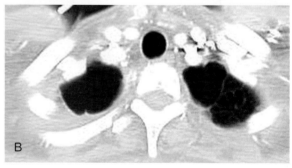

▲ 图 9-31 原发性自发性气胸
A. 46 岁，男性，急性胸痛，胸片显示右侧大量气胸，右肺塌陷；B. CT 显示右侧气胸和左肺尖肺大疱，患者行肺大疱吻合术，如果不治疗，肺大疱破裂引起的原发性自发性气胸有 40% 会复发

密度曲线有血管线、置管（图 9-36）、衣服、寝具、毛发、肩胛骨、皮肤皱褶（图 9-37）和肺大疱及空洞的壁。囊肿、肺大疱和空洞通常有内侧缘凹向胸壁。卧位患者胸膜腔的最高处位于前方或前内方靠近膈底的位置，自由流动的气胸会到这儿；少量或中量气胸时，肺可能不会与外侧胸壁分离而难以观察。卧位患者的气胸征象见表 9-4（图 9-38）[28]。

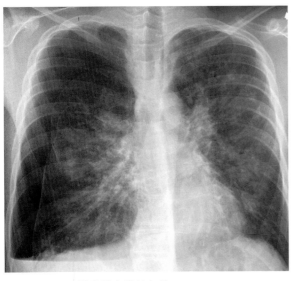

▲ 图 9-32　继发性自发性气胸
1 例 18 岁男性囊性纤维化患者的胸部 X 线片表现为右侧气胸和双侧囊性支气管扩张

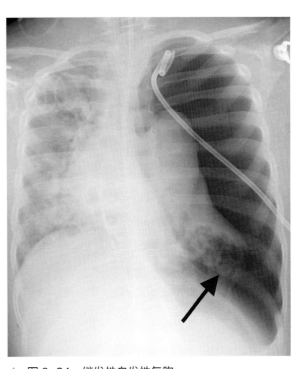

▲ 图 9-34　继发性自发性气胸
3 岁，男孩，呼吸道合胞体病毒性肺炎患者，胸片显示左侧大量气胸，纵隔右移；这些征象提示张力性气胸；塌陷的左肺内可见多发囊性病变，符合肺大疱（箭）

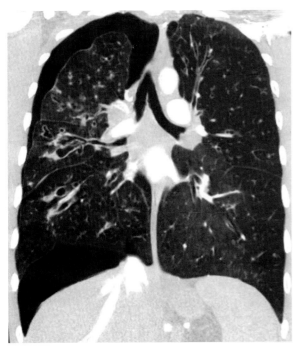

▲ 图 9-33　继发性自发性气胸
囊性纤维化患者的 CT 冠状位重建显示右侧气胸和弥漫支气管扩张

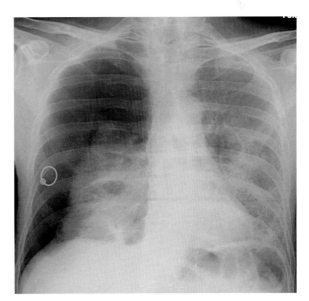

▲ 图 9-35　继发性自发性气胸
肺孢子虫肺炎患者胸片显示右侧大量气胸，右肺塌陷

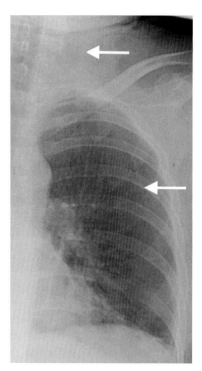

▲ 图 9-36　脑室 - 腹腔分流术类似气胸
后前位胸片，左肺显示分流管（箭）平行于左胸壁，类似胸腔积液的气胸移位；分流管被认为延伸至胸部和颈部

表 9-4　卧位患者气胸影像征象

累及的半胸透亮度增加
邻近的纵隔边缘及膈清晰锐利
肋膈窦加深，有时呈"舌样"
可见前肋膈窦
心脏边缘锐利
膈上可见塌陷肺的下缘
同侧膈的压缩

大量张力性气胸有生命危险，需要立即引流减压。尽管是一个临床诊断，但提示张力性气胸的影像学征象有纵隔对侧移位、膈下移、半胸透亮和同侧肺塌陷（图 9-39）。

局限性胸膜肿瘤

局限性胸膜肿瘤包括局限性纤维性肿瘤、脂肪瘤、脂肪肉瘤和邻近肺癌侵犯胸膜。恶性间皮瘤和转移瘤也可引起局部异常（图 9-40），但

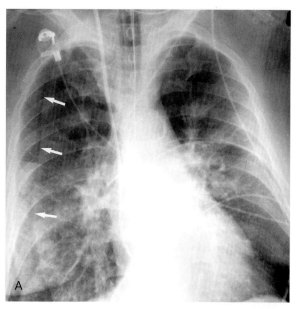

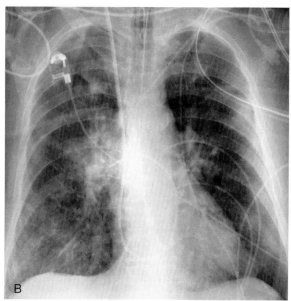

▲ 图 9-37　皮肤皱褶类似气胸
A. 卧位胸片显示右中肺内密度增高伴锐利的边缘（皮肤皱褶；箭）；注意该边缘外侧的肺野并不透明，提示这不是气胸；B. 1h 后的立位胸片没有显示这个皮肤皱褶；松弛的皮肤导致皮肤皱褶，尤其是在卧位时；该病患者体位可以将皮肤皱褶与气胸鉴别

如前文所述主要表现为胸膜的弥漫性病变。胸膜的局限性纤维性肿瘤可以是良性（60%）或恶性（40%），手术切除后预后相对较好[29]。所有年龄均可发生，主要发生于 50 岁以上，与石棉暴露无关。40% 的纤维性肿瘤有蒂与胸膜相连，直径 1～39cm（图 9-41）。5% 的肿瘤会有钙化（图 9-42）。影像学表现为边界光滑锐利的肿块与胸壁或纵隔

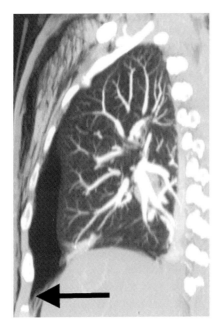

▲ 图 9-38　卧位患者的气胸

CT矢状位重建显示前部气胸延伸到肋膈窦（箭），形成"深沟征"

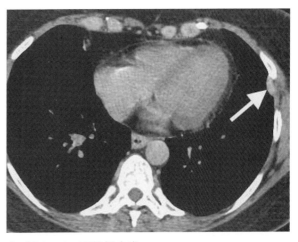

▲ 图 9-40　恶性间皮瘤

59 岁，男性，CT 显示左侧胸膜孤立的软组织病变伴强化（箭）；术中可见胸膜表面多发病灶

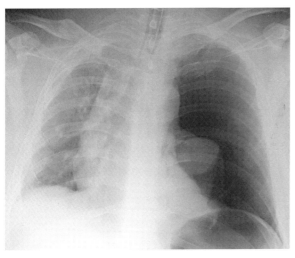

▲ 图 9-39　张力性气胸

35 岁，机动车车祸患者，胸片显示左侧大量气胸，左肺塌陷，纵隔右移；这些征象提示张力性气胸，需要马上减压

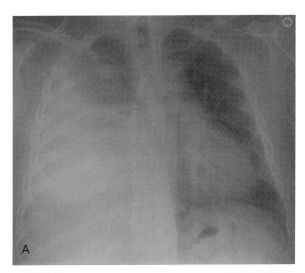

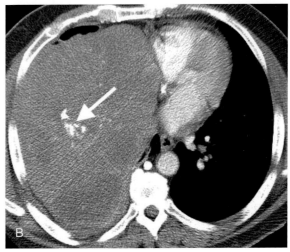

▲ 图 9-41　胸膜良性纤维性肿瘤

A. 59 岁，男性，患者气短 6 个月，胸片显示右半胸大部分密度增高，纵隔左移；B. CT 显示巨大胸膜基底肿块伴中心钙化（箭），手术切除的肿块重 3.3kg

钝角相连，邻近肺实质受压移位（图 9-43）。有蒂的肿瘤会随呼吸或患者位置而移动。

　　胸膜脂肪瘤少见，常在胸片上偶然发现。CT 上胸膜脂肪瘤显示为一个边界清楚的均匀脂肪密度肿块，与胸壁钝角相连，推移邻近肺实质[30]（图 9-44）。但肿瘤不均质，含有 CT 值超过 50Hu 的成分时需考虑脂肪肉瘤（图 9-45）[31]。

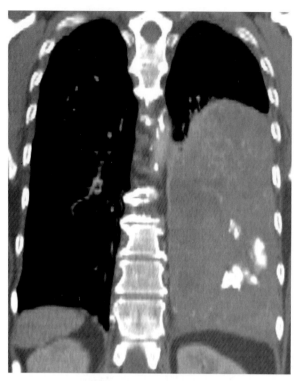

▲ 图 9-42　胸膜孤立性纤维性肿瘤
CT 冠状位重建显示左侧巨大胸膜基底肿块其内见钙化

弥漫胸膜纤维化（纤维胸）

纤维胸（胸膜腔的纤维性闭塞）可能是血性、结核性胸腔积液或其他类型的脓胸机化的结果，或是弥漫良性石棉相关疾病所致。石棉相关弥漫性胸膜增厚远比散在的胸膜斑少见，主要累及脏胸膜而不是壁胸膜[32]。患者有结核或其他

脓胸病史。纤维胸的广泛钙化支持曾经有结核、脓胸、血胸或外伤（图 9-46），石棉相关弥漫性胸膜增厚少见广泛钙化[33]。血性、结核性或其他原因的脓胸常导致单侧胸膜病变，而良性石棉胸膜炎常是双侧胸膜病变，不管是弥漫性胸膜增厚、圆形肺不张或是散在的胸膜斑。纵隔胸膜受累常见于间皮瘤或其他恶性病变而不是良性纤维胸。

胸膜斑

胸膜斑是边界清楚的致密胶原结缔组织，伴或不伴钙化，是石棉暴露的主要表现及标志性特征[32]。石棉暴露到出现胸膜斑的潜伏期约 15 年。胸膜斑主要累及后侧及前外侧胸膜，沿着后外第 7~10 肋骨及膈顶，肺尖和肋膈角除外（图 9-47）。几乎总是仅累及壁胸膜（图 9-48），偶见累及叶间裂和心包周围的脏胸膜（图 9-49）。胸片上约 25% 的胸膜斑是单侧[34]，但 CT 会显示更多病灶。胸膜斑不是癌前病变，但发现胸膜斑的重要性在于以下三点：①间质性肺病患者有相关临床及职业经历时，如果发现胸膜斑则高度提示石棉肺；②是石棉暴露的特征性表现，应仔细询问职业经历；③发现胸膜斑后应鼓励患者戒烟，因为有石棉暴露的吸烟者更易患肺癌。石棉相关胸膜疾病有五个表现：①胸

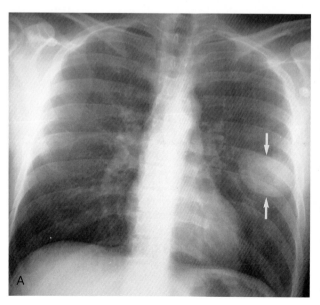

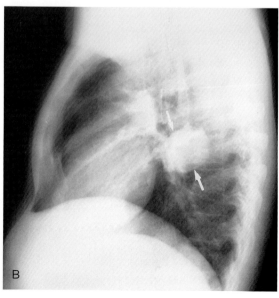

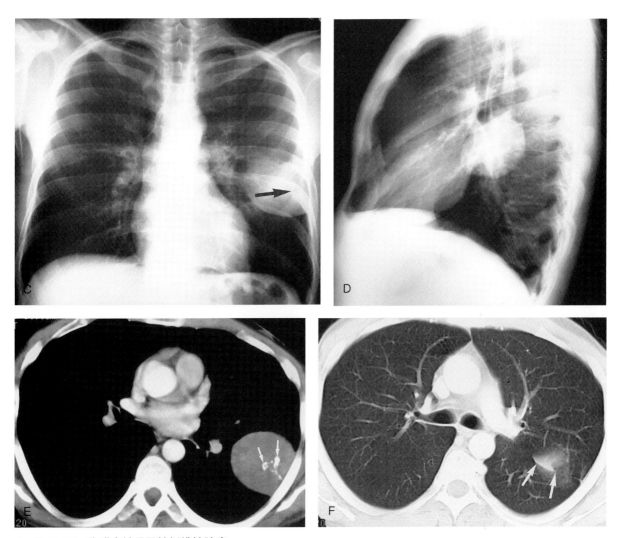

▲ 图 9-43　胸膜良性局限性纤维性肿瘤

A. 32 岁，无症状女性患者的胸片显示左中肺一个边界清楚的圆形肿块（箭）；B. 侧位片显示肿块与左侧斜裂相连（箭）；C. 4 年后的胸片显示肿块增大，肿块内可见钙化（箭）；D. 与图 C 同时拍的侧位片；E. CT 显示肿块，与外侧胸膜相连，伴粗大钙化（箭）；F. CT 肺窗显示肿瘤上缘与斜裂相连（箭）

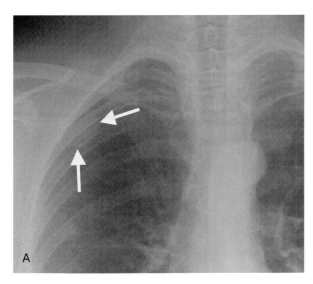

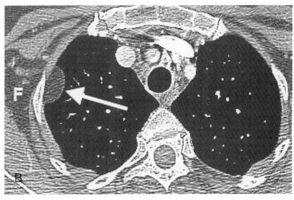

▲ 图 9-44　胸膜脂肪瘤

A. 胸片显示右上肺边界清楚的肿块（箭）与右侧胸壁相连；B. CT 显示肿块（箭）为均匀脂肪密度（F）

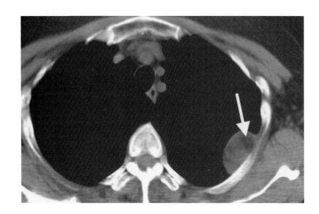

◀ 图 9-45　良性胸膜髓脂瘤

66 岁，女性，患者 CT 显示边界清楚的肿块与左侧胸壁相连；因为肿块内含有脂肪（箭），肿块的密度不均匀，所以不能排除恶性病变如脂肪肉瘤；肿块切除后证实是良性的

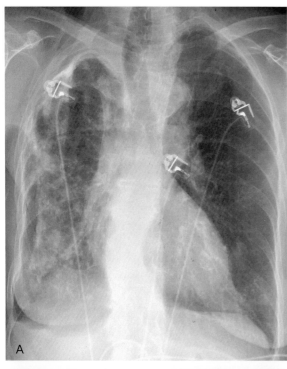

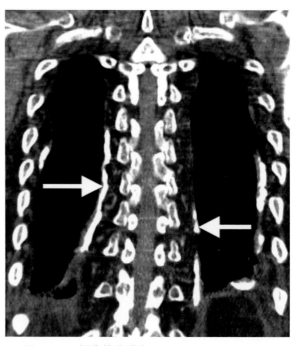

▲ 图 9-47　钙化的胸膜斑

CT 冠状位重建显示双侧钙化的胸膜斑（箭），是石棉暴露的特征性表现

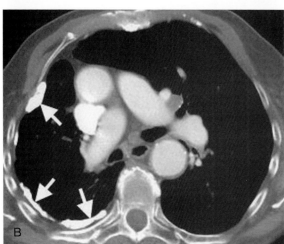

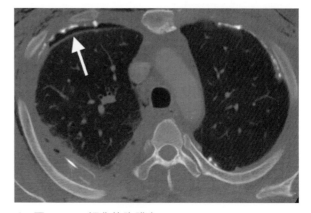

▲ 图 9-46　陈旧性结核脓胸

A. 右半胸广泛致密钙化；B. CT 显示致密胸膜钙化（箭）仅累及右半胸，右肺体积变小

▲ 图 9-48　钙化的胸膜斑

CT 显示钙化累及壁胸膜，右侧气胸将壁胸膜与脏胸膜（箭）分开；石棉相关的胸膜斑几乎总是仅累及壁胸膜

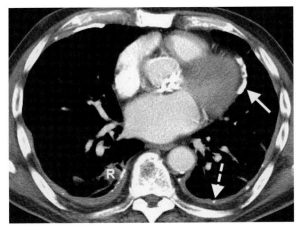

▲ 图 9-49 钙化的胸膜和心包斑块

82 岁，男性，有石棉暴露史，CT 显示钙化的心包（实箭）和胸膜（虚箭）斑块，弥漫胸膜增厚和圆形肺不张（R）

膜斑伴或不伴钙化；②石棉相关胸腔积液；③弥漫胸膜增厚；④圆形肺不张；⑤间皮瘤。

胸壁

　　胸壁包含皮肤、皮下组织、肌肉、锁骨、肩胛骨、肋骨、胸骨和脊柱。胸壁畸形及正常变异较常见（图 9-50）。副颈肋（accessory cervical rib），来自第 7 颈椎，发生率为 0.5% ～ 1.5%，可导致胸廓出口综合征[35]。最常见的胸骨畸形是漏斗胸，侧位胸片显示为胸骨向后凹陷，正位片则可能表现为右侧心缘模糊，心脏左移，易误认为右肺中叶炎症（图 9-51）。胸壁前凸畸形（pectus carinatum）或"鸡胸"指胸骨异常凸出（图 9-52）。主要累及中下段胸骨[36]。

　　胸壁病变在正面的特征表现为类圆形高密度影，内侧边缘锐利，外侧边缘模糊。切线位时胸壁病变凸向肺，边缘锐利，因为表面有肺及胸膜覆盖（图 9-53）。胸壁肿块常与胸壁钝角相交。胸片上，胸部局限性病变很难与胸膜病变鉴别，除非有肋骨变形或破坏。肋骨受侵是胸壁病变的特征，胸膜和肺疾病很少侵犯肋骨，偶见于侵袭性的肿瘤或感染（放线菌病、结核）。胸壁肿块有感染性病变和良恶性肿瘤（图 9-54 至图 9-66）（表 9-5）。

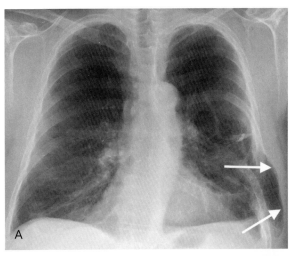

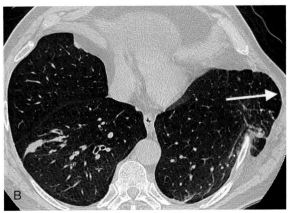

▲ 图 9-50 肺疝出

56 岁，男性，肺部分切除术后，胸片（A）及 CT（B）显示左侧胸壁术后缺损区域的肺疝出（箭）

表 9-5 胸壁肿块

感染
分枝杆菌
真菌
诺卡菌属
放线菌病（与口腔卫生差相关）
肿瘤
肺癌
转移瘤
淋巴瘤
恶性间皮瘤
恶性原发骨肿瘤（多发性骨髓瘤，尤因肉瘤）
良性原发骨肿瘤（骨软骨瘤，动脉瘤样骨囊肿）
卡波西肉瘤（艾滋病患者）
杆菌性血管瘤病（血管丰富，见于艾滋病患者）
神经源性肿瘤
血管畸形
脂肪瘤 / 脂肪肉瘤

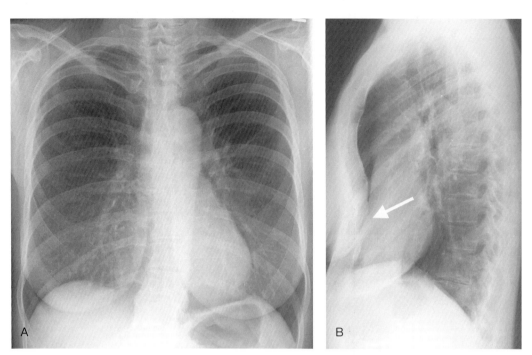

▲ 图9-51　漏斗胸

A. 60岁，男性，胸片显示右心缘显示不清，纵隔偏向左侧；B. 侧位片显示胸骨后压（箭）

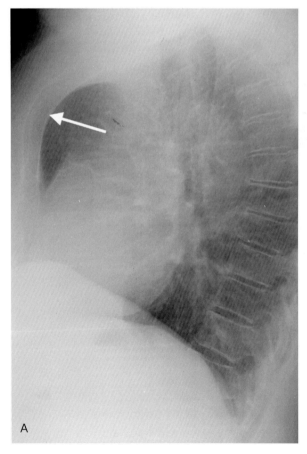

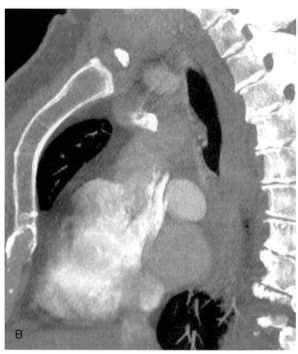

▲ 图9-52　胸壁前凸畸形

59岁，男性，侧位胸片（A）及CT矢状位重建显示胸骨前凸（箭）

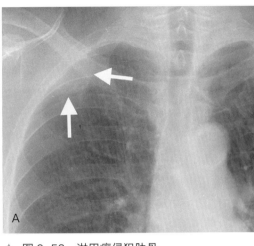
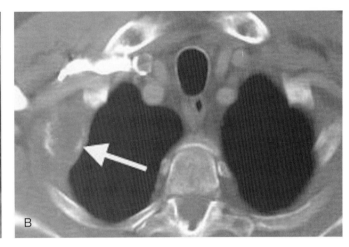

▲ 图 9-53　淋巴瘤侵犯肋骨

A. 胸片显示与右上侧胸壁相连的边界清楚的肿块（箭）；B. CT 显示肿块（箭）及第 2 肋骨破坏

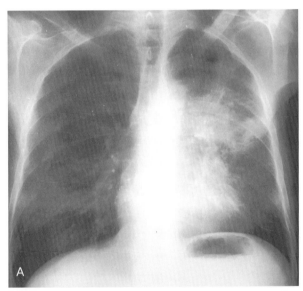
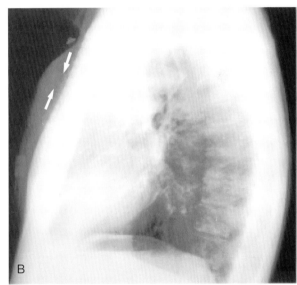
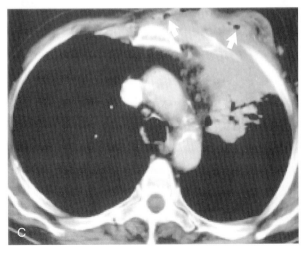

▲ 图 9-54　胸壁放线菌病

A. 58 岁，男性，气短 1 个月，口腔卫生差，后前位胸片显示左上肺含气病变；侧位胸片（B）和 CT（C）显示左上肺炎蔓延到前胸壁；肿胀的胸壁软组织内可见气体影（箭）

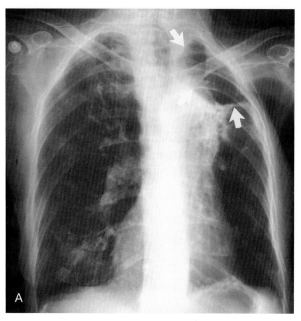

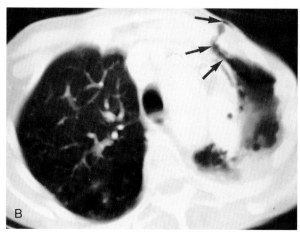

▲ 图 9-55　肺结核伴支气管胸膜皮肤瘘

A．83 岁，女性，30 年前行左乳切除术及钴放疗，更早以前曾有结核皮试阳性并行正规药物治疗，胸片显示手术瘢痕处伤口流脓；胸片显示左上肺空洞性肿块（箭）和右上肺条索（与老片比较无变化）；B．CT 显示空洞内的气体与胸膜及前胸壁皮肤（箭）相通；胸壁引流液检测出结核杆菌；该患者最近因风湿性多肌痛使用激素治疗后就有结核复发倾向

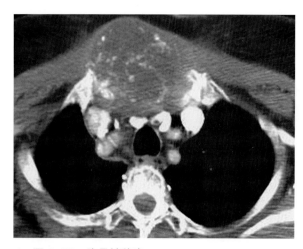

▲ 图 9-56　胸骨转移瘤

64 岁，子宫内膜癌转移患者，CT 显示胸骨完全骨质破坏及软组织肿块，伴点状和线状钙化

膈肌

　　膈肌有个大的穹状中心腱，肌肉从中心腱辐射后附着在第 7~12 肋骨和胸骨剑突[37]。两个膈脚起自最上 3 个腰椎，弓形向前上形成主动脉裂孔和食管裂孔的边缘。大部分人膈顶呈光滑的穹状，扇形也不少见。X 线片上大部分

人右膈比左膈高 1.5 ～ 2.5cm，大约 9% 的人左右膈一样高，大约 3% 的人左膈比右膈高（不超过 1cm）[38]。膈肌形成不完全，即膈膨隆常见，常位于膈的前内侧（右侧常见，偶见于左侧），表现为局部膈凸起。而膈麻痹累及整个膈肌。侧位片可清楚显示这个差别。荧光透视下吸气实验可鉴别膈麻痹和膈肌薄弱。

　　先天性膈疝常见，90% 的是胸腹膜裂孔疝，是因为后外侧膈肌未与肋骨和椎体融合（图 9-67）。左侧比右侧更常见。CT 经常会偶然发现小的 Bochdalek 疝，表现为少量腹膜后脂肪疝。先天性胸骨后膈疝常见于右侧，是因为前内侧膈肌未与胸骨和肋骨融合（图 9-68）。

　　胸片上发现单侧膈抬高时需考虑五种可能性（表 9-6）（图 9-69 和图 9-70）。首先需明确膈抬高是否是慢性的，因为胸片上发现膈抬高 2 年或以上时，则不太可能是恶性的，也不太可能是急症如肺塌陷和膈下脓肿。肺底积液在本章前文已讨论。膈破裂已在第 8 章讨论，肺不张将在第 11 章讨论。

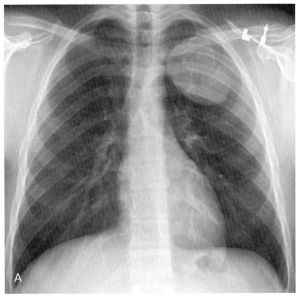

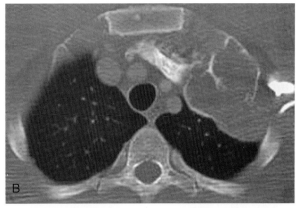

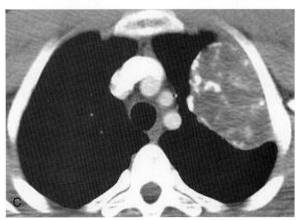

▲ 图 9-57　胸壁动脉瘤样骨囊肿

A. 19 岁，男性，无症状患者，有霍奇金病病史，曾接受化疗和放疗，胸片显示左上肺边界清楚的肿块与胸壁相连；B. CT 骨窗显示左上肋骨骨质破坏形成肿块；C. 图 B 的下层面 CT 显示肿块内有钙化，该常规胸片发现的新肿块被怀疑为与放疗相关的肉瘤

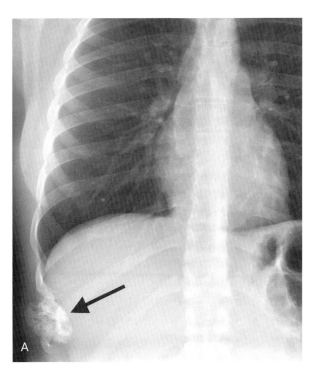

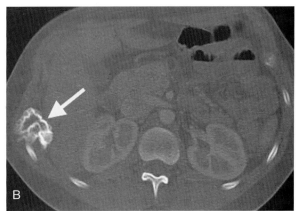

▲ 图 9-58　肋骨良性骨软骨瘤

A. 20 岁，男性，胸片显示右下侧肋钙化性肿块（箭）；B. CT 显示骨皮质与骨髓均与肋骨相连续的带蒂菜花样软骨瘤（箭）

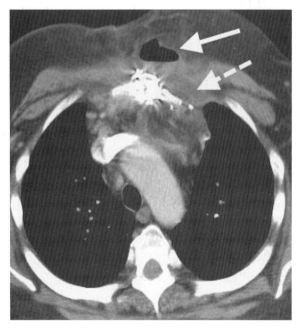

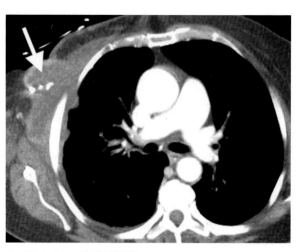

▲ 图 9-60　胸壁转移瘤

67 岁，女性，乳腺癌切除术后，CT 显示右胸壁肿块（箭）侵犯胸内；患者因有意识和平衡功能障碍而发现脑转移

▲ 图 9-59　胸骨外伤后感染

47 岁，男性，冠状动脉旁路移植术后数周，CT 显示胸骨周围软组织内气液平（实箭）和局限性积液（虚箭），胸骨后密度异常增高；清创术中证实是细菌感染

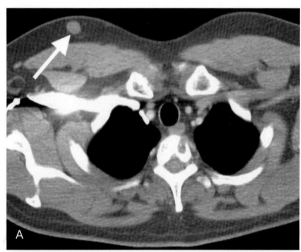

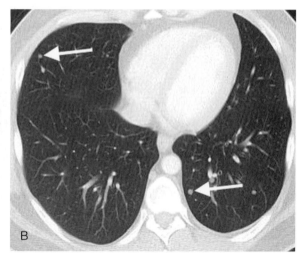

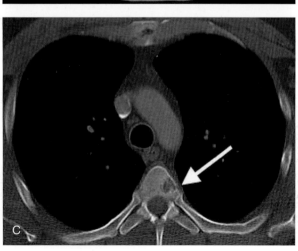

▲ 图 9-61　黑色素瘤转移

A. CT 软窗显示右前胸壁转移性结节（箭）；B. CT 肺窗显示转移性肺结节（箭）；C. CT 骨窗显示骨皮质破坏的脊柱转移瘤（箭）

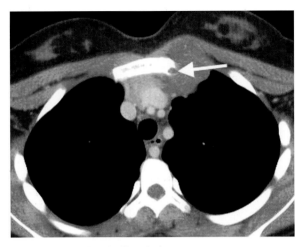

▲ 图 9-62　胸骨柄软骨肉瘤

14 岁，女孩，前胸壁触及无痛肿块，CT 显示胸骨旁软组织肿块伴骨皮质破坏（箭）

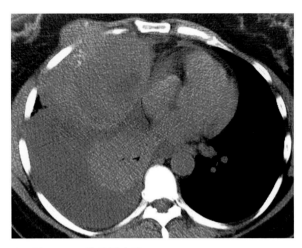

▲ 图 9-63　肋骨骨肉瘤

49 岁，女性，胸壁疼痛，CT 显示右第 5 肋骨破坏及肿块，右侧胸腔积液

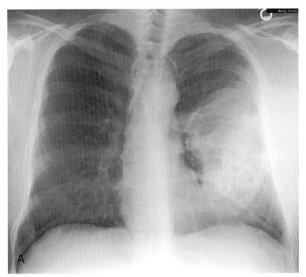

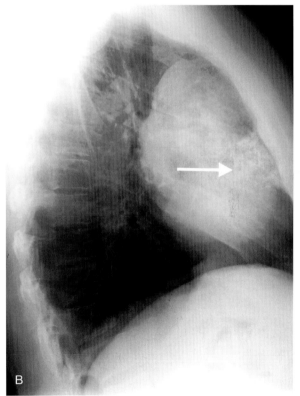

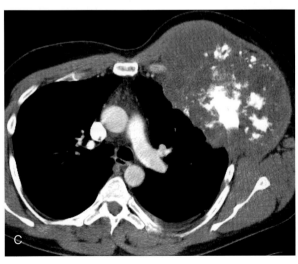

▲ 图 9-64　胸壁软骨肉瘤

34 岁，男性，患者的后前位（A）及侧位（B）胸片显示左侧胸壁巨大肿块伴中心钙化（箭）；C. CT 显示肿块来自左侧第 4~6 肋骨

213

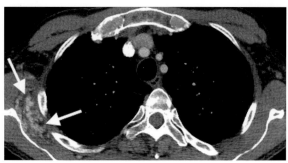

▲ 图 9-65　胸壁血管瘤
CT 显示右侧胸壁强化的血管团块（箭）

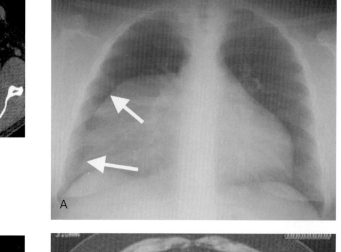

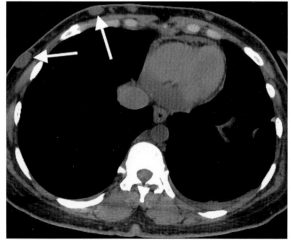

▲ 图 9-66　神经纤维瘤病
CT 显示胸壁多发软组织结节（箭）

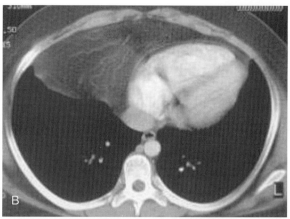

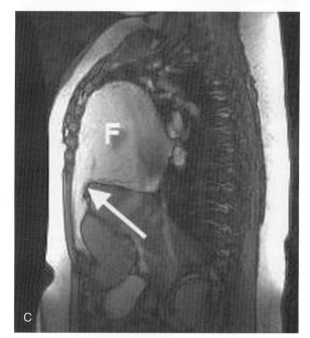

▲ 图 9-68　先天性胸骨后膈疝
A．11 岁，女孩，胸片显示右侧纵隔边缘异常（箭），正常右心缘消失；B．CT 显示心前疝出的脂肪和网膜血管；C．矢状位 T₁ 加权 MRI 显示前膈缺损（箭）和高信号脂肪（F）疝入前胸

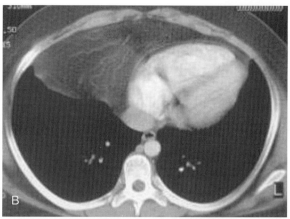

▲ 图 9-67　胸腹膜裂孔疝
CT 显示左后膈肌缺陷处（箭）疝出的脂肪（F）

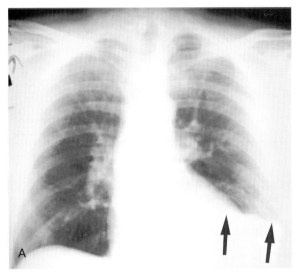

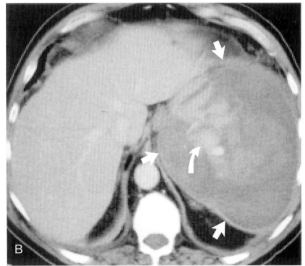

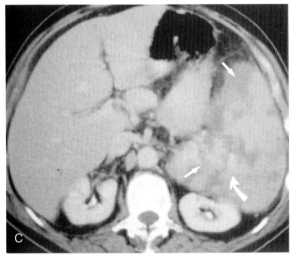

▲ 图 9-69 继发于膈下脾血肿的膈抬高

A. 68 岁，男性，右胁腹痛，有慢性淋巴瘤，立位胸片显示左膈抬高（箭）；B. CT 显示巨大的膈下脾血肿（直箭），血肿内高密度影代表急性出血（弯箭）；C. 比图 B 低一层面的 CT 显示自发性脾破裂导致的脾内多发低密度（直箭）和急性出血导致的高密度（弯箭）

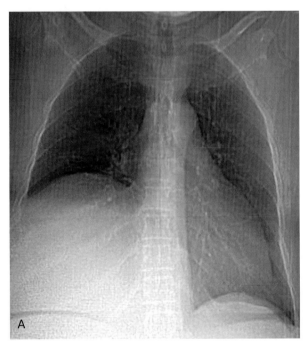

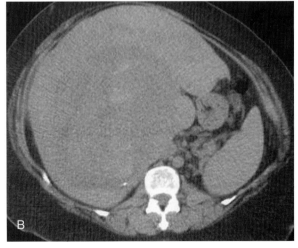

▲ 图 9-70 肝血管瘤导致的膈抬高

A. CT 定位像显示右侧膈抬高；B. 轴位 CT 显示巨大肝肿物

表 9-6　单侧膈抬高

"PAPER"
膈神经麻痹（恶性侵犯，外伤）（Phrenic nerve paralysis）
肺不张 / 腹部团块（Atelectasis/Abdominal mass）
术后腹部脓肿（Postsurgical abdominal abscess）
积液（肺底积液貌似膈抬高）（Effusion）
破裂（外伤）（Rupture）

支配膈肌的膈神经来自颈 $_{3\sim5}$ 神经（"C_3、C_4、C_5 保持膈肌活力"）。右侧膈神经向下走行于上腔静脉和右心房右侧，穿过右肺底前方的心包和纵隔胸膜之间。左侧膈神经向下走行于左锁骨下和左颈总动脉之间，迷走神经和主动脉弓外侧，穿过左肺底前方的纵隔胸膜和心包之间。肿瘤侵犯膈神经会导致同侧膈肌抬高，35 岁以上患者如有异常膈抬高应考虑肿瘤侵犯膈神经可能，除非胸片上膈抬高已稳定 2 年以上（图 9-71）。胸片可能无法显示肿瘤，膈抬高可能是胸片上潜在肿瘤的唯一线索。

原发膈肿瘤不常见。最常见的良性肿瘤是脂肪瘤。神经源性肿瘤、平滑肌瘤、血管瘤（图 9-72）和其他软组织肿瘤少见[39]。纤维肉瘤是最常见的原发恶性肿瘤，其次常见的膈肌恶性肿瘤是其他肿瘤的直接侵犯。

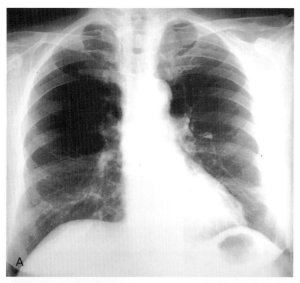

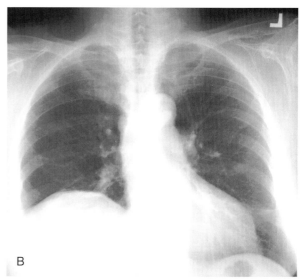

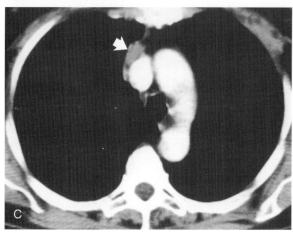

▲ 图 9-71　肺癌侵犯膈神经
A. 74 岁，女性，胸片显示正常膈位置；B. 1 年后的胸片显示右膈抬高，未见纵隔肿物；C. CT 显示邻近上腔静脉的均匀密度软组织肿块（箭），后证实是肺癌侵犯膈神经；虽然在胸片上看不到纵隔肿块，但该病例说明成人新发膈抬高的意义

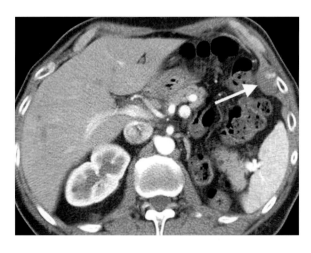

◀ 图9-72　膈的海绵状血管瘤
63 岁，男性，CT 显示来源于左膈的软组织肿块（箭）

参考文献

［1］Black LF. The pleural space and pleural fluid. Mayo Clin Proc. 1972;47:493–506.

［2］Im JG, Webb WR, Rosen A, et al. Costal pleura: appearances at highresolution CT. Radiology. 1989;171:125–131.

［3］Groskin SA. Radiologic–pathologic correlations. In: Groskin SA, ed. Heitzman's The Lung. St. Louis, MO: Mosby; 1993:575–609.

［4］Light RW. Pleural Diseases. Philadelphia, PA: Lea & Febiger; 1983.

［5］Jay SJ. Diagnostic procedures for pleural disease. Clin Chest Med. 1985; 6:33–48.

［6］Ruskin JA, Gurney JW, Thorsen MK, et al. Detection of pleural effusions on supine chest radiographs. AJR Am J Roentgenol. 1987;148: 681–683.

［7］Moskowitz H, Platt RT, Schacher R, et al. Roentgen visualization of minute pleural effusion. Radiology. 1973;109:33–35.

［8］McLoud TC, Flower CDR. Imaging the pleura: sonography, CT, and MR imaging. AJR Am J Roentgenol. 1991;156:1145–1153.

［9］Light RW. Diseases of the pleura, mediastinum, chest wall, and diaphragm. In: George RB, Light RW, Matthay MA, et al., eds. Chest Medicine. Baltimore, MD: Lippincott Williams & Wilkins; 1990: 318–412.

［10］Naidich DP, Zerhouni EA, Siegelman SS. Pleura and chest wall. In: Naidich DP, Zerhouni EA, Siegelman SS, eds. Computed Tomography and Magnetic Resonance of the Thorax. 2nd ed. New York, NY: Raven Press; 1991:407–471.

［11］Nix JT, Albert M, Dugas JE, et al. Chylothorax and chylous ascites: a study of 302 selected cases. Am J Gastroenterol. 1957;28:40–53.

［12］Sassoon CS, Light RW. Chylothorax and pseudochylo thorax. Clin Chest Med. 1985;6:163–171.

［13］MacFarlane JR, Holman CW. Chylothorax. Am Rev Respir Dis. 1972; 105:287–291.

［14］Groskin SA. Selected topics in chest trauma. Radiology. 1992;183: 605–617.

［15］Wolverson MK, Crepps LF, Sundaram M, et al. Hyperdensity of recurrent hemorrhage at body computed tomography: incidence and morphologic variation. Radiology. 1983;148:779–784.

［16］Chung JH, Carr RB, Stern EJ. Extrapleural hematomas: imaging appearance, classification, and clinical significance. J Thorac Imaging. 2011;26(3):218–223.

［17］Godwin JD, ed. Computed Tomography of the Chest. Philadelphia, PA: Lippincott Williams & Wilkins; 1984:130–137.

［18］Sahn SA. Malignant pleural effusion. In: Fishman AP, ed. Pulmonary Diseases and Disorders. 2nd ed. New York, NY: McGraw-Hill; 1988: 2159–2169.

［19］Leung AN, Müller NL, Miller RR. CT in differential diagnosis of diffuse pleural disease. AJR Am J Roentgenol. 1990;154:487–492.

［20］Mossman BT, Gee JBL. Asbestos-related diseases. N

Engl J Med. 1989; 320:1721–1730.

［21］Antman KH. Clinical presentation and natural history of benign and malignant mesothelioma. Semin Oncol. 1981;8:313–320.

［22］Kawashima A, Libshitz HI. Malignant pleural mesothelioma: CT manifestations in 50 cases. AJR Am J Roentgenol. 1990;155:965–969.

［23］Jansveld CAF, Dijkman JH. Primary spontaneous pneumothorax and smoking. Br Med J. 1975;4:559–560.

［24］Killen DA, Gobbel WG. Spontaneous Pneumothorax. Boston, MA: Little, Brown; 1968.

［25］Dines DE, Cortese DA, Brennan MD, et al. Malignant pulmonary neoplasms predisposing to spontaneous pneumothorax. Mayo Clin Proc. 1973;48:541–544.

［26］Janetos GP, Ochsner SF. Bilateral pneumothorax in metastatic osteogenic sarcoma. Am Rev Respir Dis. 1963;88:73–76.

［27］Carter EJ, Ettensohn DB. Catamenial pneumothorax. Chest. 1990;98: 713–716.

［28］Tocino IM, Miller MH, Fairfax WR. Distribution of pneumothorax in the supine and semirecumbent critically ill adult. AJR Am J Roentgenol. 1985;144:901–905.

［29］England DM, Hochholzer L, McCarthy MJ. Localized benign and malignant fibrous tumors of the pleura: a clinicopathologic review of 223 cases. Am J Surg Pathol. 1989;13:640–658.

［30］Buxton RC, Tan CS, Khine NM, et al. Atypical transmural thoracic lipoma: CT diagnosis. J Comput Assist Tomogr. 1988;12:196–198.

［31］Munk PL, Müller NL. Pleural liposarcoma: CT diagnosis. J Comput Assist Tomogr. 1988;12:709–710.

［32］Schwartz DA. New developments in asbestos-related pleural disease. Chest. 1991;99:191–198.

［33］Friedman AC, Fiel SB, Radecki PD, et al. Computed tomography of benign pleural and pulmonary parenchymal abnormalities related to asbestos exposure. Semin Ultrasound CT MR. 1990;11:393–408.

［34］Withers BF, Ducatman AM, Yang WN. Roentgenographic evidence for predominant left-sided location of unilateral pleural plaques. Chest. 1984;95:1262–1264.

［35］Kurihara Y, Yakushiji YK, Matsumoto J, et al. The ribs: anatomic and radiologic considerations. RadioGraphics. 1999;19:105–119, 151–152.

［36］Haje SA, Harcke HT, Bowen JR. Growth disturbance of the sternum and pectus deformities: imaging studies and clinical correlation. Pediatr Radiol. 1999;29:334–341.

［37］Heitzman ER. The diaphragm: radiologic correlations with anatomy and pathology. Clin Radiol. 1990;42:15–19.

［38］Felson B. Chest Roentgenology. Philadelphia, PA: WB Saunders; 1973.

［39］Schwartz EE, Wechsler RJ. Diaphragmatic and paradiaphragmatic tumors and pseudotumors. J Thorac Imaging. 1989;4:19–28.

自测题

1. 该患者最可能的暴露史是（ ）

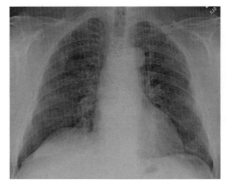 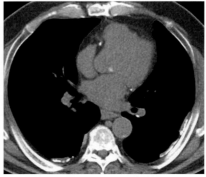

A. 石棉

B. 矽

C. 煤

D. 氡

2. 胸腔积液最可能的原因是（　）

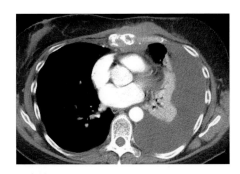

A. 脓胸

B. 机动车祸

C. 乳腺癌

D. 胸导管破裂

答案与解析

1. A。石棉。胸片和 CT 显示双侧钙化胸膜斑，可诊断为石棉相关胸膜病。

2. C。乳腺癌。CT 显示左侧胸腔积液，胸骨肿块和左乳切除术后改变。

Chapter 10
上肺疾病，感染和免疫性疾病

Upper Lung Disease, Infection, and Immunity

杨敏星　孙宏亮　译

学习目标

▶ 列出上肺疾病的鉴别诊断。

▶ 描述结节病的影像学分类。

▶ 胸片上结节病的三个最常见部位。

▶ 胸部"蛋壳样"钙化淋巴结。

▶ 矽肺的进展性肿块性纤维化。

▶ 认识囊性纤维化的典型征象。

▶ 描述原发肺结核的影像学表现。

▶ 继发性肺结核最常累及的肺段。

▶ 认识 Ghon 病变和 Ranke 复合体。

▶ 上肺高密度影的可能原因。

▶ 描述放疗相关的急性和慢性肺部改变。

▶ 认识不规则肺囊肿的典型表现。

▶ 免疫功能不全患者胸片和 CT 异常的原因。

▶ 艾滋病（AIDS）患者的胸片和 CT 异常。

▶ 卡波西肉瘤典型的胸片和 CT 表现。

▶ 肺孢子虫肺炎的胸片和 CT 表现。

▶ 艾滋病肺门和纵隔淋巴结肿大的病因。

▶ 输血反应的胸片表现和演变过程。

▶ 粟粒性结节的类型和鉴别诊断。

▶ 命名和描述肺曲霉病的类型。

▶ 认识胸片和 CT 上空洞内真菌球。

▶ 器官移植和骨髓移植后最常见的肺感染。

▶ 移植后淋巴增殖性疾病的表现。

肺感染的发病率和致死率都很高，尤其是在有免疫力低下的人群。免疫力低下人群易发机会感染。很多因素与免疫力低下状态相关，包括但不限于糖尿病、肾衰竭或肝衰竭、高龄、骨髓或器官移植、获得性免疫缺陷综合征（艾滋病）、置管状态（如静脉置管、气管插管和胸部引流管）、脾切除、医院内环境（易发院内感染）、潜在恶性疾病、药物治疗（如激素、化疗）、免疫缺陷（如低丙种球蛋白血症）等。发生于免疫健全或免疫功能不全患者的一些临床重要的感染和其他疾病有倾向于上肺分布的特点（如分枝杆菌和真菌感染）。认识上肺分布疾病的特点有利于形成正确的鉴别诊断。本章先讨论上肺疾病，包括感染和非感染疾病，然后讨论免疫功能不全患者易发疾病及其影像学表现。

上肺疾病

上肺是指上 1/3 的肺，包括大部分上叶和下叶背段的最上部分。直立位时肺血供和通气主要在肺底，但很多肺疾病主要是上肺异常。通气 - 灌注、淋巴引流、新陈代谢和机械力学的改变常用来解释肺疾病上肺分布的特点[1]。"SHRIMP"和"CASSET"常用来帮助记忆发生在上肺常见和不常见的疾病（表 10-1）。尽管胸片上有时难以判断病变是否主要位于上肺，甚至是病变弥漫分布时，考虑一下表10-1列出的鉴别诊断也是有帮助的。

结节病

结节病是一种病因不明的系统性疾病，特点是弥漫分布的非干酪样肉芽肿。这些肉芽肿是非特异性的，与其他肉芽肿病变相似，但与结核（TB）的干酪样坏死不一样。非裔美国人易患结节病，是白人的 10 倍[2]。好发年龄是 20 － 40 岁，最小见于 1 岁，最大见于 80 岁[3]。非裔美国人中女性患病率是男性的 2 ～ 3 倍[3]。肺是最常累及的器官，肺的发病率和致死率都很高，致死率是 2.2% ～ 7.6%。

表 10–1　上肺疾病

"SHRIMP"
结节病（Sarcoidosis）
组织细胞增多症，郎格汉斯细胞（Histiocytosis）
放射性肺炎（头颈肿瘤和乳腺癌）（Radiation pneumonitis）
感染（结核，真菌）（Infection）
转移瘤 a（Metastases）
尘肺 b（矽肺，煤工肺）（Pneumoconioses）
"CASSET"
囊性纤维化（Cystic fibrosis）
强直性脊柱炎（Ankylosing spondylitis）
矽肺（Silicosis）
结节病（Sarcoidosis）
嗜酸性细胞肉芽肿（郎格汉斯细胞组织细胞增多症）（Eosinophilic granulomatosis）
结核，真菌感染（Tuberculous）

a：参考第 7 章；b：参考第 3 章

结节病可根据胸片表现来分期（表 10-2）[4]。患者病程常按照分期进展，但也不尽然；发病时的分期可能与预后相关，但也有例外[5]。45% ～ 65%的患者发病时表现为 I 期。淋巴结肿大是结节病最常见的胸内表现，会出现在 75% ～ 80% 的患者病程中某些时期[6]。典型的淋巴结肿大位于双侧肺门和气管右侧，称为加兰德三部位或 1-2-3 征（图 10-1 和图 10-2）。也可发生于纵隔其他部位。肺门淋巴结常为双侧对称明显肿大（土豆样），与心缘分界清楚。而淋巴瘤的肿大淋巴结常与心缘相连。首发表现为 I 期的患者中大约 60% 的人会痊愈[7]，其余人则会向肺实质进展。20% 的病例会出现淋巴结钙化[8]，其中有些（约 5%）为"蛋壳样"钙化（图 10-3 和图 10-4）。蛋壳样钙化主要见于结节病和矽肺，但也可见于其他疾病（表 10-3）[9]。

表 10–2　结节病胸片分期

分期	胸部表现
0	正常胸片
I	仅有肺门或纵隔淋巴结肿大
II	淋巴结肿大和肺实质疾病
III	仅有肺实质疾病
IV	终末期肺（肺纤维化）

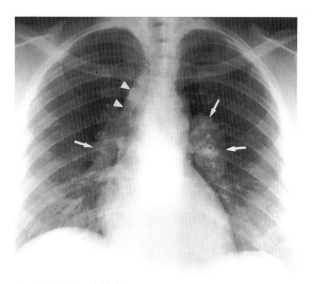

▲ 图 10-1　结节病
31 岁，女性，Ⅰ 期结节病，后前位胸片显示气管右侧（箭头）和双肺门（箭）肿大淋巴结；这是结节病淋巴结肿大的典型表现，称为 1-2-3 征或加兰德三联征

表 10-3　胸部淋巴结"蛋壳样"钙化的常见病因

"SIT"
结节病（Sarcoidosis）
矽肺（Silicosis）
感染（结核，真菌）（Infection）
治疗后的淋巴瘤（Treated lymphoma）

约一半的结节病患者发病时胸部 X 线片会有肺实质疾病。肺实质疾病的胸片分型包括网状结节、边界不清的肺泡充盈的斑片影、大结节和肺纤维化。网状结节是最常见的类型，见于 75% ～ 90% 有肺实质疾病的患者，病变主要对称分布于双侧中上肺[10]（图 10-5 和图 10-6）。10% ～ 20% 的患者会有含气道的斑片影，可以边界不清，也可为边界清晰的局限结节。肺

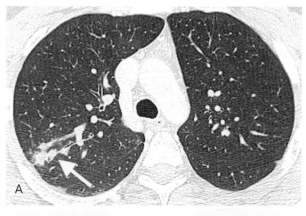
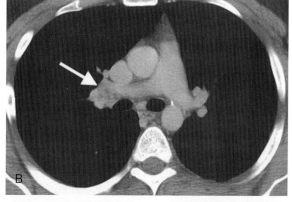
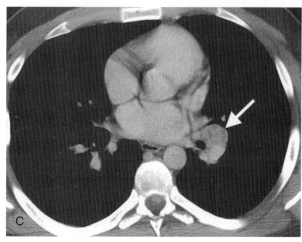
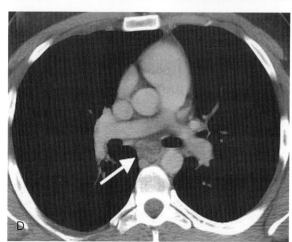

▲ 图 10-2　结节病
A. 23 岁，女性，CT 显示右上肺沿支气管血管束分布的边界不清的结节（箭）；B. CT 纵隔窗显示右肺门淋巴结肿大（箭）；C. 下肺静脉层面 CT 显示左肺门淋巴结肿大（箭）；D. 下肺动脉层面 CT 显示气管隆突下淋巴结肿大（箭）

泡肉芽肿指的就是这种类型，"气道"病变代表压迫和使肺泡闭塞的间质改变。肺泡肉芽肿常表现为双侧多发模糊斑片影，好发于外周[11]（图

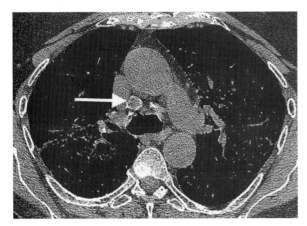

▲ 图 10-3　结节病
CT 显示隆突前肿大淋巴结伴环形钙化（箭）；约 5% 的结节病患者会有"蛋壳样"钙化

10-7）。CT 可以清楚显示外周分布的特点。

结节病肉芽肿可完全消失或治愈后纤维化。约 20% 的结节病患者会发生肺纤维化，一些学者认为这种影像学表现具有诊断特征性，表现为从肺门向邻近中上肺放射的不变的、粗大条索影。上肺可有肺大疱。肺门向外上牵拉，血管和叶间裂扭曲。纤维化有时会很严重，导致中上肺肺门旁大片高密度影（图 10-8），类似矽肺的进展性纤维化。

CT 能清楚显示结节病肉芽肿的位置[12～14]。结节病在 CT 上最常见的表现是多发 1～5mm 的结节，通常边缘模糊，淋巴管周围分布（支气管血管束边缘、叶间裂边缘、胸膜下及次级肺小叶中心）（图 10-9）。结节病的间隔增厚呈串珠状，可与肺水肿相鉴别，后者表现为光滑增厚。约

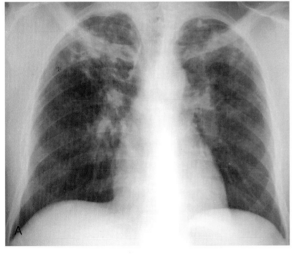

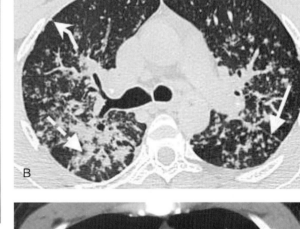

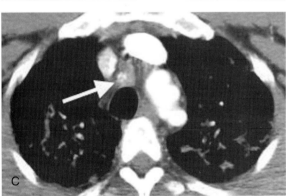

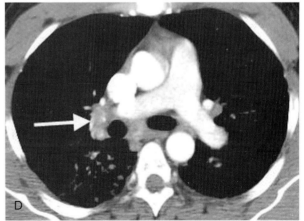

▲ 图 10-4　结节病
A. 37 岁，男性，胸片显示双上肺病变和肺门增大（Ⅱ期）；B. CT 显示沿叶间裂（实箭）、支气管血管束（虚箭）和胸膜下（弯实箭）分布的大小不一的结节；C. CT 显示右气管旁肿大淋巴结伴钙化（箭）；D. CT 显示右肺门淋巴结钙化（箭）

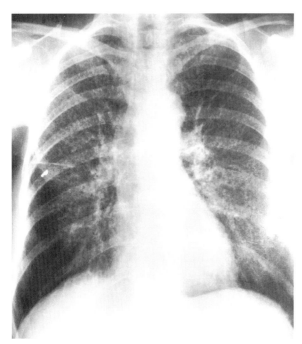

▲ 图 10-5　结节病
胸片双侧中上肺网状结节影；没有淋巴结肿大的肺实质
病变是结节病的Ⅲ期

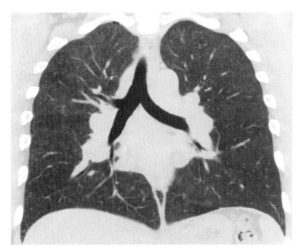

▲ 图 10-6　结节病
冠状位 CT 显示中上肺分布为主的多发小结节

50% 的结节病患者有磨玻璃斑片影，有时可能是
仅有的 CT 异常表现（图 10-10）。CT 显示纤维
化优于胸片。胸片表现正常时，CT 可发现异常；
肺活检证实的结节病 CT 也可表现为正常[13]。

　　结节病的囊性病变区可出现真菌球（足菌
肿），结节病是第二（结核之后）好发真菌球的
情况[15]。真菌球导致的咯血可能是致命的。真
菌球好发于上叶，当胸片上慢性囊变或肺大疱

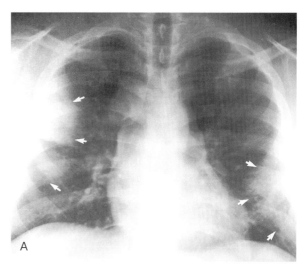

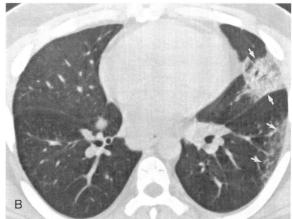

▲ 图 10-7　结节病
A．28 岁，男性，气短，胸片显示右气管旁和双肺门淋
巴结肿大，双肺外周实变影（箭）；B．CT 显示左肺外
周多发片影（箭）；这种类型的结节病被称为肺泡肉芽肿，
实际上病理显示的是间质病变过程

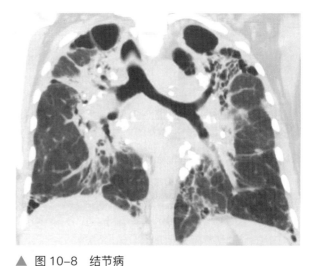

▲ 图 10-8　结节病
冠状位 CT 显示双上肺为主的纤维化（Ⅳ期）伴牵拉性
支气管扩张、结构扭曲、肺门上提和多发钙化淋巴结

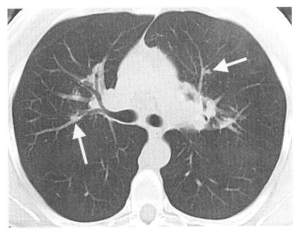

▲ 图 10-9　结节病

40 岁，男性，CT 显示沿支气管血管束分布的模糊结节（箭）

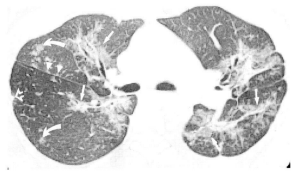

▲ 图 10-10　结节病

46 岁，女性，轻度气短，CT 显示双肺沿支气管血管束分布的片影（直箭）；部分片影呈磨玻璃状，可见支气管血管影；注意右侧斜裂（箭头）、次级肺小叶中心（弯箭）和外周胸膜下（空箭）小结节，这种淋巴管周分布的特点是结节病的典型表现

区域新发高密度影，尤其是伴发肺尖胸膜或胸膜外高密度影时需警惕真菌球形成。结节病还有其他很多不典型的表现，包括胸腔积液、胸膜增厚、空洞结节、支气管狭窄、动脉周围肉芽肿形成导致的肺动脉高压（图 10-11）、肺心病和慢性纤维化导致的气胸。

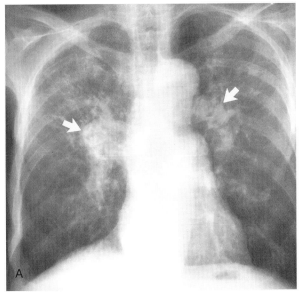

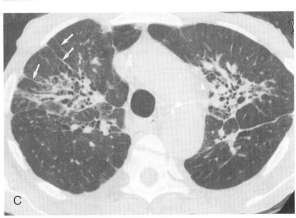

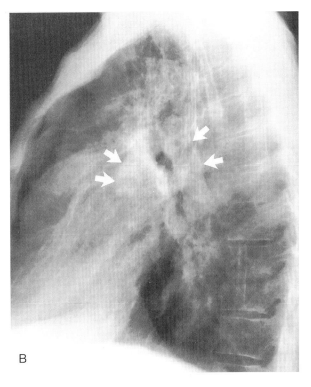

▲ 图 10-11　结节病

69 岁，男性，Ⅳ期结节病患者后前位（A）和侧位（B）胸片显示肺动脉高压引起的肺动脉增粗（箭）；注意双侧中上肺网状结节影和肺门上提；C. CT 显示双肺中心区域纤维化伴支气管血管束增粗和牵拉性支气管扩张；注意右肺实质索条影（箭）

矽肺

矽肺是吸入二氧化硅所致的肺病，二氧化硅是地壳的主要成分。二氧化硅粉尘常见于采矿、采石和挖隧道。与矽肺相关的职业有重金属开采、陶瓷工艺、喷砂、铸造和石雕。二氧化硅颗粒被吸入后沉着在肺泡被巨噬细胞包裹，激发溶酶体酶。巨噬细胞死亡后释放介质（刺激胶原形成）和二氧化硅颗粒。接着二氧化硅被其他巨噬细胞吞噬，循环往复，导致进展性肺病，甚至在停止职业性的二氧化硅暴露后病变仍会进展。矽肺可分为单纯矽肺、复杂矽肺、急性矽肺或 Caplan 综合征。煤工尘肺是吸入煤粉尘引起的，与矽肺病理学不一样，但其胸片表现与矽肺相似而难以鉴别。

单纯矽肺患者常无症状。胸片发现异常前常有 10～20 年的暴露史[16]。胸片显示多发结节，直径 1～10mm，上肺为主弥漫分布（图10-12）。结节偶见钙化。纵隔和双肺门淋巴结肿大常见，可有与结节病相似的"蛋壳样"钙化。

复杂矽肺是单纯矽肺的进展，结节融合超过 1cm。胸片上这些病变主要位于上肺外周，随着病变纤维化进展，结节会向肺门移动、牵拉。这些融合的肿块会达到几厘米，包含闭塞的血管和支气管，称为进展性肿块性纤维化（图10-13 和图 10-14）。这些肿块周围常有瘢痕旁肺气肿，CT 可清楚显示。随着结节的融合，肺容积逐渐变小，肿块会发生空洞。进展到这个时期的患者结核发病风险增大，但胸片上新发空洞时要考虑结核的可能。

急性矽肺是一种罕见的疾病，是在很小的密闭空间内缺乏保护的情况下吸入大量二氧化硅粉尘引起的。组织病理学上，急性矽肺与肺泡蛋白沉着症很相似，因此有硅蛋白沉着症的说法。该病进展迅速，常因呼吸衰竭导致死亡。胸片表现是非特异性的弥漫肺泡病变或磨玻璃影，肺门周围分布为主，伴空气支气管征，与肺水肿的表现相似。

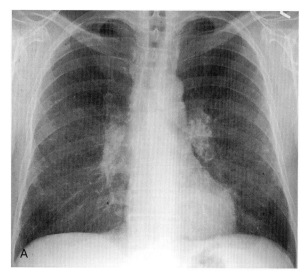
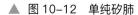
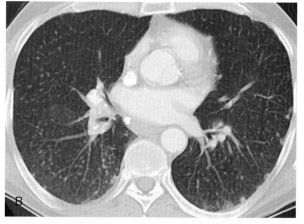
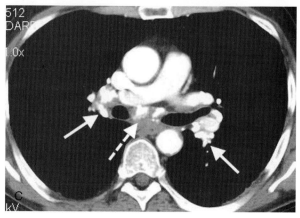

▲ 图 10-12 单纯矽肺

A. 铸造工人的胸片显示双肺弥漫模糊小结节，致使肺野密度增高；B. CT 可清楚显示结节；C. CT 纵隔窗显示肺门（实箭）和隆突下（虚箭）钙化淋巴结

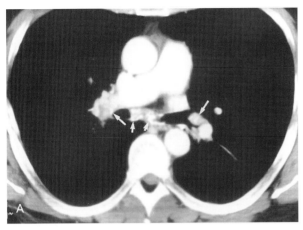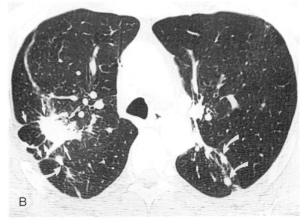

▲ 图 10-13　复杂矽肺

A. 52 岁，男性，曾在砂矿工作多年，CT 显示肺门（长箭）和隆突下（短箭）钙化淋巴结；B. CT 肺窗显示右肺上叶"进展性肿块性纤维化"（长实箭）和下叶背段早期融合的结节（弯箭），右肺多发实质索条（短直箭）

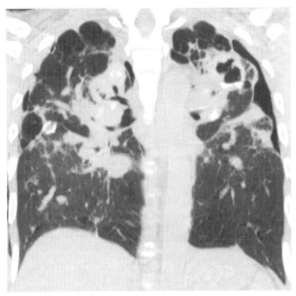

▲ 图 10-14　复杂矽肺

冠状位 CT 显示双上肺分布为主的纤维化（"进展性肿块性纤维化"），牵拉性支气管扩张，外周肺大疱和实质钙化；该表现与结节病Ⅳ期相似

Caplan 综合征是指在单纯矽肺的基础上合并大的渐进性坏死性类风湿结节。该综合征是类风湿性肺病的表现，可见于尘肺及矽肺。

朗格汉斯细胞组织细胞增多症

朗格汉斯细胞组织细胞增多症（LCH），也称为组织细胞增多症 X 或嗜酸细胞肉芽肿，是一种病因不明的肉芽肿病变，其肉芽肿内有组织细胞朗格汉斯细胞。该病男女发病率相同，非裔美国人少见，95% 的成人患者有吸烟史[17]。大部分患者是在 20 - 39 岁出现症状，也可见于 10 多岁和 60 岁以上。胸片有异常的无症状患者也可被诊断。气胸是 LCH 的典型表现，气胸作为首发症状的概率高达 14%[18]。气胸易复发，可为双侧。LCH 患者中约 1/3 会改善，1/3保持稳定，1/3 会加重[18]。

LCH 患者胸片表现为弥漫对称网状结节影，少数也可为单发结节。这两种表现都好发于中上肺。结节常常边缘模糊，大小不一，1 ～ 15mm，难以计数，也可为数个。大结节类似转移瘤。随着时间发展会形成小气囊腔，偶见直径达 5cm 的大囊腔。正是因为有这些囊腔，肺容积不会变小反而会变大。胸腔积液和肺门或纵隔淋巴结肿大少见。

肺 CT 显示囊肿和结节，常同时可见[19,20]（图 10-15 和图 10-16）。囊肿直径 1 ～ 30mm 或更大，常有薄壁，没有小叶中心结构，与小叶中心肺气肿不一样。有些囊肿形状不规则，以上肺分布为主，这可与淋巴管肌瘤病的一致圆形囊肿相鉴别。结节常为 1 ～ 5mm，边缘不规则，可有空洞。尽管存在争议，有学者认为该病从实性结节发展到空洞结节，再到囊肿。疾病终末期表现类似小叶中心肺气肿。需要注意的是，该病常见于吸烟者，这些患者常已患有小叶中心肺气肿。

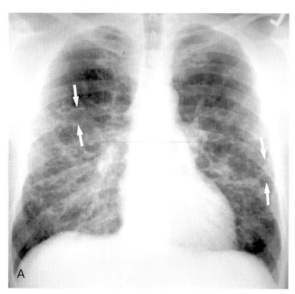

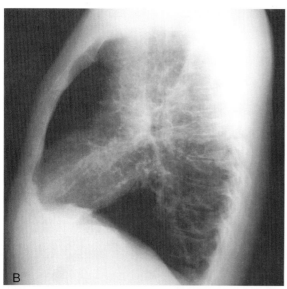

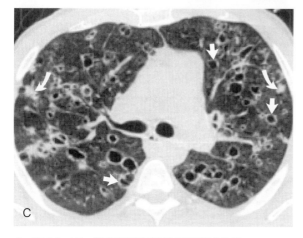

▲ 图 10-15　朗格汉斯细胞组织细胞增多症
32 岁，男性，吸烟者的后前位（A）和侧位（B）胸片显示双侧网状间质性高密度影和薄壁囊肿（箭），肺容积增大；C. CT 显示双侧薄壁囊肿，有圆形和不规则形（直箭），边缘模糊结节（弯箭）

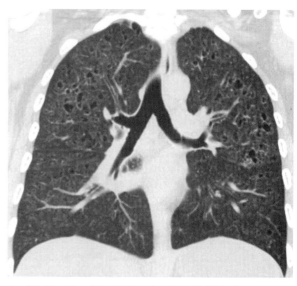

▲ 图 10-16　朗格汉斯细胞组织细胞增多症
冠状位 CT 显示上肺分布为主的多发不规则薄壁小囊肿

放射性肺炎

　　肺的放射性损伤常见于乳腺癌、肺癌和霍奇金病放疗后。胸片上放射性肺炎总是局限于放疗照射区域。最先表现为照射区域的弥漫模糊影遮盖正常的肺纹理。片状高密度影常为几何形状，与解剖区域不一致。这些胸片改变与放疗剂量和间隔时间相关，常在放疗后 8 周出现[21]，3 ～ 4 个月达高峰。这些高密度影随着时间会变成线状或网状，出现纤维收缩和肺结构扭曲。纤维收缩会持续 12 ～ 18 个月。当仅有肺尖被照射，如头颈肿瘤放疗，胸片上表现为模糊斑片影而不是几何形状的片影（图 10-17）。如果在特定的人群中出现双肺尖高密度影，应考虑放射性肺炎的可能。腋窝放疗是乳腺癌患者行乳房肿瘤切除术后或乳房切除术后的辅助治疗，会导致同侧上肺的斑片状高密度影（图 10-18）。

结核

　　原发性肺结核（TB）曾经是儿童好发病，现在有一半以上的患者为成年人。原发性结核感染的肺病灶和肿大淋巴结会完全消失，也可以留下干酪样坏死、瘢痕或钙化。有多个术语来描述原发性感染后在特定的条件下再次形成

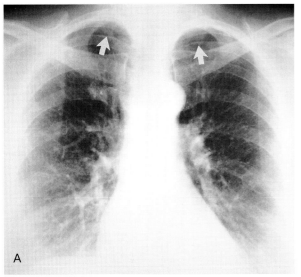
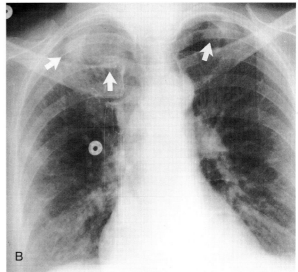

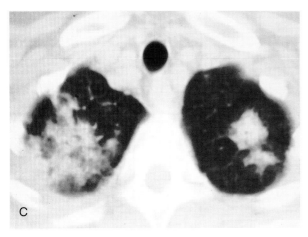

▲ 图 10-17　放射性肺炎

A．60 岁，女性，患者颈部梨状窝肿瘤放疗后 3 月胸片显示双肺尖模糊片影（箭）；B．2 个月后的胸片显示肺尖病变进展（箭）；C．CT 显示双肺尖气腔病变，没有特定的解剖或几何形状

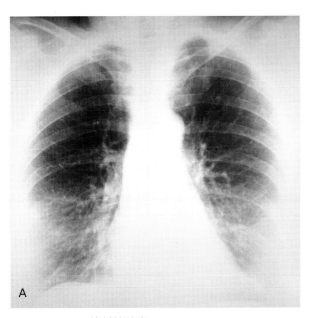
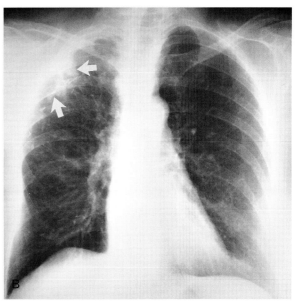

▲ 图 10-18　放射性肺炎

A．71 岁，女性，正常胸片；B．11 个月后的胸片显示右乳癌切除术后（右下胸透亮度增高）和右腋窝手术夹影，近期腋窝放疗后导致右上肺外周可见非段性分布的片状高密度影（箭）

的结核，包括再激活结核、原发后结核和继发性结核。

原发性肺结核的胸片特征性表现是肺门淋巴结肿大（常为单侧）和邻近肺门的纵隔淋巴结肿大。成人的淋巴结肿大比儿童少见，且比儿童轻，免疫功能不全尤其是 AIDS 成年患者除外。CT 上，肿大的淋巴结中心呈低密度，边缘强化（图 10-19）[23]。原发性结核的肺内病灶随机分布，表现为小结节，偶尔为不易察觉的微结节，模糊的片状实质高密度影，段性或大叶性实变，与其他细菌性肺炎相似（图 10-20 和图 10-21）。空洞发生率为 10%～30%[22]。肺门或纵隔淋巴

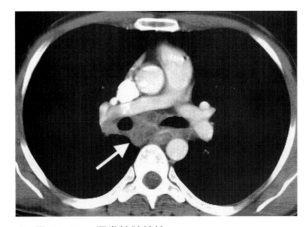

▲ 图 10-19　原发性肺结核
CT 显示隆突下低密度结节伴边缘强化（箭）

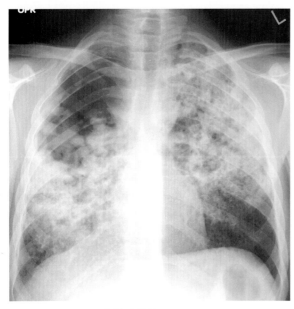

▲ 图 10-20　原发性肺结核
胸片显示弥漫结节性气腔病变

结钙化见于 35% 的病例[24]。胸腔积液不常见，常为单侧，常伴有但不总是有肺内病变（图 10-22）。CT 上可有支气管狭窄、支气管阻塞和支气管内息肉样结核病变。免疫功能不全患者的继发性肺结核的临床和放射学表现有时会类似免疫功能健全患者的原发性结核。

继发性肺结核的早期胸片表现为单个或多个模糊斑片影，周围伴或不伴卫星灶，好发于上叶后段和下叶背段。这种分布特点有助于诊断继发性肺结核。空洞伴或不伴气液平是继发性肺结核的特征表现，常提示病变活跃期（图 10-23 至图 10-27）。支气管内播散导致的树芽征也提示病变活跃期。空洞和支气管内播散常提示高度传染性，看到这些影像学表现后应该立即隔离患者。病变愈合过程中，肺内斑片影的边界逐渐变得清晰、病变周围出现纤维化，病变肺段或肺叶收缩、体积变小，叶间裂移位，肺门血管结构扭曲，支气管扩张和钙化（图 10-28）。空洞内液平消失，空洞可消失，也可变为内壁光滑的空洞。需要注意的是，少数患者结核痰检阳性而胸片正常。

继发性肺结核的其他类型有干酪样肺炎、弥漫支气管肺炎、支气管内膜结核、结核瘤形成、粟粒性肺结核和结核性胸膜炎（图 10-29）。钙化的淋巴结会侵入邻近的气道，形成支气管结石，引起咯血、梗阻后肺不张或肺炎。胸片上钙化结节消失或位置发生改变则提示支气管结石。偶尔会有患者咳出支气管结石粉末，这种现象称为咳出结石（lithoptysis）。结核瘤是肿瘤样的结核病灶，这种病灶是感染与治愈之间的一种平衡状态。结核瘤的边缘清晰。结核瘤可为单个或多个，直径可达 5cm，可见缓慢变大。结核瘤干酪样病灶的中心会发生钙化，胸片上可显示，但 CT 更容易观察。当在胸片上看到结核瘤大部分形成致密钙化时，可诊断良性非活动性肉芽肿。结核瘤又称为 Ghon 病变，伴有钙化淋巴结时又称为 Ranke 综合征。粟粒性肺结核是血源性播散导致的，虽然不常见但很严重。

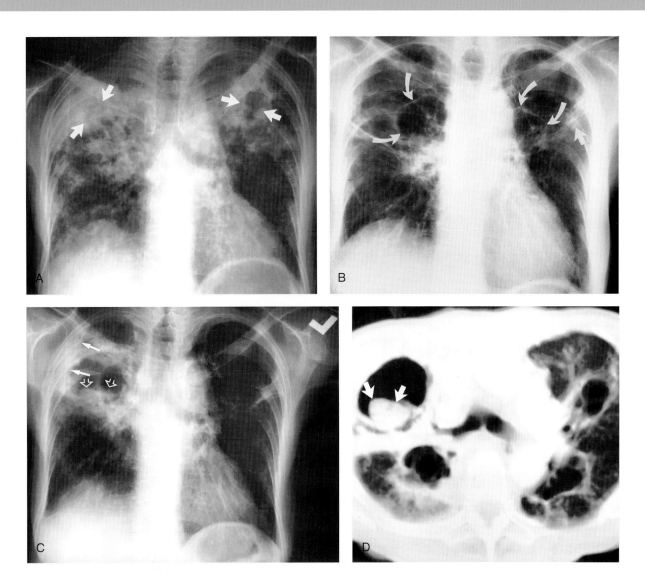

▲ 图 10-21 原发性肺结核

A. 71 岁，男性，发热、咯血和体重下降，胸片显示双侧斑片状气腔高密度影，上叶可见空洞（箭），痰检发现很多结核分枝杆菌；B. 9 个月后胸片显示上叶正在愈合的表现包括条片影（直箭）和薄壁空洞（弯箭）；C. 图 B 后 2 个月胸片显示右肺尖新发胸膜增厚（实箭）和斑片影增多，右肺上叶空洞内（空箭）可见真菌球（曲霉菌球）；D. CT 显示右肺上叶空洞内真菌球（箭），注意左上叶结核愈合后的囊变

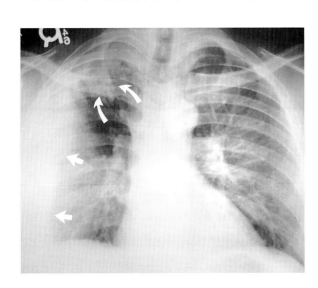

▲ 图 10-22 原发性肺结核

39 岁，男性，胸片显示右肺上叶片影（弯箭），右侧局限性胸腔积液（直箭）；直立位时，自由流动的胸腔积液因重力而位于下部，而该患者胸腔积液沿胸壁向上部延伸

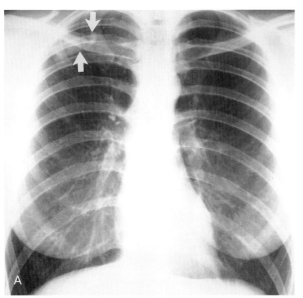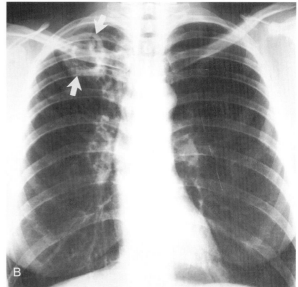

▲ 图 10-23 继发性肺结核

A. 44 岁，男性，胸片显示右肺上叶部分钙化的病灶（箭），与之前的多次胸片比较没有变化，符合活性不确定的结核感染；
B. 6 年后的胸片显示右肺上叶新发空洞（箭），痰检发现结核分枝杆菌

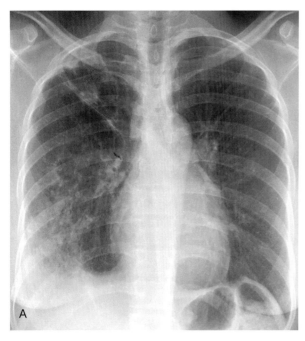

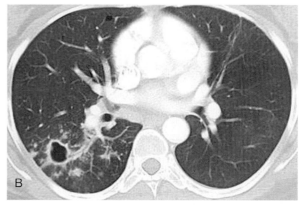

▲ 图 10-24 继发性肺结核

A. 30 岁，非洲男性，10 年前因结核接受治疗，胸片显示水平裂上移，右肺尖片状高密度影，右肺多发模糊斑片影；B. CT 显示薄壁空洞，支气管血管束增粗，右肺下叶背段模糊结节影

胸片显示 2 ～ 3mm 大小的弥漫粟粒样小结节。结节均匀分布，大小一致。结节过小时胸片难以观察，所以粟粒性肺结核患者胸片可显示"正常"。粟粒性肺结核不会出现后遗钙化。

除了结核分枝杆菌，还有其他很多分枝杆菌可导致肺感染。这些不典型的分枝杆菌在自然环境中常见且种类繁多，包括堪萨斯分枝杆菌和鸟 - 胞内分枝杆菌，后者是 HIV 感染患者的重要致病原。不典型分枝杆菌感染的典型征象是慢性纤维空洞形成，常见于中老年慢性阻塞性肺疾病患者的单侧或双侧肺尖[25]，或见于慢性下肺支气管扩张。大部分病例的影像学表现与继发性肺结核难以鉴别。与结核一样，好发于上叶后段或下叶背段。不典型分枝杆菌感染的空洞发生率高达 96%[26]（图 10-30）。

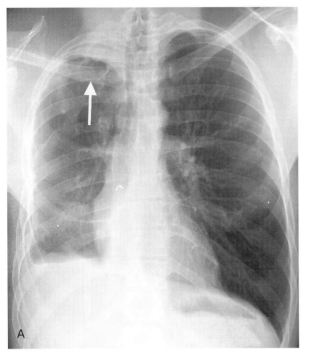

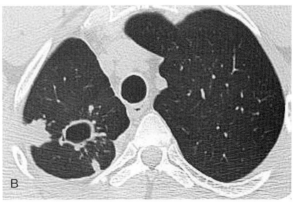

▲ 图 10-25　继发性肺结核

A. 28 岁，男性，右中下叶切除术及胸膜固定术后，最近因重度哮喘接受激素治疗，胸片显示右肺尖高密度片影和薄壁囊肿（箭）；B. CT 显示右肺上叶背段囊肿及周围模糊结节

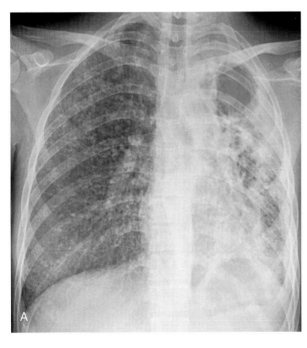

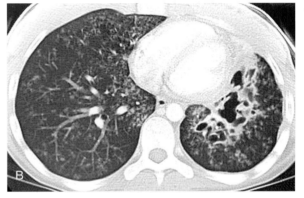

▲ 图 10-26　结核

A. 18 岁，男性，多重耐药结核感染，咳嗽、夜间盗汗和体重减轻，胸片显示右肺弥漫结节，左肺体积变小伴空洞；B. CT 更清楚显示左肺下叶空洞和双肺小结节

曲霉菌肺病

　　曲霉菌是普遍存在的腐生菌，常为实验室污染物，偶尔会成为人类致病菌。感染途径主要是呼吸道。曲霉菌暴露很普遍，免疫功能正常的人不会感染曲霉菌[27]。

　　曲霉病是在免疫缺陷不同程度下感染的一系列疾病[28]。肺曲霉病的四种类型是：①非侵袭性（腐生菌）；②半侵袭性；③侵袭性；④敏感性。

　　非侵袭性肺曲霉病是指肺的空洞或囊肿内被曲霉菌感染形成"真菌球"。先前的结核感染、肺气肿肺大疱、结节病（图 10-31），或其他病变如强直性脊柱炎形成的空洞、囊性支气管扩张会导致霉菌球形成[29, 30]。非侵袭性曲霉病的空洞内壁上形成的血管肉芽组织会导致咯血。

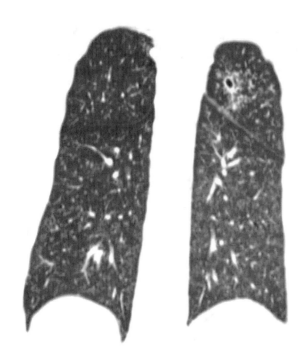

▲ 图 10-27　结核
冠状位 CT 显示左肺上叶空洞和双肺弥漫粟粒结节

真菌也会引起空洞周围的胸膜反应，导致胸膜明显增厚和胸膜外脂肪增生等慢性炎症的改变。胸片和 CT 的典型征象是空洞内可移动的肿块，多见于上叶（图 10-32 和图 10-33）。无症状的曲霉菌球患者不需要特殊的治疗，但这种类型的肺曲霉病可以导致大量咯血，有时会致死。曲霉菌球伴咯血的治疗方法有支气管动脉栓塞、手术或向真菌球空洞内滴注两性霉素 B。

　　半侵袭性肺曲霉病是指慢性惰性的曲霉菌感染导致空洞形成和特征性的曲霉菌球。这种曲霉病好发于免疫功能不全的患者（如肿瘤患者、接受放疗的患者、高龄或虚弱患者、糖尿病、慢性阻塞性肺疾病或接受激素治疗的患者）[31]。胸片上该病的早期表现为上肺斑片影，数周或数月后慢慢形成空洞和"空气半月征"。随着病变进展，会有广泛的肺尖胸膜增厚，后壁空洞会演变成薄壁空洞及曲霉菌球（图 10-34）。治疗同非侵袭性肺曲霉病。

　　侵袭性肺曲霉病是进展最快的曲霉病，见于严重免疫功能不全患者（图 10-35）。胸片显示单发肺结节或肿块，或多发斑片影。有些病例

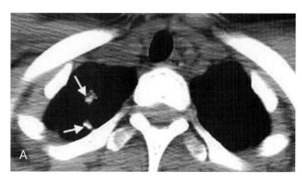

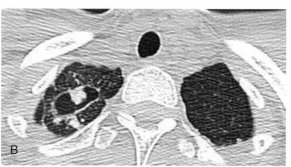

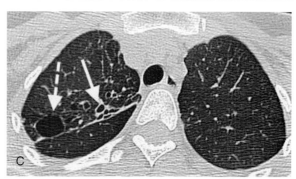

▲ 图 10-28　治愈的肺结核
A. CT 显示右肺上叶钙化结节（箭）；B. CT 肺窗显示薄壁囊肿，囊肿前壁结节和囊肿后方的结节就是图 A 中所见的钙化结节；C. 更低层面的 CT 显示支气管扩张（实箭）和另一个薄壁囊肿（虚箭），3 年来这些 CT 表现没有变化

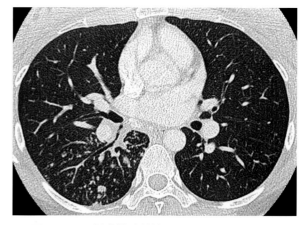

▲ 图 10-29　继发性肺结核
CT 显示右肺下叶背段细支气管内高密度影，提示感染

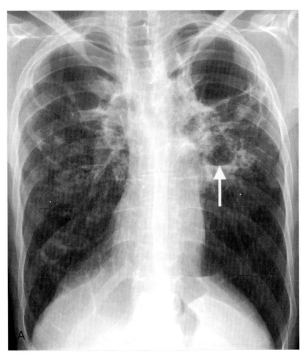

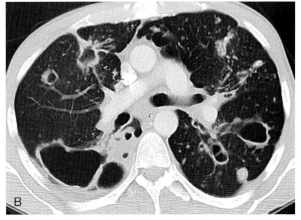

▲ 图 10-30　鸟型分枝杆菌感染
A. 胸片显示双上肺空洞，左肺上叶气液平（箭）；B. CT 显示大小不等的空洞结节

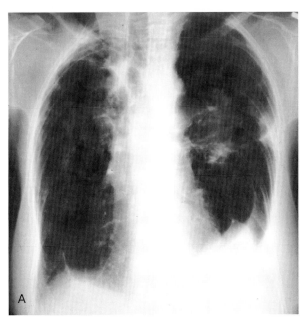

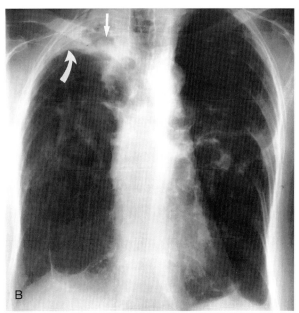

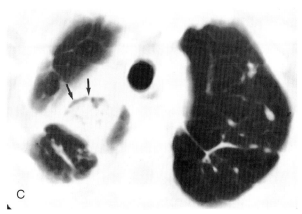

▲ 图 10-31　非侵袭性肺曲霉病
A. 79 岁，女性，Ⅳ期结节病患者的基线胸片显示双侧肺门回缩，双肺上叶纤维化及因上叶肺容积变小引起的膈膨隆；B. 2 年后的胸片显示右肺尖胸膜增厚（弯箭）和右肺上叶空洞内的曲霉菌球（直箭）；C. CT 显示右肺上叶空洞内高密度影，提示血管肉芽组织和真菌，空洞内可见少量气体（箭）形成空气半月征

235

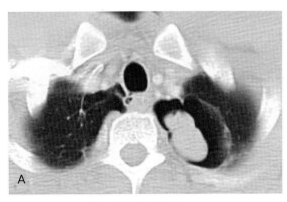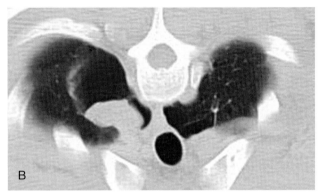

▲ 图 10-32　非侵袭性肺曲霉病

A．41 岁，男性，咯血患者卧位 CT 显示左肺上叶薄壁空洞内卵圆形软组织肿块影；B．俯卧位 CT 显示空洞内肿块因重力作用移动到下方，空洞内真菌球随着患者位置改变而移动是典型的非侵袭性曲霉病

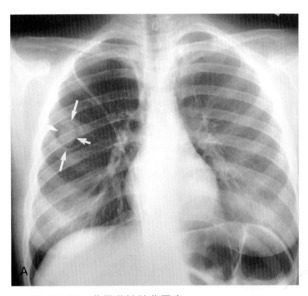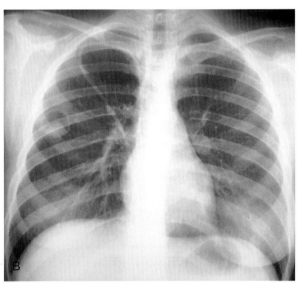

▲ 图 10-33　非侵袭性肺曲霉病

A．14 岁，女孩，胸片显示右肺上叶薄壁空洞（长箭）内真菌球（短箭）；B．患者位置改变后的胸片显示真菌球的移动

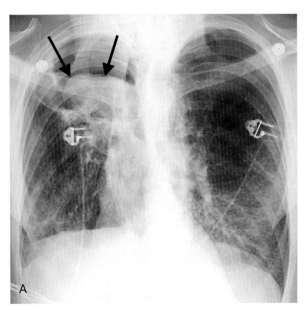

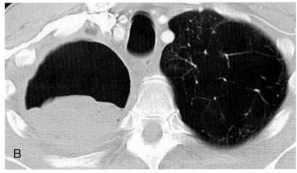

▲ 图 10-34　半侵袭性肺曲霉病

A．49 岁，女性，咯血患者胸片显示右肺上叶圆形高密度影（箭）伴空洞；右肺门上提，右膈抬高；B．CT 显示右肺上叶空洞内真菌球，注意左肺重度肺气肿

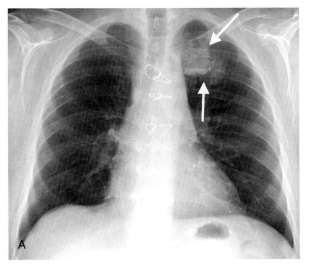

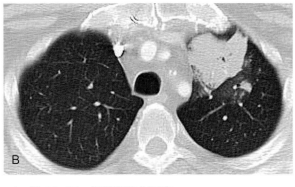

▲ 图 10-35　侵袭性肺曲霉病

A. 57 岁，女性，心脏移植后，胸片显示左肺上叶气腔高密度影（箭）；B. CT 显示左肺上叶气腔高密度影，周围磨玻璃影

表现为肺外周的多发模糊结节（可能提示坏死）。白血病患者从化疗引起的中性粒细胞计数最低点恢复时，结节会形成空洞[32]。空洞形成会引起空气半月征，即空洞内容物与壁之间半月形的空气影。与非侵袭性和半侵袭性的空洞不同，侵袭性曲霉菌感染的空洞内是坏死的肺组织而不是曲霉菌球。空气半月征或空洞形成前，CT 常显示"晕征"，即肺结节或肿块周围的磨玻璃密度。急性白血病患者出现 CT"晕征"（提示出血）时强烈提示侵袭性曲霉病（图 10-36）[33]。伏立康唑用于治疗侵袭性曲霉病。对治疗没有效果的患者常会死亡。

过敏性支气管肺曲霉病（ABPA）是吸入曲霉菌后引起的高敏反应。见于哮喘患者、10% 的囊性纤维化患者，偶见于没有潜在肺病的患者[34]。真菌在支气管内非侵袭性生长，释放的抗原物质引起宿主产生变态反应。支气管内的黏液包裹微生物。支气管扩张可发生于 ABPA 之前，ABPA 也可引起支气管扩张。ABPA 患者常表现为哮喘的症状。典型的影像学表现有中央支气管扩张伴黏液填充。胸片上黏液填充的支气管征象称为指套征、兔耳朵征、牙膏征、Y 或 V 字征。ABPA 的诊断包含主要和次要标准[35]。主要标准包括哮喘、血嗜酸性粒细胞增多、曲霉菌抗原的直接皮肤变态反应、血清免疫球蛋白 E 升高、胸片上一过性或恒定的斑片影和中心支气管扩张。次要标准包括痰中有真菌、曾咳出棕色痰、曲霉菌抗原的延迟皮肤变态反应。ABPA 是过敏性疾病，治疗需用激素。

支气管中心性肉芽肿病，病理学特征是坏死性肉芽肿，可阻塞和破坏细支气管，是多种气道损伤的非特异性反应的一种组织病理学类型。大约一半的患者有哮喘和 ABPA，这些患者的支气管中心性肉芽肿可能是真菌高敏反应的组织病理学表现。高达 50% 的患者肉芽肿内可见曲霉菌菌丝。影像学表现与 ABPA 类似，但支气管中心性肉芽肿病的肺病变常较局限于外周区域[36]。

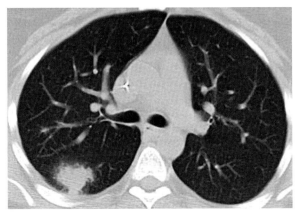

▲ 图 10-36　侵袭性肺曲霉病

30 岁，女性，白血病患者，发热，CT 显示右肺模糊结节伴"晕征"磨玻璃影

囊性纤维化

囊性纤维化是常染色体隐性遗传疾病，累及 7 号染色体，表现为外分泌腺功能异常导致形成厚的坚韧物质。发生率为 1/1600，主要见于白人。累及的器官有肺、上呼吸道、胰腺、肝、胆囊和生殖道。最早的胸片表现有支气管周围炎性反应（支气管周围袖套征）、肺不张和过度通气。随着疾病发展，可出现支气管扩张的指环征和轨道征，上叶分布为主（图 10-37）。囊

性支气管扩张内的气液平不少见。扩张支气管内的黏液栓会导致小的模糊斑片影或管状影（图 10-38 至图 10-40）。大片影常提示肺炎，常为金黄色葡萄球菌或假单胞菌感染。双肺门淋巴结肿大常见。严重的病变会导致肺动脉高压和肺心病，胸片上肺动脉主干增宽提示肺动脉高压，右心增大提示肺心病。10% 的囊性纤维化患者会发生 ABPA（图 10-41）。约 15% 的囊性纤维化患者会有肺性肥大性骨关节病，该病累及长骨和关节。

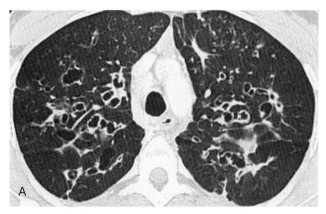
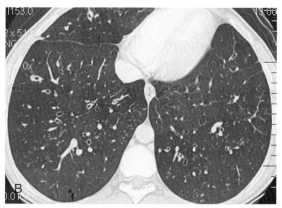

▲ 图 10-37　囊性纤维化

A. 29 岁，女性，CT 显示双侧囊状支气管扩张和支气管壁增厚，左肺上叶小结节影细支气管内的黏液栓；B. 下部层面的 CT 显示类似的较轻的病变，典型的囊性纤维化的上肺病变要明显比下肺重

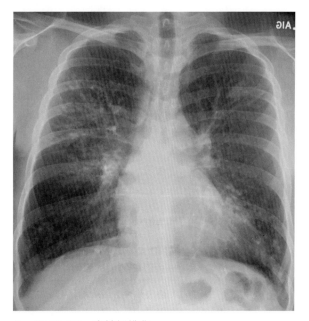

▲ 图 10-38　囊性纤维化

22 岁，男性，囊性纤维化患者胸片显示上肺为主的支气管扩张，支气管壁增厚，和提示气道内黏液栓的散在斑片影

免疫力低下患者的影像学异常

肺部感染是免疫力低下患者最常见的胸部影像学异常改变，这主要是由于免疫防御机制缺陷导致（免疫球蛋白异常、细胞介导的功能障碍，以及吞噬防御障碍）和宿主抵抗力非特异性减低（年龄大、残疾、饥饿、营养不良，以及肿瘤）引起的。除了感染，免疫缺陷患者还可以有其他疾病引起的影像学改变，具体见表 10-4。

表 10-4　免疫功能不全患者 X 线片异常的原因

感染
细菌（典型）
分枝杆菌
真菌
病毒（巨细胞病毒性肺炎）
肿瘤
淋巴瘤和其他淋巴增生性病变
白血病
转移 / 肿瘤复发
输血反应
移植抗宿主病（骨髓移植后）
放射性肺炎
急性
慢性
药物不良反应
早期（非细胞毒性）
晚期（细胞毒）
出血

感染

　　细菌性肺炎在免疫力低下患者中最常见。接受激素治疗或者肾移植的患者容易感染军团菌。嗜肺军团菌性肺炎表现为进展迅速的肺实变，有时会出现空洞和胸腔积液。米克戴德军团菌性肺炎表现为边界清晰的结节影伴中心空洞[37]。星形诺卡菌感染最常见于免疫抑制患者身上，包括艾滋病患者（图 10-42）和器官移植的患者。影像学表现为单叶或多叶的实变影，或者表现为实性的或者多发边界模糊肺结节，这些结节有发展为空洞的趋势并且侵袭周围的胸壁结构（图 10-43）[38, 39]。

　　在免疫力低下患者中，感染结核病的人群常常是艾滋病患者。在非艾滋病免疫力低下患者身上发生的肺结核，主要是由于体内休眠的结核杆菌复苏而引起的。X 线片表现为典型的上叶尖后段的纤维结伴或不伴空洞[40]。感染非典型性分枝杆菌的表现也常常类似，但与结核不同的是，他们常常区域聚合形成累及全肺

的薄壁空洞，周围卫星灶少见，支气管播散少见，邻近蔓延多见，也是常累及上叶的尖后段，并且有病变临近胸膜的显著增厚[40]。

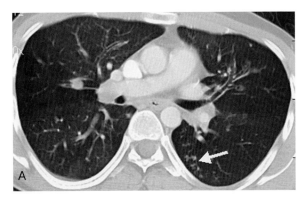

▲ 图 10-39　囊性纤维化
A. CT 显示左肺下叶小结节和分支状影（箭），提示细支气管闭塞，注意双肺上叶支气管扩张；B. 下部层面的 CT 显示右肺中叶扩张的支气管内黏液栓（箭），该发现提示 ABPA，囊性纤维化患者易患该病

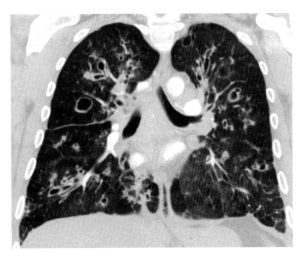

▲ 图 10-40　囊性纤维化
冠状位 CT 显示双侧支气管扩张，支气管管壁增厚和黏液栓

239

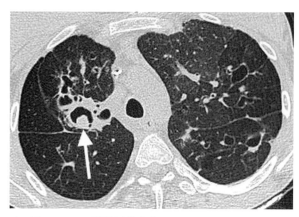

▲ 图 10-41　囊性纤维化和 ABPA
21 岁，女性，囊性纤维化患者 CT 显示右肺上叶扩张气道内的曲霉菌菌丝（箭），符合过敏性支气管肺曲霉病（ABPA）

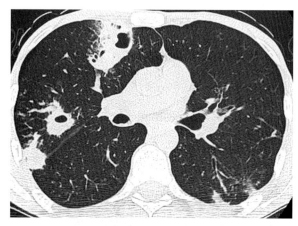

▲ 图 10-42　艾滋病和诺卡菌性肺炎
42 岁，男性，CT 显示多发厚壁空洞结节

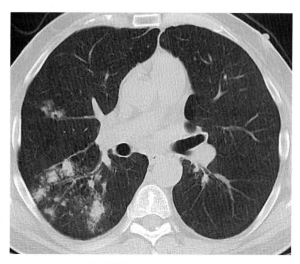

▲ 图 10-43　诺卡菌病
58 岁，男性，CT 显示沿支气管血管束分布的多发模糊结节影

在免疫力低下患者中，曲霉菌是重要的真菌感染，尤其是淋巴瘤和白血病的患者。不同曲霉菌的肺部影像表现在早先的章节已经介绍过了。

白色念珠菌是白血病和淋巴瘤患者的另一个易感真菌。胸片上表现为双侧弥漫非肺段分布的小片状影或者间质及小片的混合影。粟粒型也常常看到[41]。

毛霉病是由藻状菌感染引起的，并且在没有治疗的情况下死亡率 100%。在有白血病、淋巴瘤和糖尿病的患者需要怀疑毛霉病的可能。毛霉病的病理改变是真菌侵犯血管导致肺梗死[42]。影像学表现为单发的肺结节或者肿块，或者局灶性的实变，常常伴空洞。常常伴有鼻窦、脑和脑膜的毛霉菌感染。

隐球菌病是艾滋病患者最常见的真菌感染类型，在后面的章节会介绍。在免疫力低下患者身上，病菌广泛的播散导致芽生菌病、球孢子菌病及组织胞浆菌病，但是影像学常常缺乏特征性表现，与其他机会真菌感染很难区分。

免疫力低下患者最容易感染的病毒是巨细胞病毒。影像表现主要是弥漫的肺间质性改变，呈小结节样。其他病毒包括水痘带状疱疹病毒与单纯疱疹病毒，这些病毒感染在淋巴瘤患者较为常见。

肿瘤

淋巴瘤和白血病患者会出现肺部的浸润改变。白血病浸润肺、胸膜、纵隔，即使病理相同，但很少表现出胸部的临床症状及影像学表现。即使病例证实了肺部浸润，影像学往往也没有特别的表现。胸部的弥漫性影像表现往往提示肺炎或出血，而不是白血病的浸润[43]。影像学上可见的白血病浸润只有在患者外周血细胞计数极度高的时候才能看到[44]。白细胞停滞是指白血病细胞在小的肺血管内的聚集，在胸片上可表现为弥漫的气腔浑浊小片影，这种表现常常会被误认为是肺水肿导致的[45]。在影像学上区别肺炎和淋巴瘤肺浸润十分困难。

在无肺原发肿瘤的肺内看到多发的边界清

晰的、大小不等的小结节应高度怀疑是肺转移瘤。但需要与感染（尤其真菌）和脓毒栓子导致的肺部表现所鉴别。

一些特定的人群易感进展性淋巴增生性疾病（图 10-44），可以是良性的淋巴结增生，也可以是恶性肿瘤。这个内容会在后面艾滋病章节和肺移植章节介绍。

输血反应

输血反应是发生在输血后 4h 的白细胞凝集素反应。急性的输血反应很难和血容量升高导致的肺水肿鉴别（图 10-45）。真正的反应是由于供血者血清内的抗体直接对抗受血者白细胞导致的，表现为突发的一过性高热、寒战、呼吸急促和心动过速，偶尔可见非特异性的非心源性肺水肿[46]。肺水肿会持续 24～48h，对利尿治疗无效，对激素治疗有效。

药物反应

药物反应可分为早期的非细胞毒性反应和晚期的细胞毒性反应。较常见的是细胞毒性反应，常发生在患者接受了一系列化学治疗之后（尤其是硫唑嘌呤、博来霉素、白消安、环磷酰胺、阿糖胞苷、甲氨蝶呤）（图 10-46）[47]。化疗后的 2～6 周，患者会发生咳嗽、发热及呼吸困难。

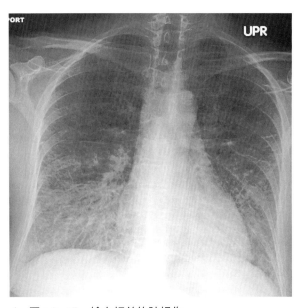

▲ 图 10-45　输血相关的肺损伤
女性，患者输血后 4h，突然发热、寒战、呼吸急促和心动过速，胸片显示双肺间质性肺病伴明显的 Kerley 线

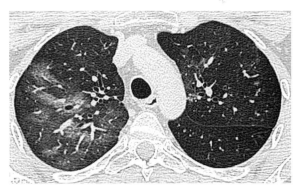

▲ 图 10-46　甲氨蝶呤毒性
33 岁，男性，骨髓移植后，CT 显示上肺散在磨玻璃影

胸片可表现为弥漫的间质改变或者朦胧的肺泡浑浊影，胸腔积液不常见。这种肺的损伤往往合并了胸部放疗和吸氧治疗，以及其他细胞毒性药物带来的损伤。非细胞毒性反应包括两种，变态反应和非心源性肺水肿[47]。变态反应发生在最早的几小时和几天中。患者会出现咳嗽、发热及呼吸困难，外周血嗜酸细胞增多症。胸片表现为典型的肺特异性弥漫的间质性改变。

出血

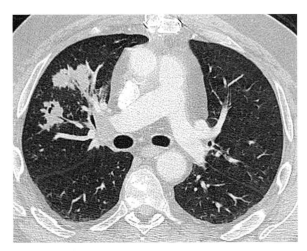

▲ 图 10-44　移植后淋巴结增生性病变
54 岁，女性，心脏移植术后，CT 显示沿血管支气管分布的模糊结节影

肺出血是由在骨髓移植或者白血病治疗之后的血小板减少引起的，此外感染或弥漫肺泡

损伤导致的潜在出血倾向也是重要原因之一。尸检显示 75% 的白血病患者存在肺出血[48]。白血病患者单独的肺出血导致的肺泡疾病高达 40%[49]。胸片上最早表现为局灶或者多发的肺泡浑浊影，随后逐渐被间质性改变所替代，这主要是由于肺泡巨噬细胞清除出血产物并且随肺间质内的淋巴系统排出导致的。

艾滋病

大多数艾滋病患者会罹患多种肺疾病。胸片常常能发现各种胸部的疾病，并且能做出很特异性的诊断。艾滋病患者的胸片特点见表 10-5 和表 10-6。

表 10-5　艾滋病患者常见病变的影像学表现

卡氏肺孢子虫肺炎
典型病变没有积液或淋巴结肿大
双肺门周围或弥漫肺泡斑片影或网状结节影
肺囊肿，常有多个分隔，半自发性气胸
部分病例主要累及上肺
分枝杆菌感染
结核
可表现为原发及继发肺结核
治疗反应快，耐药菌除外
可传染给正常健康人
鸟 - 胞内分枝杆菌感染
新感染，没有继发性
不会传染给正常健康人
治疗反应慢
卡波西肉瘤
艾滋病最常见的恶性肿瘤
几乎所有患者均有皮肤黏膜病变
双肺门周围沿支气管血管束分布的斑片影
边界不清的"火焰状"肺实质结节
胸腔积液常见
Kerley B 线常见
艾滋病相关淋巴瘤
发生于重度免疫功能不全
单发或多发肺结节或肿块
胸腔或心包积液常见
淋巴结肿大常见
可见迅速进展

表 10-6　肺门纵隔淋巴结肿大和艾滋病

结核[a]
鸟 - 胞内分枝杆菌感染[a]
真菌感染（尤其是隐球菌）
淋巴瘤[a]
卡波西肉瘤
肺癌

淋巴结肿大不是卡氏肺孢子虫肺炎的特征；a：肿大淋巴结是常见特征

细菌感染是艾滋病患者最常见的肺部感染类型，感染的细菌包括肺炎链球菌和嗜血杆菌，这与正常人群的肺炎病原学基本相同（图 10-47）。金黄色葡萄球菌感染会发生在有静脉药物滥用及中心静脉置管的艾滋病患者，通常会发生脓毒栓子（图 10-48）。其他与艾滋病相关的肺部感染致病原包括肺炎军团菌（图 10-49）、支原体和马红球菌[50]。影像上表现的单发或多发的段或者小叶分布的实变影，这与非艾滋病患者的肺炎表现相同。由于多种细菌共存感染，以及其他疾病的干扰，诊断变得很困难。

不同于典型的社区感染，在艾滋病患者的肺部诊断中有两种重要的感染是必须考虑到的：巨细胞病毒感染和卡氏肺孢子虫感染（PCP）。此外，由于艾滋病的流行性，肺结核的感染率

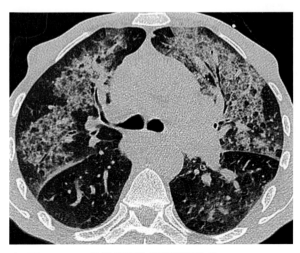

▲ 图 10-47　艾滋病和肺炎球菌性肺炎
45 岁，男性，CT 显示双肺多发磨玻璃影

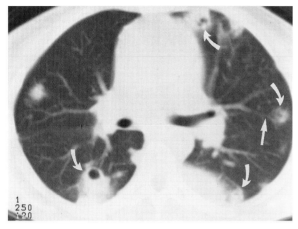

▲ 图 10-48 脓栓

3 岁，艾滋病女孩，CT 显示多发模糊空洞结节，外周分布为主（弯箭）；左肺上叶与结节相连的"滋养血管"（直箭），提示血源性播散（引自 Kuhlman JE. Pulmonary mani-festations of acquired immunodeficiency syndrome. Semin Roentgenol.1994；29：242-274.）

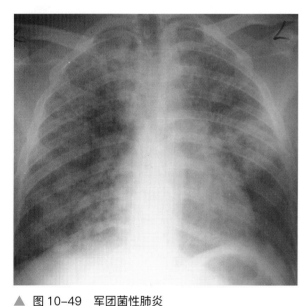

▲ 图 10-49 军团菌性肺炎

27 岁，男性，艾滋病患者；胸部 X 线显示双肺弥漫气腔斑片影，这种表现是非特异性的肺实质病变，见于多种肺炎、肺水肿和肺出血

也会增加。艾滋病患者的结核感染通常是体内原有结核的再激活[51]，与其他机会感染不同的是，它发生在不太严重的免疫力低下的艾滋病患者。正是由于轻度的免疫力低下，结核通常表现为肺上叶的尖后段及下叶的上段的空洞型病变，伴淋巴结肿大。当免疫力低下变得严重的时候，结核会以淋巴结肿大为主，并且表现

为肺、胸膜和身体其他器官的受累（图 10-50 和图 10-51）。胸腔内淋巴结肿大不是 HIV 感染导致弥漫淋巴结肿大的特征改变，而是反映了结核感染处于活动期[52]。

一些非结核性的分枝杆菌病原体也会感染艾滋病患者，以鸟 - 胞内分枝杆菌最为常见。影像学表现为肺门和纵隔的淋巴结肿大伴或不伴弥漫或片状的肺泡实变影（图 10-52 和图 10-53）。空洞性病变比较常见。这种感染的耐药性很强。

卡氏肺孢子虫肺炎（PCP）是由一种叫作卡氏孢子的真菌类病菌感染引起的[53]。PCP 在美国是最常见的艾滋病机会感染肺炎。高活性的抗病毒治疗 HIV 会降低 HIV 感染者的死亡率，但同时会增加机会感染发生的概率，包括 PCP 的发生[53]。即便如此，没有接受治疗及没有发现自己患有艾滋病的患者仍然会感染 PCP。PCP 不仅仅感染艾滋病患者，其他会导致免疫力低下的疾病同样会感染 PCP，例如器官或骨髓移植患者（图 10-54），以及由于恶性肿瘤而接受化疗的患者（图 10-55）[53]。95% 的 PCP 患者胸片会发现异常，常常表现为弥漫的肺实质的不透亮区，在早期为细小的网状改变，随后会进展融合成气腔浑浊高密度影[54]。患者接受喷他脒雾化治疗后表现为趋于局限的高密度结节影，上肺多见[55]（图 10-56），在没有进行雾化治疗的患者中，病变仍然表现为肺尖部分布为主[56]。艾滋病和 PCP 患者的胸片中会看到肺囊肿改变（图 10-55 至图 10-57），并且可以发生气胸。当胸片未发现病变时，CT 检查往往可以发现弥漫的磨玻璃影。PCP 很少见胸腔积液和淋巴结肿大。随着病情发展，CT 可以发现肺门、纵隔及腹腔内淋巴结的钙化。

病毒感染在艾滋病患者中并不多见，尤其是巨细胞病毒，但是即便如此在艾滋病患者身上常能看到单发的巨细胞病毒感染。诊断巨细胞病毒感染必须进行培养，巨细胞病毒包涵体必须在灌洗液或生物标本中观察到，肺炎的治

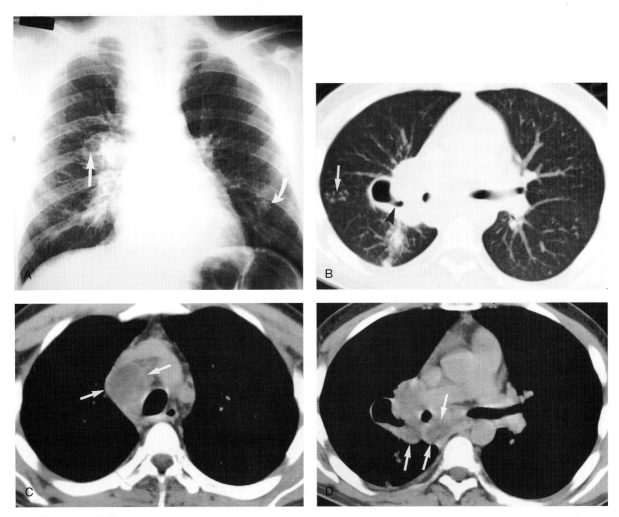

▲ 图 10-50 结核

A. 27 岁，男性，艾滋病患者，胸片显示右肺门旁气液平（直箭），右下肺门饱满，左下肺异常斑片影（弯箭）；B. CT 显示右肺门空洞与主支气管相通（箭头），右肺上叶后段外周小结节（箭）和下叶背段大结节，符合结核的支气管内播散；C. CT 纵隔窗显示气管旁低密度肿大淋巴结（箭）；D. 比图 C 低的层面显示右肺门和隆突下低密度肿大淋巴结（箭）

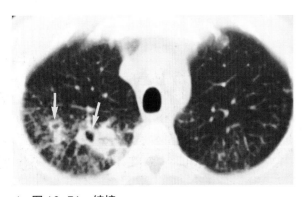

▲ 图 10-51 结核

49 岁，男性，艾滋病患者；CT 显示右肺上叶后段模糊空洞结节（箭），周围短线影和结节影

疗必须对抗病毒有效。在胸片上病毒性肺炎会导致弥漫的实变，与非心源性肺水肿十分相似，但没有胸腔积液和淋巴结肿大。

艾滋病患者也可以发生真菌性肺炎。隐球菌是最常见的真菌性肺部感染，它常常与隐球菌脑膜炎并存。在 X 线片上表现为局灶或弥漫的网格状或网格结节状的高密度影，粟粒样结节（图 10-58），以及气腔模糊片影（图 10-59）。淋巴结肿大、胸腔积液和空洞都是常见表现[57]。肺曲霉病发生在艾滋病的末期，通常与其他机会感染和艾滋病相关恶性肿瘤并存（图 10-60）。

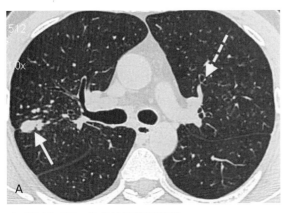
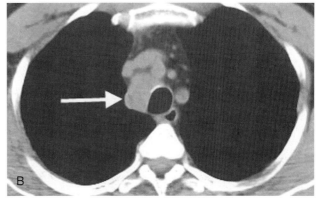

▲ 图 10-52　鸟分枝杆菌性肺炎

A. 56 岁，艾滋病患者，CT 显示右肺上叶支气管内结节影（实箭），周围多发小结节，支气管扩张（虚箭）；B. CT 纵隔窗显示右肺门旁肿大淋巴结（箭）

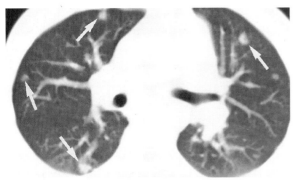

▲ 图 10-53　鸟分枝杆菌性肺炎

男性，艾滋病患者，CT 显示双肺多发模糊结节（箭），主要分布于外周

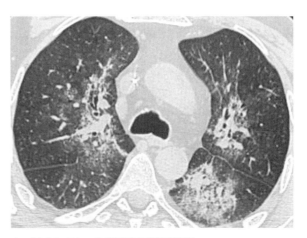

▲ 图 10-54　卡氏肺孢子菌性肺炎

53 岁，男性，骨髓移植后，CT 显示双肺气腔内高密度影和磨玻璃影，伴气道扩张；主要分布于中央和上肺

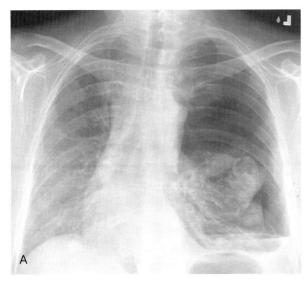
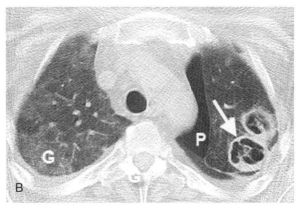

▲ 图 10-55　卡氏肺孢子菌性肺炎

A. 46 岁，男性，脑肿瘤接受治疗，呼吸短促，胸片显示左侧大量气胸，纵隔偏向右侧；B. CT 显示多分隔囊肿（箭），左侧气胸（P）引流后，磨玻璃斑片影（G）；所有这些表现提示 PCP

245

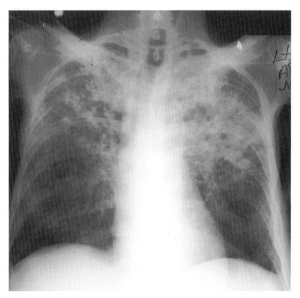

▲ 图 10-56　卡氏肺孢子菌性肺炎

41 岁，男性，艾滋病患者，曾吸入喷他脒治疗，胸片显示双肺间质性和肺泡性斑片影，上肺分布为主

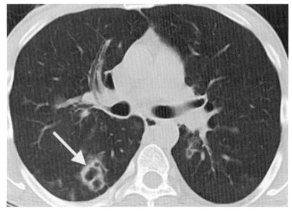

▲ 图 10-57　卡氏肺孢子菌性肺炎

37 岁，男性，艾滋病患者，CT 显示右肺下叶多分隔囊肿（箭）和散在磨玻璃影

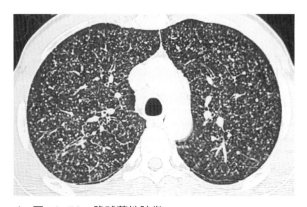

▲ 图 10-58　隐球菌性肺炎

43 岁，男性，艾滋病患者，发热、夜间盗汗和体重减轻，CT 显示双肺弥漫随机分布的粟粒样结节

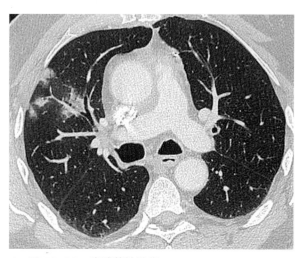

▲ 图 10-59　隐球菌性肺炎

62 岁，男性，艾滋病患者，CT 显示沿支气管血管束及胸膜下分布的磨玻璃结节影

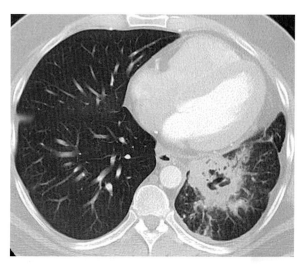

▲ 图 10-60　侵袭性肺曲霉病

37 岁，女性，艾滋病患者，咯血，CT 显示左肺下叶空洞；头颅 CT（未显示）显示脑内强化的病灶

　　艾滋病相关的恶性肿瘤最重要的两个是卡波西肉瘤及淋巴组织增生症。此外肺癌的发病率在艾滋病患者中也比较高，其较高的侵袭性，并且发病年龄较非艾滋病患者要年轻（图 10-61）。卡波西肉瘤是最常见的[58]，肺的卡波西肉瘤几乎都伴有皮肤的受累，从而提供了有效的诊断线索。在 X 线片上卡波西肉瘤没有特点，与其他的艾滋病相关疾病一样常常与其他机会感染并存，但有以下两种表现可以看到：①弥漫的线样或网格样间质性高密度影（包含 Kerley

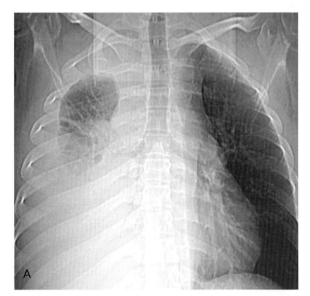

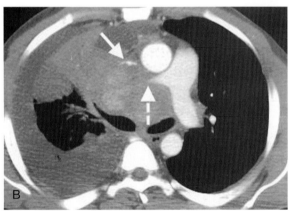

▲ 图 10-61　大细胞肺癌

A. 37 岁，男性，艾滋病患者，颈部及前胸静脉扩张，CT 定位相显示右侧大量胸腔积液，右肺大部分不张；B. CT 显示巨大肿瘤侵犯纵隔，上腔静脉裂缝样狭窄（实箭），右肺动脉被包裹（虚箭），右侧大量胸腔积液

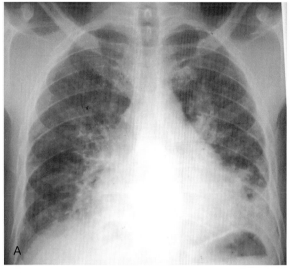

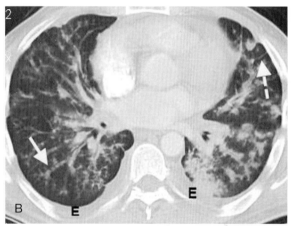

▲ 图 10-62　卡波西肉瘤

A. 49 岁，男性，艾滋病患者，皮肤病变，干咳，气短，胸片显示双肺支气管血管束模糊结节状增厚；B. CT 显示支气管血管束结节状增厚（实箭），间隔增厚（Kerley B 线，虚箭），双侧胸腔积液（E）；这些发现高度提示卡波西肉瘤

B 线）；②弥漫的结节影。以上两个表现均以肺门旁分布为主，沿着支气管血管束分布[59]（图 10-62）。支气管束结节可以表现为火焰状。胸腔积液通常可以看到，并且量较多。肺门和纵隔淋巴结肿大也常见，但是不会显著增大，由于卡波西肉瘤血供丰富，CT 增强可以看到淋巴结的显著强化。

　　肺淋巴瘤是第二常见的与艾滋病相关的肺内恶性肿瘤[58]，且大多数为 B 细胞霍奇金淋巴瘤。这种淋巴瘤侵袭性高，浸润广泛，并且与

节外疾病相关。它是艾滋病的晚期特征，发生在严重的免疫力低下的患者。影像表现与非艾滋病患者肺部淋巴瘤表现类似，包括肺部的肿块和结节（图 10-63），淋巴结肿大（图 10-64）和胸腔积液[60]。EB 病毒的存在与免疫力低下患者中，包括那些艾滋病患者，淋巴组织增生异常的多种类型显著相关。在这些患者中最常见的 CT 表现为，主要影响中肺和下肺的分布于支气管血管束及胸膜下的多发结节影[61]。

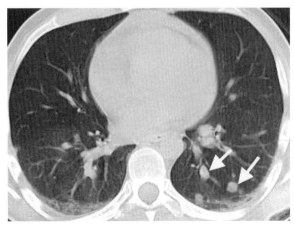

▲ 图 10-63　大细胞淋巴瘤
男性，艾滋病患者，重度免疫抑制，CT 显示双肺多发
结节（箭）

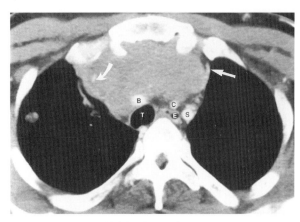

▲ 图 10-64　艾滋病相关淋巴瘤
CT 显示前纵隔巨大肿块包围右侧头臂静脉（弯箭），左
侧头臂静脉（直箭）被推向外侧，头臂动脉（B）、左颈
总动脉（C）、左锁骨下动脉（S）、气管（T）和食管（E）
向后移位

淋巴细胞间质性肺炎（LIP）表现为多克隆淋巴细胞、浆细胞及免疫母细胞在支气管周围间质组织中的浸润。尽管 LIP 表现为肺基底部弥漫间质性病变，也可有一个或多个结节样病变[62]。弥漫间质性改变可以是类似与肺结核的粟粒样表现。LIP 在艾滋病患儿中比较多见。艾滋病患者的其他淋巴增殖性疾病还包括淋巴细胞性细支气管炎及肺淋巴样增生。

骨髓移植

骨髓移植后的患者至少有一半会发生肺部感染，并且是移植后的最重要的死亡原因[63]（图 10-65 和图 10-66）。感染发生在免疫力低下的患者，这在之前的章节已经叙述过了。

移植物抗宿主反应（GVHD）是由于供体淋巴细胞免疫复合物攻击受者组织而发生的，最容易受到攻击的组织是皮肤、肝脏和胃肠道。急性 GVHD 发生在移植后的 20～100d，常主要累及肺外组织和器官。慢性 GVHD 发生在移植 100d 之后，活到这个时候的患者中约有 1/3 会发生慢性 GVHD[64] 导致淋巴细胞浸润气道和闭塞性细支气管炎。X 线片和 CT 可以发现肺内的马赛克征，它反映了小气道闭塞。严重的病例会发生弥漫性的肺间质改变。CT 发现空气滞留能帮助诊断阻塞性细支气管炎。

肺的静脉闭塞性疾病在骨髓移植后较少发生，但会导致患者死亡。肺部感染可能会导致肺静脉血栓形成及内膜纤维化。肺静脉的阻塞导致肺静脉及毛细血管的充血、肺水肿、肺泡含铁血黄素沉积及肺动脉高压，最终可导致右侧心力衰竭。X 线片上可以看到肺动脉高压的表现（中心肺动脉扩张），在某些病例中还可以看到间质性及肺泡性肺水肿[65]。左心房不扩大，这一特点可以鉴别左侧心力衰竭、二尖瓣疾病及左心房黏液瘤。

肺出血综合征可以发生在没有凝血障碍及咯血的情况下。这种情况一般发生在骨髓移植后的 20d 之内，而且病情十分凶险，死亡率高达 75%。胸片表现为弥漫的肺泡病变，有时可见网格状的间质性改变为主[66]。

肺移植

1983 年进行了第一例肺移植。截止到 2012 年 1 月，全球登记的心肺移植共 4405 例，肺移植 45 314 例[67]。单侧肺移植更受推崇，原因是心肺及双肺的供体比较稀少。肺纤维化单侧肺移植之后，由于免疫抑制，患者移植对侧的原有肺会发生反复的感染，因此在肺纤维化的患

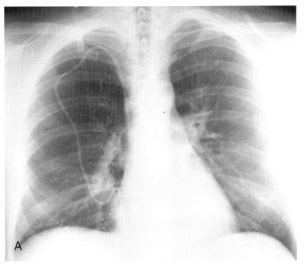

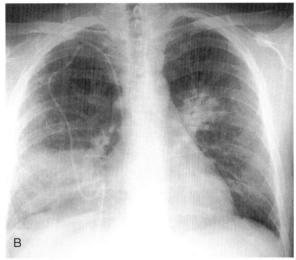

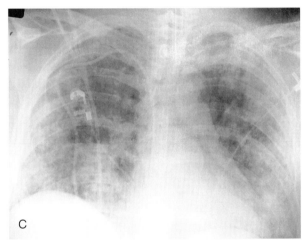

▲ 图 10-65　呼吸道合胞病毒性肺炎

A. 23 岁，男性，骨髓移植后 21d 的基线胸片；B. 9d 后的胸片显示双肺间质性和肺泡性片影；C. 图 B 4d 后的前后位卧位胸片显示进展性的弥漫肺实质病变，符合急性呼吸窘迫综合征（ARDS），注意气管插管影；该患者死于暴发性病毒性肺炎和 ARDS

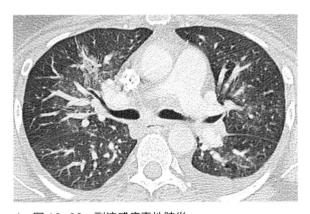

▲ 图 10-66　副流感病毒性肺炎

42 岁，男性，骨髓移植后 20 天 CT 显示双肺斑片状磨玻璃影

者，常进行双肺移植。

　　单肺移植是从第 5 肋骨床进入胸内。这可避免胸骨切开术的并发症。心肺和双肺移植则需胸骨切开术。单肺移植手术包括肺动脉、支

气管和供体 - 受体左袖口吻合[68]。双肺移植包括连续单肺移植及"蛤壳"式低位胸骨切开术。

　　感染是移植后死亡的最主要原因，占早期移植后死亡的 48%[69]。增加感染可能性的原因包括：免疫抑制、黏膜纤毛清除的减弱、淋巴引流的紊乱、与气道外环境的直接持续的接触[70]。移植后的第 1 个月主要以细菌感染为主（图 10-67 和图 10-68）。巨细胞病毒的感染主要发生在移植后的第 2 和第 3 个月（图 10-69），真菌感染在移植后的早期和晚期都可以发生（图 10-70）[70～73]。肺孢子菌性肺炎不常见，继发于抗生素的预防性治疗。若巨细胞病毒性肺炎进展，几天内就可以发生急速进展的呼吸衰竭导致死亡[74]。

　　急性的排斥反应在移植后的任何时间都可以发生，偶然发生在 48h 内，大多数发生在术后的前 100d。大多数移植患者都会发生一次急

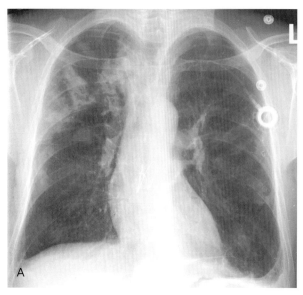

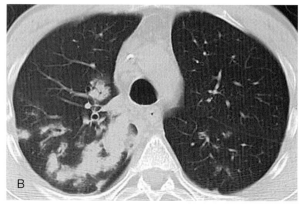

▲ 图 10-67　链球菌性肺炎

A. 40 岁，男性，双肺移植术后胸片显示双肺斑片影；

B. CT 显示非特异性的气腔斑片影；这种表现也可见于急性排斥反应

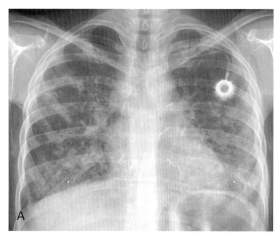

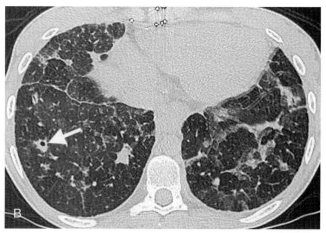

▲ 图 10-68　金葡菌性肺炎

A. 18 岁，女性，双肺移植术后胸片显示双肺弥漫间质性和气腔斑片影；B. CT 显示多发斑片影和磨玻璃影及小的空洞结节（箭）

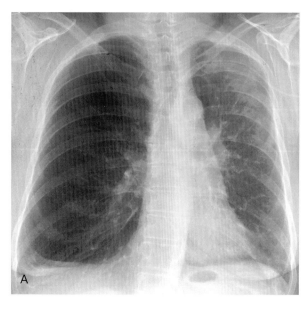

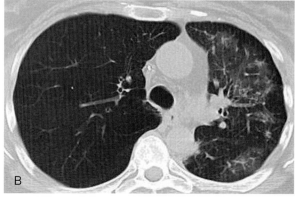

▲ 图 10-69　巨细胞病毒性肺炎

A. 55 岁，男性，左肺移植术后，胸片显示左肺上叶片影；注意右肺因肺气肿、过度膨胀而透亮；B. CT 显示左侧移植肺磨玻璃影，右肺气肿

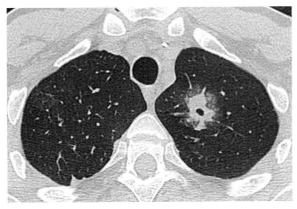

▲ 图 10-70　侵袭性肺曲霉病

35 岁，男性，双肺移植术后 CT 显示左肺上叶伴有晕状磨玻璃影的空洞结节

性排异反应[75]。胸部 CT 上磨玻璃影是唯一的显著影像表现[76]。胸部 X 线片和 CT 上这些感染的表现重叠性很高[77]。

再灌注水肿在移植后 24h 可以发现，几天至数月后可以消失，通常是 2 周左右。影像表现可以是肺门旁高密度影，也可以是高密度的实变，这些表现是由于手术的创伤、缺血、器官的保留、失去神经支配，以及淋巴系统紊乱造成的。这个诊断是一个排除性诊断，影像表现在术后立即出现，并且与供体肺之前的疾病、左侧心力衰竭、排斥反应、血流量过载、感染和肺不张[75]。

胸腔积液在肺移植后常见，继发于经淋巴和脏胸膜的胸腔内液体清除机制的损害。移植后立刻出现进展性的胸腔积液，由于液体导出能力下降发生在前一周，胸腔积液常持续到术后 9d[78]。术后 60% 的患者会发生气胸，通常是少量的气胸并且很快就会消失[79]。

慢性排斥反应是存活超过 3 个月患者的主要问题，大约在 50% 的患者身上发生。阻塞性细支气管炎在慢性排斥反应中表现出来。CT 能发现支气管和细支气管扩张，血管纹理减弱，呼气相可见空气存留，这些表现都与阻塞性细支气管炎相关[71, 71, 80]。

由 EB 病毒引起的移植后淋巴结增生性疾病表现为淋巴结的增生，可以是轻度的淋巴结增生，也可以是淋巴瘤。这一反应在移植后的任何时候都可以发生，发生率为 5%～20%，并且在移植后的第 1 年最常发生。胸腔内受累最常见的表现是单发或者多发结节，可伴或不伴有纵隔淋巴结的肿大（图 10-71）[61, 81, 82]。移植后的肺癌常常发生在单侧肺移植后的自体残留肺上，移植的原因常常是肺气肿（图 10-72）和特发性肺纤维化[83]。

移植后最常见的复发性原发疾病是结节病，另外还有朗格汉斯细胞组织细胞增多症、淋巴管肌瘤病、原位腺癌（曾称细支气管肺泡癌）、脱屑性间质性肺炎、肺泡蛋白沉着症、巨细胞性间质性肺炎、弥漫性泛性细支气管炎、吸入

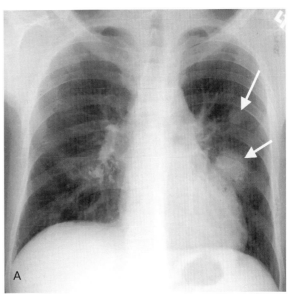

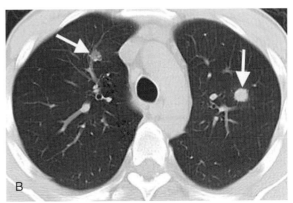

▲ 图 10-71　移植后淋巴结增生性病变

A. 32 岁，女性，双肺移植术后，胸片显示多发肺结节（箭）；
B. CT 显示多发结节（箭），右肺结节与支气管血管束相连，是该病的常见分布类型

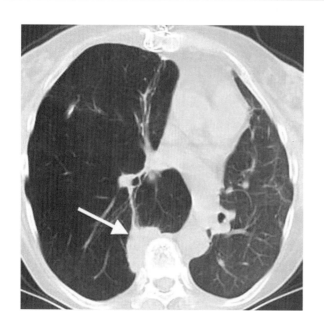

性滑石粉肉芽肿[84]。在适当的临床条件下，当看到影像学上异常表现就要考虑到原发病复发的可能性。

◀ 图 10-72　鳞状细胞肺癌
65 岁，女性，左肺移植后，35 包 / 年吸烟史，CT 显示右侧脊柱旁肿块（箭）；注意右肺气肿，而左侧移植肺灌注正常

参考文献

［1］Gurney JW, Schroeder BA. Upper lobe lung disease: physiologic correlates. Radiology. 1988;167:359–366.

［2］Benatar SR. A comparative study of sarcoidosis in white, black and coloured South Africans. In: Williams WJ, Davies BH, eds. Eighth International Conference on Sarcoidosis and Other Granulomatous Diseases. Cardiff, Wales: Alpha Omega; 1980:508–513.

［3］Mayock RL, Bertrand P, Morrison CE, et al. Manifestations of sarcoidosis: analysis of 145 patients, with a review of nine series selected from the literature. Am J Med. 1963;35:67–89.

［4］DeRemee RA. The roentgenographic staging of sarcoidosis. Chest. 1983;83:128–133.

［5］Siltzbach LE. The Kveim test in sarcoidosis: a study of 750 patients. JAMA. 1961;178:476–482.

［6］Kirks DR, Greenspan RH. Sarcoid. Radiol Clin North Am. 1973; 11:279–294.

［7］Ellis K, Renthal G. Pulmonary sarcoidosis: roentgenographic observations on course of disease. AJR Am J Roentgenol. 1962;88:1070–1083.

［8］Israel HL, Lenchner G, Steiner RM. Late development of mediastinal calcification in sarcoidosis. Am Rev Respir Dis. 1981;124:302–305.

［9］Gross BH, Schneider HJ, Proto AV. Eggshell calcification of lymph nodes: an update. AJR Am J Roentgenol. 1980;135:1265–1268.

［10］Smellie H, Hoyle C. The natural history of pulmonary sarcoidosis. Q J Med. 1960;29:539–559.

［11］Battesti JP, Saumon G, Valeyre D, et al. Pulmonary sarcoidosis with an alveolar radiographic pattern. Thorax. 1982;37:448–452.

［12］Brauner MW, Grenier P, Mompoint D, et al. Pulmonary sarcoidosis: evaluation with high-resolution CT. Radiology. 1989;172:467–471.

［13］Lynch DA, Webb WR, Gamsu G, et al. Computed tomography in pulmonary sarcoidosis. J Comput Assist Tomogr. 1989;13:405–410.

［14］Müller NL, Kullnig P, Miller RR. The CT findings of pulmonary sarcoidosis: analysis of 25 patients. AJR Am J Roentgenol. 1989;152:1179–1182.

［15］Rockoff SD, Rohatgi PK. Unusual manifestations of thoracic sarcoidosis. AJR Am J Roentgenol. 1985;144:513–528.

［16］Ziskind M, Jones RN, Weill H. Silicosis: state of the art. Am Rev Respir Dis. 1976;113:647–665.

［17］Marcy TW, Reynolds HY. Pulmonary histiocytosis X. Lung. 1985;163: 129–150.

［18］Lacronique J, Roth C, Battesti JP, et al. Chest radiological features of pulmonary histiocytosis X: a report based on 50 adult cases. Thorax. 1982;37:104–109.

［19］Brauner MW, Grenier P, Mouelhi MM, et al. Pulmonary histiocytosis X: evaluation with high-resolution CT. Radiology. 1989;172: 255–258.

［20］Moore ADA, Godwin JD, Müller NL, et al. Pulmonary histiocytosis X: comparison of radiographic and CT findings. Radiology. 1989;172:249–254.

［21］Libshitz HI, Shuman LS. Radiation-induced pulmonary change: CT findings. J Comput Assist Tomogr. 1984;8:15–19.

［22］Woodring JH, Vandiviere JH, Fried AM, et al. Update: the radiographic features of pulmonary tuberculosis. AJR Am J Roentgenol. 1986;146:497–506.

［23］Im J-G, Song KS, Kang HS, et al. Mediastinal tuberculous lymphadenitis: CT manifestations. Radiology. 1987;164:115–119.

［24］Weber AL, Bird KT, Janower ML. Primary tuberculosis in childhood with particular emphasis on changes affecting the tracheobronchial tree. AJR Am J Roentgenol. 1968;103:123–132.

［25］Woodring JH, Vandiviere HM. Pulmonary disease caused by nontuberculous mycobacteria. J Thorac Imaging. 1990;5:64–76.

［26］Christensen EE, Dietz GW, Ahn CH, et al. Radiographic manifestations of pulmonary Mycobacterium kansasii infections. AJR Am J Roentgenol. 1978;131:985–993.

［27］Miller WT. Aspergillosis: a disease with many faces. Sem Roentgenol. 1996;31:52–66.

［28］Gefter WB. The spectrum of pulmonary aspergillosis. Thorac Imaging. 1992;7:56–74.

［29］Bardana EJ Jr. The clinical spectrum of aspergillosis, part 2: classification and description of saprophytic, allergic, and invasive variants of human disease. CRC Crit Rev Clin Lab Sci. 1980;13:85–96.

［30］Wolfschlager C, Khan F. Aspergillomas complicating sarcoidosis: a prospective study in 100 patients. Chest. 1980;86:585–591.

［31］Gefter WB, Weingrad TR, Epstein DM, et al. Semi-invasive pulmonary aspergillosis. Radiology. 1981;140:313–321.

［32］Albelda SM, Talbot GH, Gerson SL, et al. Pulmonary cavitation and massive hemoptysis in invasive pulmonary aspergillosis: influence on bone marrow recovery in patients with acute leukemia. Am Rev Respir Dis. 1985;131:115–121.

［33］Kuhlman JE, Fishman EK, Siegelman SS. Invasive pulmonary aspergillosis in acute leukemia: characteristic findings on CT, the CT halo sign, and the role of CT in early diagnosis. Radiology. 1985;157:611–614.

［34］Sauter B, Speich R, Russi EW, et al. Cavernous destruction of an upper lung lobe in a healthy young man: an unusual roentgenographic presentation of allergic bronchopulmonary aspergillosis. Chest. 1994;105:1871–1872.

［35］Rosenberg M, Patterson R, Mintzer R, et al. Clinical and immunologic criteria for the diagnosis of allergic bronchopulmonary aspergillosis. Ann Intern Med. 1977;86:405–414.

［36］Katzenstein AL, Liebow AA, Friedman PJ. Bronchoc entric granulomatosis, mucoid impaction and hypersensitivity reactions to fungi. Am Rev Respir Dis. 1975;111:497–537.

［37］Pope TL, Armstrong P, Thomas R, et al. Pittsburgh pneumonia agent: chest film manifestations. AJR Am J Roentgenol. 1983;138:237–241.

［38］Feigin DS. Nocardiosis of the lung: chest radiographic findings in 21 cases. Radiology. 1986;159:9–14.

［39］Kramer MR, Uttamchandani RB. The radiographic appearance of pulmonary nocardiosis associated with AIDS. Chest. 1990;98:382–385.

［40］McLoud TC. Pulmonary infections in the immunocom promised host. Radiol Clin North Am. 1989;27:1059–1066.

［41］Pagani JJ, Libshitz HI. Opportunistic fungal pneumonias in cancer patients. AJR Am J Roentgenol. 1981;137:1033–1039.

［42］Meyer RD, Rosen P, Armstrong D. Phycomycosis complicating leukemia and lymphoma. Ann Intern Med. 1972;77:871–879.

［43］Lee WA, Hruban RH, Kuhlman JE, et al. High-resolution computed tomography of inflation-fixed lungs: pathologic-radiologic correlation of pulmonary lesions in patients with leukemia, lymphoma or other hematopoietic proliferative disorders. Clin Imaging. 1992;16:15–24.

［44］ Kovalski R, Hansen-Flaschen J, Lodato R, et al. Localized leukemic pulmonary infiltrates. Chest. 1990;97:674–678.

［45］ van Buchem MA, Wondergem JH, Kool LJS, et al. Pulmonary leukostasis: radiologic-pathologic study. Radiology. 1987;165:739–741.

［46］ Ward HN. Pulmonary infiltrates associated with leukoagglutinin transfusion reactions. Ann Intern Med. 1970;73:689–694.

［47］ Dee P. Drug- and radiation-induced lung disease. In: Armstrong P, Wilson AG, Dee P, et al., eds. Imaging of Diseases of the Chest. 2nd ed. St. Louis, MO: Mosby–Year Book; 1995:464–466.

［48］ Maile CW, Moore AV, Ulreich S, et al. Chest radiographic-pathologic correlation in adult leukemia patients. Invest Radiol. 1983;18:495–499.

［49］ Tenholder MF, Hooper RG. Pulmonary infiltrates in leukemia. Chest. 1980;78:468–473.

［50］ Polsky B, Gold JWM, Whimbey E, et al. Bacterial pneumonia in patients with the acquired immunodeficiency syndrome. Ann Intern Med. 1986;104:38–41.

［51］ Pitchenik AE, Rubinson HA. The radiographic appearance of tuberculosis in patients with the acquired immunodeficiency syndrome (AIDS) and pre-AIDS. Am Rev Respir Dis. 1985;131:393–396.

［52］ Stern RG, Gamsu G, Golden JA, et al. Intrathoracic adenopathy: differential feature of AIDS and diffuse lymphadenopathy syndrome. AJR Am J Roentgenol. 1984;142:689–692.

［53］ Stringer JR, Beard CB, Miller RF, et al. A new name (Pneumocystis jiroveci) for pneumocystis from humans. Emerg Infect Dis. 2002;8:891–896. http://www .cdc.gov/ncidod/EID/vol8no9/02-0096.htm. Accessed February 28, 2006.

［54］ Goodman PC, Gamsu G. Pulmonary radiographic findings in the acquired immunodeficiency syndrome. Postgrad Radiol. 1987;7:3–15.

［55］ Abd AG, Nierman DM, Ilowite JS, et al. Bilateral upper lobe Pneumocystis carinii pneumonia in a patient receiving inhaled pentamidine prophylaxis. Chest. 1988;94:329–331.

［56］ Baughman RP, Dohn MN, Shipley R, et al. Increased Pneumocystis carinii recovery from the upper lobes in Pneumocystis pneumonia: the effect of aerosol pentamidine prophylaxis. Chest. 1993;103:426–432.

［57］ Chechani V, Kamholz SL. Pulmonary manifestations of disseminated cryptococcosis in patients with AIDS. Chest. 1990;98:1060–1066.

［58］ Kaplan MH, Susin M, Pahwa SG, et al. Neoplastic complications of HTLVIII infection: lymphomas and solid tumors. Am J Med. 1987;82:389–396.

［59］ Naidich DP, Tarras M, Garay SM, et al. Kaposi's sarcoma: CT- radiographic correlation. Chest. 1989;96:723–728.

［60］ Sider L, Weiss AJ, Smith MD, et al. Varied appearance of AIDS-related lymphoma in the chest. Radiology. 1989;171:629–632.

［61］ Collins J, Müller NL, Leung AN, et al. Epstein-Barr virus associated lymphoproliferative disease of the lung: CT and histologic findings. Radiology. 1998;208:749–759.

［62］ Oldman SAA, Castillo M, Jacobson FL, et al. HIV-associated lymphocytic interstitial pneumonia: radiologic manifestations and pathologic correlation. Radiology. 1989;170:83–87.

［63］ Krowka MJ, Rosenow EC, Hoagland HC. Pulmonary complications of bone marrow transplantation. Chest. 1985;87:237–246.

［64］ Lum LG, Storb R. Bone marrow transplantation. In: Flye M, ed. Principles of Organ Transplantation. Philadelphia, PA: WB Saunders; 1989:478–499.

［65］ Shackleford GD, Sacks EJ, Mullins JD, et al. Pulmonary veno-occlusive disease: case report and review of the literature. AJR Am J Roentgenol. 1977;128:643–648.

［66］ Witte RJ, Gurney JW, Robbins RA, et al. Diffuse pulmonary alveolar hemorrhage after bone marrow transplantation: radiographic findings in 39 patients. AJR Am J Roentgenol. 1991;157:461–464.

［67］ The International Society for Heart and Lung Transplantation. International Registry for Heart and Lung Transplantation: Thirteeth Annual Report. JHLT. 2013;32(10):941–945.

［68］ Kshettry VR, Shumway SJ, Gauthier RL, et al. Technique of single-lung transplantation. Ann Thorac Surg. 1993;55:1019–1021.

［69］Ettinger NA, Trulock EP. Pulmonary considerations of organ transplantation: part 3. Am Rev Respir Dis. 1991;144:443–451.

［70］Engeler CE. Heart-lung and lung transplantation. Radiol Clin North Am. 1995;33:559–580.

［71］Medina LS, Siegel MJ. CT of complications in pediatric lung transplantation. RadioGraphics. 1994;14:1341–1349.

［72］Murray JG, McAdams HP, Erasmus JJ, et al. Complications of lung transplantation: radiologic findings. AJR Am J Roentgenol. 1996;166:1405–1411.

［73］Patel SR, Kirby TJ, McCarthy PM, et al. Lung transplantation: the Cleveland Clinic experience. Cleve Clin J Med. 1993;60:303–319.

［74］Bonser RS, Fragomeni LS, Jamieson SW. Heart-lung transplantation. Invest Radiol. 1989;24:310–322.

［75］Garg K, Zamora MR, Tuder R, et al. Lung transplantation: indications, donor and recipient selection, and imaging of complications. Radio- Graphics. 1996;16:355–367.

［76］Loubeyre P, Revel D, Delignette A, et al. High-resolution computed tomographic findings associated with histologically diagnosed acute lung rejection in heart-lung transplant recipients. Chest. 1995;107:132–138.

［77］Bergin CJ, Castellino RA, Blank N, et al. Acute lung rejection after heart-lung transplantation: correlation of findings on chest radiographs with lung biopsy results. AJR Am J Roentgenol. 1990;155:23–27.

［78］Judson MA, Handy JR, Sahn SA. Pleural effusions following lung transplantation: time course, characteristics, and clinical implications. Chest. 1996;109:1190–1194.

［79］Chiles C, Guthaner DF, Jamieson SW, et al. Heart-lung transplantation: the postoperative chest radiograph. Radiology. 1985;154:299–304.

［80］Leung AN, Fisher K, Valentine V, et al. Bronchiolitis obliterans after lung transplantation: detection using expiratory HRCT. Chest. 1998;113:365–370.

［81］Armitage JM, Kormos RL, Stuart RS, et al. Post-transplant lymphoproliferative disease in thoracic organ transplant patients: ten years of cyclosporinebased immunosuppression. J Heart Lung Transplant. 1991;10:877–887.

［82］Dodd GD III, Ledesma-Medina J, Baron RL, et al. Post-transplant lymphoproliferative disorder: intrathoracic manifestations. Radiology. 1992;184:65–69.

［83］Collins J, Kazerooni EA, Lacomis J, et al. Bronchogenic carcinoma after lung transplantation: frequency, clinical characteristics, and imaging findings. Radiology. 2002;224:131–138.

［84］Collins J, Hartman MJ, Warner TF, et al. Frequency and CT findings of recurrent disease after lung transplantation. Radiology. 2001;219: 503–509.

自测题

1. 30 岁男性艾滋病患者。最可能的诊断是（　　）

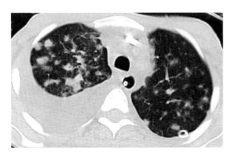

A. 卡波西肉瘤

B. 恶性黑色素瘤

C. 肺癌

D. 肝癌

2. 45 岁艾滋病患者。最可能的诊断是（　　）

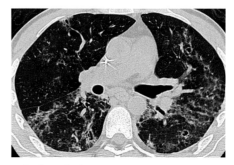

A. 卡波西肉瘤

B. 淋巴瘤

C. 肺孢子虫肺炎

D. 朗格汉斯细胞组织细胞增多症

答案与解析

1. A。卡波西肉瘤。CT 显示双肺沿支气管血管束分布的模糊结节影、胸腔积液和间隔增厚。

2. C。肺孢子虫肺炎。CT 显示双肺斑片状磨玻璃影和小囊肿。

Chapter 11
肺不张

Atelectasis

李 苗　孙宏亮　译

学习目标

▶ 在胸片或胸部 CT 上认识下列肺叶的部分
  或完全肺不张。

- 右肺上叶
- 右肺中叶
- 右肺下叶
- 右肺上叶及中叶
- 右肺中叶及下叶
- 左肺上叶
- 左肺下叶

▶ 在胸片或胸部 CT 上认识右肺或左肺完全
  不张，并对此列出合理的鉴别诊断。

▶ 在正位胸片上认识与大量胸腔积液相关
  的肺不张。

肺不张的定义为：部分肺或全肺的容积减少，可能伴或不伴受累肺的透过度下降（该表现不能与肺切除造成的肺容积减少混淆）[1]。这个词是从希腊语"ateles"和"ektasis"衍生出来的，意思是"扩张不完全"[2~4]。"塌陷"被用于描述整个肺叶或肺受累。肺不张是最常见的胸片异常发现。认识胸片上肺不张的异常表现对于了解引起它的疾病来说很关键，例如成年人左肺上叶支气管内肺癌阻塞管腔引起的左肺上叶不张。在此章节，肺不张用于描述肺容积减少而不伴有肺泡内大量填充的情况。肺泡疾病一词意为肺泡被液体或其他物质填充。此章节将复习根据发生机制不同分类的肺不张、肺不张的表现、肺叶和非肺叶肺不张的X线片表现。

肺不张的类型

肺不张根据发生机制不同可被分为六个类型：吸收性、黏合性、压迫性、被动性、瘢痕性和重力相关性。鉴于肺不张可由多种机制引起，在同一患者身上可能有多种机制同时发生。

吸收性肺不张是最常见的类型，是由肺泡间交通或气管阻塞造成的肺泡内气体吸收引起。吸收性肺不张也叫作阻塞性肺不张。梗阻可发生于支气管或细支气管水平。造成支气管阻塞的最重要的内在原因是肺癌，其他原因可能有其他肿瘤、炎症（特别是结核菌和真菌感染）、吸入异物、黏液栓（图11-1）、气管插管位置不当（图11-2）和气道外压迫（肿瘤、肿大淋巴结、动脉瘤或心脏增大）。吸收性肺不张常由外周细支气管阻塞引起，由于纤毛摆动受损、分泌物潴留在小气道内引起。大气道管腔通畅，表现为肺不张内的充气支气管征（图11-3），该征象常表示非肿瘤性阻塞，但并不绝对。与纤毛摆动受损相关的情况包括胸腹痛、中枢抑制、呼吸抑制药物治疗、全麻、气管插管、吸入有毒气体或吸烟[5]。吸收性肺不张也可能与某种慢性气道阻塞性疾病有关（如哮喘、慢性支气

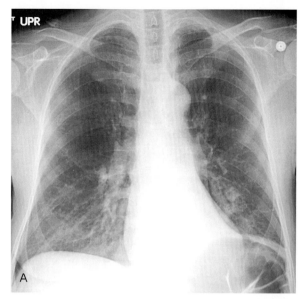

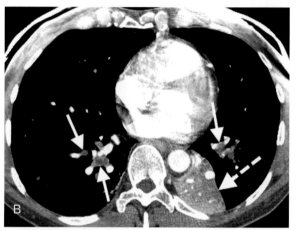

▲ 图11-1　下叶不张

A. 45岁，患者气短，后前位胸片示左侧基底部密度异常，左膈抬高；B. CT显示低密度黏液（实箭）填充下叶气道，气道与伴随的强化的肺动脉相邻；注意左肺下叶塌陷，伴斜裂向内向后移位（虚箭）

管炎和肺气肿），也可见于急性支气管炎、细支气管炎和呼吸性及其他类型肺炎炎性渗出造成的小气道阻塞。

表面活性物不足引起的肺不张称为黏合性肺不张。表面活性物不足引起肺泡塌陷，肺泡壁粘连，复张困难。弥漫性表面活性物不足可以由肺透明膜病、ARDS、吸入烟雾、冠状动脉旁路移植术、尿毒症和长期浅呼吸[5]。圆形肺不张是一种与慢性胸膜炎相关的胸膜下肺不张常与石棉暴露史有关（图11-4），可能的机制是

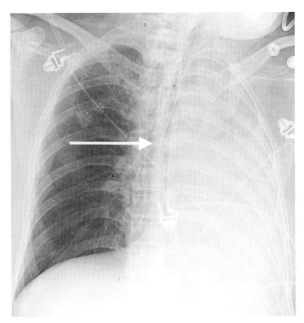

▲ 图 11-2　左肺塌陷

前后位胸片示气管插管末端（箭）位于右主支气管内，导致左肺不张；左侧胸腔完全不透明，纵隔左移

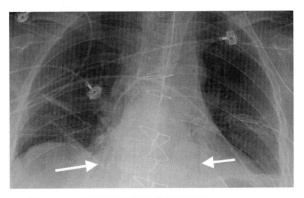

▲ 图 11-3　双侧基底段吸收性肺不张

前后位胸片示下叶异常密度伴充气支气管征（箭）；其上方可见条状的亚段肺不张

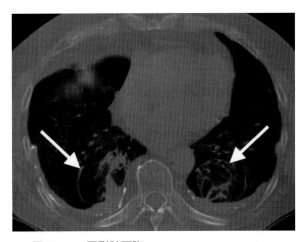

▲ 图 11-4　圆形肺不张

CT 的骨窗显示双侧胸膜增厚和钙化斑块，符合石棉相关胸膜疾病；在双肺下叶中部可见异常密度影（圆形肺不张），与胸膜相邻，在不张的肺内和周围可见血管和支气管（箭）

胸腔积液和纤维粘连的进展影响其周围肺组织。CT 表现为不张的肺与慢性胸腔积液 / 增厚相邻、周围气管血管束聚集、受累肺叶容积减少。

压迫性肺不张是由胸部占位性病变压迫肺使肺泡气体排出引起，病变包括胸腔积液（包括脓胸）、气胸、胸膜肿瘤、巨大肺实质肿块、巨大肺大疱和肺叶肺气肿[6]，膈疝和各种原因引起的腹胀也可能压迫肺。

压迫性和被动性肺不张的区别并不截然。由于肺正常的灵活回弹功能，任何胸内占位性病变能既压迫肺又使肺被动回缩。

由肺纤维化顺应性下降导致的容积减少称为瘢痕性肺不张。这种类型的肺不张通常可以看到受累肺内的支气管扩张。导致肺纤维化和瘢痕性肺不张的可能有特发性肺纤维化、结节病、尘肺、胶原血管病、慢性结核和真菌感染和放射性肺纤维化。

通常，肺的重力面较非重力面承受更多的灌注，肺泡的张力更小，这些改变是正常的，但是可能加重重力面的肺不张，尤其是对于卧床伴长期浅呼吸的患者。这些原因引起的肺不张被称为重力相关性肺不张。

肺不张的 X 线片表现

表 11-1 中列出了肺不张的 X 线片征象[5]。可能会见不到不透明的不张肺，除非有明显的容积减少。如果塌陷的肺出现水肿液体、肺炎导致肺不张或出现阻塞性肺炎，那么肺不透明可能不伴有容积减少。当对侧膈面位于正常水平时，膈面抬高是肺容积减少的一个最容易识别的征象。肺上叶不张的一个关键影像学特征是肺门向上移位。相反，下叶不张，肺门向下移位。通常右肺中叶或左肺上叶舌段不张没有

肺门移位。肺裂跟随不张肺移动，尤其是当整叶不张时最明显。不张肺周围的肺组织通常过度充气以填补缺失的肺容积，通常被认为是代偿性扩张或代偿性肺气肿。但肺气肿的病理是有肺泡壁破坏。虽然肺气肿的肺过度膨胀，但是过度膨胀的肺并不一定是肺气肿。如果肺不张仅累及一侧肺，那么患侧肋骨间隙会较对侧变小，需与患者当时的投照体位不正相鉴别。

表 11-1　肺不张的影像学表现

肺血管聚集
充气支气管征
叶间裂移位
肺透明度异常
心缘或膈面模糊
膈面抬高
纵隔结构移位
肺门移位
周围肺代偿性扩张
肋间隙变小

　　诊断左肺下叶不张的一个陷阱是 X 线投照角度不对造成的左膈面中部边界消失和左肺下叶异常不透光的假象，只要 10° 的倾角就会导致射线不再与膈顶相切，造成心影后不透光的假象，从而被误认为是左肺下叶不张或其他病变，侧位胸片上正常的膈面和肺有助于鉴别诊断。

肺叶不张

　　成年人肺叶不张，常常要考虑中央型肿瘤阻塞所致，40 岁以下人群肺癌的可能性较小，多考虑支气管的类癌。儿童肺叶不张，常常要考虑异物吸入或哮喘。对于术后的患者，最可能的原因是黏液栓阻塞。

　　右肺上叶不张，斜裂和水平裂上移（图11-5 至图 11-9）；严重肺不张时，肺组织可贴于纵隔和肺尖。完全性肺不张或右肺上叶塌陷，

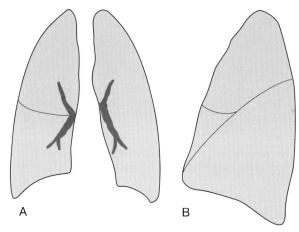

▲ 图 11-5　正常肺容积和叶间裂

胸部正位（A）和侧位（B）像示正常水平裂（水平，位于右侧）和斜裂（斜行，双侧）；斜裂在侧位片上常重叠，正位片上通常看不到

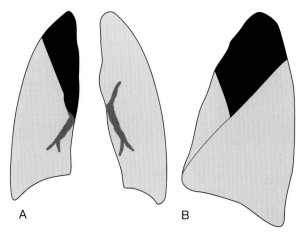

▲ 图 11-6　右肺上叶不张

A. 胸部正位像示水平裂上移，右上肺密度增高（黑色区域）；B. 侧位像示水平裂和斜裂上部上移，且上肺密度增高

水平裂与纵隔平行，像是胸膜增厚或纵隔增宽。右肺中叶及下叶代偿性扩张导致右肺下叶肺动脉向外和向上移位。右侧主干和下叶支气管向上移位在胸片上可能难以识别。两个影像学表现与右肺上叶不张有关，反 S 征（图 2-12）是指右肺上叶塌陷围绕中心阻塞性肿块，膈旁尖峰征（图 2-16）是指位于受累侧膈顶上方的小的三角形阴影伴邻近膈面消失。在 CT 上，塌陷的右肺上叶表现为贴于纵隔和前胸壁的三角形软组织密度影，由斜裂（后方）和水平裂（外侧）组成的边界清晰。

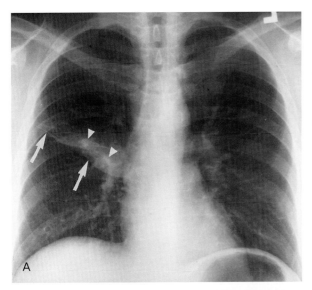

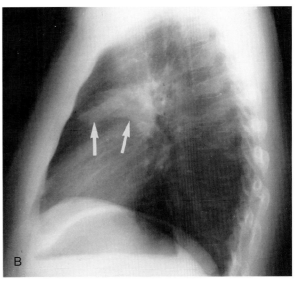

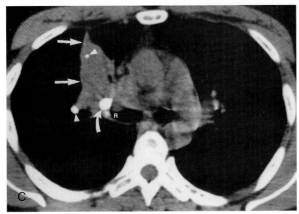

▲ 图 11-7　右肺上叶节段性肺不张

A. 35 岁，男性，气道结石（字面意思是"咳出结石"，但是实际表示淋巴结钙化侵入气道，常继发于结核或组织胞浆菌病），后前位胸片示右肺上叶部分塌陷，水平裂上移（箭），勾勒出不张肺的下缘；注意肺阴影里可见钙化密度灶（箭头）；B. 侧位片示水平裂上移（箭）勾勒出不张肺的下缘；C. CT 示叶间裂形成的不张的右肺上叶的光滑边缘（直箭），不张的右肺上叶内的钙化肉芽肿（箭头），以及位于右肺上叶支气管内（R）阻塞支气管的结石（弯箭）

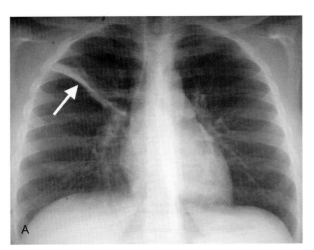

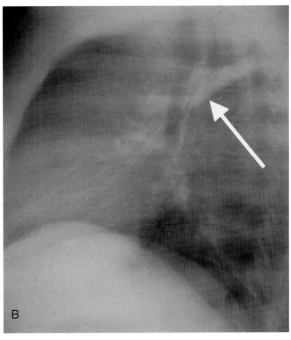

▲ 图 11-8　右肺上叶节段性不张

A. 15 岁，女性，哮喘，后前位胸片示水平裂上移（箭）；B. 侧位片示右侧斜裂上段（箭）上移勾勒出不张肺的边缘

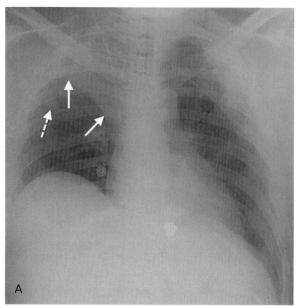

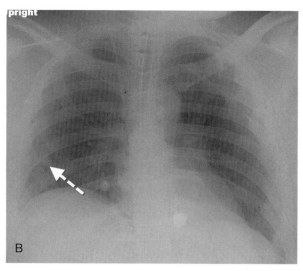

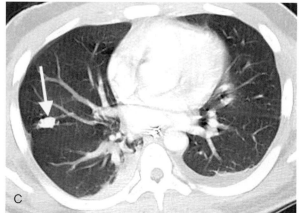

▲ 图 11-9 右肺上叶不张

A. 34 岁，男性，枪伤，前后位胸片示水平裂上移（实箭），右肺中叶可见一结节（虚箭）；B. 前后位胸片，摄于图 A4h 后，示右肺上叶复张，水平裂位置正常（观察不清）；结节（虚箭）也随之移位；C. CT 示结节钙化（箭）

右肺中叶不张很容易从正位胸片上发现，常看到右心缘消失，但并非绝对。侧位胸片上更容易发现，表现为斜裂和水平裂之间边界清楚的线状或三角形高密度影（斜裂和水平裂贴近），肺门向前和向下移位（图 11-10）。塌陷的肺叶可以非常薄，容易被误认为是增厚的叶间裂。在 CT 上，右肺中叶不张表现为三角形高密度影，边界由斜裂（后方）、右心房水平的纵隔（内侧）、水平裂（前方）组成（图 11-1 和图 11-2），后方边界应该是清晰的。慢性右肺中叶不张又叫作中叶综合征，该词诞生于 1948 年，用来描述肿大淋巴结压迫右肺中叶支气管造成的右肺中叶不张和慢性炎症[7]。右肺中叶支气管狭长，较其他气管更容易被淋巴结压迫阻塞。中叶综合征首先被用来描述结核病，但其他感染和支气管内肿瘤也可能导致，有时甚至缺少阻塞征象。

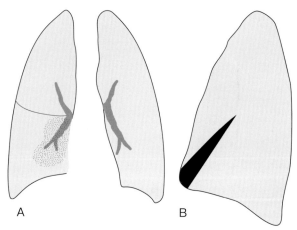

▲ 图 11-10 右肺中叶不张

A. 胸部正位像示右心缘消失，右中肺可见边界不清的高密度灶（斑点区域）；B. 侧位像示三角形高密度影（黑色区域）与心影重叠，水平裂和斜裂距离变近（引自 Collins J. Joseph E. Whitley, MD, Award. Evaluation of an introductory course in chest radiology. Acad Radiol.1996;3:994-999.）

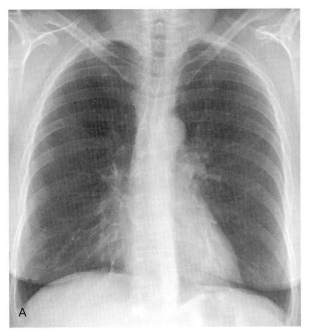

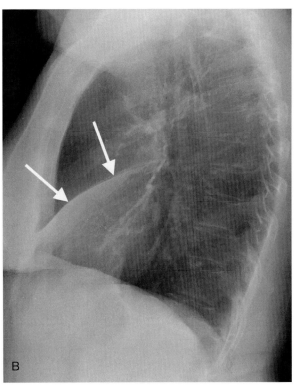

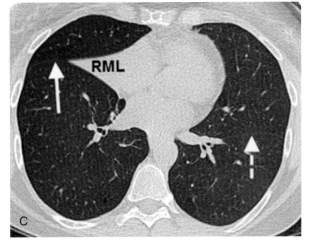

▲ 图 11–11 右肺中叶不张

A. 52 岁，女性，气短、咳嗽，后前位胸部 X 线片显示右中肺模糊影，右心缘消失；B. 侧位片显示条状高密度影与心影重叠（箭），表示塌陷的右肺中叶；C. CT 显示右心缘旁三角形高密度影，表示右肺中叶不张（RML）；右侧斜裂（实箭）向前方移位，左侧斜裂（虚箭）位置正常；支气管镜可见右肺中叶黏稠分泌物

右肺上叶合并中叶不张少见，因为它们的支气管是独立的。病因通常是肿瘤起源于右肺上叶支气管，向下生长累及中间支气管从而侵犯中叶支气管。右肺上叶合并中叶不张的影像学表现与左肺上叶不张类似。

右肺中叶合并下叶不张较常见，见于中间支气管阻塞，在后前位胸片和侧位胸片上与右肺下叶不张表现类似（图 11-13）。右肺中叶合并下叶不张，在后前位胸片上表现为肋膈角消失，在侧位胸片上表现为前后肋膈角消失，正位胸片上看起来很像膈面抬高，但其上方的肺（右肺上叶）异常的干净，而不是表现为"呼气相"。CT 诊断更明确，因为可以很好地区分气管。

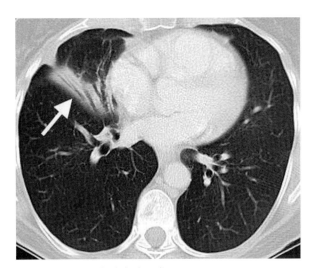

▲ 图 11–12 右肺中叶不张

53 岁，男性，哮喘，CT 示斜裂（箭）前移，右肺中叶内可见支气管聚集

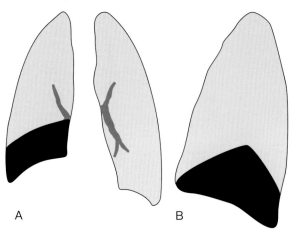

▲ 图 11-13　右肺中叶合并下叶不张

A. 胸正位像示右侧膈面抬高，水平裂下移，右下肺密度增高，延伸至肋膈角（黑色区域）；B. 侧位像示水平裂和斜裂下移，下肺密度增高，从前肋膈角延伸至后肋膈角（黑色区域）

任一下叶的不张都表现为斜裂后移和中间旋转，斜裂上段同样会后移。右肺下叶不张，水平裂会下移（图 11-14 和图 11-15）。不张的肺叶位于胸腔的中后部，形成一个基于膈面和纵隔的不透明的三角形阴影，伴肺裂斜行穿过胸部（图 11-16 和图 11-17）。当下叶完全不张时会变得非常薄，后前位胸片上表现为纵隔旁的条状物。侧位胸片上，下叶肺不张导致膈面后半部分边缘消失。同时，伴随下叶不张，下半部分的椎体会较上半部分椎体显示更模糊，从上到下胸椎逐渐变得不透明，该征象被称为椎体

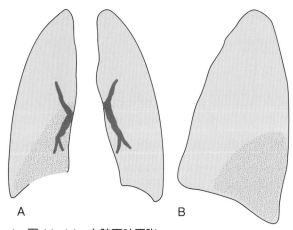

▲ 图 11-14　右肺下叶不张

A. 胸部正位像示右膈面内侧边缘消失，右膈抬高，右肺中下野密度增高（斑点区域）；B. 侧位像示肺后下野密度增高（斑点区域）

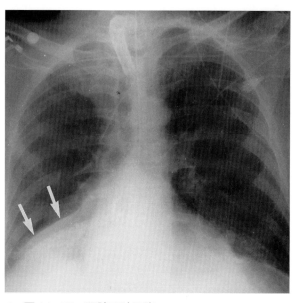

▲ 图 11-15　双肺下叶不张

61 岁，男性，前后仰卧位胸片示双侧部分膈面消失，肺底部密度增高，水平裂下移（箭）

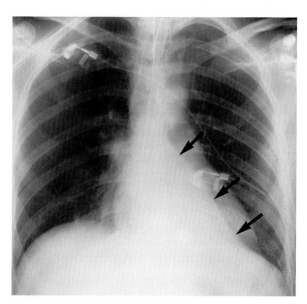

▲ 图 11-16　左肺下叶不张

17 岁，男性，前后立位胸片示左侧斜裂向下和向内移位（箭），可见三角形高密度影与心影重叠，左膈面内侧边缘消失

征（图 11-18）。在 CT 上，下叶不张表现为胸后方脊柱旁的三角形不透明灶。

左肺上叶不张的影像学表现与右肺上叶不张明显不同，因为左侧没有水平裂。左肺上叶不张时，肺叶向前塌陷，牵拉后方的下叶（图 11-19）。在正位胸片上，不张的肺炎表现为从左

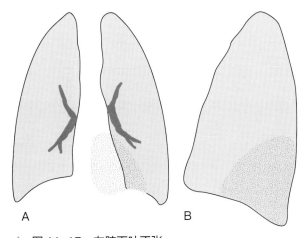

▲ 图 11-17 左肺下叶不张

A. 胸正位相示左膈面内侧边缘消失，左膈面抬高，左肺内下野密度增高（斑点区域）；B. 侧位相示左肺后下野密度增高（斑点区域）

肺门延伸出的模糊影，通常达肺尖，向外和向下密度逐渐减低（图 11-20 至图 11-22）。重要的一点是不能把它误认为是肺实质病变如肺炎，如果有其他的肺容积减少的征象则不容易误诊，这些征象包括左心缘消失、左膈抬高、纵隔结构左移。完全性不张时主动脉弓的上缘清晰可见，因为下叶背段代偿性扩张来填充上叶后段的位置，这个新月形的透亮影表示扩张的下叶背段进入主动脉弓和左肺上叶之间，被称为空气镰刀征（见第 2 章）。该征象在正位胸片和CT 上均可见到。左肺下叶扩张导致左肺门上移和下叶肺动脉向外移位。左主支气管呈接近水

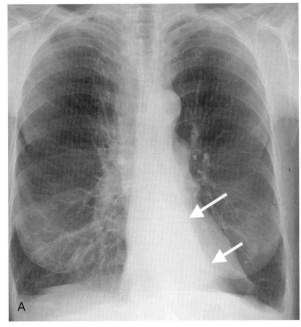

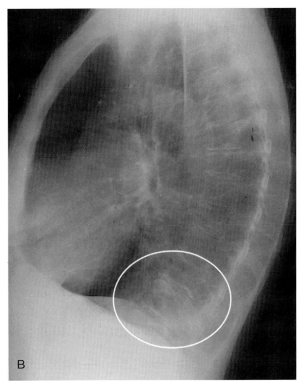

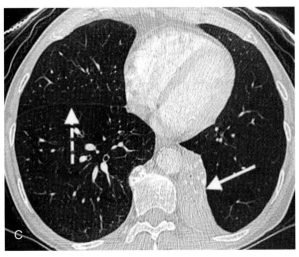

▲ 图 11-18 左肺下叶不张

A. 65 岁，女性，后前位胸片示左侧斜裂（箭）下移，可见三角形高密度影与心影重叠；B. 侧位片示脊柱重叠区的异常高密度影（圆圈），被称为脊柱征；C. CT示塌陷的左肺下叶紧贴脊柱，外缘是后移的斜裂（实箭）；注意右侧斜裂（虚箭）位置正常

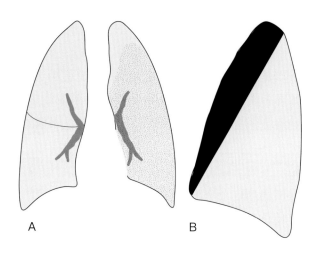

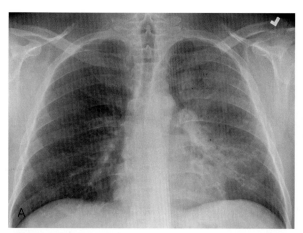

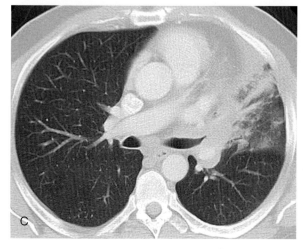

◀ 图 11-19　左肺上叶不张

A．胸部正位像示左心缘消失，左膈面抬高，左肺密度增高（斑点区域）；B．侧位像示斜裂向前移位，且胸骨后密度增高（黑色区域）（引自 Collins J. Joseph E. Whitley, MD, Award. Evaluation of an introductory course in chest radiology. Acad Radiol.1996;3:994-999.）

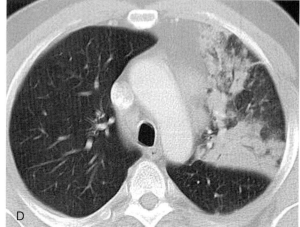

▲ 图 11-20　左肺上叶不张

A．47 岁，男性，咯血，Ⅲb 期肺鳞状细胞癌，后前位胸片示右膈面抬高，左肺密度异常增高，左心缘消失；B．侧位片示左侧斜裂（箭）前移，注意斜裂后缘上方凸出；C．CT 示左肺上叶支气管截断；D．CT 示图 C 上层面左肺上叶高密度影，表示阻塞性肺炎

平的状态，左肺下叶支气管较正常更垂直。在侧位胸片上，斜裂向前移位，与前胸壁平行，不张的左肺上叶表现为胸骨后的条带影。成人左肺上叶不张特别重要，很可能是由支气管癌引起。

任何一侧肺的完全不张都会导致半侧胸腔不透明，纵隔结构向患侧移位（图 11-23 和图 11-24），常有对侧肺扩张进入患侧胸腔。一侧胸腔不透明伴容积减少的鉴别诊断包括先天性一侧肺缺失（患侧胸廓常发育不全）、患侧支气管的远期创伤（图 11-25）和肺切除（肺门手术夹

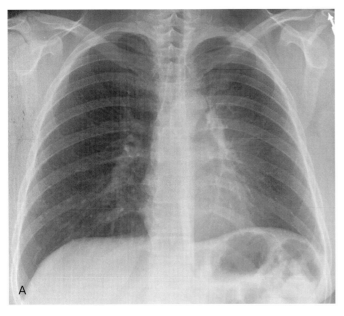

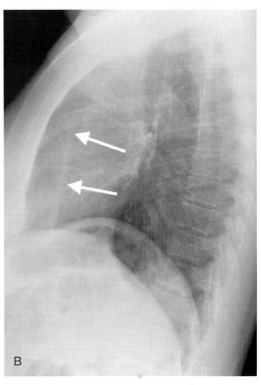

▲ 图 11–21 左肺上叶不张

A. 44 岁，男性，有 6 个月的反复气胸病史，后前位胸片示左膈面抬高左肺模糊影，左心缘消失；B. 侧位片示左侧斜裂（箭）前移，胸骨后密度增高，支气管镜活检可见左肺上叶支气管内肿瘤，后确诊为支气管类癌，其导致左肺上叶不张

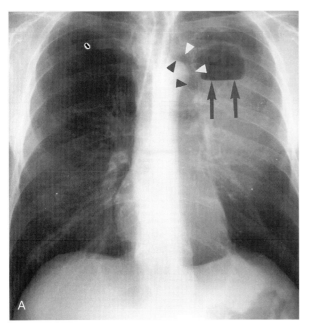

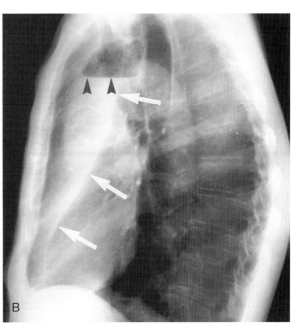

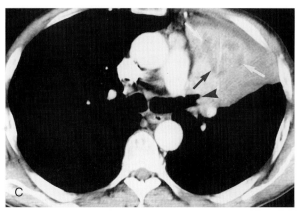
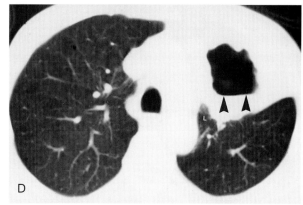

▲ 图 11-22　左肺上叶不张

A．54 岁，男性，左肺上叶鳞状细胞癌空洞形成，后前位胸片示左肺中上野模糊影，左膈面抬高，左心缘上部消失；注意左肺上叶的气液平面（箭）；在主动脉弓和塌陷的左肺上叶之间可见新月形透亮影（黑白箭头），表示扩张的左肺下叶背段（空气镰刀征）；B．侧位片示斜裂（箭）前移及胸骨后密度增高，表示左肺上叶不张，左肺上叶内可见气液平面（箭头）；C．CT 示左肺上叶支气管截断（箭头），支气管肺癌引起左肺上叶不张；注意不张的左肺上叶内可见低密度区域（箭），表示黏液潴留或肺炎，或两者兼而有之；D．CT 肺窗示左肺上叶肺癌空洞，伴气液平面（箭头），注意扩张的左肺下叶背段位于主动脉弓和塌陷的左肺上叶之间，解释了 X 线片的镰刀征（L）

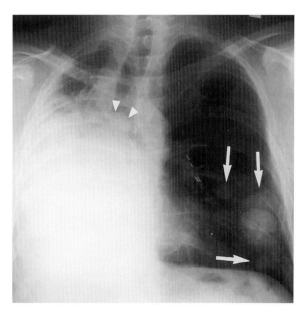

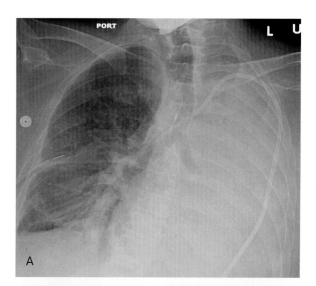

▲ 图 11-23　右肺不张

40 岁，男性，额窦纤维肉瘤转移，后前位胸片示右肺近乎完全不张，右肺上叶可见部分含气肺组织；纵隔结构右移；巨大的圆形支气管内转移瘤阻塞了右主支气管（箭头），并可见左肺实质内多发转移瘤（箭）

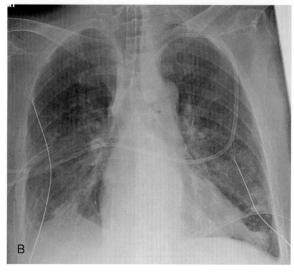

▶ 图 11-24　左肺不张

A．55 岁，男性，气短，后前位胸片示左侧胸腔密度增高，左主支气管截断，纵隔左移；B．同一天晚些时候的后前位胸片示左肺复张，在进行了左主支气管内黏液栓移除术后

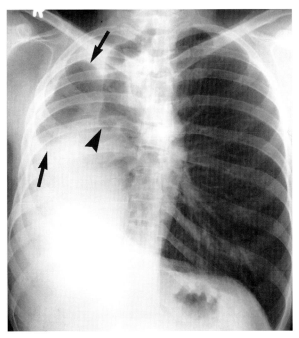

▲ 图 11-25 右肺不张

30 岁，男性，11 年前因车祸有"肺穿孔"病史，后前位胸片示右肺完全不张，伴左肺代偿性扩张进入右侧胸腔（箭）；注意右主支气管截断征象（箭头），主支气管断裂后，肉芽组织愈合

可作为纵隔改变的一个提示）。插管患者气道黏液栓的风险会增加，无论何时见到这类人群有急性肺叶或完全肺不张，都应怀疑有黏液栓形成（图 11-26）。认识肺不张伴大量胸腔积液很重要，这可能导致（并非绝对）患侧胸腔不透明并且纵隔向对侧移位（图 11-27）。实质肿瘤可能会因为以下原因在胸片上显示不清，如继发肺不张或大量胸腔积液。在一些病例中，一侧胸腔不透明可能表示合并实质肿瘤、肺不张和胸腔积液。容积减少和占位效应的平衡关系决定了纵隔的位置。

非肺叶不张

由于描述性目的，肺不张可以被分为多种类型而不是以肺叶划分，取决于不张肺的解剖位置。圆形肺不张属于慢性肺不张，与胸膜疾病相关，通常是良性石棉相关性胸膜疾病，在本章之前和第 3 章讨论过。

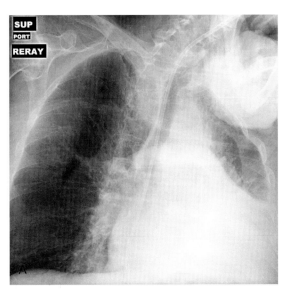
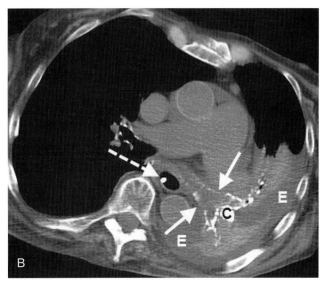

▲ 图 11-26 左肺不张

A. 82 岁，女性，老年痴呆症，呼吸困难，前后卧位胸片示左肺近乎完全不张，注意纵隔向左移位；B. CT 示左主支气管（实箭）、舌段支气管和左肺下叶背段支气管（均可见壁外化）内空气消失，被低密度物质填充（黏液）；左肺门可见一钙化淋巴结（C）；胸腔积液（E）勾勒出塌陷的左肺；食管内可见饲管（虚箭）

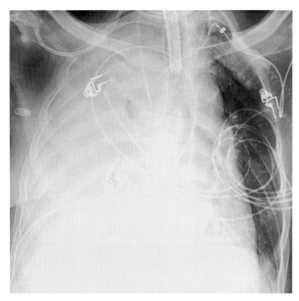

▲ 图 11-27　右侧胸腔大量积液
55 岁，男性，终末期肝病，气短，前后卧位胸片示右侧胸腔不透明，纵隔左移，远离患侧胸腔

　　盘状肺不张，又被称作碟状或线状肺不张，是一种外周肺容积减少，不是继发于支气管阻塞。由 Fleischner 在 1936 年首次描述[8]，因此又被称作 Fleischner 线，肺不张呈盘状或碟状。盘状肺不张一般与胸膜相接并且垂直于胸膜，厚度从几毫米到几厘米甚至更多不等，病变因此也表现为线状或条带状影。盘状肺不张的机制是肺通气不足导致肺泡塌陷。虽然通常临床症状不明显，但多发盘状肺不张可能在某些情况下有生理上的明显表现，如全身麻醉。

　　亚段肺不张的影像学诊断较困难。发生亚段水平的肺不张时，受累节段或肺叶的多数次级肺小叶仍然充气，而其他的塌陷在这种情况下和多灶性的情况下，容积减少可能会不明显，X 线片可表现为斑片状模糊影，与支气管肺炎相似。当受累节段或肺叶内更多的次级肺小叶塌陷时，血管支气管聚集、肺门移位或叶裂移位会更明显。

　　广泛或弥漫肺不张被用于描述广泛的肺容积减少，缺少线状、节段性或肺叶不张的特定征象[5]。可能有明显的动静脉瘘，但肺的透过度下降可能是轻度或不明显。膈面抬高可能是容积减少的唯一证据。多数这种病例被解释为"吸气不足"。当弥漫性肺不张与弥漫肺透过度下降有关时，描述常常是弥漫性肺炎或肺水肿。抬高的膈面提供了正确诊断的线索，但实际工作中很难区别弥漫性肺不张、吸气不足或肺水肿。

参考文献

［1］Fleischner Society. Glossary of terms for thoracic radiology: recommendation of the nomenclature committee of the Fleischner Society. AJR Am J Roentgenol. 1984;143:509–517.

［2］Fraser RG, Paré JAP, Paré PD, et al. Diagnosis of Diseases of the Chest. 3rd ed. Philadelphia, PA: WB Saunders; 1988:472–545.

［3］Heitzman ER. The Lung: Radiologic Pathologic Correlations. 2nd ed. St. Louis, MO: Mosby; 1984:457–501.

［4］Felson B. Chest Roentgenology. Philadelphia, PA: WB Saunders; 1973:92–133.

［5］Woodring JH, Reed JC. Types and mechanisms of pulmonary atelectasis. J Thorac Imaging. 1996;11:92–108.

［6］Naidich DP, McCauley DI, Khouri NF, et al. Computed tomography of lobar collapse. II: collapse in the absence of endobronchial obstruction. J Comput Assist Tomogr. 1983;7:758–767.

［7］Graham EA, Burford TH, Mayer JH. Middle lobe syndrome. Postgrad Med. 1948;4:29–43.

［8］Fleischner F. Uber das Wesen der basalen horizontalen Schattenstreifen im Lungenfeld. Wein Arch Intern Med. 1936;28:461.

自测题

1. 最可能的诊断是（　）

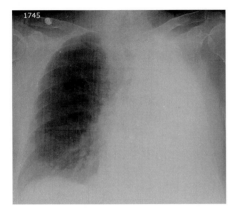

A．左侧胸腔积液

B．左肺塌陷

C．右侧气胸

D．左肺切除

2. 最可能的诊断是（　）

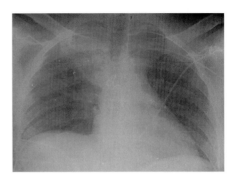

A．肺不张

B．肺炎

C．胸腔积液

D．胸壁肿物

答案与解析

1. B。左肺塌陷。X线片示左侧胸腔不透明，纵隔向左移位。未见术后征象。

2. A。肺不张。胸部X线片示右侧水平裂和膈面抬高，提示右肺上叶不张。

Chapter 12
外周性肺疾病

Peripheral Lung Disease

李 苗 孙宏亮 译

学习目标

▶ 在胸片或胸部 CT 上认识外周性肺疾病，并做出合理鉴别诊断，根据相关影像学发现及临床信息给出一个最可能的诊断（例如，无症状的肺结节病患者，气管旁及肺门淋巴结肿大，与之相关的外周性肺疾病；血嗜酸细胞计数明显增高的嗜酸细胞性肺炎的患者，与之相关的外周性肺疾病；急性胸部创伤和肺挫伤患者，肋骨多发骨折和气胸，与之相关的外周阴影；多发性肺梗死患者，肺栓塞，与之相关的外周多发边界清楚的阴影）。

▶ 说出四种可能导致隐源性机化性肺炎的情况。

12

本章节的疾病通常不会放一起讨论。肺结节病、寻常性间质性肺炎及挫裂伤实际上分别在第10、3、8章中讨论过。隐源性机化性肺炎（COP）（曾称闭塞性细支气管炎机化性肺炎）和嗜酸细胞性肺炎（EP）可以在弥漫性间质性肺疾病章节中讨论。肺梗死在第17章与肺栓塞一起进行讨论。然而，这些疾病在这里被归到一起，是因为它们在X线片和CT上都倾向于产生明显的外周性分布的病变。一个简单的记忆法，"AEIOU"，可用于记住这些外周性分布的疾病（表12-1和图12-1、图12-2）。然而需要提到的是，这些疾病在X线片和CT上常常没有明显的外周性阴影，所以没有外周性阴影并不能排除这些疾病。如果X线片上提示有外周性分布的疾病，那么CT可以帮助更好地显示形态学和疾病分布特点（图12-3）。

表 12-1　常见的胸片和 CT 上表现为外周高密度影的疾病

"AEIOU"
肺结节病（Alveolar sarcoidosis）
嗜酸细胞性肺炎（Eosinophilic pneumonia）
肺梗死（Infarcts）
隐源性机化性肺炎（COP）
寻常性间质性肺炎和脱屑间质性肺炎（UIP）
挫裂伤（ContUsions）

肺结节病

结节病是原因不明的系统性疾病，特点是广泛发生的非干酪性肉芽肿。本病引起异常的更多讨论见第3、6、10章。本章节仅限于讨论那些在X线片或CT上有所谓"肺泡"阴影的结节病患者。

尽管使用了肺结节病这个词，该过程明显的发生在间质里，伴肺泡的压缩和闭合形成了影像学上的肺渗出改变。组织学上，这些病变显示为融合的间质肉芽肿。10%～20%结节病患者影像学表现出气腔（肺泡）阴影。影像学表现为双侧的、多灶性、边界不清的阴影，大小为1～10cm，倾向分布于肺中野外周带，不累及肋膈角[1~3]（图12-4）。外周性分布在CT上更易观察到，有时仅见于CT。充气支气管征常见。CT上看到网织结节状阴影，尤其是淋巴管旁分布的，伴纵隔和肺门淋巴结肿大，可以帮助正确诊断该病。大多数肺结节病患者合并淋巴结肿大[4]（图12-5）。当仅有外周改变时，这些表现可以与COP或EP相鉴别，虽然三种病都可以有血液嗜酸细胞增高，但是EP的嗜酸细胞增高更明显。无论有没有进行激素治疗，肺结节病的外周阴影都可以很快吸收[1]。

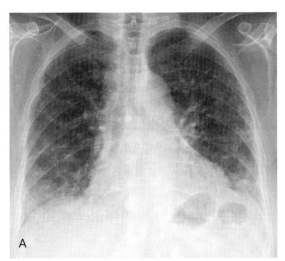
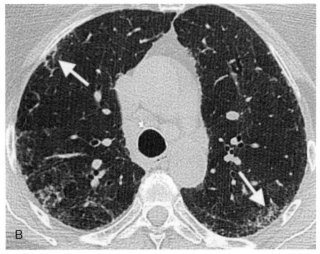

▲ 图 12-1　寻常型间质性肺炎
A. 72 岁，女性，硬皮病，后前位胸片示肺容积减少，双侧网织状间质性肺疾病；B. CT 示网状影分布于胸膜下和外周（箭）

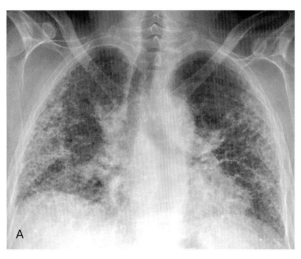
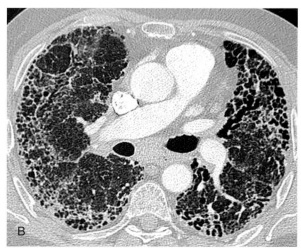

▲ 图 12-2　寻常型间质性肺炎

A．58 岁，女性，后前位胸片示双侧胸膜下网织状间质性肺疾病；B．CT 示双侧胸膜下蜂窝状肺改变和牵拉性支气管扩张

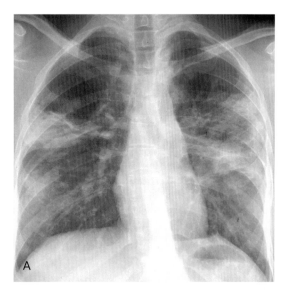
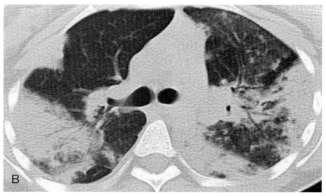

▲ 图 12-3　嗜酸细胞性肺炎

A．21 岁，女性，后前位胸片示双肺阴影延伸至肺边缘；B．CT 更好地显示了该病的外周性分布，注意明显的充气支气管征

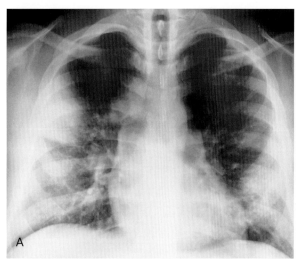
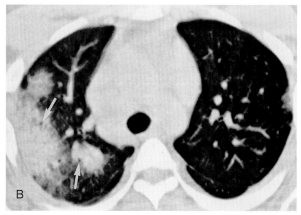

▲ 图 12-4　肺结节病

A．28 岁，男性，临床症状不明显，后前位胸片示非节段性肺外周分布疾病，双侧肺门和纵隔淋巴结肿大；B．CT 示双侧外周性肺疾病；注意充气支气管征（箭），是肺结节病的一个常见征象

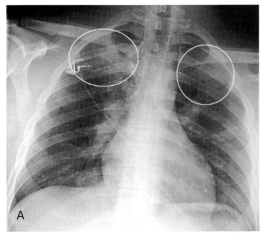

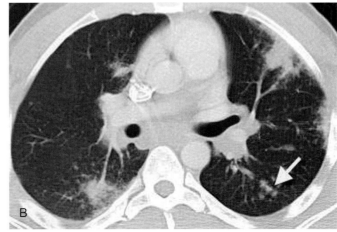

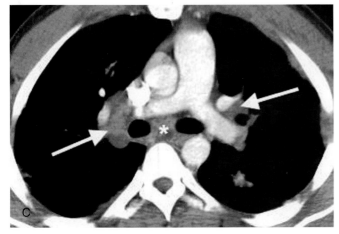

▲ 图 12-5　肺结节病

A. 29 岁，男性，后前位胸片示双肺上野边界不清的模糊影（圆圈）；B. CT 示外周肺疾病，注意沿左肺下叶支气管血管束分布的串珠样结节（箭），是结节病的特征表现；C. CT 纵隔窗示双侧肺门（箭）和隆突下（星号）淋巴结肿大；多数肺结节病患者合并有淋巴结肿大

嗜酸细胞性肺炎

　　嗜酸细胞性肺炎意即肺内嗜酸细胞炎症渗出，描述了血液和（或）组织内嗜酸细胞影响主要气道和肺实质的一类疾病[5]。血嗜酸细胞计数不是诊断嗜酸细胞性肺炎的必须检查。嗜酸细胞性肺炎包含的疾病很多。一个简单的记忆法，"NAACP" 和特发性这个词，可以帮助记忆构成嗜酸细胞性肺炎的疾病的主要分类（表 12-2）。本章节主要集中讲寄生虫感染和特发性嗜酸细胞性肺炎。

　　热带嗜酸细胞性肺炎是一种系统性疾病，由对微丝蚴过敏引起，微丝蚴是指各种丝虫的幼体，最常见的是马来丝虫和班克罗夫特丝虫[6]。该病的流行地区有印度次大陆、南非、南太平洋、北非和南美，在非流行区，该病多见于移民。主要的呼吸系统症状是慢性咳嗽，夜间为著。

　　患者血嗜酸细胞显著增高，IgE 水平增高，抗丝虫抗体滴度增高。多数患者的胸片可以看到异常，呈弥漫性和对称性分布。大约有一半的病例可见到小结节，大小为 1 ～ 5mm。肺门淋巴结肿大不常见，或有轻度肿大[7]。一条重要的诊断标准是对乙胺嗪治疗快速反应。有些患者会出现慢性间质纤维化[8]。

　　除了丝虫，还有一些寄生虫的幼虫可以经过肺并引起 EP，包括蛔虫、肠类圆线虫、犬弓首线虫、鞭虫和血吸虫，影像学表现与急性 EP 相同。

　　隐源性 EP 可以是急性或慢性的，取决于病程是否超过 1 个月[9]。1 个月划分法是武断的，急性和慢性 EP 之间的区别有时并不明显。急性 EP 又称作 Löffler 综合征，以血嗜酸细胞增高为特点，没有或有轻微的症状和体征（咳嗽、发热、呼吸困难），一处或多处非节段性间质和实质病变，呈短暂性和游走性特点，可自发性吸收（1

个月内）。肺部阴影有明显的外周性分布倾向（图12-6）。一种记忆方法是 EP 呈外周性分布，与肺水肿（PE）正相反，PE 的典型分布区域是中央蝙蝠翼形或蝴蝶形，与 EP 的外周性分布刚好相反。胸腔积液和淋巴结肿大不是急性 EP 的特点。

表 12-2　嗜酸细胞性肺疾病的分类

"NAACP" 和特发性

肿瘤（Neoplasms）
　肺癌
　转移瘤
　淋巴瘤
哮喘（Asthma）
过敏（Allergic disorders）
　过敏性支气管肺曲霉病
　药物导致
　外源性过敏性肺泡炎（过敏性肺炎）
胶原血管和肉芽肿性异常（Collagen vascular and granulomatous disorders）
　类风湿肺疾病
　变应性肉芽肿性血管炎
　肉芽肿性血管炎（韦氏肉芽肿）
　结节病
寄生虫和其他感染所致（Parasitic disorders and other infections）
　热带嗜酸细胞性肺炎
　寄生虫感染（虫体穿过）
　真菌感染
　其他细菌、病毒和原生动物感染
特发性
　急性嗜酸细胞性肺炎（Löffler 综合征）
　慢性嗜酸细胞性肺炎

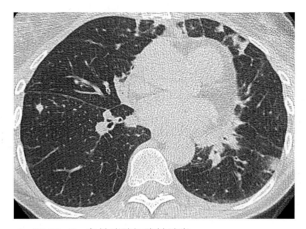

▲ 图 12-6　急性嗜酸细胞性肺炎
该患者有哮喘病史，近期咳嗽、胸痛、外周血嗜酸细胞增高，骨髓嗜酸细胞增高，CT 示双侧胸膜下病变

慢性 EP 好发于 30 － 70 岁人群，男女比例约 1：2[10]。呼吸困难、咳嗽、哮鸣音、精神萎靡、体重下降、发热和盗汗症状可轻可重。多数患者的血嗜酸细胞增高。血清 IgE 没有或仅轻度升高，有助于与过敏性肺曲霉病、热带或寄生虫性嗜酸细胞性肺炎相鉴别，这些病的血清 IgE 显著升高。胸片和 CT 的典型影像学表现是非特异外周性、非节段性、密度均匀的肺部阴影，常伴有充气支气管征[10, 11]（图 12-7 至图 12-9）。少部分患者的肺部阴影呈中心性分布或在肺野中心与外周均有分布（图 12-10 和图 12-11）。慢性 EP 对激素治疗敏感，常在几天内即可见影像学改变快速吸收，1 个月内即可完全吸收。复发很常见，多数患者需要长期服小剂量激素，这点与急性 EP 不同[12]。影像学表现可以是游走性的，复发可能发生在新部位。

肺梗死

仅 15% 或更低比例的肺栓塞会导致肺梗死[13]。为何有些栓塞引起梗死而有些不会的原因不明确，但很可能是因为肺动脉和支气管动脉循环同时受损引起。这种情况更可能发生在外周栓塞和左侧心力衰竭或循环休克的患者身上[14]。众所周知，在不发生栓塞的情况下，仅支气管动脉即可维持肺实质血供[15]。

肺栓塞或肺梗死没有特异性的胸部 X 线片表现，而且胸片对这种疾病的敏感性较差。即使是发生了肺动脉较大分支的血栓，胸部 X 线片也可能表现正常[16]。因此，胸部 X 线片的主要作用是排除其他可能与肺栓塞临床症状相似的诊断，如肺炎或气胸。

肺梗死导致的肺部阴影通常是多灶性的，并且下肺多见，通常在肺栓塞发生 12 ～ 24h 后出现。阴影通常是出现在外周带，三角形或是圆形（称作驼峰征），且总是与胸膜相连（图12-12），阴影的尖端或顶峰指向肺门。有时，肺叶实变可能类似于肺炎。充气支气管征罕见。必须注意阴影可能是肺不张合并肺出血的表现，而没有肺梗死，这种情况下一周内即可吸收。

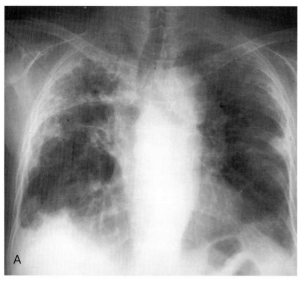

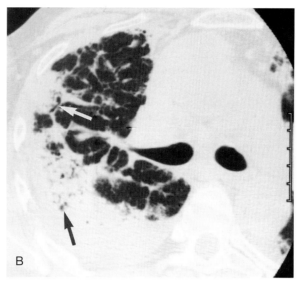

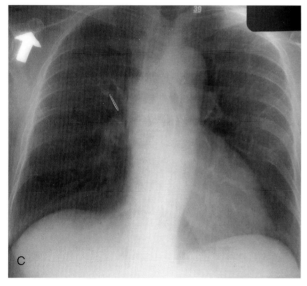

▲ 图 12-7　慢性嗜酸细胞性肺炎

A. 62 岁，女性，后前位胸片示双侧间质和实质病变，肺野外周为著，右肺上叶容积减少导致右膈面抬高，基于这个病例没有继往胸片进行对比，急性和慢性嗜酸细胞性肺炎都有可能；B. CT 的右肺更好地显示了病变的外周性分布；注意充气支气管征（箭），这是 EP 的一个常见征象；未见蜂窝状肺改变；C. 激素治疗 2 个月后复查后前位胸片，可见双肺外周病变完全吸收

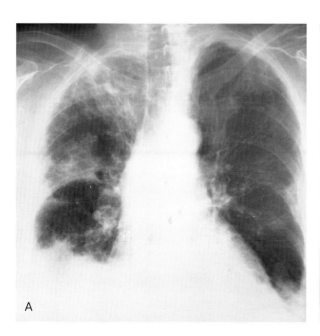

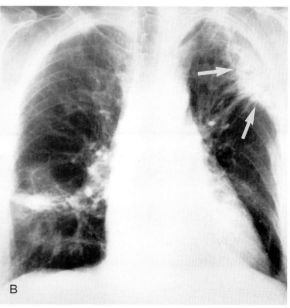

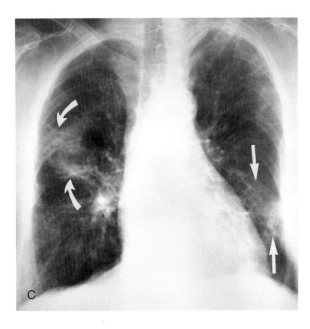

◀ 图 12-8　慢性嗜酸细胞性肺炎，复发

A. 85 岁，女性，后前位胸片示双肺边界不清的间质性病变，外周分布为主，右肺较左肺明显；B. 5 个月后复查后前位胸片，显示右肺部分吸收，而左肺外周加重（箭）；C. 再 1 个月之后复查后前位胸片，显示左上肺有所吸收，左肺中野外带加重（直箭），右肺中野加重（弯箭）；游走性是 EP 的一个特征性表现

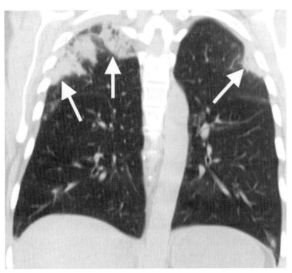

▲ 图 12-9　慢性嗜酸细胞性肺炎

57 岁，女性，哮喘，冠状位 CT 示双肺气腔病变（箭）

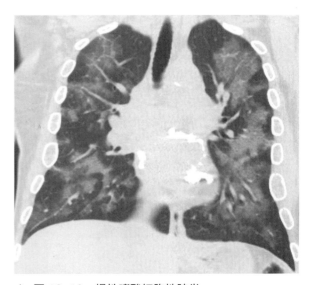

▲ 图 12-10　慢性嗜酸细胞性肺炎

冠状位 CT 示双侧中央和外周分布的磨玻璃影

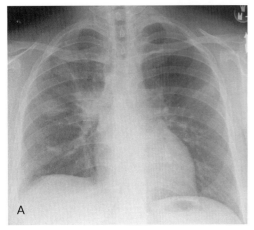

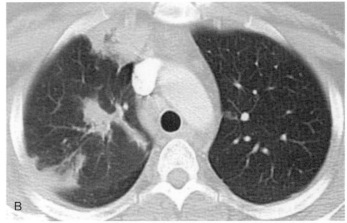

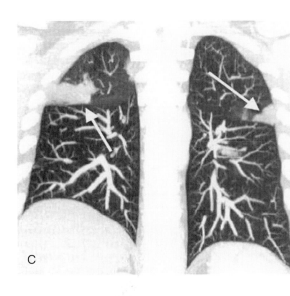

◀ 图 12-11　慢性嗜酸细胞性肺炎
A. 30 岁，女性，咳嗽咳痰、发热、乏力、寒战伴活动性呼吸困难数月，抗生素治疗数个疗程未见明显效果，后前位胸片示双肺中野分布为主的模糊影；B. CT 示中央和外周分布的气腔病变；C. CT 冠状位重建图像示胸膜下、外周分布的病变（箭）；激素治疗后患者明显好转

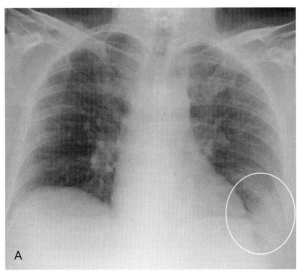

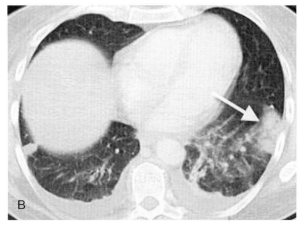

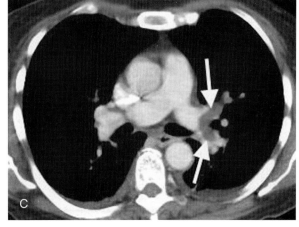

▲ 图 12-12　肺梗死
A. 52 岁，女性，急性肺栓塞，后前位胸片示右侧肋膈角局灶性气腔病变（圆圈）；B. CT 示双侧胸膜下气腔病变，最大者位于左肺下叶（箭），以及双侧胸腔积液；C. CT 纵隔窗明确了左肺舌段和下叶肺动脉内的充盈缺损（箭），这是肺栓塞的特征性表现

梗死需要几个月才能消退，常有残留的瘢痕（图 12-13）。梗死消退后，会"像冰块一样"融化（称作冰块融化征，见图 2-19），阴影先从周边开始吸收，而肺炎阴影基本是均匀的吸收（中央和边缘同时吸收）。梗死灶内可能出现空洞，但是罕见，除非是伴有感染，不论是梗死继发感染还是菌栓栓塞或血管炎导致均可。由肺栓塞引起的胸腔积液通常是少量、单侧的，与肺梗死有关。在 CT 上，肺梗死表现为局灶性的、边界清楚的三角形或圆形的实变，常有特征性的内部空气腔，被称为"泡沫实变"，类似中央多发坏死灶被炎症反应包绕[17]（图 2-14）。

隐源性机化性肺炎

COP，曾称闭塞性细支气管炎伴机化性肺炎，是一个临床病理学概念，病因不明，临床表现为非特异性的咳嗽和呼吸困难，影像学表现为非特异性的斑片、外周阴影。COP 不应与闭塞性细支气管炎混淆，闭塞性细支气管炎又被称作缩窄性细支气管炎，将在第 13 章单独讨论。虽然 COP 是特发性的病因，一些因素已经被认为是导致机化性肺炎的诱因，包括感染（多数是病毒）、结缔组织病（图 12-15）、药物毒性（图 12-16）、吸入有害气体、肺和骨髓移植（图 12-17）。COP 患者多数是 55 － 60 岁，半数患者有流感样前驱症

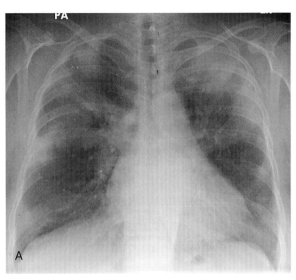

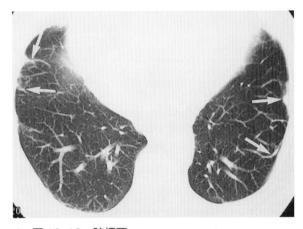

▲ 图 12-13　肺梗死

69 岁，男性，确诊急性肺栓塞 10 周后，CT 示胸膜下残余的瘢痕组织，与双肺梗死有关（箭）

▲ 图 12-15　隐源性机化性肺炎

A. 53 岁，男性，类风湿关节炎，后前位胸片示双肺外周气腔病变，以中上肺野为著；B. CT 确认了病变的外周性分布，并可见明显的充气支气管征

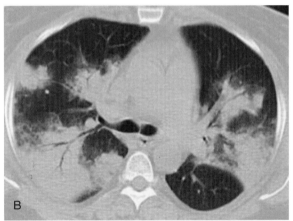

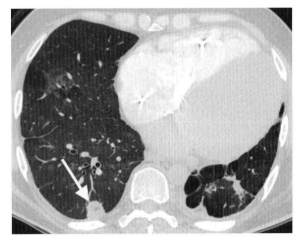

▲ 图 12-14　肺梗死

CT 示右肺可见一圆形、基底位于胸膜的实变灶（箭），也就是"驼峰征"；注意其内微小的含气腔，很可能表示中央坏死周围环绕炎性改变

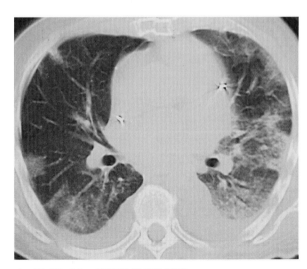

▲ 图 12-16　隐源性机化性肺炎

CT 示双肺致密影和磨玻璃影，呈外周性分布；该患者患有胺碘酮肺毒性相关性 COP

状病史，继而伴随 3 个月左右的病症包括咳嗽、活动性呼吸困难、乏力、发热和体重下降[18]。

　　胸部 X 线片和 CT 表现与其他肺炎相类似，双侧斑片状、非节段性肺内阴影，主要分布于外周和肺底[19]。阴影内可能有充气支气管征。有时，阴影不是分布于外周，而是分布于中央和支气管血管束旁。虽然 COP 通常出现在双侧肺，但是有时也仅累及单侧肺，或一侧较另一侧严重（图 12-18）。常可见片状磨玻璃影，有时甚至是 CT 的唯一发现（图 12-19）。根据某研究，约 1/5 的 COP 患者 CT 上可见"反晕征"，有时被称作"环礁征"或"鸟巢征"[20]，该征象被定义为中心磨玻璃影被周围新月形（＞ 3/4 环周）或环状（完整的圆）较高密度实变环绕，厚度至少 2mm（图 12-20）。

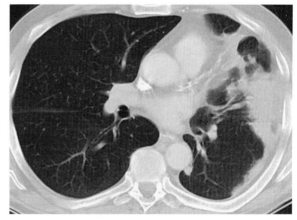

▲ 图 12-18　隐源性机化性肺炎
66 岁，男性，类风湿关节炎，CT 示外周气腔病变仅累及左肺

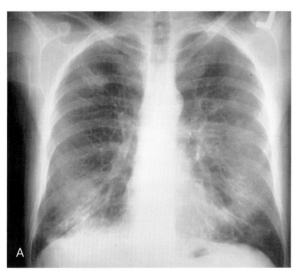

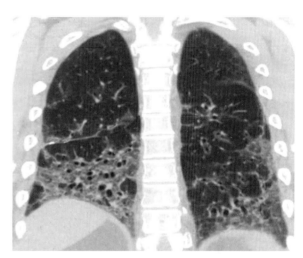

▲ 图 12-19　隐源性机化性肺炎，复发
冠状位 CT 示双肺胸下磨玻璃影，伴气道扩张

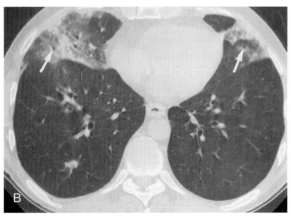

▲ 图 12-17　隐源性机化性肺炎
A. 52 岁，男性，白血病骨髓移植后，后前位胸片示双肺边界模糊的实质性病变；B. CT 示病变位于外周且非节段性；注意充气支气管征（箭）

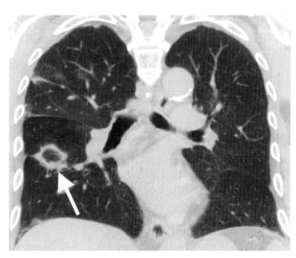

▲ 图 12-20　隐源性机化性肺炎
冠状位 CT 示右肺下叶可见环状实变灶（箭），也就是"反晕征"

参考文献

［1］ Battesti JP, Saumon G, Valeyre D, et al. Pulmonary sarcoidosis with an alveolar radiographic pattern. Thorax. 1982;37:448–452.

［2］ Rabinowitz JG, Ulreich S, Soriano C. The usual unusual manifestations of sarcoidosis and the "hilar haze" —a new diagnostic aid. AJR Am J Roentgenol. 1974;120:821–831.

［3］ Shigematsu N, Emori K, Matsuba K, et al. Clinicopathologic characteristics of pulmonary acinar sarcoidosis. Chest. 1978;73:186–188.

［4］ Kirks DR, McCormick VD, Greenspan RH. Pulmonary sarcoidosis: roentgenologic analysis of 150 patients. AJR Am J Roentgenol. 1973; 117:777–786.

［5］ Fraser RG, Paré JAP, Paré PD. Diagnosis of Diseases of the Chest. 3rd ed. Vol 2. Philadelphia, PA: WB Saunders; 1989.

［6］ Otteson EA, Nutman TB. Tropical pulmonary eosinophilia. Ann Rev Med. 1992;43:417–424.

［7］ Webb JKG, Job CK, Gault EW. Tropical eosinophilia: demonstration of microfilariae in lung, liver, and lymph nodes. Lancet. 1960;1: 835–842.

［8］ Udwadia FE. Tropical eosinophilia: a review. Respir Med. 1993;87:17–21.

［9］ Crofton JW, Livingstone JL, Oswald NC, et al. Pulmonary eosinophilia. Thorax. 1952;7:1–35.

［10］ Jederlinic PJ, Sicilian L, Gaensler EA. Chronic eosinophilic pneumonia: a report of 19 cases and a review of the literature. Medicine. 1988;67:154–162.

［11］ Mayo JR, Müller NL, Road J, et al. Chronic eosinophilic pneumonia: CT findings in six cases. AJR Am J Roentgenol. 1989;153:727–730.

［12］ Naughton M, Fahy J, Fitzgerald MX. Chronic eosinophilic pneumonia: a long-term follow-up of 12 patients. Chest. 1993;103:163–165.

［13］ Moser KM. Pulmonary embolism: state of the art. Am Rev Respir Dis. 1977;115:829–852.

［14］ Tsao MS, Schraufnagel D, Wang NS. Pathogenesis of pulmonary infarction. Am J Med. 1982;72:599–606.

［15］ Dalen JE, Haffajee CI, Alpert JS, et al. Pulmonary embolism, pulmonary hemorrhage and pulmonary infarction. N Engl J Med. 1977;296: 1431–1435.

［16］ Wenger NK, Stein PD, Willis PW. Massive acute pulmonary embolism: the deceivingly nonspecific manifestations. JAMA. 1972;220:843–844.

［17］ Revel MP, Triki R, Chatellier G, et al. Is it possible to recognize pulmonary infarction on multisection CT images? Radiology 2007; 244(3):875–882.

［18］ King TE, Mortenson RL. Cryptogenic organizing pneumonitis: the North American experience. Chest. 1992;102(1 suppl):8S–13S.

［19］ Izumi T, Kitaichi M, Nishimura K, et al. Bronchiolitis obliterans organizing pneumonia: clinical features and differential diagnosis. Chest. 1992;102:715–719.

［20］ Kim SJ, Lee KS, Ryu YH, et al. Reversed halo sign on high-resolution CT of cryptogenic organizing pneumonia: diagnostic implications. AJR Am J Roentgenol. 2003;180:1251–1254.

自测题

1. 最可能的诊断是（　　）

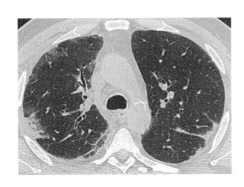

    A．矽肺

    B．朗格汉斯细胞组织细胞增多症

    C．肉芽肿性多血管炎

    D．隐源性机化性肺炎

2. 最可能的诊断是（　　）

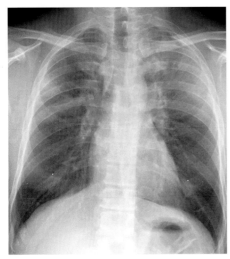
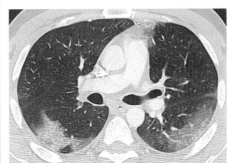

A．隐源性机化性肺炎

B．矽肺

C．朗格汉斯细胞组织细胞增多症

D．肺水肿

答案与解析

1. D。隐源性机化性肺炎。CT 示双肺外周实变和磨玻璃密度影。

2. A。隐源性机化性肺炎。胸片和 CT 示双肺外周磨玻璃密度影。

Chapter 13
气道

Airways

陈晓亮　孙宏亮　译

气道疾病按累及部位可以分为累及气管、支气管、细支气管和通往肺泡的最小气道分支。许多疾病常常涉及多种气道类型。首先要讨论的是气管疾病，累及支气管和细支气管的疾病随后将一起讨论。气道的正常解剖学请读者参考第 1 章内容。

气管疾病

气管的形状会随着呼吸运动而变化。在吸气相图像上，胸腔内气管呈圆形或椭圆形。在用力呼气末，由于气管后壁不含有软骨的膜性部分在呼气时前弓，气管呈扁平状或马蹄状[1]。在胸片上测量的气管左右径和前后径上限分别为：男性 25mm 和 27mm，女性 21mm 和 23mm。两个径线的下限为，男性 13mm，女性 10mm[2]。在前后位（AP）CT 图像上测得的胸外段气管横径平均值分别为男性 20.1mm，女性 18.4mm[3]，在男性，横径随年龄增加最大可达 15%[4]。

在检查气管和主支气管异常方面，CT 明显优于胸片。检测疾病的敏感性胸片和 CT 分别为 66% 和 97%[5]。多排螺旋 CT 可以在一次屏气采集整个胸部的容积数据，因此可以用于无创气道检查。多排 CT 采集促进了二维和三维（3D）重建在气管支气管树重建中的应用。一些三维重建技术（例如表面遮盖显示和容积再现技术）的临床应用及诊断，在一些情况下替代了支气管镜检查，并在手术计划的制定和支气管内治疗方面提供了帮助[6]。在病变完全阻塞气管的情况下，CT 可以清楚地显示阻塞以远的气道。然而，CT 的仿真支气管镜技术尚无法显示黏膜细节，并且三维后处理方法是非常耗时的，导致其很少在临床实践中应用。

气管疾病患者可以没有任何无症状的，也可以有咳嗽、呼吸困难、喘息或喘鸣等症状。因为多种疾病都可导致喘息，所以误诊哮喘是很常见的[7]。气管疾病通常分为导致气管扩张的和导致气管狭窄的。CT 可以显示出增宽或变

窄的程度，并确定气管病灶的位置和范围。CT 还可以显示相关的气道外病灶，阻塞性肺不张和阻塞性肺炎。磁共振成像（MRI）可以多平面同时观察气管、纵隔血管和其他结构，而不需要注射造影剂，并且没有放射性照射。MRI 在儿童中和在无名动脉压迫血管环或气管的患者的检查中特别有用。

导致气管扩张的疾病

先天性或非获得性广泛性气管扩张比气管狭窄病要少得多，鉴别诊断也更加有限。Mounier-Kuhn 综合征，主要影响 40－50 岁男性，本综合征几乎涵盖了所有非获得性气管扩张[8]。本病被认为是先天性疾病[9]，由于气管和主支气管弹力纤维萎缩或缺失、平滑肌变薄导致气管和主支气管松弛，在吸气时明显扩张，在呼气时或咳嗽时变窄、甚至过度塌陷。异常的气道动力学和纤维环之间多余的黏膜组织所分泌的大量黏液汇集在气道或憩室内，都会导致患者逐渐发生慢性肺脓肿、支气管扩张、肺气肿和肺纤维化[10]。受累气管范围从声门下区到隆突。诊断标准为气管直径＞3cm，并且宽度达 5.5cm[8]。胸片和 CT 表现包括气管和主支气管的明显扩张，气管憩室病，可伴有支气管扩张和慢性肺实质疾病[11, 12]。

多种疾病可导致获得性气管支气管扩张症，表现上可能与 Mounier-Kuhn 综合征非常相似（表 13-1）。随着年龄的增长[4, 13]，以及在一些吹奏乐器的音乐家中[13]，会出现一定程度的气管扩张。慢性感染、吸烟、慢性支气管炎、肺气肿、囊性纤维化（CF）、有毒气体吸入、长期气管插管和弥漫性肺纤维化也可导致气管支气管扩张[10, 14, 15]。其他与 Mounier-Kuhn 综合征类似的气管扩张疾病有 Ehlers-Danlos 综合征和皮肤松弛症[16, 17]。虽然复发性多软骨炎终末期通常表现为气管狭窄，但是偶尔也会出现广泛性气管扩张[18]，复发性多软骨炎是一种涉及鼻、耳、气管和关节软骨的炎性疾病，而 Mounier-Kuhn 综

合征是不会累及鼻和耳软骨的。其他会引起继发性气管支气管扩大症的病因都列于表13-1中。然而，大多数病症都是散发的，主要累及30—40岁男性[9]。

表13-1　导致气管支气管扩张的疾病

非获得性
Mounier-Kuhn 综合征
获得性
常见的
衰老
慢性气道感染
吸烟
慢性支气管炎
肺气肿
囊性纤维化
弥漫性肺纤维化
不常见的
演奏管乐器
有毒气体吸入
长期气管插管
Ehlers-Danlos 综合征
皮肤松弛症
马方综合征
共济失调 - 毛细血管扩张症
强直性脊柱炎
Kenny-Caffey 综合征
Brachman-de Lange 综合征
结缔组织病
Bruton 型无丙种球蛋白血症
轻链沉积病

导致气管狭窄的病症

气管狭窄被认为与多种疾病相关，也可以是特发的[7, 19~21]（表13-2）。气管的狭窄通常因气管内插管、气管切开插管或颈部创伤造成的[22]。尽管病因明确、避免的技术也在进步，插管后气管损伤仍然是气管切除、重建术后最常见的并发症[23]。气管软化症可由创伤引起，当呼气相气管塌陷超过50%就可以诊断，有时可能仅在动态或呼气相CT图像上能被识别出来[1, 24]。

剑鞘状气管是指胸内段气管弥漫性狭窄，

标准是在主动脉弓上缘以上1cm处测量气管横径小于等于前后径的2/3（或更小）[25]。临床上超过95%的这种疾病的患者有慢性阻塞性肺疾病（COPD）病史。在标准胸片上剑鞘状气管被认为是诊断COPD一个不敏感但有特异性的征象[25, 26]。

表13-2　导致气管狭窄的疾病

外在的
肿块（如甲状腺、异常血管、增大淋巴结）
纤维化纵隔炎
内在的
先天性气管狭窄
感染
肉芽肿性疾病（如 Wegener 肉芽肿、结节病）
肿瘤
外伤，包括临床插管
淀粉样变性
复发性多软骨炎
骨化性气管支气管病
剑鞘状气管
特发性

复发性多软骨炎是系统性自身免疫性结缔组织病，导致全身软骨广泛受到反复发作的炎症影响，其中耳郭、鼻、喉和气管软骨是最常见的受累部位。超过50%的病例出现大气道受累，反复发作的肺炎是这些患者最常见的死亡原因[8, 27]。CT图像上显示气管支气管腔的弥漫性狭窄或多灶性固定狭窄，伴气管壁增厚[28, 29]，增厚的气管软骨环内可看到致密钙沉积[30]。

呼吸道的淀粉样变性，包括原发性和继发性，是一种由于气道黏膜下淀粉样物质沉积造成的气管局灶性或弥漫性不规则变窄的罕见病症[22]。胸片和胸部CT可以显示气道弥漫性狭窄或突向气管腔内的结节，可以伴钙化[8]（图13-1）。

骨化性气管支气管病是一种罕见的、良性的疾病，特征是气管前内侧壁黏膜下多发的骨软骨灶[31, 32]。虽然病因未知，但理论上已将这种疾病与慢性炎症、退行性变、淀粉样变性和

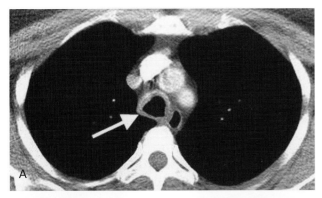

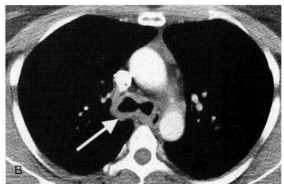

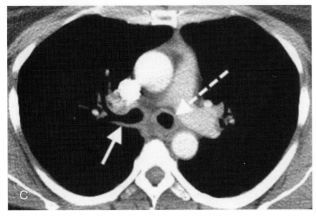

▲ 图 13–1　气管支气管淀粉样变性

A. 44 岁，女性，吞咽和呼吸困难，CT 图像示支气管壁环周增厚、钙化（箭）；B. 图 A 以下层面示主支气管壁增厚（箭）；C. 图 B 以下层面示右肺上叶支气管（实箭）和左主支气管壁增厚（虚箭）

肿瘤形成联系起来[33～35]。胸片和胸部 CT 显示多发伴或不伴钙化的固着性结节，累及大段的气管并累及主支气管。与淀粉样变性的鉴别点在于，淀粉样变性的结节是环周生长的，而骨化性气管支气管病不累及后壁。

多血管炎性肉芽肿（韦氏肉芽肿病）特征为同时累及上下呼吸道的肉芽肿性血管炎，通常伴肾脏和其他多器官受累。气道受累的 CT 表现包括气道管腔环周性狭窄、气管环软组织异常，以及气管软骨环的不规则钙化[36]。

结节病是另一种很少累及气管和支气管的肉芽肿性疾病。肉芽肿性结节可能存在于气道内壁，增大的肺门淋巴结也会从外压迫支气管[37, 38]。

许多病毒、细菌或真菌性疾病可累及气管。在北美，大多数喉气管支气管炎病例都是病毒感染所致，声门下狭窄或喉缩窄是常见的症状，但是影像上可见的气管狭窄是比较少见的[7]。

气管支气管充盈缺损

在成人中，气管支气管充盈缺损通常由黏液（图 13-2）或肿瘤导致。较少见的病因包括乳头状瘤、感染（图 13-3）、异物、支气管炎等多种疾病（图 13-4 至图 13-6）。如果 CT 扫描上怀疑为黏液的话，在患者咳嗽后选择性局部重复扫描会有助于诊断。

90% 的成人原发性气管肿瘤是恶性的[39]。鳞状细胞癌是最常见的气管和支气管肿瘤（图 13-7）。最常见的影像表现是在气管的下 1/3 的无蒂状或息肉样病变，或在主支气管内的阻塞性团块（图 13-8 和图 13-9）。腺样囊性癌是第二常见的气管肿瘤。近半数的患者发病年龄 < 30 岁。在 CT 上，它表现为气管或主支气管中光滑的局灶性团块（图 13-10 和图 13-11）。纵向范围通常大于横截面。青少年最常见的气管肿瘤是支气管内的类癌。在 CT 上，它表现为边界清楚的球形或椭圆形肿块，浅分叶状、明显强化（图 13-12）。呼吸道乳头状瘤病是由上呼吸道感染人乳头瘤病毒感染所致，很少发生于成人[40]。它主要影响喉，但可扩散到气管、支气管甚至肺（图 13-13）。会扩散到大气道的常见原发肿瘤是

287

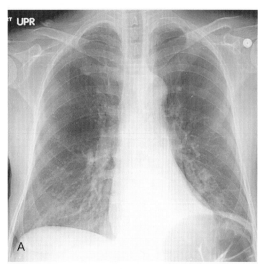
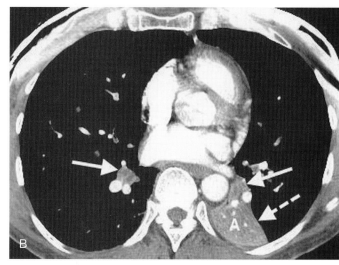

▲ 图 13-2 黏液堵塞

A. 44 岁，女性，患者颈椎融合术后出现气短，后前位胸片示双肺下叶密度异常，左下叶容积减小；B. CT 示双肺下叶支气管内低密度灶，左肺下叶阻塞性肺不张（A），左侧叶间裂后移（虚箭）

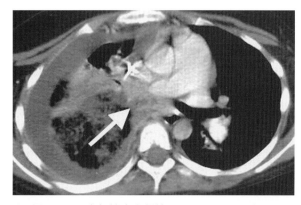

▲ 图 13-3 支气管内血凝块

10 岁，女孩，患白血病和根霉菌性坏死性肺炎，CT 示中间段支气管内充盈缺损（箭）；右肺中叶、下叶行外科切除术，病理示肺动脉、静脉血栓症，弥漫性肺炎和肺出血，中间段支气管内凝血块

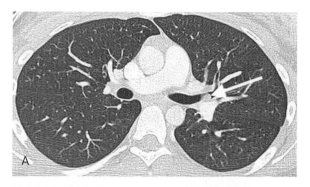
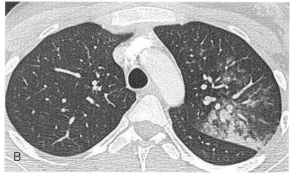

▲ 图 13-5 支气管内血凝块

A. 18 岁，女性，患者咯血，CT 图像示做肺上叶支气管内类圆形占位（箭）；B. 图 A 以上层面图像示左肺上叶实变和磨玻璃密度灶，支气管镜检查证实为血凝块伴肺内出血

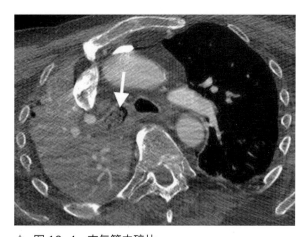

▲ 图 13-4 支气管内碎片

CT 示碎片填充右主支气管（箭），伴右肺阻塞性炎症

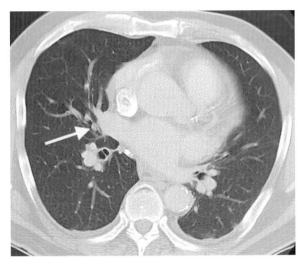

▲ 图 13-6 支气管内脂肪瘤

65 岁，男性，患者反复发作性右肺中叶肺炎；CT 示右肺中叶支气管内类圆形占位（箭），经支气管镜确诊

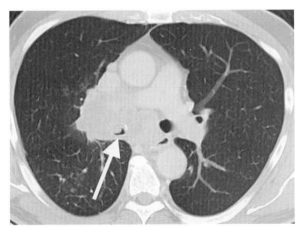

▲ 图 13-7 支气管内鳞状细胞癌

63 岁，女性，患者咳嗽；CT 示中间段支气管内软组织肿胀，几乎完全阻塞管腔（箭）

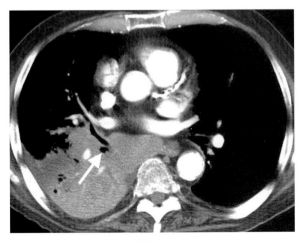

▲ 图 13-8 支气管内鳞状细胞癌

73 岁，男性，咳嗽；CT 示右肺下叶支气管内肿块阻塞管腔（箭），伴右肺下叶阻塞性肺炎

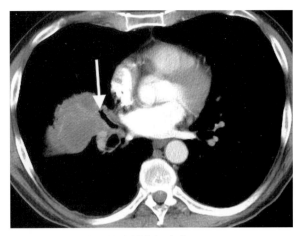

▲ 图 13-9 支气管内鳞状细胞癌

52 岁，男性，患者胸痛，体重下降 20lb；CT 示右肺中叶支气管截断（箭），中叶见肿块影

腺癌（例如乳腺、结肠、肾、肺）和黑素瘤[41]（图13-14 和图 13-15）。

儿童异物吸入发病率明显多于成人[42]。在成人，异物通常是食物（图 13-16 和图 13-17）、牙齿或修复牙科材料的吸入，原因可能有创伤、医源性或其他方式（图 13-18）。

支气管结石病的特征是支气管周围钙化的淋巴结压迫气管或侵蚀入气管（图 13-19 和图13-20）。患者可能会偶尔咳出小石头。在 CT 上，支气管结石几乎总是伴随着其他支气管旁钙化或肺门钙化或纵隔淋巴结钙化。

气管食管瘘

成年人的气管食管瘘几乎完全是获得性疾病。它们通常是其他疾病的并发症，如胸内恶性肿瘤（占所有病例的 60%）、感染和创伤[43, 44]。诊断通常用上消化道造影，但在某些情况下用 CT 也可以诊断。除了显示瘘的位置，CT 还可以显示可能的病因，以及肺和纵隔的并发症[45]。

先天性气管支气管异常

先天性气管支气管异常既可以在出生时就危及生命，也可能多年而未被确诊。临床症状通常是非特异性的，在内镜检查、手术或内科

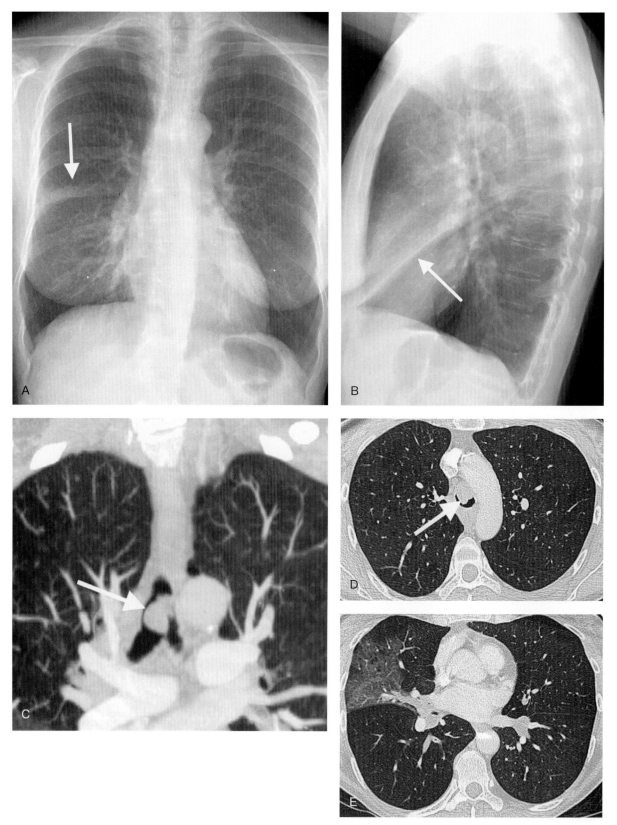

▲ 图 13-10　气管内腺样囊性癌

A. 59 岁，男性，患者右肺中叶反复发作性肺炎和咳嗽；后前位胸片示右中肺条状高密度影（箭）；B. 侧位胸片示平行于斜裂的条状高密度影（箭）；C. CT 冠状位重建示隆突上水平气管内分叶状软组织密度肿块，几乎完全阻塞管腔（箭）；D. 轴位 CT 示肿块几乎完全阻塞气管腔（箭）；E. 下肺静脉层面 CT 图像示右肺中叶阻塞性肺不张和肺炎

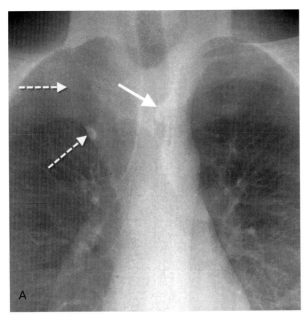

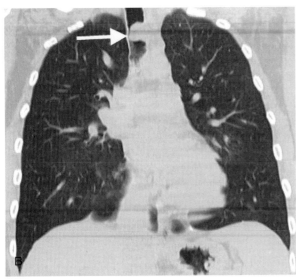

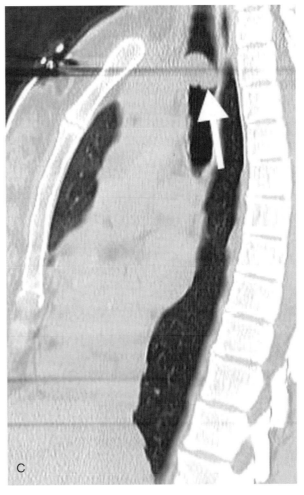

▲ 图 13-11　气管腺样囊性癌

A. 31 岁，女性，患者气短，喘息和咯血；胸片示气管内肿块（实箭）；另外可见奇裂（虚箭）；冠状位（B）和矢状位（C）重建 CT 图像确认气管内肿块（箭）；患者在确诊腺样囊性癌之前已按哮喘治疗 1 年

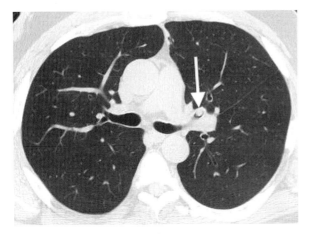

▲ 图 13-12　支气管内类癌

CT 示左肺上叶支气管内类圆形占位（箭）

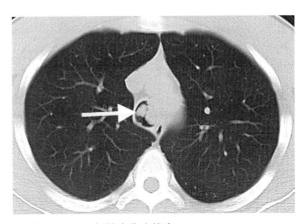

▲ 图 13-13　气管内乳头状瘤

28 岁，男性，咳嗽；CT 图像示气管内息肉状占位（箭）

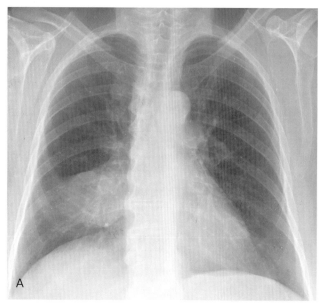

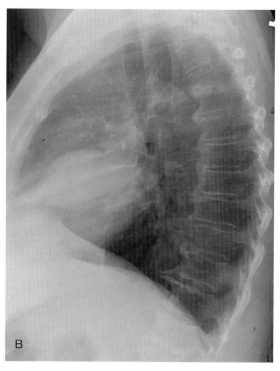

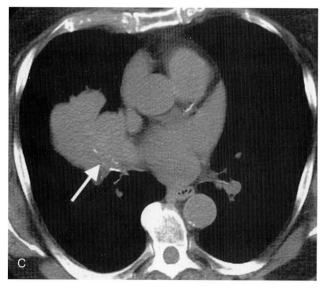

▲ 图 13-14　气管内转移瘤

A．75 岁，女性，子宫内膜癌病史；后前位胸片示右肺门旁肿块；B．侧位片示肿块位于心影内；肿块形态提示病灶位于斜裂下缘；C．轴位 CT 示右肺中叶支气管内低密度灶（箭）；支气管壁可见钙化；肿瘤经支气管侵入中叶实质内；胸片显示的病变显示了肿瘤和不张的中叶肺组织

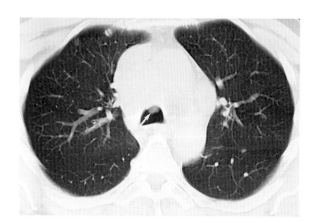

▲ 图 13-15　气管内转移瘤

64 岁，女性，肾癌病史；CT 示气管前壁软组织占位（箭），显示了气管内多发转移中的一个，经活检证实；黏液栓可以有类似表现，但是在患者咳嗽咳痰后病变会消失

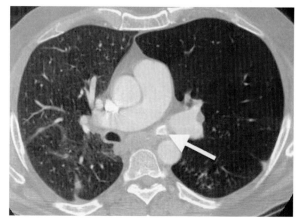

▲ 图 13-16　气管内异物

CT 示左主支气管内不透 X 线的异物（箭）；左肺上、下叶由于空气潴留显示为过度通气、透光度增强；随后气道内取出鸡骨一块

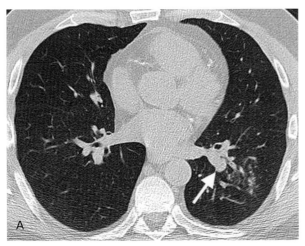
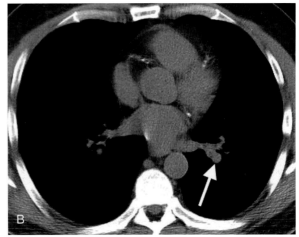
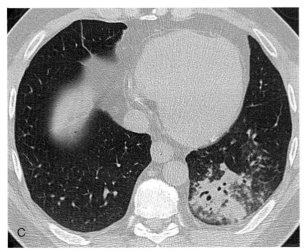

▲ 图 13-17　支气管内异物

42 岁，男性，咳嗽、呼吸困难、喘鸣、发热；CT 肺窗图像（A）和纵隔窗（B）示左肺下叶支气管内圆形占位（箭）；C. 图 A 以下层面示左肺下叶阻塞性肺炎；随后支气管镜从支气管内取出一粒未爆开的爆米花

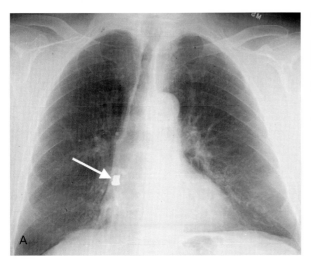
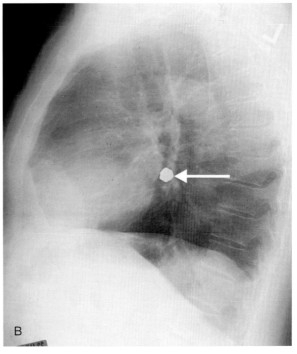

▲ 图 13-18　牙齿吸入

后前位（A）和侧位（B）胸片示右肺下叶支气管内不透 X 线异物（箭），为气管插管时脱落的牙齿

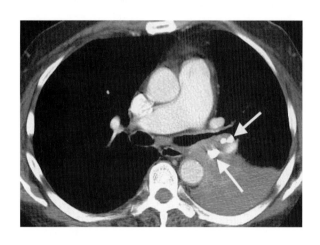

◀ 图 13-19　支气管结石病

72 岁，男性，咳嗽、喘鸣和气短；CT 图像示左肺门和
左下叶支气管钙化灶（箭），左肺下叶阻塞性肺不张

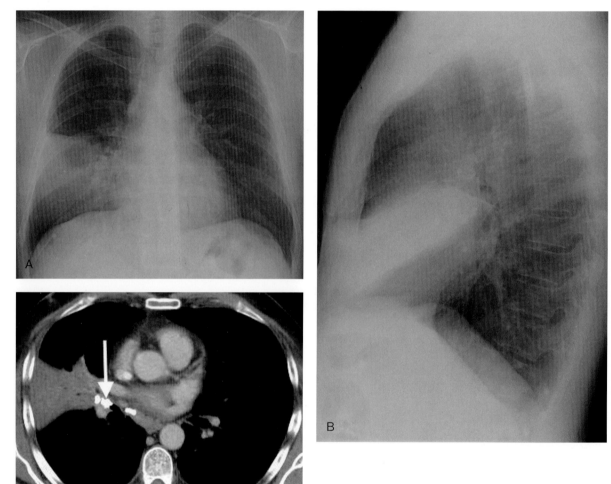

▲ 图 13-20　支气管结石病

51 岁，男性，咳嗽；A. 后前位胸片示心影右缘异常钙化密度灶；B. 侧位显示病灶位于心影内，局限于水平裂上方
与斜裂下方区域；C. CT 示一较大钙化灶阻塞右肺中叶支气管（箭），右肺中叶阻塞性肺不张、炎症

治疗之前，通常需要影像学检查来对病灶进行定位和定性。放射科医生必须时刻警惕未知的其他相关异常，如累及气道、肺、大血管和食管的异常。

气管蹼产生的局部区域狭窄是与软骨的畸形无关的。气管蹼的厚度决定了阻塞的严重性和治疗方法[46]。先天性气管狭窄可发生在气管的任何部分，累及范围会大于气管蹼的长度和深度，多数需要切除而不是单独扩张性治疗。如果狭窄是继发于长期压迫，如扩张的食管、异常大血管或颈部、纵隔肿块，会导致局部纤维化和软骨变形，并且在压迫去除后继续存在一段时间。先天性气管狭窄常常伴发支气管狭窄、肺发育不全或不发育、气管性支气管、气管食管瘘、气管软化、脊椎或肋骨或椎体异常、心脏畸形等。

气管软化症是一种异常的气管弛缓性疾病，可能累及全部或部分气管，导致气管在呼气时前后方向上塌陷，达截面积 50% 以上。无名动脉压迫综合征可导致继发性气管软化，其会在胸部入口水平造成气管前壁持续性塌陷。当气管环少于等于 15 个时称为短气管，CT 诊断标准为，2 岁以下儿童气管分叉位于第 4 胸椎以上，2 岁以后在第 5 胸椎以上[47]。

气管性支气管（所谓的"猪支气管"）是最常见的气道异常，2% 的儿童在支气管镜检查中存在本病[48]。它多发于男孩，最常见于右侧气管壁，距离气管隆突 2cm 内。气管性支气管可以是真正的额外支气管或解剖变异体，具有正常但异位的上叶、段或亚段支气管。本病可以是无症状的，也可能导致右肺上叶感染、肺不张、支气管扩张，这多数是由于支气管节段性狭窄及其内的分泌物潴留造成的。CT 表现为支气管起源于隆突近段的气管（图 13-21）[49]。

慢性阻塞性肺疾病

慢性组塞性肺疾病（COPD）是指一组慢性复发性气流阻塞性疾病。尽管该术语临床上通

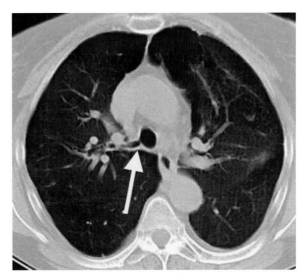

▲ 图 13-21　异常气管性支气管

58 岁，女性，咳嗽，反复发作性肺炎；CT 示猪支气管（箭）起源于隆突上方气管右侧壁

常用于指代肺气肿，但章节内容会包括五种主要的疾病（表 13-3）。因为在胸片上这些疾病有时难以鉴别，所以 COPD 不应限于肺气肿。

表 13-3　慢性阻塞性肺疾病

"ABCCE"
哮喘（Asthma）
支气管扩张（Bronchiectasis）
慢性支气管炎或细支气管炎（Chronic bronchitis/bronchiolitis）
囊性纤维化（Cystic fibrosis）
肺气肿（Emphysema）

哮喘

目前，还没有普遍接受的哮喘定义。这是一种由于气道对多种致敏原的高反应性所致的弥漫性阻塞性肺病，阻塞过程具有高度的可逆性。哮喘可以是自发的，也可以是治疗诱发的。哮喘是一种复杂的疾病，在不同患者其发病机制可包括不同程度生物化学、自主性、免疫、传染、内分泌和心理等多种因素。哮喘可同时累及大气道和小气道，程度不一。在哮喘中与气道阻塞的要素有三个：一是平滑肌痉挛，二是气道的黏膜水肿和炎症，三是管腔内渗出的黏液、炎性细胞和细胞碎片。哮喘可以是良性

的自限性疾病，也可导致急性呼吸衰竭。哮喘还可以成为一种慢性复发性疾病，导致衰弱、不可逆的气流阻塞和 COPD。在不吸烟的哮喘患者的肺中，即使是罹患严重疾病的患者，肺气肿都不是一个突出的表现[50]。

哮喘患者的胸片表现可以是正常的，仅仅表现为肺纹理增多和过度充气，或显示肺容积减小和多灶性的肺不张。CT 表现包括主要累及亚段支气管和远端细支气管的支气管扩张、支气管壁增厚、小叶中心性磨玻璃影及肺野密度减低[51]。过敏性支气管肺曲霉病（ABPA）在哮喘和囊性纤维化（CF）患者中的发病率更高[52]（图13-22 和图 13-23）。ABPA 的特征性 CT 表现是中心性支气管扩张。哮喘中的支气管壁增厚（主要在 CT 上评估）反映了支气管和支气管周围的炎症，以及增加的软骨和黏膜下区平滑肌、黏液腺[53, 54]。肺野密度减低区是由继发于肺灌注减少的反射性血管收缩和空气潴留所致[55]（图13-24）。如果在哮喘患者 CT 图像上看到肺气肿表现，通常是吸烟造成的[56]。小叶中心性高密度灶是由于细支气管堵塞或管壁增厚所致的[53]。因为中心性气道病变和二尖瓣狭窄可产生类似哮喘的症状，所以对于临床诊断怀疑哮喘的患者的胸片应注意观察气道、心影和肺血管系统。另外胸片也应该注意寻找肺炎的证据，因为肺炎会加重哮喘，另外还要注意有无纵隔气肿（图13-25）和气胸，因为喘息和咳嗽可能引起肺泡破裂（表 13-4）。

表 13-4 病史为哮喘的胸片需要注意的事项

"PHAME"
气胸（Pneumothorax）
纵隔气肿（Pneumomediastinum）
过度通气（Hyperinflation）
肺不张（Atelectasis）
黏液阻塞（ABPA）（Mucous plugging）
二尖瓣狭窄（患者症状可以类似哮喘）（Mitral stenosis）
气管内病灶（如肿瘤患者症状可以类似于哮喘）（Endotracheal lesion）

ABPA：变应性支气管肺曲霉病

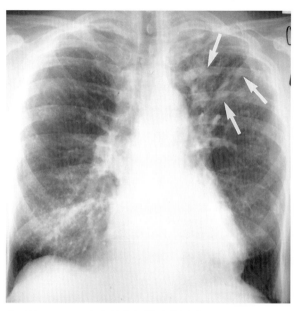

▲ 图 13-22　变应性支气管肺曲霉病

64 岁，女性，既往多年哮喘病史；后前位胸片示左肺上叶多发管状高密度影（箭），表示扩张的支气管，其内填充黏液、细胞碎片、真菌菌丝

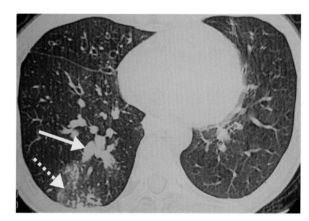

▲ 图 13-23　变应性支气管肺曲霉病

CT 示中心性支气管扩张、密度增高（实箭）；周围多发结节、磨玻璃灶（虚箭）表示小气道阻塞和支气管周围炎症

支气管扩张

支气管扩张是指支气管树不可逆的扩张，可引起慢性咳痰和咯血。影像上根据形态分为柱状扩张型、囊性扩张型、静脉曲张型和牵拉扩张型[57]。柱状支气管扩张是最轻的类型，表现为支气管光滑均匀扩张（图 13-26 和图 13-27）。沿纵轴观察，这些支气管类似于"电车轨道"，

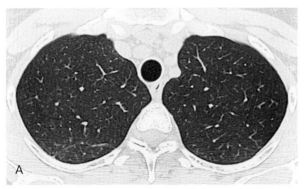 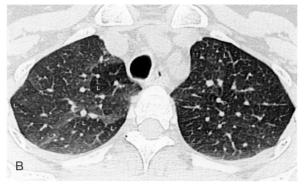

▲ 图 13-24　哮喘

A．34 岁，女性，类固醇依赖性哮喘，吸气相 CT 阴性，注意气管呈圆形形态；B．与图 A 同一层面呼气相图像示密度减低区，表示空气潴留，注意呼气相上气管后壁变平

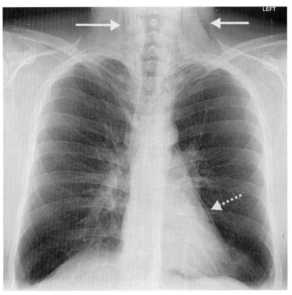 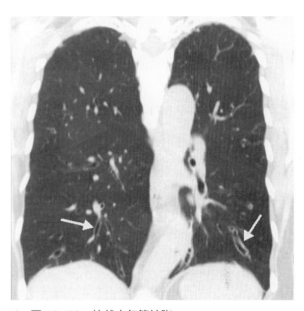

▲ 图 13-25　纵隔气肿

一哮喘患者后前位胸片示纵隔气肿勾画出心脏轮廓（虚箭），并延伸至双侧颈部（实箭）

▲ 图 13-26　柱状支气管扩张

CT 冠状位重建图像示光滑一致扩张的支气管（箭），双肺下叶为主

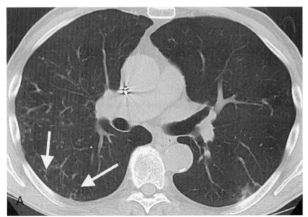 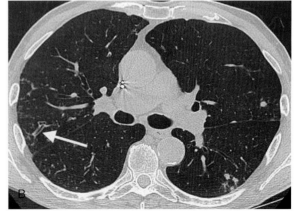

▲ 图 13-27　不典型分枝杆菌性细支气管炎

A．CT 示右肺下叶外周树芽征（箭）；B．薄层 CT（1.25mm）示右肺下叶柱状支气管扩张（箭）；注意左肺下叶也可见细支气管炎

横截面上支气管呈圆形或椭圆形。串珠样扩张的支气管是静脉曲张型的表现（图13-28）。囊性支气管扩张是最严重的类型，特征是簇状分布囊泡，其内常伴气-液平面（图13-29至图13-31）。牵拉性支气管扩张是指局部肺纤维化引起的支气管和细支气管的不可逆性扩张。它主要发生在肺的周边部分，因为相应区域的支气管内没有软骨环（图3-4B）[58]。支气管扩张有许多原因，这些都可以用缩写"BRONCHIECTASIS"协助记忆（表13-5）。

表 13-5　支气管扩张的病因

"BRONCHIECTASIS"
支气管炎（Broncholith）
肺容积减小（纤维化）（Retraction of parenchyma）
异物阻塞（Obstruction by foreign body）
肿瘤阻塞（Neoplastic obstruction）
软骨缺失（支气管软骨缺失-支气管扩张综合征）（Cartilage deficiency）
卡塔格内综合征（Cilia syndrome）
抵抗力下降（丙种球蛋白缺乏症）（Host defenses down）
感染（Infection）
肺气肿（Emphysema）
囊性纤维化（Cystic fibrosis）
慢性肉芽肿性疾病（Chronic granulomatous disease）
结核（Tuberculosis）
变应性支气管肺曲霉病（Allergic bronchopulmonary aspergillosis）
斯-詹综合征（Swyer–James syndrome）
吸入性损伤（氨、胃酸等）（Inhalation injury）
结节病（少见）（Sarcoidosis）

虽然支气管扩张患者胸片很少表现为阴性[59]，但是胸片检查在支气管扩张的严重性和病变范围评估方面还是不够敏感和特异[59～61]。常见的影像学表现是肺纹理增多、增粗，边界模糊（由支气管周围炎症或纤维化，以及支气管内分泌物潴留引起）、轨道征，充满气体的气道内表现为管状或环状高密度影伴中央透光区，黏液潴留的气道则表现为中央密度增高，囊性病灶直径可达 2cm。

研究显示常规 CT 诊断支气管扩张的敏感性在 60%～80%，特异性在 86%～100%[61～64]。

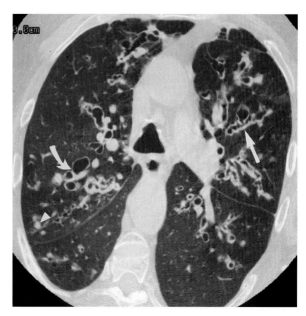

▲ 图 13-28　静脉曲张性支气管扩张和囊状支气管扩张
66 岁，男性；CT 示扩张的支气管、细支气管；一些静脉曲张性扩张支气管断面呈串珠状改变（直箭）；在囊状扩张支气管的交叉层面，可见葡萄串样改变（弯箭）；支气管、细支气管壁增厚；一些扩张的细支气管内填充黏液，形成细支气管周围结节影（箭头）

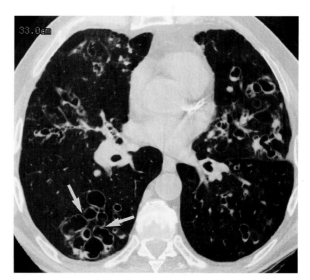

▲ 图 13-29　囊性支气管扩张
65 岁，女性，既往曾感染出血败血性巴斯德菌；CT 示支气管、细支气管扩张, 右肺下叶形成葡萄串样改变（箭）

使用 1.5 mm 准直、10mm 间隔，CT 诊断的敏感性提高到 96%～98%，特异性为 93%～99%[65，66]。薄层 CT 目前是诊断支气管扩张的金标准。根据最先进的多排螺旋 CT，采用 3mm 准直和1.25mm 重建层厚的肺部常规扫描对大多数支气

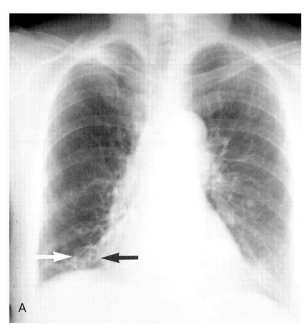

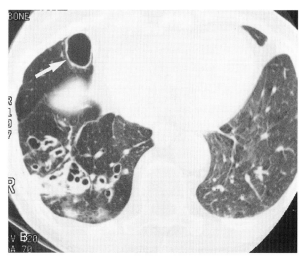

▲ 图 13-30　囊性支气管扩张

78 岁，女性；A. 后前位胸片示双下肺间质性纹理增多，右肺中叶可见明显的厚壁环状影（箭）；B. CT 示右肺下叶厚壁扩张支气管形成葡萄串样改变，中叶可见一个大囊状扩张的气管（箭）；右肺下叶可见斑片状高密度影，可能为急性肺炎

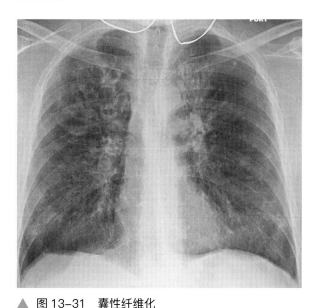

▲ 图 13-31　囊性纤维化

42 岁，女性；胸片示右肺上叶支气管囊状扩张

管扩张病例的诊断已经足够，即使非常轻微的病例也可以诊断。最可靠的影像表现为，距离肋间胸膜或椎旁胸膜 1cm 范围内或邻近纵隔胸膜的支气管圆柱形扩张。虽然正常支气管逐渐变细的趋势消失和支气管与伴行动脉横径比增大有助于支气管扩张的诊断，但是这些征象也可见于 10%～20% 的健康受试者。

尽管多数情况下 CT 可以确定支气管扩张，但是仍然有一些需要注意的地方[67]。这些包括来自呼吸和心脏的运动伪影，以及不适当的准直和电子束设定。一些弥漫性肺病影像表现可以类似支气管扩张，尤其是囊性支气管扩张，这些疾病包括朗格汉斯细胞组织细胞增多症、淋巴管平滑肌瘤病、与结缔组织疾病或淋巴细胞性间质性肺炎相关的囊性病变，或者合并获得性免疫缺陷综合征（AIDS）和肺囊虫性肺炎、肺气肿和囊性转移瘤。"囊肿"出现在肺动脉旁时有助于支气管扩张的诊断，支气管扩张的囊大小会随着呼气、吸气而改变，在其他类型的囊性病变通常不会出现这种征象。在 CT 图像上观察囊样病灶之间，以及它们与中央气道之间的关系，同时它们的形态也有助于在大部分情况下鉴别支气管扩张和其他囊性疾病。通过多层螺旋 CT 数据以最大密度和最小强度投影重建和冠状位重建有助于支气管扩张诊断。

纤毛运动障碍综合征，是一种基因异常所致的纤毛结构缺陷、清除功能障碍的疾病，最早报道见于 1976 年[68]。虽然不动性纤毛综合征这个名字已被使用了很长时间，但在许多情况下纤毛却表现出了一些运动性（尽管存在功能障碍）。临床表现包括：①内脏反位、鼻窦炎和支气管扩张（Kartagener 综合征的三个主要症状）（图 13-32 和图 13-33）；②反复发作性上下呼吸道感染；③精子不运动和不育症。

囊性纤维化

囊性纤维化（CF）是相对常见的遗传性疾病，影响上、下呼吸道、胰腺、肝、胆囊、肠和生殖道。每 1600 个新生儿中约有 1 个罹患这种常染色体隐性疾病，主要累及白种人。1985 年，CF 缺陷被确定定位于第 7 条染色体上[69]，4 年后，通过基因克隆确定了 CF 致病基因[70～72]。这种新知识催生了新的疗法，包括在体的基因治疗[73]。中位生存年龄从 1976 年的 18 岁增长至 20 世纪 90 年代初的 29 岁[74, 75]，有一些患者甚至存活了几十岁。

成人 CF 患者的胸片表现包括过度充气、肺不张及支气管扩张[76]。CT 可以显示支气管扩张的存在及其严重性和病变范围、支气管壁增厚、黏液堵塞、脓肿、肺大疱、肺萎陷和肺实质密度增高影[77]（图 13-34）。在疾病的早期阶段，

上肺受累范围要大于下肺（图 13-35）。随着疾病的进展，病变变得更加弥漫并且上肺为主的分布特点将变得不明显。

慢性支气管炎

慢性支气管炎在临床上被定义为慢性或复发性支气管分泌物增多所造成的咳痰症状，发作时间要在连续 2 年及以上的时间内，连续 3 个月以上[78]。本病最常见于吸烟者。诊断标准为在没有任何具体原因（如支气管扩张或慢性感染）的情况下的慢性咳嗽咳痰。影像学表现不具有特异性，包括管状阴影、支气管壁增厚、肺过度充气和肺血减少。脏污肺被用来描述支气管血管束增多的肺部影像。过度充气和肺血减少可能是肺气肿的结果。慢性支气管炎患者的 CT 图像上可出现小叶中心性肺气肿。放射性摄影和 CT 表现是不敏感的和非特异性的，诊断医师之间的水平差异也进一步限制了诊断的准确性。

细支气管炎

细支气管是指那些外周的不含软骨的气道。评价细支气管，需要对次级肺小叶的解剖有清晰的理解，次级肺小叶是指被结缔组织分隔出

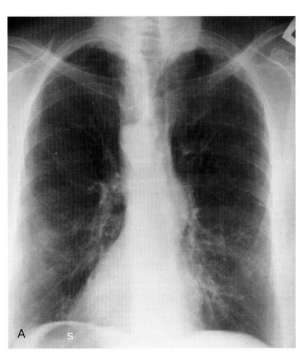

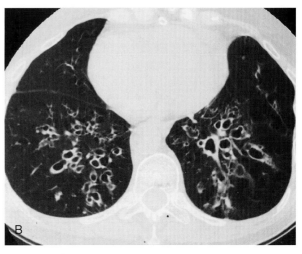

▲ 图 13-32　卡塔格内综合征

A．一位患副鼻窦炎女性的后前位胸片示右位心，胃泡位于右侧（S），双肺下叶可见间质样改变；B．CT 示双肺下叶囊状支气管扩张

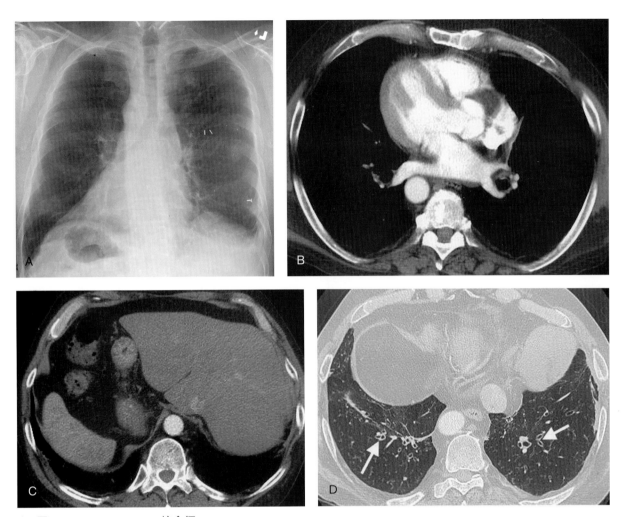

▲ 图 13-33　Kartagener 综合征

56 岁，男性；A. 后前位胸片示右位心和右侧胃泡；B. CT 确认右位心；C. 位于图 B 以下层面 CT 图像示内脏反位，肝脏位于左侧，脾脏位于右侧；D. 肺窗 CT 图像示双肺支气管扩张（箭）

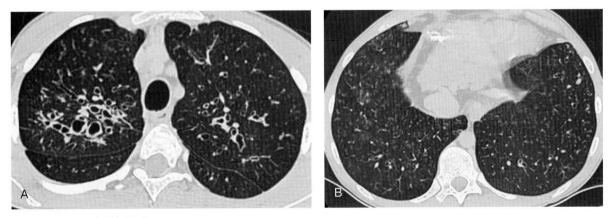

▲ 图 13-34　囊性纤维化

22 岁，男性，囊性纤维化患者；A. CT 示双肺上叶大范围支气管扩张和支气管壁增厚；B. 在图 A 以下层面图像示小气道广泛受累

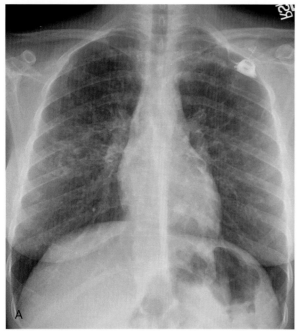

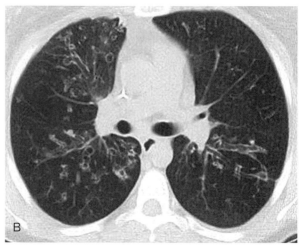

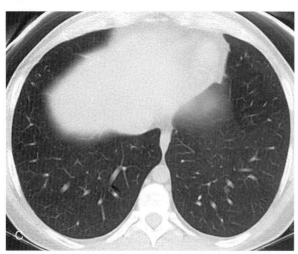

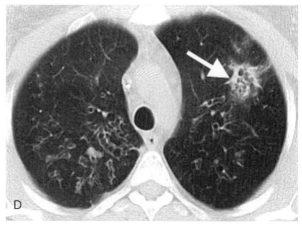

▲ 图 13-35　囊性纤维化

35 岁，女性，囊性纤维化患者；A. 胸片示双上肺支气管扩张；B. CT 示支气管、细支气管扩张，气道壁增厚，气道密度增高；C. 在图 B 以下层面图像示下叶未见异常；D. 在图 B 图像 1 个月前 CT 图像示左肺上叶肺炎（箭）

来的最小肺单位。肺小叶内细支气管直径不超过 1mm[79]，壁厚＜ 0.1mm。正常的细支气管在 CT 上是无法显示的。然而，当细支气管出现异常时就可能被显示出来，如支气管壁增厚、支气管周围炎症和纤维化，以及伴或不伴管腔内填充分泌物的细支气管扩张[80]。

　　细支气管（小气道）疾病的另一个 CT 特征是肺野马赛克密度改变，马赛克征象也可以见于肺血管病和浸润性肺病。在小气道病变中，肺野密度不均形成的马赛克征象在用力呼气相上会加重，反映了空气潴留、缺氧所致的血管收缩和对血管的机械压迫[81]。在呼气末采集

的 CT 图像上，空气潴留表现为肺野密度不增加或体积不减少区域。在小气道疾病中，相对于正常肺组织，异常肺组织内血管减少。空气潴留也可以见于肺血管病，但不会见于浸润性肺病。

　　缩窄性细支气管炎（CB）在病理上被定义为小气道不可逆性的纤维化缩窄或闭塞[82]。临床诊断标准是不可逆性的气流受限，伴 1 秒用力呼气容积（FEV_1）＜ 60% 预测值，并且需要除外肺气肿、慢性支气管炎、哮喘或者其他原因的气道阻塞[83]。CB 和隐源性机化性肺炎被认为是不相关的，虽然它们有类似的病因，并且

通常都是特发性的。CB 是心脏或肺移植的常见后遗症，反映了肺移植中的慢性排斥反应。CB 还是骨髓移植的后遗症，这反映了慢性移植物抗宿主性疾病。CB 也是斯 - 詹（Swyer–James）综合征的一个表现，与儿童时期的病毒感染有关（图 13-36）。

CB 的胸片表现通常是阴性的，但可以逐渐出现过度充气。CT 表现包括支气管扩张、由细支气管壁增厚和支气管扩张伴分泌物潴留形成的小叶中心分支影和结节影[80]、马赛克征象[84～87]（图 13-37）。做出空气潴留的诊断必须谨慎，因为健康人群偶尔也会有孤立的空气潴留区域出现[55]。

小气道病变的病理变化本质上都是吸烟造成的[88, 89]。呼吸性细支气管炎，也称为吸烟者细支气管炎[90, 91]，累及呼吸性细支气管，特征是细支气管的慢性轻度炎症，伴呼吸细支气管和相邻肺泡内的巨噬细胞沉积。病变加重时会出现咳嗽和呼吸短促的症状，并在 CT 上出现异常征象，包括磨玻璃灶、小叶中心性微结节和空气潴留[92, 93]。异常通常主要分布于上肺（分布类似于与吸烟相关的小叶中心性肺气肿），但也可以弥漫性出现。

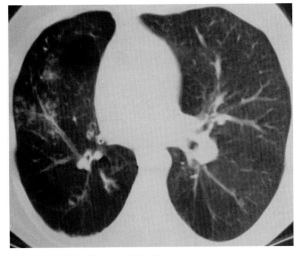

▲ 图 13-36　斯 - 詹综合征
CT 图像示右肺支气管、细支气管扩张，树芽征和肺大疱；右肺由于缩窄性支气管炎引起的空气潴留导致肺野密度减低；另可见右肺动脉减小，这是斯 - 詹综合征的另一个影像表现

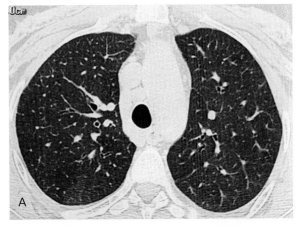

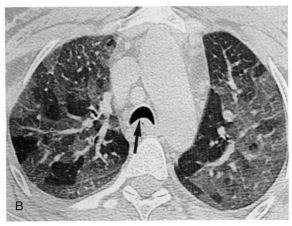

▲ 图 13-37　闭塞性细支气管炎
40 岁，女性，心脏移植术后；A. 吸气相 CT 未见明显异常；B. 呼气相 CT 示肺实质密度弥漫性异常改变，反映了空气潴留；注意呼气相上气管后壁前弓（箭）

弥漫性泛细支气管炎是一种病因不明的炎性肺部疾病。亚洲人常见，欧洲人和北美人罕见。组织学上，表现为呼吸性细支气管壁及周围组织增厚，在进展期会出现支气管扩张[94]。胸片上可见散在的直径＜ 2mm 的结节影[95]。CT 表现分为四种类型：①仅有结节；②结节与分支状线状影；③环形的结节或小管状影（可能为扩张的支气管）；④大囊状病变伴近端支气管扩张[94, 96]（图 13-38 和图 13-39）。

支气管肺炎，无论病原体种类，都可以导致 CT 上的小叶中心性结节或分支结构，原因可能是细支气管周围的实变或小气道内填充脓液[95]。本病是 CT 上"树芽征"最常见的原因[97, 98]（图 13-40 至图 13-43）。树芽征另一个常见原因是小气道内吸入了感染的或其他材料（图 13-44）。

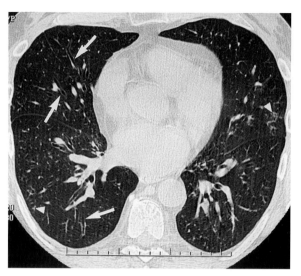

▲ 图 13-38　弥漫性泛细支气管炎

61 岁，男性，无吸烟史，患慢性副鼻窦炎、咳嗽、发热、气短、少痰，肺功能检查示混合性限制性和阻塞性通气障碍；CT 示柱状支气管扩张、细支气管扩张（箭），周围伴结节和线状影，反映了支气管扩张、阻塞（箭头）

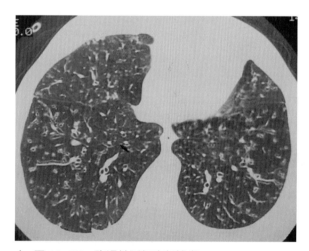

▲ 图 13-39　弥漫性泛细支气管炎

CT 图像示弥漫性支气管扩张、细支气管扩张，气道壁增厚和树芽征

肺气肿

美国国立心肺和血液研究所定义的肺气肿是"终末细支气管远端气腔的永久性异常扩大，伴随肺泡壁的破坏，并不伴有明显纤维化"[99]。根据病灶在次级肺小叶中的位置，肺气肿分为三个不同的形态学亚型：小叶中心性、全小叶性和间隔旁型（远端小叶）（表 13-6）。此外，还有第四种类型的肺气肿，也就是瘢痕旁型肺

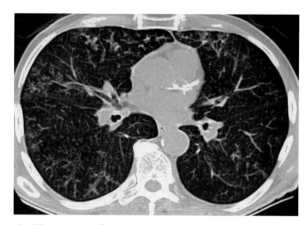

▲ 图 13-40　感染性细支气管炎

81 岁，男性，咳嗽、体重下降；CT 最大密度投影示弥漫性支气管炎，肺野外周可见显著的树芽征

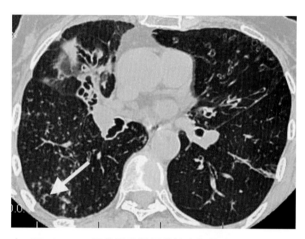

▲ 图 13-41　不典型分枝杆菌性支气管炎

88 岁，女性，慢性咳嗽；CT 图像示右肺中叶静脉曲张性支气管扩张、囊性支气管扩张，右肺下叶可见树芽征（箭）

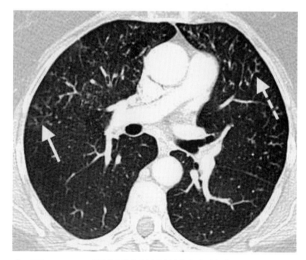

▲ 图 13-42　不典型分枝杆菌性支气管炎

69 岁，女性，发热、咳嗽；CT 图像示右肺中叶树芽征（实箭），舌叶见柱状支气管扩张（虚箭）

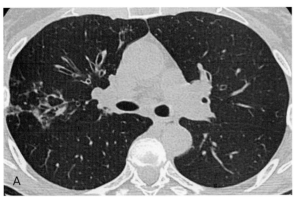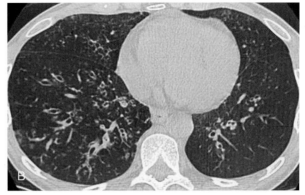

▲ 图 13-43　鸟分枝杆菌混合感染

58 岁，女性；A. CT 图像示右肺中叶柱状支气管扩张；B. 双肺下叶多发支气管扩张、细支气管扩张、气道壁增厚、树芽征

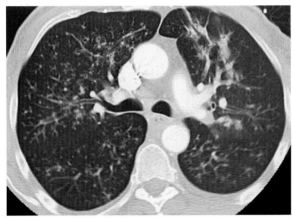

▲ 图 13-44　吸入

57 岁，男性，帕金森病患者，反复吸入史；CT 示弥漫树芽征

气肿，从其发病机制和其总是与肺纤维化有关，因此不符合肺气肿的严格定义。

表 13-6　三种亚型肺气肿的表现

小叶中心性
累及次级肺小叶中央部分
通常为吸烟所致
上肺分布为主
CT 上可见瑞士奶酪样改变（早期）
全小叶性
累及整个次级肺小叶
见于 α_1- 抗胰蛋白酶缺乏症患者
下肺分布为主
CT 上表现为肺简化
间隔旁
胸膜下肺大疱或肺气囊
与自发性气胸有关
肺尖多见

在尸体解剖后发现，高达 66% 的成年人都患有肺气肿[100, 101]，但是除非出现症状，否则在生命期间进行疾病的临床检测是很困难的。单纯性气流阻塞是确定肺气肿存在的敏感指标，但不具有特异性，因为哮喘、不可逆性的小气道疾病和某些类型的间质性肺病也可能导致 FEV_1 降低[99, 102, 103]。用一氧化碳评估法测得存在气体交换障碍证据，用于诊断肺气肿比呼吸量测量法更敏感，但它也是非特异性的。即使患者有高达 30% 的肺受累，但也有可能没有明显功能受损[104]。胸片对肺气肿的诊断准确性与肺实质破坏的严重程度有关[105, 106]。CT 在评估肺气肿的类型和严重程度方面还是比胸片或肺功能测量更具优势的[107, 108]，但是有研究显示 10mm和 1mm 准直的 CT 在评估肺气肿时，较病理学检测，始终会低估小叶中心性肺气肿和全小叶性肺气肿的程度[109～112]。尽管有诸多局限性，CT 仍是目前在体检测肺气肿的最佳方式。用于评估肺气肿的新的定量成像技术已初露端倪。

小叶中心性肺气肿是最常见的肺气肿，与吸烟密切相关，随着吸烟量的增加，肺气肿的严重性也逐渐增加[113, 114]。小叶中心性肺气肿是由于远端呼吸细支气管周围肺泡组织破坏所致，主要分布于上肺。虽然上肺更易受累，与肺功能异常关系更密切的是下肺肺气肿的严重程度。这表明上肺是生理上相对静息的地区，可能在功能异常被发现之前就已经存在广泛的破坏了[115]。

全小叶性肺气肿具有特征性的下叶分布优势。这类型的肺气肿与 α_1- 抗胰蛋白酶缺乏症有关（图 13-45）。在全小叶性肺气肿，整个次级肺小叶的肺泡结构都被破坏。相同表现也可见于基底性肺气肿，在静脉注射哌甲酯（研碎的哌甲酯片剂）的患者中可以出现（图 13-46）[116]。

间隔旁型肺气肿是一种局灶性或多灶性病变，累及肺外周部肺小叶，沿着肺裂和胸膜反折区域分布。间隔旁型肺气肿相互融合会导致大疱的形成，并在自发性气胸的发生中起重要作用[117,118]。间隔旁型肺气肿不应与蜂窝化混淆，

蜂窝化具有更厚的壁并与纤维化相关[119]。

肺气肿的胸部 X 线诊断标准应包括以下两个或以上。

1. 后前位胸片上膈面低平，肋膈角变钝，膈面轮廓较正常模糊。

2. 肺野密度不均，这是由于肺气肿造成的肺组织不均匀破坏。

3. 侧位像上，胸骨后间隙密度减低，标准是胸骨到升主动脉前缘间距＞ 2.5cm。

4. 侧位像上膈面低平，甚至凹陷，标准是胸骨 - 膈面夹角＞ 90°[100]（图 13-47）。

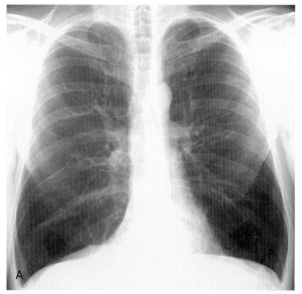

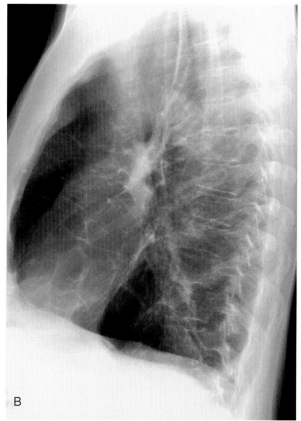

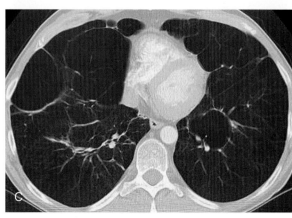

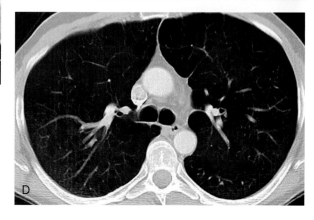

▲ 图 13-45 α_1- 抗胰蛋白酶缺乏症

43 岁，男性；A. 后前位胸片示双下肺过度充气、透光度增强；B. 侧位像示胸骨后间隙透光度增强，膈面低平；C. CT 示下肺大疱性肺气肿；D. 在图 C 以上层面示较轻的肺气肿；与吸烟相关的小叶中心性肺气肿相比，α_1-抗胰蛋白酶缺乏症导致的肺气肿弥漫，而且下肺更重

其他表现包括胸廓前后径增大，剑鞘状气管，心影狭长，当存在肺动脉高压和肺心病时会出现肺动脉干增宽、右心室扩大。

薄层 CT 显示小叶中心性肺气肿为均匀背景上的局灶性低密度区，直径可达 1cm，偶尔会出现"瑞士奶酪"样表现。这些低密度区通常是圆形或椭圆形，无明确的壁，中心常可见代表小叶核心结构的"点"状影（图 13-48）。全小叶性肺气肿在 CT 上表现为较大的均匀低密度区，下叶为主，伴肺血管减少减小。肺小叶周围不会有正常小叶残留，因此受累小叶与周围

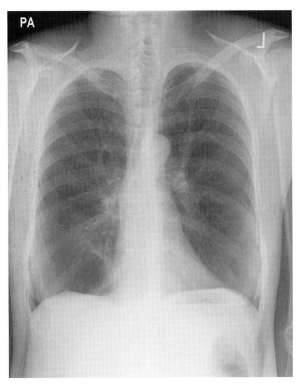

▲ 图 13-46　哌甲酯肺
一例曾静脉注射哌甲酯女性患者的后前位胸片示下肺肺气肿，与 α₁- 抗胰蛋白酶缺乏症影像表现类似

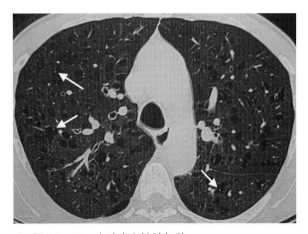

▲ 图 13-48　小叶中心性肺气肿
50 岁，女性，患者有多年吸烟史；CT 图像示局部密度减低，呈瑞士奶酪样改变；注意在透光区内可见中心性结节影（箭）；这些结节是小叶动脉的影像；这些影像表现有助于与囊性肺病相鉴别

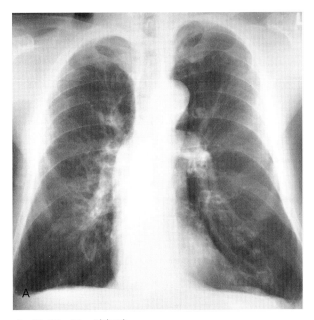

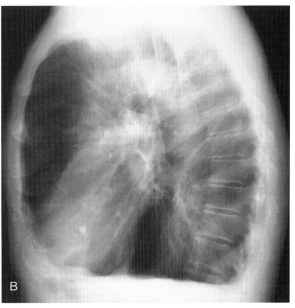

▲ 图 13-47　肺气肿
一位长期吸烟患者的后前位（A）和侧位（B）胸片示，膈面低平，肋膈角变钝，胸骨后透光度增加，胸廓前后径增大，肺动脉干增宽。注意胸骨膈面角度＞ 90°，侧位上膈面极度低平

正常小叶之间界限欠清晰。因此，轻度至中度病变很容易漏诊，诊断时也容易低估病情[120]。间隔旁肺气肿表现为胸膜下多发气囊，直径从几毫米至1cm不等[121]。

肺大疱，是指大于1cm的填充空气的结构，有薄壁，可发生在胸膜下或肺实质内。通常多发或与全小叶性、小叶中心性或间隔旁肺气肿并发[122]。巨疱性肺气肿或肺泡壁消失肺综合征（图13-49），特征是几厘米的巨大肺大疱，在一些情况下甚至大到填充半侧胸腔。当巨大肺大疱损害肺功能或在CT上显示其压迫肺组织，则需要手术切除[123]。有时，肺大疱可以合并感染,形成含有气液平的囊性肿块（图13-50和图13-51）。

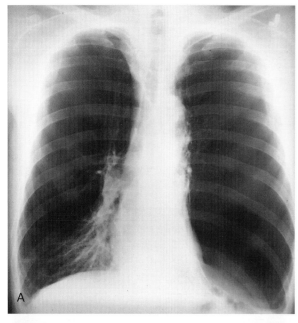

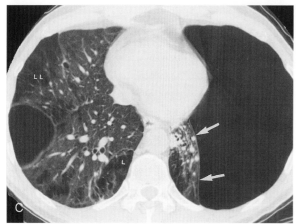

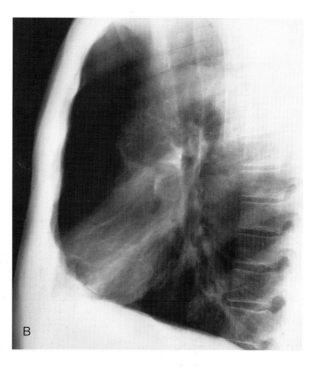

▲ 图13-49 大疱性肺大疱

47岁,男性,进行性加重性气短;后前位（A）和侧位（B）胸片示明显过度充气和肺透光度增强；肺纹理稀疏；右肺底由于肺气肿压迫导致血管束聚集、肺脏受压密度增高，应该避免与局灶性肺炎混淆；在一些病例，气胸会与这种影像表现混淆；CT是唯一可以除外气胸的检查；C. CT示左肺上叶肺大疱，斜裂受压后移（箭），右肺下叶可见另一个肺大疱；注意肺内异常透光的肺气肿区域（L）

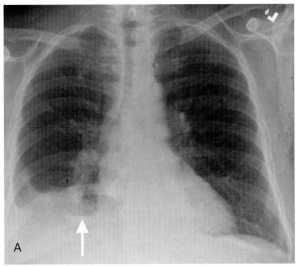

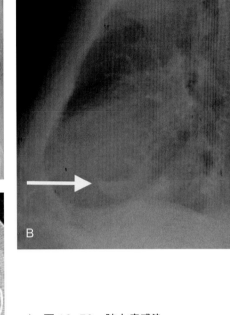

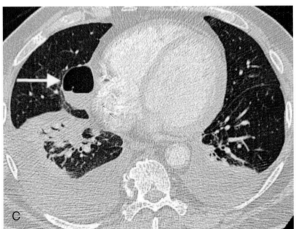

▲ 图 13-50　肺大疱感染

A. 68 岁，男性，后前位胸片示右肺底内侧见气液平面（箭）；B. 侧位胸片示右肺中叶薄壁囊性病变，伴气液平（箭）；C. CT 图像确认右肺中叶薄壁肺大疱，伴气液平面（箭），另外在 CT 图像其他层面上还看到许多肺大疱

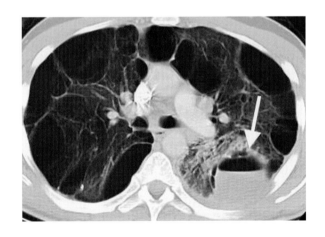

◀ 图 13-51　肺大疱感染

39 岁，男性，α₁- 抗胰蛋白酶缺乏症患者，左肺下叶肺大疱内可见气液平面（箭）

参考文献

［1］ Stern EJ, Graham CM, Webb WR, et al. Normal trachea during forced expiration: dynamic CT measurements. Radiology. 1993;187:27–31.

［2］ Breatnach E, Abbott GC, Fraser RG. Dimensions of the normal human trachea. AJR Am J Roentgenol. 1984;141:903–906.

［3］ Brown BM, Oshita AK, Castellino RA. CT assessment of the adult extrathoracic trachea. J Comput Assist Tomogr. 1983;7(3):415–418.

［4］ Gibellino F, Osmanliev DP, Watson A, et al. Increase in tracheal size with age—implications for maximal expiratory flow. Am Rev Respir Dis. 1985;132:784–787.

［5］ Kwong JS, Adler BD, Padley SPG, et al. Diagnosis of diseases of the trachea and main bronchi: chest radiography vs CT. AJR Am J Roentgenol. 1993;161:519–522.

［6］ Ferretti GR, Vining DJ, Knoplioch J, et al. Tracheobronchial tree: three-dimensional spiral CT with bronchoscopic perspective. J Comput Assist Tomogr. 1996;20:777–781.

［7］ Kwong JS, Müller NL, Miller RR. Diseases of the trachea and mainstem bronchi: correlation of CT with pathologic findings. Radiographics. 1992;12:645–657.

［8］ Choplin RH, Wehunt WD, Theros EG. Diffuse lesions of the trachea. Semin Roentgenol. 1993;28:38–50.

［9］ Bateson EM, Woo-Ming M. Tracheobronchomegaly. Clin Radiol. 1973;24:354–358.

［10］ Woodring JH, Howard RS II, Rehm SR. Congenital tracheobronchomegaly (Mounier-Kuhn syndrome): a report of 10 cases and review of the literature. J Thorac Imaging. 1991;6(2):1–10.

［11］ Dunne MG, Reiner B. CT features of tracheobronchomegaly. J Comput Assist Tomogr. 1988;12:388–391.

［12］ Shin MS, Jackson RM, Ho KJ. Tracheobronchomegaly (Mounier-Kuhn syndrome): CT diagnosis. AJR Am J Roentgenol. 1988;150:777–779.

［13］ Fiser F, Tomanek A, Rimanova V, et al. Tracheobronchomegaly. Scand J Respir Dis. 1969;50:147–155.

［14］ Bhutani VK, Ritchie WG, Shaffer TH. Acquired tracheomegaly in very preterm neonates. Am J Dis Child. 1986;140:449–452.

［15］ Woodring JH, Barrett PA, Rehm SR, et al. Acquired tracheomegaly in adults as a complication of diffuse pulmonary fibrosis. AJR Am J Roentgenol. 1989;152:743–747.

［16］ Cavanaugh MJ, Cooper DM. Chronic pulmonary disease in a child with the Ehlers-Danlos syndrome. Acta Paediatr Scand. 1976;65:679–684.

［17］ Wanderer AA, Ellis EF, Goltz RW, et al. Tracheobronchiomegaly and acquired cutis laxa in a child: physiologic and immunologic studies. Pediatrics. 1969;44:709–715.

［18］ Feist JH, Johnson TH, Wilson RJ. Acquired tracheomalacia: etiology and differential diagnosis. Chest. 1975;68:340–345.

［19］ Armstrong P, Wilson AG, Dee P, et al. Imaging of Diseases of the Chest. St. Louis, MO: Mosby; 1995:818.

［20］ Shepard JO, McLoud TC. Imaging the airways: computed tomography and magnetic resonance imaging. Clin Chest Med. 1991;12(1): 151–168.

［21］ Stern EJ, Gamsu G. CT of the trachea and central bronchi. Radiologist. 1994;1(6):335.

［22］ Gamsu G, Webb WR. Computed tomography of the trachea and mainstem bronchi. Semin Roentgenol. 1983;18:51–60.

［23］ Grillo HC, Donahue DM, Mathisen DJ, et al. Postintubation tracheal stenosis: treatment and results. J Thorac Cardiovasc Surg. 1995; 109:486–492.

［24］ Quint LE, Whyte RI, Kazerooni EA, et al. Stenosis of the central airways: evaluation by using helical CT with multiplanar reconstructions. Radiology. 1995;194:871–877.

［25］ Greene R, Lechner GL. "Saber-sheath" trachea: a clinical and functional study of marked coronal narrowing of the intrathoracic trachea. Radiology. 1975;115:265–268.

［26］ Greene R. "Saber-sheath" trachea: relation to chronic obstructive pulmonary disease. AJR Am J Roentgenol. 1978;130:441–445.

［27］ Fraser RG, Paré JAP, Paré PD, et al, eds. Diagnosis of Diseases of the Chest. 3rd ed. Philadelphia, PA: WB Saunders; 1990:1987–2003.

[28] Davis SD, Berkmen YM, King T. Peripheral bronchial involvement in relapsing polychondritis: demonstration by thin-section CT. AJR Am J Roentgenol. 1989;153:953–954.

[29] Müller NL, Miller RR, Ostrow DN, et al. Clinico-radiologic-pathologic conference: diffuse thickening of the tracheal wall. Can Assoc Radiol J. 1989;40:213–215.

[30] Im J-G, Chung JW, Han SK. CT manifestations of tracheobronchial involvement in relapsing polychondritis. J Comput Assist Tomogr. 1988; 12:792–793.

[31] Lundgren R, Stjernberg NL. Tracheobronchopathia osteochondroplastica: a clinical bronchoscopic and spirometric study. Chest. 1981;80: 706–709.

[32] Secrest PG, Kendig TA, Beland AJ. Tracheobronchopathia osteochondroplastica. Am J Med. 1964;36:815–818.

[33] Alroy GG, Lichtig C, Kaftori JK. Tracheobronchopathia osteoplastica: end stage of primary lung amyloidosis? Chest. 1972;61:465–468.

[34] Way SP. Tracheopathia osteoplastica. J Clin Pathol. 1967;20:814–820.

[35] Young RH, Sandstrom RE, Mark GJ. Tracheopathia osteoplastica: clinical, radiologic, and pathological correlations. J Thorac Cardiovasc Surg. 1980;79:537–541.

[36] Stein MG, Gamsu G, Webb WR, et al. Computed tomography of diffuse tracheal stenosis in Wegener granulomatosis. J Comput Assist Tomogr. 1986;10:868–870.

[37] Mendelson DS, Norton K, Cohen BA, et al. Bronchial compression: an unusual manifestation of sarcoidosis. J Comput Assist Tomogr. 1983; 7:892–894.

[38] Westcott JL, Noehren TH. Bronchial stenosis in chronic sarcoidosis. Chest. 1973;63:893–897.

[39] Park CM, Goo JM, Lee HJ, et al. Tumors in the tracheobronchial tree: CT and FDG PET features. RadioGraphics. 2009;29:55–71.

[40] Derkay CS, Wiatrak B. Recurrent respiratory papillomatosis: a review. Laryngoscope. 2008;118:1236–1247.

[41] Marom EM, Goodman PC, McAdams HP. Focal abnormalities of the trachea and main bronchi. AJR Am J Roentgenol. 2001;176:707–711.

[42] Ngo A-VH, Walker CM, Chung JH, et al. Tumors and tumorlike conditions of the large airways. AJR Am J Roentgenol. 2013;201:301–313.

[43] Coleman FP. Acquired non-malignant esophagorespiratory fistula. Am J Surg. 1957;93:321–328.

[44] Spalding AR, Burney DP, Richie RE. Acquired benign bronchoesophageal fistulas in adults. Ann Thorac Surg. 1979;28:378–383.

[45] Vaid YN, Shin MS. Computed tomography evaluation of tracheoesophageal fistula. J Comput Tomogr. 1986;10:281–285.

[46] Carpenter LM, Merten DF. Radiographic manifestations of congenital anomalies affecting the airway. Radiol Clin North Am. 1991;29:219–240.

[47] Wells AL, Wells TR, Landing BH, et al. Short trachea, a hazard in tracheal intubation of neonates and infants: syndromal associations. Anesthesiology. 1989;71:367–373.

[48] McLaughlin FJ, Strieder DJ, Harris GBC, et al. Tracheal bronchus: association with respiratory morbidity in childhood. J Pediatr. 1985; 106:751–755.

[49] Shipley RT, McLoud TC, Dedrick CG, et al. Computed tomography of the tracheal bronchus. J Comput Assist Tomogr. 1985;9(1):53–55.

[50] Thurlbeck W. Pathology of chronic airflow obstruction. Chest. 1990; 97(Suppl 2):6S–10S.

[51] Grenier P, Mourey-Gerosa I, Benali K, et al. Abnormalities of the airways and lung parenchyma in asthmatics: CT observations in 50 patients and inter- and intraobserver variability. Eur Radiol. 1996; 6:199–206.

[52] Neeld DA, Goodman LR, Gurney JW, et al. Computerized tomography in the evaluation of allergic bronchopulmonary aspergillosis. Am Rev Respir Dis. 1990;142:1200–1205.

[53] Paganin F, Trussard V, Seneterre E, et al. Chest radiography and high resolution computed tomography of the lungs in asthma. Am Rev Respir Dis. 1992;146:1084–1087.

[54] Carroll N, Elliot J, Morton A, et al. The structure of

large and small airways in nonfatal and fatal asthma. Am Rev Respir Dis. 1993; 147:405–410.

[55] Stern EJ, Frank MS. Small airway diseases of the lungs: findings at expiratory CT. AJR Am J Roentgenol. 1994;163:37–41.

[56] Kondoh Y, Taniguchi H, Yokoyama S, et al. Emphy sematous change in chronic asthma in relation to cigarette smoking: assessment by computed tomography. Chest. 1990;97:845–849.

[57] Reid LM. Reduction in bronchial subdivision in bronchiectasis. Thorax. 1950;5:233–247.

[58] Westcott JL, Cole SR. Traction bronchiectasis in end-stage pulmonary fibrosis. Radiology. 1986;161:665–669.

[59] Gudbjerg CE. Roentgenologic diagnosis of bronchi ectasis: an analysis of 112 cases. Acta Radiol. 1955;43:210–226.

[60] Currie DC, Cooke JC, Morgan AD, et al. Interpretation of bronchograms and chest radiographs in patients with chronic sputum production. Thorax. 1987;42:278–284.

[61] Silverman PM, Godwin JD. CT/bronchographic correlations in bronchiectasis. J Comput Assist Tomogr. 1987;11(1):52–56.

[62] Cooke JC, Currie DC, Morgan AD, et al. Role of computed tomography in diagnosis of bronchiectasis. Thorax. 1987;42:272–277.

[63] Müller NL, Bergin CJ, Ostrow DN, et al. Role of computed tomography in the recognition of bronchiec tasis. AJR Am J Roentgenol. 1984;143:971–976.

[64] Phillips MS, Williams MP, Flower CDR. How useful is computed tomography in the diagnosis and assessment of bronchiectasis? Clin Radiol. 1986;37:321–325.

[65] Grenier P, Maurice F, Musset D, et al. Bronchiectasis: assessment by thin-section CT. Radiology. 1986;161:95–99.

[66] Young K, Aspestrand F, Kolbenstvedt A. High resolution CT and bronchography in the assessment of bronchiectasis. Acta Radiol. 1991; 32(6):439–441.

[67] McGuinness G, Naidich DP, Leitman BS, et al. Bronchiectasis: CT evaluation. AJR Am J Roentgenol. 1993;160:253–259.

[68] Afzelius BA. A human syndrome caused by immotile cilia. Science. 1976;193:317–319.

[69] Tsui LC, Buchwald M, Barker D, et al. Cystic fibrosis locus defined by a genetically linked polymorphic DNA marker. Science. 1985;230:1054–1057.

[70] Kerem B, Rommens JM, Buchanan JA, et al. Identification of the cystic fibrosis gene: genetic analysis. Science. 1989;245:1073–1080.

[71] Riordan JR, Rommens JM, Kerem B, et al. Identi fication of the cystic fibrosis gene: cloning and characterization of complementary DNA. Science. 1989;245:1066–1073.

[72] Rommens JM, Iannuzzi MC, Kerem B, et al. Identification of the cystic fibrosis gene: chromosome walking and jumping. Science. 1989; 245:1059–1065.

[73] Davis PB, Drumm M, Konstan MW. Cystic fibrosis. Am J Respir Crit Care Med. 1996;154:1229–1256.

[74] Cystic Fibrosis Foundation. Patient Registry 1994 Annual Data Report. Bethesda, MD: Cystic Fibrosis Foundation; 1995.

[75] Fitzsimmons SC. The changing epidemiology of cystic fibrosis. J Pediatr. 1993;122:1–9.

[76] Friedman PJ, Harwood IR, Ellenbogen PH. Pulmonary cystic fibrosis in the adult: early and late radiologic findings with pathologic correlation. AJR Am J Roentgenol. 1981;136:1131–1144.

[77] Bhalla M, Turcois N, Aponte V, et al. Cystic fibrosis: scoring system with thin-section CT. Radiology. 1991;179:783–788.

[78] Fletcher CM, Pride NB. Definitions of emphysema, chronic bronchitis, asthma, and airflow obstruction: twenty-five years on from the CIBA Symposium. Thorax. 1984;39:81–85.

[79] Kuhn C III. Normal anatomy and histology. In: Thurlbeck WM, Churg AM, eds. Pathology of the Lung. 2nd ed. New York, NY: Thieme; 1995:1–36.

[80] Murata K, Itoh H, Todo G, et al. Centrilobular lesions of the lung: demonstration by high-resolution CT and pathologic correlation. Radiology. 1986;161:641–645.

[81] Stern EJ, Müller NL, Swensen SJ, et al. CT mosaic pattern of lung attenuation: etiologies and terminology. J Thorac Imaging. 1995;10:294–297.

[82] Teel GS, Engeler CE, Tashijian JH, et al. Imaging of

small airways disease. Radiographics. 1996;16:27–41.

［83］Turton CW, Williams G, Green M. Cryptogenic obliterative bronchiolitis in adults. Thorax. 1981;36:805–810.

［84］Padley SPG, Adler BD, Hansell DM, et al. Bronchi olitis obliterans: high-resolution CT findings and correlation with pulmonary function tests. Clin Radiol. 1993;47:236–240.

［85］Lynch DA, Brasch RC, Hardy KA, et al. Pediatric pulmonary disease: assessment with high-resolution ultrafast CT. Radiology. 1990; 176:243–248.

［86］Morrish WF, Herman SJ, Weisbrod GL, et al. Bronchiolitis obliterans after lung transplantation: findings at chest radiography and high-resolution CT. Radiology. 1991;179:487–490.

［87］Sweatman MC, Millar AB, Strickland B, et al. Computed tomography in adult obliterative bronchiolitis. Clin Radiol. 1990;41:116–119.

［88］Finkelstein R, Cosio M. Disease of the small airways in smokers: smokers' bronchiolitis. In: Epler G, ed. Diseases of the Bronchioles. New York, NY: Raven Press; 1994:115–137.

［89］Remy-Jardin M, Remy J, Gosselin B, et al. Sliding thin slab, minimum intensity projection technique in the diagnosis of emphysema: histopathologic— CT correlation. Radiology. 1996;200:665–671.

［90］Myers JL, Veal CF, Shin MS, et al. Respiratory bronchiolitis causing interstitial lung disease: a clinicopathologic study of six cases. Am Rev Respir Dis. 1987;135:880–884.

［91］Wright JL, Cagle P, Churg A, et al. State of the art: diseases of the small airways. Am Rev Respir Dis. 1992;146:240–262.

［92］Gruden JF, Webb WR. CT findings in a proved case of respiratory bronchiolitis. AJR Am J Roentgenol. 1993;161:44–46.

［93］Remy-Jardin M, Remy J, Gosselin B, et al. Lung parenchymal changes secondary to cigarette smoking: pathologic—CT correlations. Radiology. 1993;186:643–651.

［94］Akira M, Kitatani F, Yong-Sik L, et al. Diffuse panbronchiolitis: evaluation with high-resolution CT. Radiology. 1988;168:433–438.

［95］Gruden JF, Webb WR, Warnock M. Centrilobular opacities in the lung on HRCT: diagnostic considerations and pathologic correlation. AJR Am J Roentgenol. 1994;162:569–574.

［96］Homma H, Yamanaka A, Tanimoto S, et al. Diffuse panbronchiolitis: a disease of the transitional zone of the lung. Chest. 1983;83:63–69.

［97］Aquino SL, Gamsu G, Webb WR, et al. Tree-in-bud pattern: frequency and significance on thin section CT. J Comput Assist Tomogr. 1996;20:594–599.

［98］Collins J, Blankenbaker D, Stern EJ. CT patterns of bronchiolar disease: what is "tree-in-bud?" AJR Am J Roentgenol. 1998;171:365–370.

［99］Snider GL. Distinguishing among asthma, chronic bronchitis, and emphysema. Chest. 1985;87:35S–39S.

［100］Sobonya RE, Burrows B. The epidemiology of emphysema. Clin Chest Med. 1983;4:351–358.

［101］Thurlbeck WM. Overview of the pathology of pulmonary emphysema in the human. Clin Chest Med. 1983;4:337–350.

［102］Gelb AF, Gold WM, Wright RR, et al. Physiologic diagnosis of subclinical emphysema. Am Rev Respir Dis. 1973;107:50–63.

［103］Snider GL. Chronic obstructive pulmonary disease— a continuing challenge. Am Rev Respir Dis. 1986; 133:942–944.

［104］Pratt PC. Role of conventional chest radiography in diagnosis and exclusion of emphysema. Am J Med. 1987;82:998–1006.

［105］Schmidt RA, Glenny RW, Godwin JD, et al. Panlobular emphysema in young intravenous Ritalin abusers. Am Rev Respir Dis. 1991;143:649–656.

［106］Sherman CB, Hudson LD, Pierson DJ. Severe precocious emphysema in intravenous methylphen idate (Ritalin) abusers. Chest. 1987; 92:1085–1087.

［107］Kinsella M, Müller NL, Abboud RT, et al. Quantitat ion of emphysema by computed tomography using a "density mask" program and correlation with pulmonary function tests. Chest. 1990;97:315–321.

［108］Morrison NJ, Abboud RT, Ramadan F, et al. Comparison of single breath carbon monoxide diffusing capacity and pressure-volume curves in detecting emphysema. Am Rev Respir Dis. 1989;139:1179–1187.

[109] Bergin C, Müller NL, Nochols DM, et al. The diagnosis of emphysema: a computed tomographic-pathologic correlation. Am Rev Respir Dis. 1986;133:541–546.

[110] Foster WL Jr, Pratt PC, Roggli VL, et al. Centrilobular emphysema: CT-pathologic correlation. Radiology. 1986;159:27–32.

[111] Hayhurst MD, Flenley DC, McLean A, et al. Diagnosis of pulmonary emphysema by computerized tomography. Lancet. 1984;2:320–322.

[112] Miller RR, Müller NL, Vidal S, et al. Limitation of computed tomography in the assessment of emphysema. Am Rev Respir Dis. 1989; 139:980–983.

[113] Auerbach O, Hammond EC, Garfinkel L, et al. Relationship of smoking and age to emphysema: whole-lung section study. N Engl J Med. 1972; 286:853–857.

[114] Niewoehner DE. Cigarette smoking, lung inflammation, and the development of emphysema. J Lab Clin Med. 1988;111:15–27.

[115] Gurney JW, Jones KK, Robbins RA, et al. Regional distribution of emphysema: correlation of high-resolution CT with pulmonary function tests in unselected smokers. Radiology. 1992;183:457–463.

[116] Stern EJ, Frank MS, Schmutz JF, et al. Panlobular pulmonary emphysema caused by i.v. injection of methylphenidate (Ritalin): findings on chest radiographs and CT scans. AJR Am J Roentgenol. 1994; 162(3):550–560.

[117] Anderson AE Jr, Furlaneto JA, Foraker AG. Bronchopulmonary derangements in non-smokers. Am Rev Respir Dis. 1970;101:518–527.

[118] Tuddenham WJ. Glossary of terms for thoracic radiology: recommendations of the Nomenclature Committee of the Fleischner Society. AJR Am J Roentgenol. 1984;143:509–517.

[119] Stern EJ, Frank MS. CT of the lung in patients with pulmonary emphysema: diagnosis, quantification, and correlation with pathologic and physiologic findings. AJR Am J Roentgenol. 1994;162:791–798.

[120] Spouge D, Mayo JR, Cardoso W, et al. Panacinar emphysema: CT and pathologic findings. J Comput Assist Tomogr. 1993;17(5):710–713.

[121] Thurlbeck WM. Morphology of Emphysema and Emphysema-like Conditions. Philadelphia, PA: WB Saunders; 1976:96–234.

[122] Reid L. The Pathology of Emphysema. London, England: Lloyd-Duke (Medical Books); 1967.

[123] Martinez F. Surgical therapy for chronic obstructive pulmonary disease: conventional bullectomy and lung volume reduction surgery in the absence of giant bullae. Semin Respir Crit Care Med. 1999;20:351–364.

自测题

1. 影像学检查所示的综合征会合并下列哪种症状（　　）

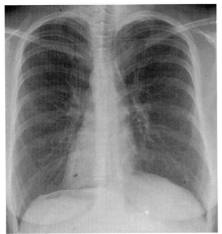

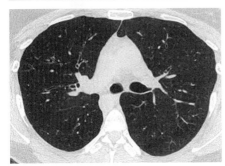

A. 副鼻窦炎

B. 喉炎

C. 咽炎

D. 中耳炎

2. 一位 18 岁女性患者，气短、喘息。以下哪个是最可能的诊断（　　）

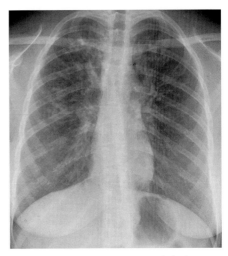

A. 朗格汉斯细胞组织细胞增多症

B. 囊性纤维化

C. 结节病

D. 支原体肺炎

答案与解析

1. A。副鼻窦炎。胸片示内脏反位，CT 示支气管扩张。卡塔格内综合征包括内脏反位、支气管扩张和副鼻窦炎。

2. B。胸片示上肺为主的支气管扩张。

Chapter 14
单侧肺野透过度增强

Unilateral Hyperlucent Hemithorax

陈晓亮　孙宏亮　译

学习目标

▶ 在胸片或 CT 上识别单侧肺野透过度增强征象。

▶ 描述胸片或 CT 上单侧肺野透光度增强的病因。

▶ 胸片和 CT 图像上表现出单侧肺野透过度增强时，列出适当的鉴别诊断，并在得到某些相关病史时给出特定的诊断（例如，乳房切除术后乳房影缺失，Poland 综合征患者的胸大肌缺失，单侧或不对称性肺大疱或肺气肿，或在 Swyer–James 综合征患者或支气管内异物所致的呼气相空气潴留）。

　　胸片上肺野透过度改变最常见的原因并不是肺实质的异常。患者体位不正是最常见的原因。患者体位的轻微旋转都将造成后前位胸片上双侧肺野密度的差异（图 14-1）。由于相同的机制，严重的脊柱侧弯也可能导致双侧肺野密度的不对称。乳腺切除术会造成胸壁软组织的不对称，并且引起术侧透过度增强（图 14-2）。除非观察者总是系统性的评估胸片上的软组织，

否则这种常见的单侧肺野透过度增强的原因很容易被忽视。还有一种情况比较少见，双侧乳腺组织明显不对称也会造成一侧肺野透过度较对侧增强（图 14-3）。胸锁乳突肌的缺失会导致上半胸透过度增强（图 14-4）。胸大肌的缺失会造成同侧半胸透过度增强（图 14-5 和图 14-6），当同时合并同侧并指（趾）、短指（趾）和肋骨异常，则可以考虑波伦综合征的诊断。

　　大量气胸会导致同侧半胸透过度增强，同时可以观察到气胸线、气胸线远端观察不到肺纹理，并伴纵隔向对侧移位（图 14-7）。行肺切除或肺叶切除的患者，由于残留肺组织的代偿性过度通气会造成术侧肺野透过度增强。一些

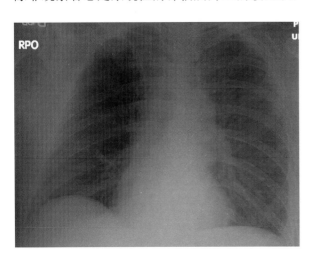

▲ 图 14-1　体位旋转
右后斜位胸片显示右半胸的透过度较左侧增强

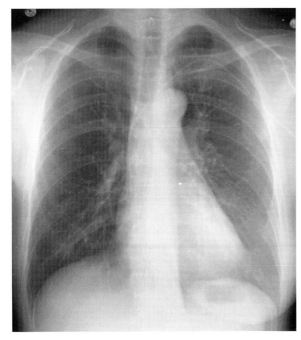

▲ 图 14-2　乳腺切除术
因乳腺癌行右侧乳房切除术后的女性患者；左侧肺野可见乳房影，但右侧未见显示；因此，与左侧相比，右肺野透光度增强

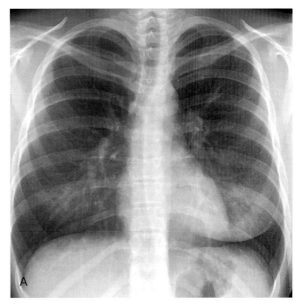

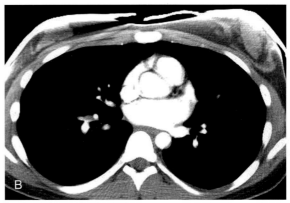

▲ 图 14-3　乳房组织不对称
18 岁，女性；A. 后前位胸片示右半胸的透光度增强，右侧乳房影小于左侧；B. CT 检查确认右侧乳房组织减少，前胸壁伪影是患者身上的胸罩所致

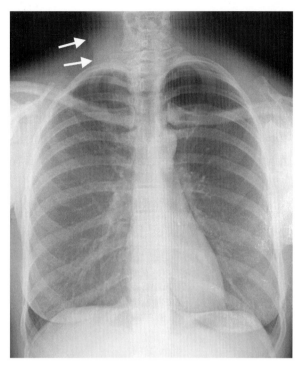

▲ 图 14-4　胸锁乳突肌缺失

47 岁，女性，因甲状腺癌行左侧淋巴结清扫术；后前位胸片示左上半胸透过度增强；注意右侧正常的胸锁乳突肌影（箭），左侧缺失

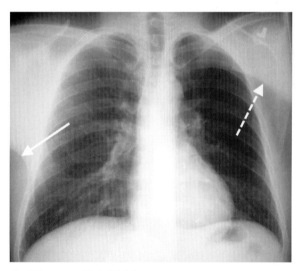

▲ 图 14-5　胸大肌缺失

由于左侧胸大肌缺失，后前位胸片示左侧肺野透过度增强；注意右侧正常的胸大肌影（实箭）和左侧异常抬高的皮肤褶皱（虚箭）

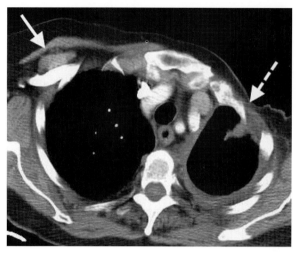

▲ 图 14-6　胸大肌缺失

左侧乳房切除术后女性患者，CT 图像示右侧胸部肌肉影（实箭），左侧胸大肌缺失（虚箭）

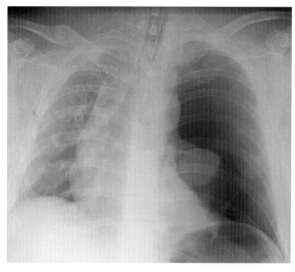

▲ 图 14-7　张力性气胸

35 岁，男性，患者发生车祸，前后位胸片示左侧大量气胸，左肺塌陷，纵隔右移；与右侧像比，左侧肺野透过度增强

医院单侧肺野透过度增强的常见原因是肺气肿患者单侧肺移植，由于移植肺接受了大部分肺血流，患者自身肺气肿的肺相对于移植肺表现为透过度增强（图 14-8）。在某些单侧肺野透过度增强病例中，透过度高的一侧肺野是正常的，而对侧是透过度异常减低。单侧透过度减低常见原因是弥漫性胸膜增厚或仰卧位胸片背侧的胸腔积液（图 9-8B）。

引起单侧肺野透过度增强的疾病是这一章讨论的重点。在排除了放射技术错误操作、胸壁或胸膜异常等原因后，单侧肺野透过度增强的原因可以分为气道阻塞和肺血流量减少两类（表 14-1）。

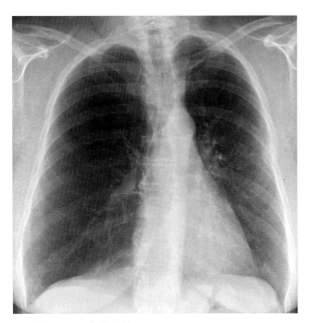

▲ 图 14-8　左肺移植

62 岁，女性，患者左肺移植，后前位胸片示右肺透过度增强；自体右肺由于肺气肿透过度增强、过度充气并导致纵隔左移

表 14-1　单侧肺野透光度增强的原因

患者体位
旋转
脊柱侧弯
胸壁缺损
乳房切除术
Poland 综合征（胸大肌缺如）
胸膜病变
同侧气胸
对侧胸腔积液、胸膜增厚
气道阻塞
支气管受压（肺门占位，心脏肥大）
气道内阻塞伴空气潴留（异物，肿瘤）
缩窄性支气管炎
Swyer-James 综合征
肺气肿（非对称性）
先天性肺叶肺气肿
肺血管异常
肺栓塞
肺动脉发育不良

气道阻塞所致单侧肺野透过度增强

气道阻塞在胸片上的特征表现是空气潴留。通常呼气相胸片有助于确定是否存在空气潴留，

这是由于相比吸气相，呼气相上阻塞侧肺容积无法减小、密度无法增高。在某些情况下，纵隔会向呼气相上无空气潴留的一侧移位。当支气管内病变，通常是异物，阻塞大气道形成球阀式阻塞会导致空气潴留，异物通常不会完全阻塞其所在的支气管。在吸气相，支气管直径通常会增加，允许空气从异物周围流通并进入阻塞远端的肺内。在呼气相，支气管直径会减小，空气会被阻塞在异物远端的肺内。当异物或肿瘤吸气相时不完全阻塞支气管时，呼气相就会发生这种情况。结果就是，阻塞远端的肺、肺叶或肺段会越来越膨胀，直到其内的压力增大到能阻止更多的空气进入。在儿童中，这种类型的球阀式阻塞通常是食物吸入，通常是花生、玩具或硬币。在成年人中，这种阻塞可能是由于异物吸入造成，更重要的是可能源于支气管内肿瘤（图 14-9）。气管外的团块，如肿大的淋巴结或扩大的心脏，也可以类似的方式阻塞支气管。

缩窄性细支气管炎是细支气管炎及支气管周围炎症、纤维化造成气流受限的一种疾病，这在第 13 章中已经讨论过了。在成人中，最常见的病因为特发性，但也与肺和骨髓移植，以及各种肺损伤有关。Swyer-James 综合征也是一种继发于肺损伤的缩窄性细支气管炎[1]。在这种综合征中，与中心大气道阻塞不一样的是，受累的主要为小支气管和细支气管，异常气道连通的肺组织通过旁路气道持续性过度通气。根据定义，胸片显示的气道疾病主要是表现为单侧透过度增强。在实践中，缩窄性细支气管炎通常是双侧和斑片状的。8 岁以前的对未成熟肺的损伤，通常是继发于病毒感染的。支气管和细支气管从第四级分支至末端细支气管的黏膜下纤维化，导致管腔形态不规则，甚至闭塞。肺组织将会发育不良，包括肺动脉及其分支，两者都会减少、减小。患病气道远端的肺组织由旁路气道连通并过度充气。有时候会出现全小叶性肺气肿。患者通常无症状，肺部异常可

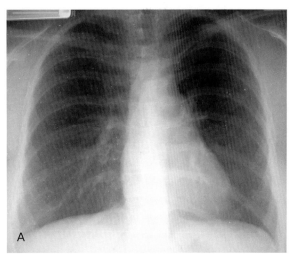

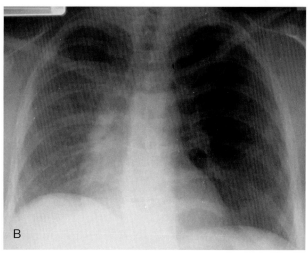

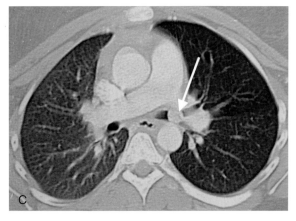

▲ 图 14-9　类癌

24 岁，女性，长期喘息、气短、咳嗽和反复发作性肺炎，针对哮喘治疗无明显缓解；A. 后前位胸片未见明确异常；B. 后前位呼气相示左侧肺野由于空气潴留透光度增强、纵隔右移；C. CT 示左主支气管内占位（箭）；这个占位导致球阀式阻塞，空气在吸气时进入肺内但呼气时不能离开肺；注意左肺由于空气潴留造成的透过度增强

能仅在成年后的胸片上偶尔发现。

　　由于肺灌注减少和空气潴留，胸片上会出现单侧肺野透过度增强（图 14-10）。患侧肺野外中部的血管会减少、减小，肺门减小，但肺容积可表现为正常或仅略有减小。呼气相胸片上的空气潴留是特征性表现。空气潴留也可以在核医学通气检查或吸气 - 呼气匹配 CT 图像上显示出来。

　　Swyer-James 综合征的 CT 检查表现为斑片状局部低密度灶和血管稀疏区，其间散在正常密度的肺组织[2]。空气潴留可以在呼气相上得到证实。CT 上的其他异常变化包括支气管扩张、细支气管扩张、肺不张和局灶性瘢痕形成（图13-36）[3]。

　　肺气肿是定义的病理诊断，是指终末细支气管远端气腔的永久性异常扩大，伴随肺泡壁的破坏，并不伴有明显纤维化。虽然肺气肿通常是弥漫性的、双肺受累，有时也会是不对称

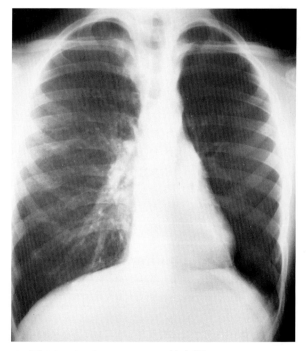

▲ 图 14-10　Swyer-James 综合征

12 岁，男孩，后前位胸片示左肺透过度增强；左肺血管纤细，肺门减小，肺容积较右侧略减小

出现的，即一侧肺野较对侧为重。这种不对称性发病的情况，会导致严重一侧较对侧的透过度增强（图 14-11）。不对称也见于单侧肺移植患者。在第 13 章对肺气肿进行了更详细的讨论。

先天性大叶性肺气肿（CLE）在新生儿期出现症状，但在某些情况下，症状会延迟至生后一个月才出现；甚至可能到成年时期才出现。支气管支持结构发育不全、发育不良或发育异常被认为是 CLE 的主要病因[4]。CLE 的胸片表现为一侧肺内一个肺叶的过度膨胀，中上叶多见。扩张的肺叶会导致其他肺叶压迫性肺不张。其胸片或 CT 表现可以与缩窄性细支气管炎类似。

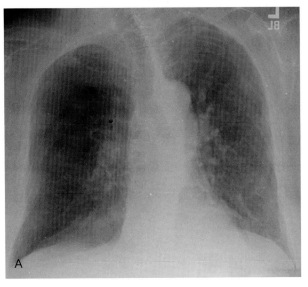
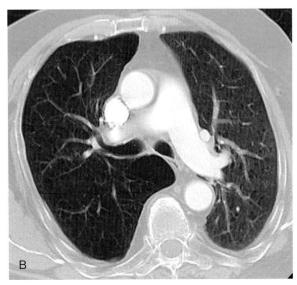

▲ 图 14-11　不对称性肺气肿
A. 69 岁，女性，肺气肿患者，后前位胸片示右肺透过度增强；B. CT 示右肺肺气肿重于左侧，右肺血管较左侧细小

肺血管异常导致单侧肺野透过度增强

肺血管病变可能会导致胸片上一侧肺野透过度增强，但是这种异常改变与气道阻塞所致的无法鉴别。然而，在原发性肺血管病例中，空气潴留通常不如气道阻塞那么严重。

肺栓塞的一个影像表现是栓塞血管远端的肺血减少。一个单侧的大栓塞，无论是普通栓子、脓毒性栓子还是肿瘤性的，都可导致单侧肺野透过度增强（图 14-12）。关于肺栓塞 X 线和 CT 表现的更详细讨论请见第 17 章。

单侧肺缺失、肺或肺叶发育不全是一种先天性异常，但是令人惊讶的是，如果不伴有其他先天性异常，患者可能没有任何临床症状。胸部放射学检查表现为患侧透过度减低，肺容积减小和健侧代偿性过度通气。患侧肺灌注减少会导致其透过度相对增强。放射学检查，特别是 CT，可以显示肺动脉的减少或缺失。当纤维性纵隔炎出现肺动脉被纤维组织包裹时，可以出现类似影像表现。然而，在这种情况下，CT 会显示异常纤维组织纵隔浸润并包裹支气管和血管。

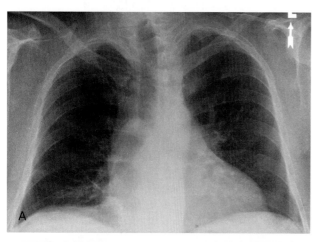

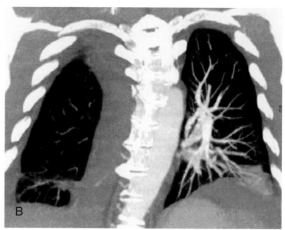

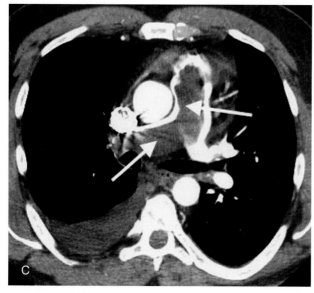

▲ 图 14-12　肺栓塞

A. 一名患下肢软组织肉瘤男性患者的后前位胸片示右肺动脉栓塞，右肺透过度增强；B. CT 冠状位重建图像示右肺灌注显著降低；C. 轴位 CT 示主肺动脉和右肺动脉干（箭）内低密度充盈缺损

参考文献

[1] Reid L, Simon G. Unilateral lung transradiancy. Thorax. 1962;17: 230–239.

[2] Moore AD, Godwin JD, Dietrich PA, et al. Swyer-James syndrome: CT findings in eight patients. AJR Am J Roentgenol. 1992;158: 1211–1215.

[3] Marti-Bonmati L, Perales FR, Catala F, et al. CT findings in Swyer-James syndrome. Radiology. 1989;172:477–480.

[4] Stovin PGI. Congenital lobar emphysema. Thorax. 1959;14:254–261.

自测题

1. 单侧肺野透过度增强最有可能的原因是（　　）

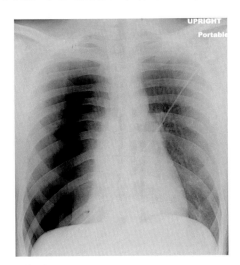

A. 气胸

B. 胸腔积液

C. 波伦综合征

D. 支气管内类癌

2. 单侧肺野透过度增强的最可能原因是（　　）

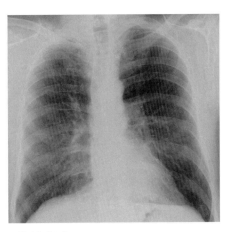

A. 胸腔积液

B. 气胸

C. 患者体位旋转

D. 波伦综合征

答案与解析

1. A。气胸。胸片显示右侧肺野无肺纹理，纵隔向左侧移位。

2. C。患者体位旋转。胸片示双肺纹理正常。右侧锁骨胸骨端到棘突的距离与左侧距离不同，提示患者体位旋转。

Chapter 15
肺肿瘤

Neoplasms of the Lung

张海波　孙宏亮　译

学习目标

▶ 明确肺癌的四种主要组织学类型并且能够描述小细胞和非小细胞型之间的差异。

▶ 明确最常发生空洞的非小细胞癌类型。

▶ 明确常发生于中央区的肺癌类型。

▶ 描述非小细胞肺癌的肿瘤 - 淋巴结 - 远处转移分期（TNM），包括每期的组成（Ⅰ、Ⅱ、Ⅲ、Ⅳ以及亚分期），并定义每个组成部分（$T_1 - T_4$，$N_0 - N_3$，$M_0 - M_1$）。

▶ 描述小细胞肺癌的分期。

▶ 明确非小细胞肺癌和小细胞肺癌最好发转移的四个肺外区域。

▶ 明确具有潜在可切除性的非小细胞肺癌分期。

▶ 能够识别出肺切除术后胸片上对侧纵隔的异常移位，并能够阐述纵隔异常移位的五种可能性病因。

▶ 明确黏液表皮样癌、腺样囊性癌和类癌在肺内的最好发位置。

▶ 描述磁共振（MRI）在肺癌分期中的作用（如，胸壁受累或臂丛神经受累等）。

▶ 描述正电子发射断层显像在肺癌分期中的作用。

肺癌是美国第三大常见癌症，也是导致癌症死亡的主要原因[1]。肺癌的最重要的危险因素是吸烟，这导致美国近 85% 的肺癌病例（图 15-1）[2, 3]。本章节将重点介绍临床表现、组织学分类、肺癌的分期；紧随其后有一个关于肺癌和发生在气管支气管的类癌和涎腺肿瘤筛查建议的简短讨论。

肺癌

临床表现

肺癌在 30 岁以下的患者中并不常见，通常发生在 60 - 70 岁的男性和女性患者中。患者常发生原发肿瘤导致的症状。位于中央区的肿瘤可引起咳嗽、喘息、咯血和阻塞性肺炎。肿瘤侵犯胸壁、胸膜、纵隔结构可引起胸膜炎或局部胸痛、呼吸困难、咳嗽、肺上沟瘤综合征、上腔静脉综合征或声音嘶哑（因喉返神经受累所致）。患者的症状也可能与局部或远处转移相关（表 15-1），或表现为副肿瘤综合征（系统性的临床表现，与发生远处转移无关）。副肿瘤综合征可导致恶病质恶性、杵状指和肥大性骨关节病、无菌性血栓性心内膜炎、游走性血栓性静脉炎，以及各种神经皮肤综合征。副肿瘤综合征可继发于肿瘤细胞异位分泌激素，可引起高血钙症，抗利尿激素分泌不当综合征、促肾上腺皮质激素分泌引起的库欣综合征、男性乳房发育和肢端肥大症[4]。

表 15-1　肺癌转移的常见肺外部位

"LABB"
肝（Liver）
肾上腺（Adrenal）
骨（Bone）
脑（Brain）

组织学分类

2004 年世界卫生组织基于组织学特征更新了肺部肿瘤的分类[5]，2011 年国际肺癌研究协会、美国胸科学会和欧洲呼吸学会修订了肺腺癌的国际多学科分类[6]。四种细胞类型占了所有原发性肺肿瘤 95% 以上：①腺癌；②鳞状细胞癌；③大细胞癌；④小细胞癌。这些细胞可以混合发生在同一原发肿瘤，有些肿瘤分化太差，以至于需要进一步分类。生长迅速、早期发生转移扩散和对化疗及放疗反应好将肿瘤细胞分类为"小细胞"和"非小细胞"癌。表 15-2 列出了这四种组织学类型的特征。

表 15-2　四种肺癌组织学类型的临床与影像学特点

非小细胞癌
腺癌
最常见类型
与吸烟弱相关
通常位于肺外周区
出现空气支气管征的最常见类型
原位腺癌是一种亚型（曾称细支气管肺泡癌）
鳞状细胞癌
第二常见类型
与吸烟高度相关
通常位于肺中央区
最常发生空洞的类型
大细胞癌
最少见类型
通常大小＞ 3cm
通常位于肺外周区
小细胞癌
与吸烟高度相关
通常位于肺中央区
常表现为团块状纵隔淋巴结肿大
所有类型中预后最差

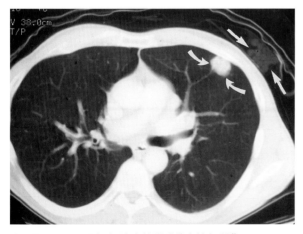

▲ 图 15-1　吸烟与肺癌的发生"直接相关"
注意患者口袋内的香烟包（直箭），邻近左上叶的周围型腺癌（弯箭）

腺癌

腺癌占所有肺癌的 50%[7]，是女性和非吸烟患者中最常见的细胞类型。吸烟和腺癌的发展有微弱的相关性。显微镜下，腺癌的特征是腺体和乳头结构的形成。腺癌可以发生于早期存在的肺瘢痕，或者可吞噬早期瘢痕，于是被命名为瘢痕癌。像大多数肺癌一样，腺癌最常发生在肺上叶，典型好发位置为肺外周和胸膜下，与邻近胸膜凹陷有关，但也可发生中央区（图-15-2 至图 15-4）。在胸部 X 线片上，腺癌表现为孤立性肺结节或肿块，边界清晰、可分叶、形状不规则、边缘可见毛刺。外周的腺癌可直接侵

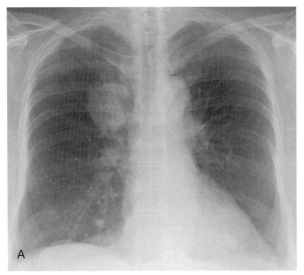

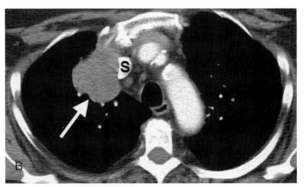

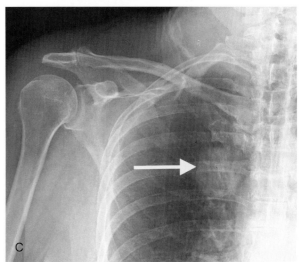

▲ 图 15-2 腺癌

A．75 岁，女性，后前位（posteroanterior，PA）胸片显示右上叶紧邻纵隔的肿块；B．CT 显示肿块（箭）压迫上腔静脉（S）；C．肿块（箭）在 3 个月前的肩关节 X 线片上被发现；在颈椎和肩关节 X 光片上可以检测到偶发的肺癌，行这些检查时应该包括对可见肺野的观察

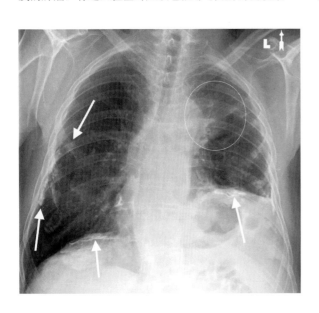

◀ 图 15-3 腺癌

73 岁，女性，声音嘶哑、呼吸急促，胸片显示钙化性胸膜斑（箭）和左肺上叶边界不清的肿块（圆圈）；胸膜斑与既往接触石棉有关；声嘶和左侧膈肌膨隆（麻痹）分别与在主动脉肺动脉窗肿瘤累及左侧喉返神经和左膈神经相关

犯胸膜并围绕肺组织向周围生长，类似弥漫性恶性间皮瘤、非原发性肺癌转移或恶性胸腺瘤。在计算机体层摄影（computed tomography，CT）上，腺癌常有空气支气管征（图15-5）。

肺腺癌可分为：①原位腺癌；②微浸润型腺癌；③浸润型癌；④浸润变异型腺癌。癌前病变包括不典型腺瘤样增生（atypical adenomatous hyp erplasia，AAH），原位腺癌（adenocarcinoma in situ，AIS，曾称细支气管肺泡癌，bronchioloalv eolar carcinoma，BAC），非黏液腺癌、黏液腺癌或黏液 – 非黏液混合腺癌。AIS 大小 ≤ 3cm，纯贴壁生长。若病灶完全切除，则其疾病特异生存率为100%。大多数 AIS 为非黏液腺癌。贴壁生长是指立方细胞或柱状细胞在远端含气腔隙内线样排列。肿瘤细胞可以从

原发肿瘤处分离并附着于肺内任意的肺泡间隔，导致肿瘤的多灶播散（图15-6 和图15-7）。这些细胞可以产生大量黏液，导致了大量支气管内黏液、大量黏液痰。微浸润型腺癌（Minimally invasive adenocarcinoma，MIA）是大小 ≤ 3cm 贴壁生长为主的肿瘤，浸润深度 ≤ 5mm。通常为非黏液型，但也可是黏液型或黏液 – 非黏液混合型。如果病灶完全切除，其疾病特异性生存率接近100%。浸润型癌可以是贴壁生长为主型（曾称非黏液型细支气管肺泡癌，浸润深度 > 5mm）、腺泡为主型、乳头为主型或产生黏液的实性为主型。浸润变异型腺癌包括浸润性黏液腺癌（曾称黏液型细支气管肺泡癌）、胶体型、胎儿型（低级别或高级别）和肠型。

正如人们能够想象的以上描述的不同组织

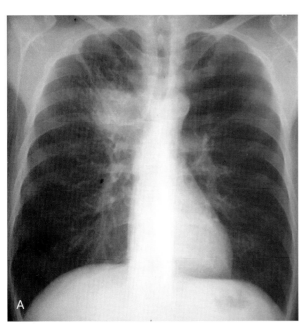

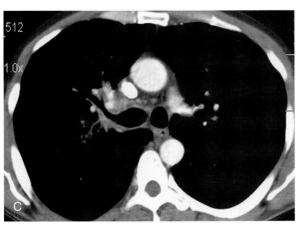

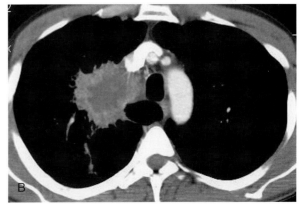

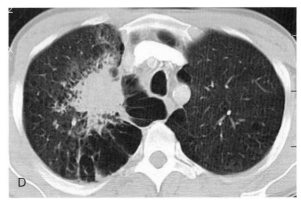

▲ 图 15-4　腺癌

A．48 岁，男性，PA 胸片显示右肺上叶紧邻纵隔的不规则形肿块；B．CT 示肿块侵入纵隔内，肿块中心继发坏死，密度减低；C．图 B 以下水平的 CT 图像示肿瘤沿着右肺上叶支气管后壁；D．CT 肺窗示肿块边缘见毛刺及间隔旁和小叶中央型肺气肿背景

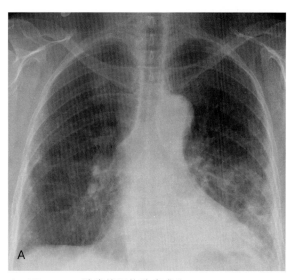
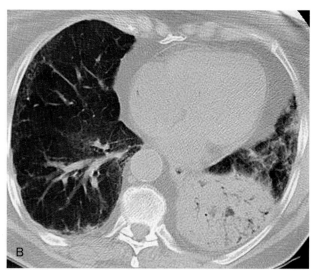

▲ 图 15-5　腺癌伴原位腺癌成分

A. 73 岁，女性，慢性咳嗽，出现肺炎症状 3 个月，PA 胸片显示左下肺气腔病变；B. CT 显示左下肺叶不透明区域内大量的空气支气管征，在诊断为肺癌之前，推测患者为大叶性肺炎并给予了抗生素治疗，当胸片示慢性气腔病变时应该考虑到腺癌，尤其是 AIS

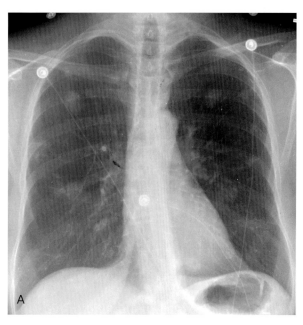

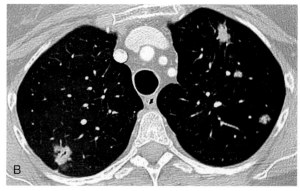

▲ 图 15-6　多灶性原位腺癌

A. PA 胸片显示双侧结节；B. CT 显示双肺较小混合密度结节，右肺上叶结节内可见空气支气管征

学类型疾病谱一样，腺癌的影像学类型也是千变万化的[6]。浸润性癌通常是边界清楚的孤立性结节或肿块[8]（图 15-8），但也可能表现为部分实性，有时为磨玻璃结节（ground-glass nodule，GGN）。也可以表现为分叶状的磨玻璃密度影（ground-glass opacity，GGO）。ⅠA 期腺癌的气泡样或囊状透亮影与肿瘤分化良好和生长缓慢相关（图 15-9）。真正的空洞形成是很

少见的，尽管所谓的"假空洞"是一个众所周知的特征。对于表现为部分实性结节的ⅠA 期腺癌，广泛的磨玻璃密度成分与非浸润生长相关，并且提示预后良好。MIA 的常见表现为中央实性成分、外周 GGO 的结节影，即所谓的"煎鸡蛋"征（图 15-10）。组织学上，磨玻璃成分主要对应贴壁型、实性成分对应浸润型。很常见的瘤内空气支气管征，通常表示肿瘤分化好。

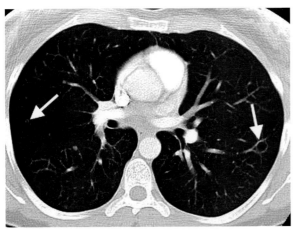

◀ 图 15-7　多灶性原位腺癌
CT 显示双肺小结节，其中一些出现气囊（箭）；多灶性 AIS 的气囊表现（曾称细支气管肺泡癌）被称为"麦片"征

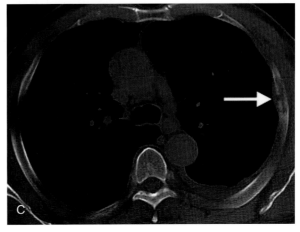

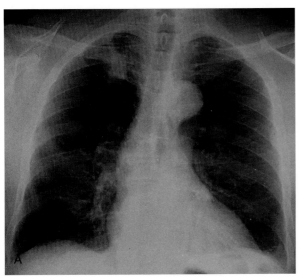

▲ 图 15-8　浸润性腺癌
A．72 岁，男性，既往吸烟 53 包 / 年，PA 胸片显示右肺上叶肿块；B．CT 显示肿块伴毛刺和小叶中央型肺气肿的背景；C．CT 骨窗显示左侧第 5 肋（箭）骨质破坏，骨转移时期肿瘤分期为Ⅳ期

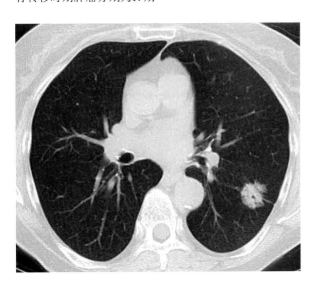

◀ 图 15-9　原位腺癌
CT 显示为 2.6cm 混合密度结节伴中央透亮区；结节内空气支气管征 / 空气细支气管征是 AIS 的特征

329

浸润性黏液腺癌，以前称为黏液性 BAC，典型的表现为肺叶一系列结节被多种表现类型替换，包括 GGO、GGO 与实性成分混合病灶或实变影，但是肺泡内黏液会使 CT 表现为实性或近似性。增长的鳞屑的模式可以像胸片空域的疾病，类似于肺炎的外观（图 15-11）。黏液成分可能会表现为均匀的实变影伴低于肌肉密度的软组织影。静脉注射碘造影剂后，血管可清晰地显示为穿行于这些地区（CT 血管造影征）。AIS 是惰性的、多灶的，在数月或数年内缓慢生长，当连续的胸片或 CT 扫描表现为慢性肺泡病变时应考虑本病（图 15-12 和图 15-13）。

鳞状细胞癌

鳞状细胞癌是第二常见类型的肺癌，与吸烟密切相关，是最常形成空洞的类型（图 15-14），可伴高钙血症。镜下鳞状细胞癌的特征是细胞间桥的存在、个别细胞角化和角化珠形成。鳞状细胞癌最常见于中央区（在主支气管、叶支气管或段支气管），但约 25% 发生于外周（图 15-15）。发生于中央的鳞状细胞癌典型 X 线片表现为中央区肿瘤导致完全或部分支气管闭塞而致的阻塞性肺炎及肺不张（图 15-16）。中央肿瘤肿块、邻近阻塞性肺不张导致的叶间裂移位形成了经典的 X 线征象"横 S 征"，有时称为"反 S 征"（图 2-12）。

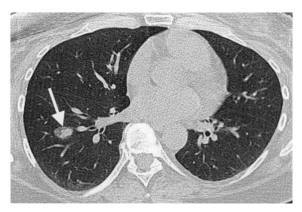

▲ 图 15-10　微浸润腺癌

52 岁，女性，既往吸烟 11 包 / 年，CT 示右肺下叶一偶然结节（箭）；结节中央高密度、外周呈磨玻璃密度成分，呈 MIA 的特征性"煎鸡蛋"外观；患者行右下肺叶切除为Ⅰ A 期（$T_1N_0M_0$）癌

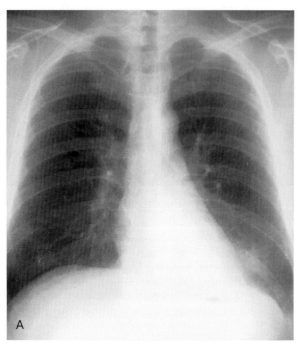

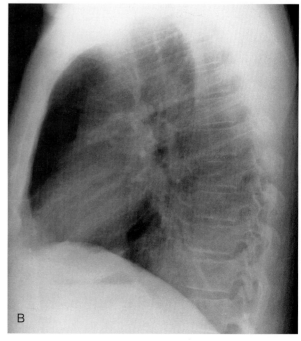

▲ 图 15-11　浸润性黏液腺癌（曾称黏液性细支气管肺泡癌）

A. PA 胸片示左下叶局限性气腔病变，模糊了左侧膈肌内侧；B. 侧位像示下段胸椎密度增高（即所谓"椎体征"），与左肺下叶肺炎表现类似

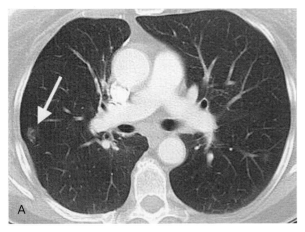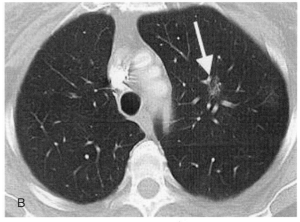

▲ 图 15-12　双肺原位腺癌

A．71 岁，女性，既往吸烟 30 包 / 年，4 年前右肺上叶切除 AIS，CT 示右肺上叶 GGN（箭）；B．在图 A 以上水平 CT 示左肺上叶毛玻璃样结节影（箭），两个结节都被证实为原位腺癌，毛玻璃样结节影高度怀疑原位腺癌，尤其是既往有这种类型疾病的患者

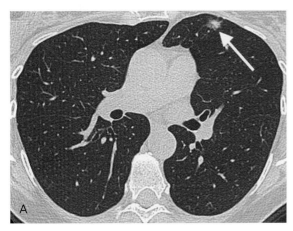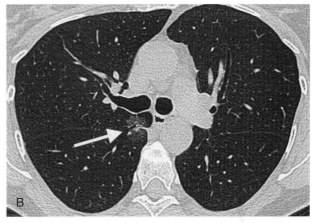

▲ 图 15-13　复发性原位腺癌

A．CT 扫描显示左肺上叶混合密度结节（箭），患者曾因 AIS 行舌段肺叶切除；B．2 年后 CT 图像示右肺内侧段 GGN 伴支气管充气征（箭），右肺上叶和右肺下叶上段楔形切除证实为 AIS 复发

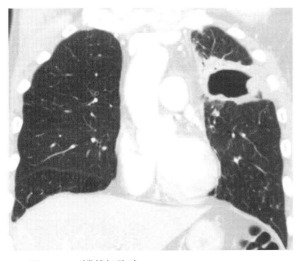

▲ 图 5-14　鳞状细胞癌

冠状位 CT 示左肺上叶空洞型肿块

外周区的鳞状细胞癌是引起 Pancoast 综合征最常见的肺癌类型。1924 年，Henry Pancoast 首次描述了这一肺尖肿瘤临床综合征的诊断[9]。该综合征的特征是下臂丛神经受累引起的同侧上肢的肌肉疼痛或萎缩和交感神经链及星状神经节受累引起的霍纳综合征。肺上沟瘤可表现为肺尖肿块或不对称的肺间胸膜增厚，可能导致骨质破坏（图 15-17 和图 15-18）和软组织侵犯。在判断肿瘤是否累及胸壁、臂丛神经、锁骨下动脉、椎体和椎管时，磁共振成像（magnetic resonance imaging，MRI）优于 CT。

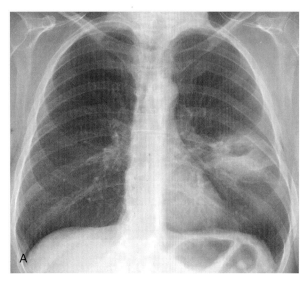

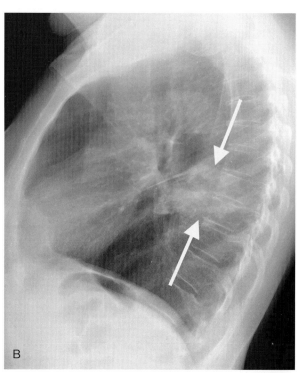

▲ 图 15-15　鳞状细胞癌

A. 62 岁，女性，左侧胸痛，PA 胸片示左肺中野边界不清肿块影伴中央透亮区；B. 侧位像证实肿块位于左肺下叶上段（箭）

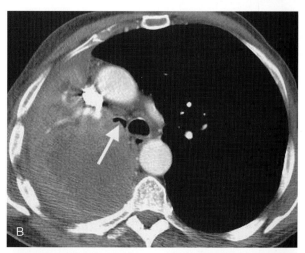

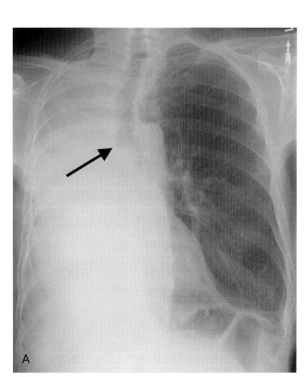

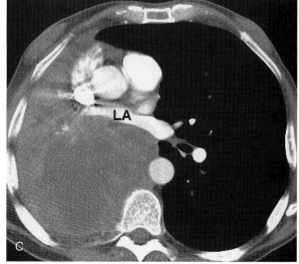

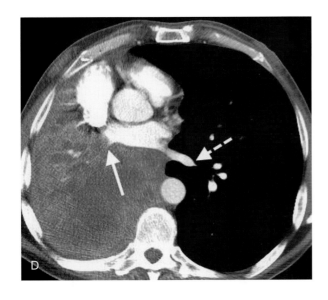

◀ 图 15-16　鳞状细胞癌

A. 63 岁，男性，咯血、咳嗽且劳力性呼吸困难，胸片示右肺上叶塌陷，右主支气管截断（箭），右肺不透明且纵隔右偏；B. CT 示肿块完全侵蚀了右侧主支气管腔（箭），较大、低密度肿块向外延伸侵入右肺；C. 图 B 以上水平 CT 示左心房（LA）前部被肿块压迫；D. 图 C 水平以下 CT 示肿块侵蚀了右上肺静脉（实箭），注意正常的左下肺静脉（虚箭），中央区肿块伴继发于全部或部分支气管梗阻所致的阻塞性肺炎和肺不张是典型的鳞状细胞癌表现

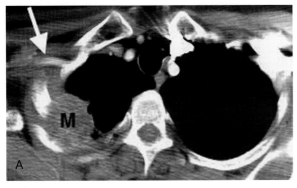

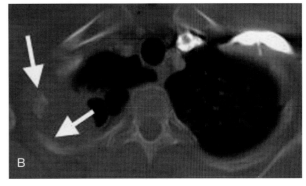

▲ 图 15-17　肺上沟瘤

A. 54 岁，男性，既往吸烟 60 包 / 年，既往石棉暴露史，右肩胛区至右前臂内侧放射性疼痛，CT 示右肺尖肿块（M）累及后胸壁和肋骨；肿块邻近右侧腋动脉（箭），可疑臂丛神经受肿瘤累及；B. CT 骨窗证实肋骨被肿瘤侵犯（箭）；患者接受诱导性化疗和放疗，之后行右上肺叶切除术；术中发现肿瘤侵犯了第 2~5 肋

大细胞癌

　　大细胞癌是肺癌中最少见的类型。肿瘤生长迅速、转移早，且与吸烟密切相关。组织学诊断是一种排除方法，只有在肺癌缺乏鳞癌、腺状的或小细胞分化特征时才能给出诊断。大细胞癌命名恰当：通常是直径＞ 3cm 的体积较大的肿瘤。大细胞癌常位于肺外周区，但中央区病灶也并不少见（图 15-19）。这些肿瘤的典型影像学表现是较大的周围型肺肿块[10]。

小细胞癌

　　小细胞癌是一种生长迅速的肿瘤，其特征是早期发生广泛转移，与吸烟密切相关。组织

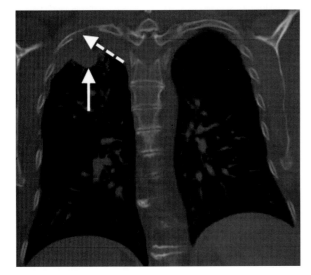

▲ 图 15-18　肺上沟瘤

冠状位 CT 示右肺尖肿块影（实箭）并侵犯了邻近肋骨（虚箭）

学上，小细胞癌的特点是细胞体积小、均一、呈卵圆形，胞质少。在支气管活检标本常可见广泛的破碎细胞器，反映了肿瘤基质少，结缔组织增生反应不足。小细胞癌被分类为肺的"神经内分泌肿瘤"，是分泌异位激素引起临床激素综合征最常见的细胞类型。这些肿瘤大部分位于中央区的叶支气管或主支气管。它们可发生广泛的坏死和出血，侵犯邻近的结构和淋巴结，并沿淋巴道传播。

小细胞癌在胸片上通常表现为肺门或肺门周围肿块伴纵隔增宽。这可以由原发肿瘤或肺门/纵隔淋巴结转移引起，也可以由两者联合导致。原发肿瘤可以不明显而以淋巴结肿大为主要异常表现。小细胞癌很少表现为孤立性肺结节或肿块（图 15-20）。CT 表现为广泛的纵隔淋巴结受累伴纵隔软组织浸润，与淋巴瘤所见相似（图 15-21 至图 15-23）。小细胞癌是最常见的引起上腔静脉梗阻的原发性肺癌，梗阻可继发于肿瘤对血管的压迫、腔内血栓形成或直接侵犯[11]。对特定的只表现为孤立性肺结节且不伴

发转移的小细胞癌患者可以考虑外科切除。大多数患者在就诊时就已经发生转移性病变并接受化学治疗或放疗（图 15-24）。小细胞癌对这种治疗反应迅速，在相对较短时间内即可消失，但是大多数患者仍旧死于小细胞癌的迅速复发[12]。

肺癌分期

小细胞和非小细胞肺癌（non-small-cell lung cancer，NSCLC）的分期是不同的。小细胞癌除了罕见的较小的局限性肿瘤，通常被认为是不可手术切除的。依据小细胞肺癌是否局限于一个放射野内，被分期为局限性（图 15-25）或广泛性（图 15-26）病变。局限性病变的患者可接受放疗和化疗，而广泛性病变的患者只能接受化疗。

非小细胞肺癌分期的主要目的是确定可切除性。第七版肺癌国际分期系统肿瘤-淋巴结-转移（tumor-node-metastases，TNM）分期由国际肺癌研究协会（International Association for the Study

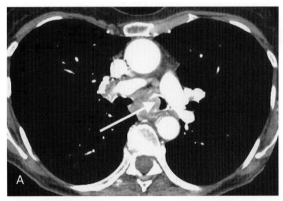
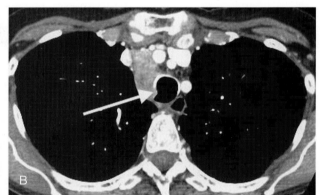
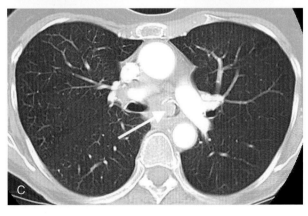

▲ 图 15-19 大细胞癌

A. 80 岁，女性，呼吸困难、喘鸣、咳嗽、疲劳、体重减轻 12 磅，既往吸烟史，CT 示肿块影部分堵塞左主支气管（箭）；B. 图 A 以上水平 CT 示邻近气管受压（箭）；C. CT 肺窗示与继发于中心性阻塞性肿瘤（箭）球阀效应的空气潴留相关的左侧透亮影

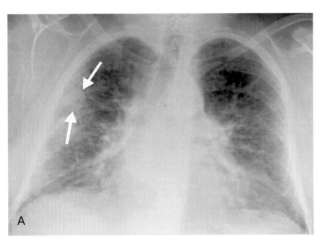
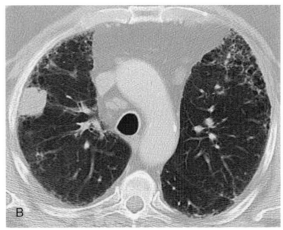

▲ 图 15-20 小细胞癌

A. 肺纤维化患者肺移植术前所摄 PA 胸片示右肺结节影（箭）；B. CT 示右肺上叶胸膜下结节，注意双肺胸膜下网格样间质性肺疾病，楔形切除证实为ⅠB期肺癌，众所周知这是小细胞肺癌不常见的表现，小细胞肺癌通常表现为弥漫性淋巴结肿大和广泛转移

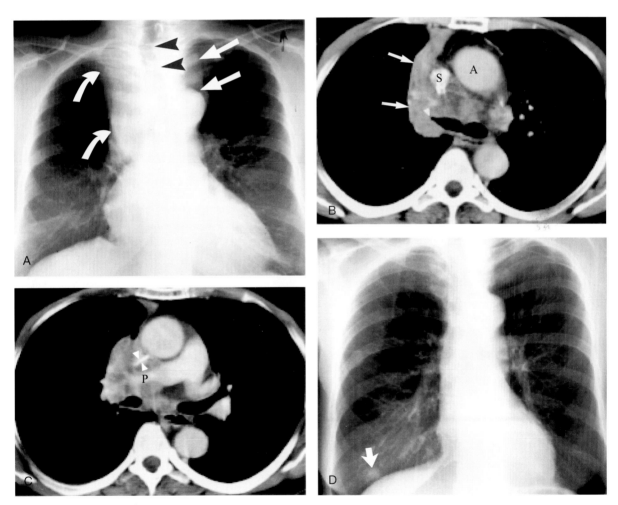

▲ 图 15-21 小细胞癌

A. 56 岁，女性，患者体重减轻、身体不适，PA 胸片示左侧纵隔轮廓增宽（直箭），右侧肺门凸出且右肺上叶塌陷，右肺小裂隙抬高（弯箭），气管右偏（箭头）；B. CT 显示右上叶支气管（箭头）突然变细，右上叶塌陷（箭），肿瘤浸润升主动脉（A）后方纵隔和上腔静脉（S）；C. 图 B 以下水平 CT 示上腔静脉（箭头）和右肺动脉（P）被肿瘤包绕呈裂隙样压缩变窄；D. 化疗和放疗 4 个月后，PA 胸片示肿瘤明显消退，右肺底（箭）偶见乳头影投射

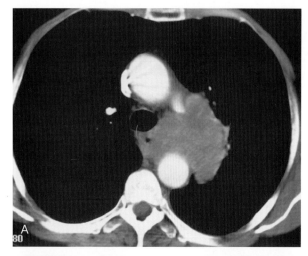
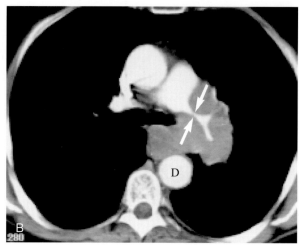
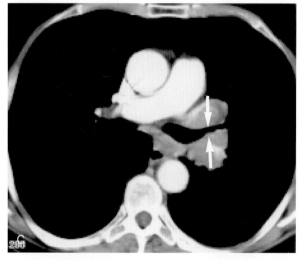

▲ 图 15-22　小细胞癌

A. 57 岁，女性，声嘶，CT 示肿瘤浸润主肺动脉窗并侵犯左侧喉返神经；B. 图 A 水平以上 CT 示左肺动脉（箭）被肿瘤包裹，肿瘤延伸至气管隆突，侵蚀了与降主动脉（D）之间的脂肪层；C. 图 B 水平以下 CT 示左肺上叶支气管被肿瘤（箭）包裹

of Lung Cancer，IASLC）更新，并得到了美国癌症联合委员会（American Joint Committee on Cancer，AJCC）和国际抗癌联盟（International Union Against Cancer，UICC）的支持，取代了 2010 年 1 月 1 日生效的第 6 版[13, 14]。第 7 版主要的改变在于对恶性胸腔积液及分离的肿瘤结节（既往称作卫星结节）进行再分类。其他的改变包括新的肿瘤大小界值和对 T_1（分为 T_{1a} 和 T_{1b}）期（图 15-21）、T_2（分为 T_{2a} 和 T_{2b}）期及 M_1（分为 M_{1a} 和 M_{1b}）

期的亚分期的描述（表 15-3）。N 分期的描述没有变化。分期分组涉及一个概念，即根据 TNM 描述将患者亚分期联合进行分期分组，因为组内每位患者都具有普遍相似的治疗选择和生存预期（表 15-4）。20% ～ 30% 的非小细胞癌患者都被诊断为Ⅰ期～ⅢA 期，因此，可能经手术治疗好转。最新的 IASLC 分期项目证实ⅠA 期患者的 5 年生存率是 73%，ⅠB 期是 58%，ⅡA 期是 46%，ⅡB 期是 36%，ⅢA 期是 24%，ⅢB 期是 9%[15]。

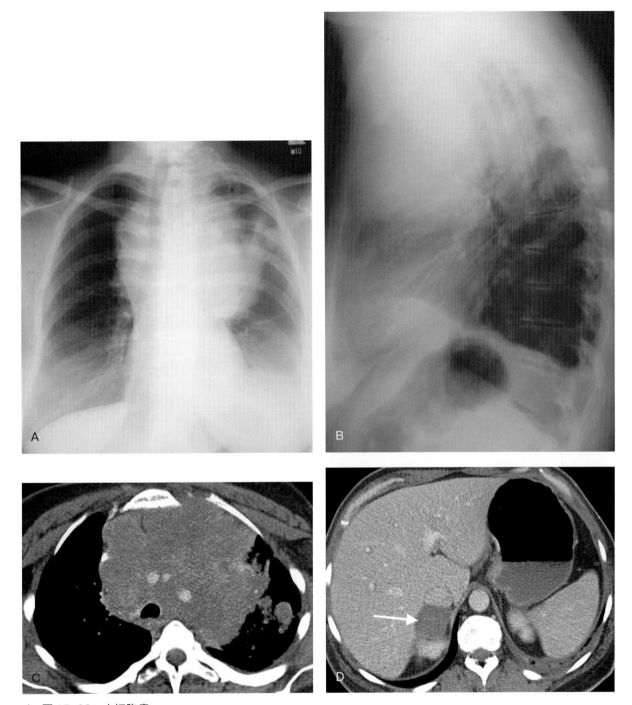

▲ 图 15-23 小细胞癌

A. 后前位胸片示大的"纵隔"肿块，与气管右移相关；B. 侧位像示肿块填充了前纵隔且气管后移；C. CT 示纵隔内肿瘤浸润，包裹了强化的血管并使其变窄；左肺可见边界不清的结节影；D. 图 C 以下水平的 CT 示右侧肾上腺转移（箭）

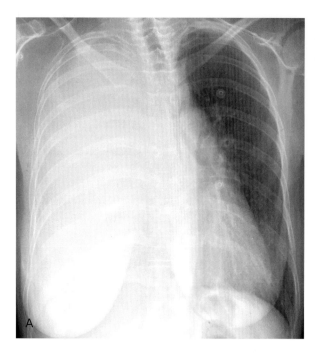

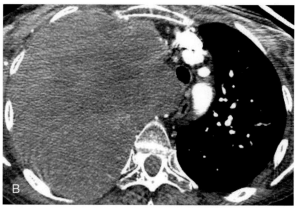

▲ 图 15-24　小细胞癌

A．PA 胸片示右侧胸部不透光且纵隔左移；B．CT 示肿瘤充满右侧胸腔，侵犯了纵隔

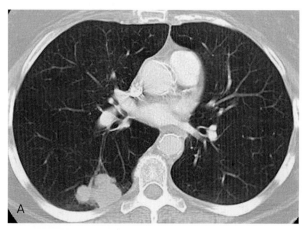

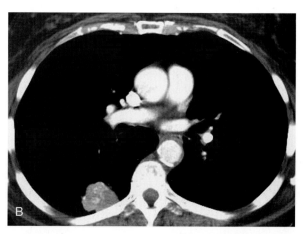

▲ 图 15-25　小细胞癌，局限性

A．64 岁，女性，CT 示右肺下叶分叶状肿块；B．CT 纵隔窗示肿块内钙化或强化，右气管旁区纵隔肿大淋巴结（未显示），CT 和 PET 未见胸部以外肿瘤，患者接受了化疗和放疗

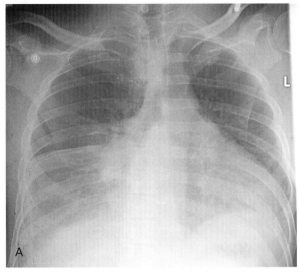

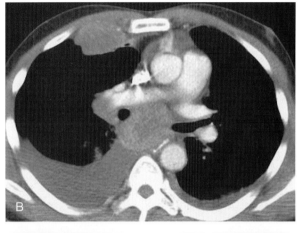

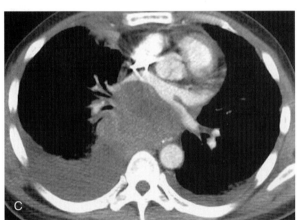

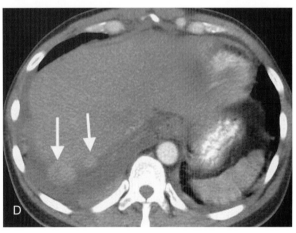

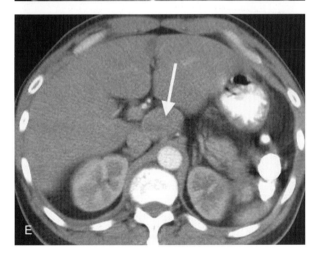

▲ 图 15-26 小细胞癌，广泛性

A. 47 岁，男性，腹痛、呕吐，PA 胸片示心脏轮廓增大、右侧胸腔积液和右侧气管旁区、右肺门和双侧肺底不透光影；B. CT 示双侧胸腔积液、气管隆突下团块状肿大淋巴结和较大的右前胸膜肿块；C. 图 B 以下水平 CT 示由于团块状肿瘤推挤，左心房前移；D. 图 C 水平以下 CT 示多发胸膜肿瘤出现（箭）；E. 上腹部 CT 示腹腔内团块状肿大淋巴结（箭）；患者接受了化疗

表 15-3　肺癌分期的 TNM 描述

原发肿瘤（T）

T_X：原发肿瘤无法评估

T_0：未见原发肿瘤

T_{is}：原位癌

T_1：肿瘤最大直径≤3cm，未侵犯脏胸膜，无支气管镜证据证明肿瘤侵犯已超出叶支气管[a]（例，未侵犯主支气管）

T_{1a}：肿瘤最大直径≤2cm

T_{1b}：肿瘤最大直径 >2 cm 但≤ 3 cm

T_2：肿瘤大小或范围符合以下任意一项

　　最大直径＞ 3cm 但≤ 7cm

　　肿瘤已侵犯到主支气管，但距离隆突≥ 2cm

　　累及脏胸膜

　　发生肺不张或阻塞性肺炎可延伸至肺门，但未累及全肺

T_{2a}：肿瘤最大直径＞ 3cm 但≤ 5cm

T_{2b}：肿瘤最大直径＞ 5cm 但≤ 7cm

T_3：肿瘤大小或范围符合以下任意一项

　　最大直径＞ 7cm

　　侵犯胸壁（包括肺上沟瘤）、膈肌、膈神经、纵隔胸膜、心包；或侵犯距隆突≤ 2cm 的主支气管，但未累及隆突

　　发生全肺不张或阻塞性肺炎

　　原发肿瘤同一肺叶出现孤立性肿瘤结节

T_4：肿瘤为任意大小，侵及纵隔、心脏、大血管、气管、喉返神经、食管、椎体、隆突；或原发肿瘤同侧不同肺叶内出现孤立性肿瘤结节

区域淋巴结（N）

N_X：区域淋巴结无法评估

N_0：无区域淋巴结转移

N_1：累及同侧肺内、支气管周围或肺门淋巴结

N_2：累及同侧纵隔或隆突下淋巴结

N_3：累及对侧纵隔、对侧肺门、同侧或对侧斜角肌或锁骨上淋巴结

远处转移（M）

M_X：无法评价有无远处转移

M_0：无远处转移

M_{1a}：恶性胸腔积液[b]、心包积液、胸膜结节或对侧肺内转移结节

M_{1b}：远处转移

TNM，肿瘤 - 淋巴结 - 转移；a：罕见的任何大小的浅表肿瘤，其侵袭性成分局限于支气管壁，可延伸至主支气管，也可归类为 T_1；b：如果细胞学为阴性、非血性、漏出性且临床非癌性所致，则恶性胸腔积液和心包积液则可排除；引自 Detterbeck FC，Boffa DJ，Tanoue LT. The new lung cancer staging system. Chest. 2009;136：260-271.

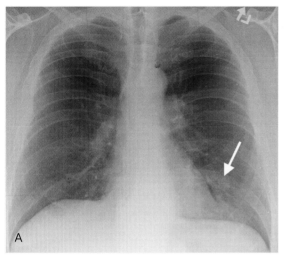
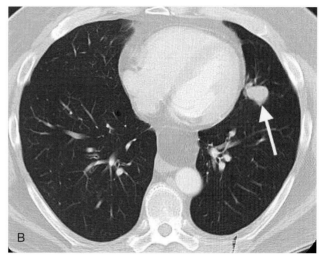

▲ 图 15-27　ⅠA 期肺癌

A．PA 胸片示邻近左心缘结节影（箭）；B．CT 示舌段 2.5cm 大小结节（箭），通过大小确定为 T_{1b} 期肿瘤，无其他结节或转移，确定其为ⅠA 期肿瘤

表 15-4　分期分组和相对应 TNM 亚分期

分期	TNM 亚分期	分期	TNM 亚分期
0	$T_{is}N_0M_0$	ⅢB	$T_4N_2M_0$
ⅠA	$T_{1a-1b}N_0M_0$		$T_{1a-4}N_3M_0$
ⅠB	$T_2aN_0M_0$		
ⅡA	$T_{1a-2a}N_1M_0$		
	$T_{2b}N_0M_0$		
ⅡB	$T_{2b}N_1M_0$		
	$T_3N_0M_0$		
ⅢA	$T_3N_1M_0$		
	$T_{1a-3}N_2M_0$		
	$T_4N_{0-1}M_0$	Ⅳ	任何 T 任何 NM_{1a-1b}

TNM，肿瘤 - 淋巴结 - 转移；分期与隐匿性癌无关，即 $T_XN_0M_0$（引自 Detterbeck FC, Boffa DJ, Tanoue LT. The new lung cancer staging system. Chest. 2009;136：260-271.）

　　肿瘤分期是 TNM 分期系统中最复杂的部分。除了分期为 T_4 期的肿瘤，都是潜在可切除的。T_4 肿瘤侵犯了纵隔、心脏、大血管、气管、食管、喉返神经、椎体或隆突；或与位于同侧肺不同肺叶的结节相关（图 15-28 和图 15-29）。

　　肺门淋巴结受累分为 N_1 期。N_2 期为同侧纵隔或隆突下淋巴结受累，N_3 期对侧纵隔或肺门淋巴结节受累。N_3 期还包括任何的同侧或对侧斜角肌或锁骨上淋巴结受累（图 15-30）。

　　远处转移分类很简单。M_0 期表示无远处转移，M_{1a} 期是出现恶性胸腔积液、心包积液、胸膜结节或对侧肺转移结节，M_{1b} 是远处转移（图 -15-31 和图 15-32）。大多数肺癌相关的恶性胸腔积液是恶性的，但是不一定都能得到细胞学的恶性证明。在这些病例中，胸腔积液不应作为分期因素。

　　分期系统复杂、难以记忆，除非长期进行肺癌评估和分期。$T_1N_0M_0$ 期肿瘤患者（ⅠA 期）的预后明显好于其他亚群患者[16, 17]（图 15-33）。这些患者肿瘤直径≤ 3cm，周围环绕肺组织或脏胸膜，支气管镜检查没有侵犯叶支气管及远的结构的证据，无淋巴结受累或转移。换言之，这些患者发生了孤立肺结节且无肿瘤扩散。ⅠB 期肿瘤也无淋巴结或远处转移，但原发肿瘤直径＞ 3cm、累及主支气管、侵犯脏胸膜或伴有肺不张或阻塞性肺炎。61% 临床ⅠA 期肿瘤患者和 38% 临床ⅠB 期肿瘤患者预计治疗后生存期超过 5 年。ⅠA 期和ⅠB 期亚群的患者没有淋巴结或其他区域转移的证据，因此预后较好。

　　ⅡA、ⅡB（图 15-34）和ⅢA 期肿瘤可切除，但治疗后的预后较差，尤其是ⅢA 期肿瘤。一些外科医生因此选择不切除ⅢA 期肿瘤。ⅢB 期分期包括 T_4 期肿瘤或 N_3 期淋巴结，这样的肿瘤不

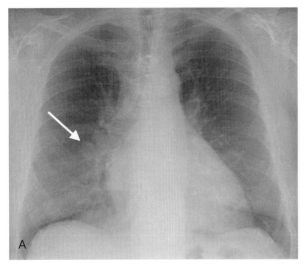

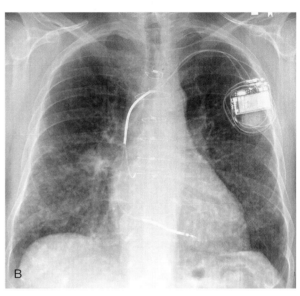

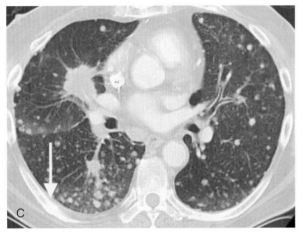

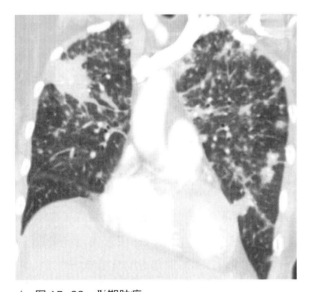

▲ 图 15-28　腺癌
A．65 岁，男性，既往吸烟史 100 包 / 年，PA 胸片示右肺中野结节(箭)；B．1 年后 PA 胸片示肺实质内广泛转移；C．CT 示双肺无数的局限性肺转移，注意右侧病理性肋骨骨折（箭）；其他影像示肾上腺转移、多发溶骨性病灶和广泛性纵隔淋巴结肿大

▲ 图 15-29　Ⅳ期肿瘤
冠状位 CT 示右肺上叶外周原发性肺癌和双肺多发性转移结节，对侧肺内结节被认为是远处转移，病变被分类为Ⅳ期肿瘤

可切除。然而，ⅢB 肿瘤局限于肺是考虑放疗的一个重要因素。Ⅳ期肿瘤由 M_1 期定义，因此不能手术，且病变不局限于肺内。如果选择治疗，需要全身治疗。

　　CT 常规用于肺癌术前分期。体积较大的 N_3 期淋巴结很明显不是外科手术的适应证，没有淋巴结受累证据的患者则考虑进行外科手术（非 T_4 或 M_1 期病变）。然而，CT 在发现淋巴结受累方面并不是最完美的。通常短径＞ 1cm 的淋巴结被认为转移阳性或可疑阳性，但许多患者都被证明是假阳性。另外，在 CT 上短径＜ 1cm 或未见明显增大的淋巴结在组织学上可能为阳性。经皮、支气管或通过纵隔镜（需要全身麻醉）可以对淋巴结取标本。Chamberlain 手术包括前开胸术，通常要去除第 2 前肋以获得前纵隔、主肺动脉窗和肺门的淋巴结标本。CT 的其他限

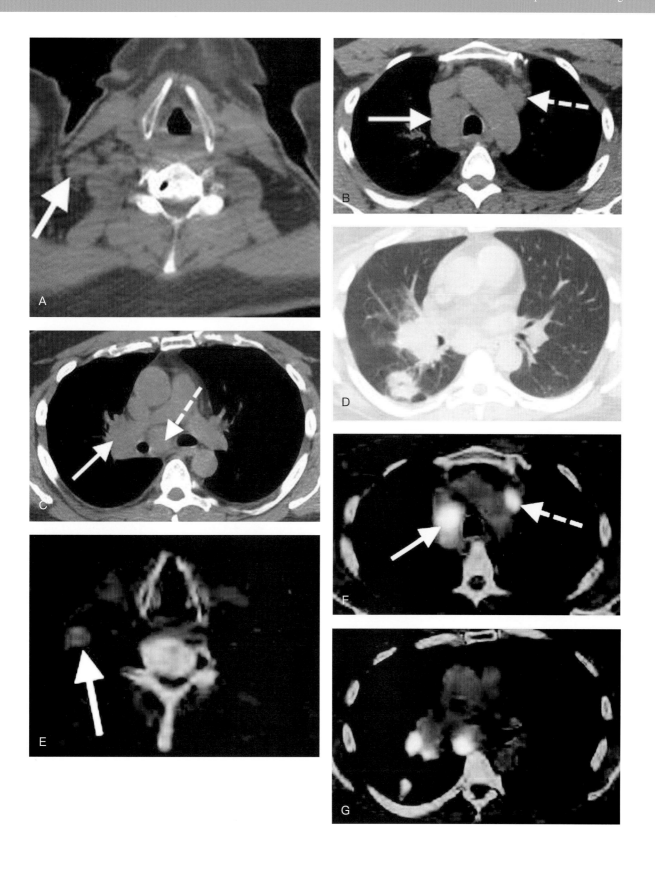

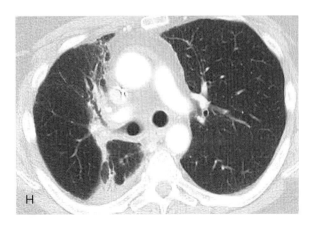

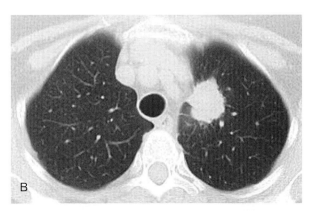

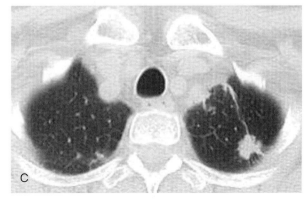

◀ 图 15-30　ⅢB 期鳞状细胞癌

A. CT 示右侧锁骨上淋巴结肿大（箭），分期为 N3；B. 图 A 以下水平 CT 示右侧气管旁（实箭）和左侧主动脉旁（虚箭）肿大淋巴结；C. 图 B 以下水平 CT 示右肺门（实箭）和隆突下（虚箭）淋巴结肿大；D. CT 肺窗示右肺下叶空洞型结节和右肺门淋巴结肿大；E. PET 示右侧锁骨上结节高摄取（箭）；F. 图 E 以下水平 PET 示右侧气管旁（实箭）和主动脉旁（虚箭）结节高摄取；G. 图 E 以下水平 PET 示右肺下叶结节、右肺门结节和隆突下结节高摄取；H. 放射治疗后 CT 肺窗示右肺沿着照射野出现肺纤维化

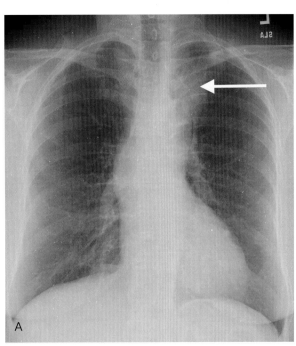

▲ 图 15-31　Ⅳ期腺癌

A. 70 岁，女性，吸烟史 50 包 / 年，PA 胸片示左侧主动脉上方肿块影（箭）；B. CT 示左肺上叶肿块影伴毛刺；C. 图 B 以上水平 CT 示左肺上叶众多结节中的一个，与原发肿瘤同一肺叶的孤立结节使肿瘤归类为 T3 期，患者也发生了脑转移（M1b），使得肿瘤分期为Ⅳ期

制因素还包括不能确定纵隔或胸壁是否受累。MRI 在评价这些情况和臂丛神经是否受累时可以起到一定作用。

全身 ^{18}F-FDG（[18]-fluoro-2-deoxy-D-glucose，[18]F-FDG）正电子发射计算机体层扫描术（positron emission tomography，PET）自 1998 年被批准为 NSCLC 分期的一个组成部分 [18]。集成的 PET/CT

扫描仪考虑到了对配准、空间匹配功能和形态学的数据的需要。在北美，PET/CT 由于其高度的敏感性，已经代替 PET 成为 NSCLC 分期的标准。PET 提高了对淋巴结转移和远处转移的检测，并且常常能改变对患者的管理 [19]（图 15-35）。PET 足够敏感，以至于纵隔 PET 的阴性结果的患者可以在没有纵隔镜分期检查的情况下直接进行原发

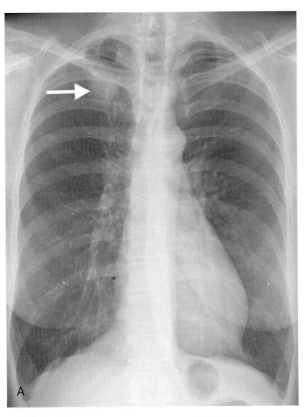

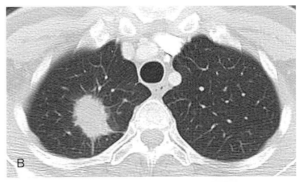

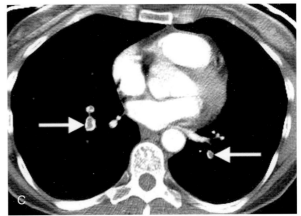

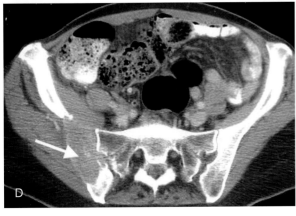

▲ 图 15-32　Ⅳ期肺癌

A. 53 岁，女性，气短，PA 胸片示右肺上叶肿块影（箭）；B. CT 示肿块有毛刺；C. 图 B 以下水平 CT 示双侧偶发急性肺栓塞（箭）；D. 盆腔 CT 示右侧髂骨转移（M~1b~，箭），使得肿瘤分期为Ⅳ期

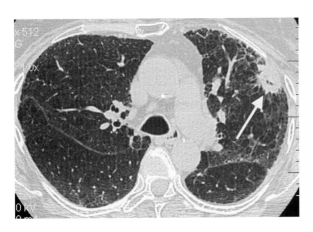

◀ 图 15-33　腺癌，ⅠA 期

66 岁，女性，肺纤维化，CT 示左肺上叶胸膜下 2.5cm 结节（T~1b~，箭）；手术切除后淋巴结为阴性，且肿瘤没有侵犯脏胸膜

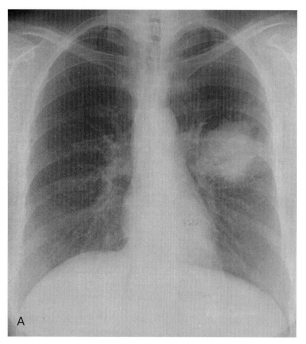

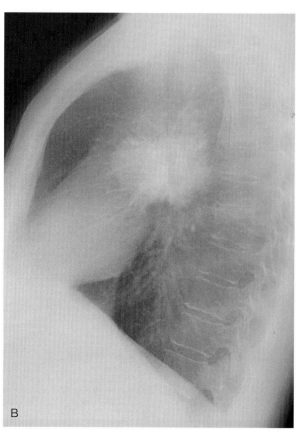

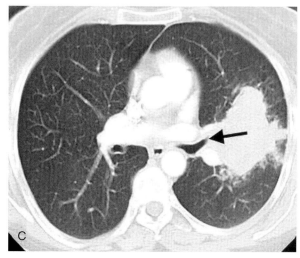

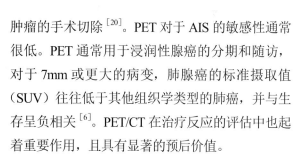

▲ 图 15-34　ⅡB 期鳞状细胞癌

46 岁，女性，出现肺炎症状，PA（A）和侧位（B）胸片示左肺上叶肿块影；C. CT 示自左肺上叶支气管（箭）生长的 7.8cm 肿块（T₃）；患者行左肺切除术；所有淋巴结都为阴性

肿瘤的手术切除[20]。PET 对于 AIS 的敏感性通常很低。PET 通常用于浸润性腺癌的分期和随访，对于 7mm 或更大的病变，肺腺癌的标准摄取值（SUV）往往低于其他组织学类型的肺癌，并与生存呈负相关[6]。PET/CT 在治疗反应的评估中也起着重要作用，且具有显著的预后价值。

肺癌筛查

国家肺癌筛查试验（NLST）是一个包括年龄在 55 － 74 岁的 5 0000 例患者的随机对照试验，在随机的时间患者至少有 30 包 / 年的吸烟史，如果患者曾经是吸烟者，应为近 15 年内才戒烟

的[21]。NLST 的报告显示随着胸部 CT 的筛查，肺癌死亡率降低了 20%。美国预防服务工作小组（USPSTF）建议每年采用低剂量 CT 对年龄在 55 － 80 岁有 30 包 / 年吸烟史、目前吸烟或在近 15 年内戒烟成人进行肺癌筛查。一旦一个人已戒烟 15 年或发生了本质上威胁生命的问题，或者有能力且有意愿接受根治性肺手术则应该停止筛查。（肺癌筛查：美国预防服务工作小组推荐声明。内科学年鉴。2013 年 12 月 31 日在 www.annals.org 在线发布第一个版本。最终版本可能会稍有不同。）其他推荐采用 LDCT 筛查肺癌的组织包括美国胸部放射学会、美国胸科医

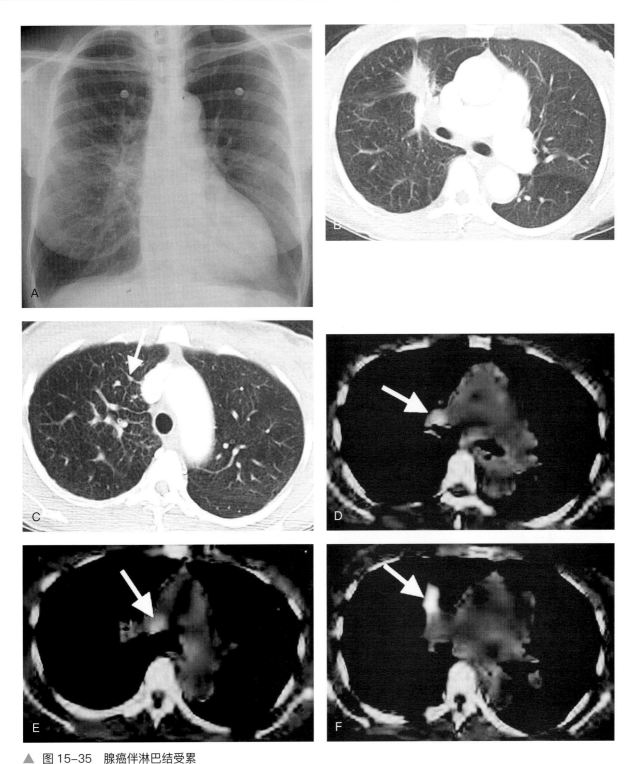

▲ 图 15-35　腺癌伴淋巴结受累

A．53 岁，女性，咳嗽 4 周、体重减轻 5 磅，既往吸烟史 50 包 / 年，PA 胸片示右肺纹理异常增重及右纵隔旁肿块；
B．CT 示右肺上叶肿块；C．图 B 以上水平 CT 示与癌性淋巴管炎相关的小叶间隔增厚（箭）；D 和 E．PET 示右肺门（图 D）和右气管旁（图 E）淋巴结（箭）高摄取；F．图 D 和图 E 以下水平 PET 示肿瘤内高摄取（箭）

师学会、美国临床肿瘤学会、美国胸科协会、美国胸外科协会、美国癌症协会和美国国家综合癌症网[22]。

在 NLST 中，被发现的 96% 的肺结节最终被确定为假阳性，并且在研究期间 39% 的患者至少有一次阳性结果[23]。美国国家综合癌症网发表了肺癌筛查指南，包括随诊协议、检查和阳性结果的侵入性检查，类似于 Fleischner 协会的推荐[24, 25]。

肺切除术后并发症

在美国，肺切除术最常见的适应证是肺非小细胞癌。大多数肺癌肺沿胸膜间平面切除（即胸膜完好无损）。如果有肿瘤浸润到胸膜腔或壁胸膜，或恶性间皮瘤患者，通常行胸膜外肺切除术。在这种情况下，切除平面位于壁胸膜和胸内筋膜之间[26]。

肺切除术后，胸腔积液积聚在肺切除术后的空间内，取代了正常的空气，且在某些情况下是可被吸收的。在早期肺切除空间内出现气液平面并不少见，代表包裹性积液，在胸片上

的这一发现并不一定表明出现了并发症。大部分的气体在肺切除术后 2 周会被吸收；残留的气体也可能会持续存在数月；有少部分患者，残余的气体可能永远不能被完全吸收。最终，肺切除区的空间将会缩小、纵隔向同侧移位、膈肌上抬，肺切除区将充满液体和某种程度的实性纤维胸。纵隔偏离术侧的移位表示肺切除腔内存在气体或液体的积聚。根据术后时间的长短，纵隔偏离术侧的移位提示了的 5 个诊断中的一个（表 15-5）。如果术后气液平面没有继续升高，那么纵隔向对侧移位的原因可能是支气管残端漏气。如果气液平面继续升高，纵隔移位可能是血胸、乳糜胸或脓胸伴 / 不伴支气管胸膜瘘。气液平面下降标明液体通过胸腔穿刺的引流管引流、通过裂开的切口引流、通过开放的支气管残端（图 15-36）引流或通过膈肌的裂缝引流[26]。术后期之后，纵隔偏离手术侧也可怀疑肿瘤复发（图 15-37），在 CT 上表现为外科结扎处的软组织肿块和肺切除区周围的软组织结节。复发也可见于残肺（图 15-38）。PET/CT 扫描可常规用于评估复发情况。

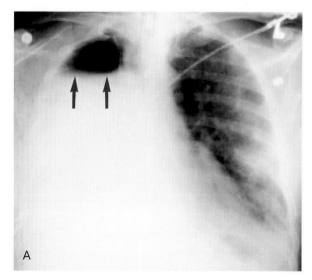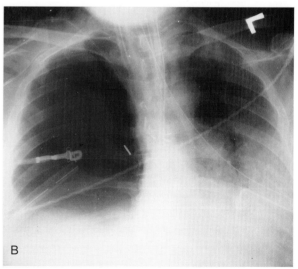

▲ 图 15-36　肺切除术后支气管胸膜瘘

A. 52 岁，男性，右肺切除术后前后（anteroposterior，AP）直立位胸片示纵隔向术侧偏移且右肺切除区（箭）内见气液平面，左肺出现 "肺切除术后肺水肿"；B. 1 天后 AP 直立位胸片示右肺切除区内气体增多，移位的纵隔偏离术侧，符合支气管残端瘘和支气管胸膜瘘

表 15-5 肺切除术后并发症

早期
支气管胸膜瘘（残端瘘）
脓胸
血胸（肺切除区内出血）[a]
乳糜胸（肺切除区内乳糜漏）
晚期
肿瘤复发
支气管胸膜瘘
脓胸
血胸
乳糜胸

a. 肺切除术后没有真正的胸膜腔，所产生的空间被称为肺切除区

肺切除术的手术死亡率约为 6%，主要死亡原因为肺炎、呼吸衰竭、肺栓塞、心肌梗死、支气管胸膜瘘及脓胸[27, 28]。脓胸的发病率是 2% ～ 5%，常合并支气管胸膜瘘[29]。术后第 1 周，脓胸是术中污染或术前胸膜感染引起的。脓胸延迟发作往往与支气管胸膜瘘或食管胸膜瘘相关。在既往不透明的胸部出现气体且伴发纵隔向对侧移位提示发生了脓胸、支气管胸膜瘘或支气管残端瘘（图 15-39）。

右肺切除的一种罕见并发症为左主支气管梗阻，由纵隔极端右移并逆时针旋转使得左主支气管在主动脉和左肺动脉之间受压所致。这

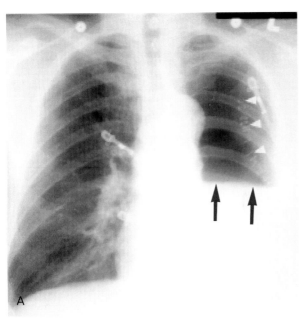

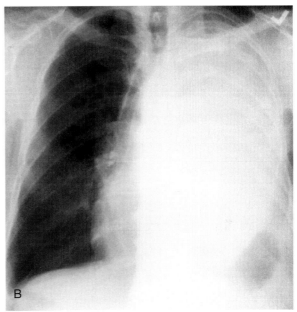

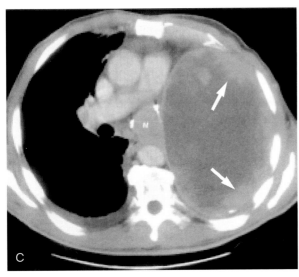

▲ 图 15-37 肺切除术后肺癌复发

A. 65 岁，男性，因肺癌左肺切除，PA 胸片示左侧肺切除区内气液平面（箭），左侧皮肤吻合钉（箭头），纵隔向术侧移位；B. 手术 8 个月后，PA 胸片示纵隔偏离术侧移位，表现符合肺切除区血胸、乳糜胸或肿瘤复发伴恶性胸腔积液；因肺切除区内缺乏气体很少考虑脓胸；C. CT 示外科手术夹之间软组织肿块（M）和肺切除区表面出现多发软组织结节（箭）；左侧肺切除区内恶性胸腔积液

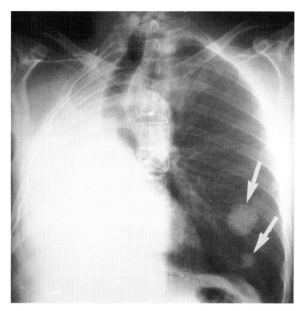

▲ 图 15-38　肺切除术后转移
56 岁，男性，肺癌右肺切除术后，PA 胸片示左肺下叶（箭）转移；注意纵隔正常向术侧移位

种并发症被命名为"右肺切除综合征"，并且可以在术后 1 ～ 37 年发生[30]。胸片上显著的纵隔右移且左侧膈倒置则可提示这一诊断。左侧膈倒置由左支气管狭窄引起的空气潴留所致[26]。气道阻塞可引起左下叶反复发作性肺炎。

类癌与涎腺肿瘤

支气管腺瘤是指包括支气管类癌（最常见）、黏液表皮样癌和腺样囊性癌在内的一组肿瘤疾病。然而，这一说法并不准确，因为腺瘤意味着良性肿瘤，而且这些肿瘤很多都不是良性的。另外，腺意味着腺体元素，有时在这些肿瘤是缺乏的。类癌有不同的细胞来源，腺样囊性黏液表皮样癌被归类为涎腺肿瘤。由于这一遗留

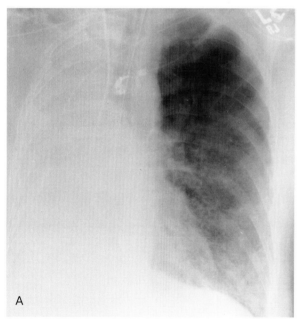

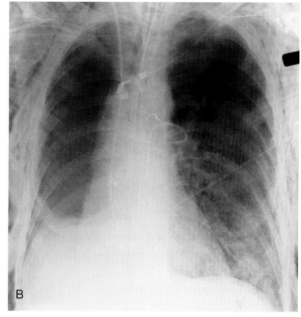

▲ 图 15-39　肺切除术后支气管胸膜瘘
A．右肺切除术后，AP 胸片示右肺切除区完全不透光；右肺切除区内气体完全被吸收；纵隔向术侧移位；左肺出现"肺切除术后水肿"；B．1 天后 AP 胸片示右侧肺切除区内新见气体，符合支气管残端瘘和支气管胸膜瘘；注意双侧胸壁皮下气体

术语存在于放射学文献中，并且仍然被一些临床医生使用，所以本章节讨论了这一术语。

支气管类癌有两种形式：典型类癌和非典型类癌。不典型类癌的细胞学特征和临床特征都位于典型类癌和小细胞肺癌之间[31]。这三种肿瘤都是神经内分泌起源。只有15%的典型类癌会发生转移[32]，且手术切除后预后良好。大约50%的非典型类癌会发生转移。最典型的支气管类癌发生在中央区的主支气管或叶、段支气管，可引起咳嗽和喘息（与哮喘症状相似）。常见阻塞性肺炎反复发作。因为类癌血管丰富，支气管类癌患者可出现咯血[32]。除非出现了肝转移，否则"类癌综合征"很罕见[33]。

在胸片上，支气管类癌可表现为肺门肿块，往往肺不张或阻塞性肺炎相关，但当病灶完全位于腔内则很难检测。在CT上，肿瘤可见于中央区支气管内，常引起支气管腔增宽（图15-40）。在胸部X线片或CT上，段或亚段支气管的小肿瘤可能会导致黏液栓（黏液嵌塞），类似支气管闭锁（图15-41）。10%～20%的支气管类癌在胸片上表现为孤立性肺结节，通常为边界清晰，圆形、卵圆形或分叶状，偶可见粗大钙化[34]（图15-42）。钙化在中央区体积较大的肿瘤中发生率更高，可以表现为多发结节样或弧形钙化、完全钙化，甚至结节整体发生骨化。在对比增强CT上可明显强化，因为这些肿瘤富含血管。

腺样囊性癌是在胸部最常见的涎腺肿瘤，其次是黏液表皮样癌。黏液表皮样癌是在主支气管比气管更常见，腺样囊性癌最常累及下2/3气管的后壁（图13-10和图13-11）。在影像学上两者都可表现腔内结节，呈息肉样或环周样。CT可显示腔外的组成部分，但对明确纵隔内食管或主动脉等结构是否受到侵犯的能力较差[35]。

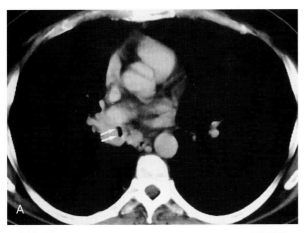

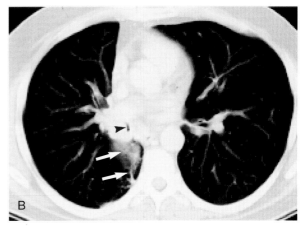

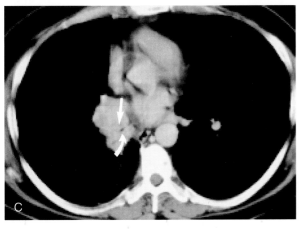

▲ 图15-40　类癌

A. 57岁，男性，CT示中间支气管（箭）内软组织充盈缺损；B. 与图A同一层面CT扫描肺窗示中间支气管（箭头）裂缝样狭窄和右肺下叶梗阻性肺不张（箭）；C. 图A以下水平CT示肿块压迫右肺中叶（直箭）和右肺下叶（弯箭）支气管

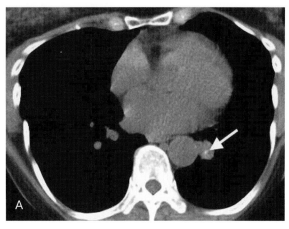
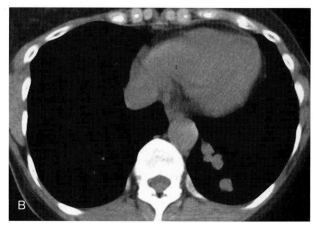

▲ 图 15-41　类癌
A．58 岁，女性，CT 示邻近左肺下叶支气管（箭）肿块伴中央钙化；B．图 A 以下水平 CT 示左肺下叶段支气管内低密度成分，段支气管内的小类癌可能导致黏液嵌塞，如本例所示

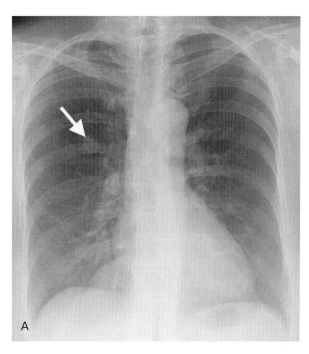

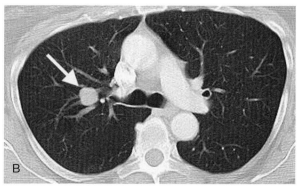

▲ 图 15-42　类癌
A．66 岁，女性，PA 胸片示右肺上叶（箭）实性肺结节；
B．CT 示右肺上叶（箭）结节，位于邻近右肺下叶支气管外侧

<h1 style="text-align:center">参考文献</h1>

［1］American Cancer Society. Cancer Facts & Figures 2013. Atlanta, GA: American Cancer Society; 2013. http://www.cancer.org/research/cancerfactsfigures/cancerfactsfigures/cancer-facts-figures-2013. Accessed November 25, 2013.

［2］Aronchick JM. Lung cancer: epidemiology and risk factors. Semin Roentgenol. 1990;25:5–11.

［3］Garfinkel L, Silverberg E. Lung cancer and smoking trends in the United States over the past 25 years. CA

Cancer J Clin. 1991;41: 137–145.

［4］Boyers MC. Clinical manifestations of carcinoma of the lung. J Thorac Imaging. 1991;7:21–28.

［5］Travis WD, Muller-Hermelink H-K, Harris CC, et al. Pathology and Genetics of Tumours of the Lung, Pleura, Thymus and Heart. Lyon, France: IARC; 2004.

［6］Travis WD, Brambilla E, Noguchi M, et al. International Association for the Study of Lung Cancer/American Thoracic Society/European Respiratory Society

International Multidisciplinary Classification of Lung Adenocarcinoma. J Thorac Oncol. 2011;6(2):244–285.

［7］ Martini N. Operable lung cancer. CA Cancer J Clin. 1993;43:201–214.

［8］ Epstein DM. Bronchioloalveolar carcinoma. Semin Roentgenol. 1990;25:105–111.

［9］ Pancoast HK. Importance of careful roentgen ray investigation of apical chest tumors. JAMA. 1924;83:1407–1411.

［10］ Rosado-de-Christenson ML, Templeton PA, Moran CA. Bronchogenic carcinoma: radiologic-pathologic correlation. Radiographics. 1994;14:429–446.

［11］ Müller NL, Miller RR. Neuroendocrine carcinomas of the lung. Semin Roentgenol. 1990;25:96–104.

［12］ Hinson JA Jr, Perry MC. Small cell lung cancer. CA Cancer J Clin. 1993;43:216–225.

［13］ Thomas KW, Gould MK. Tumor node metastasis (TNM) staging system for non-small cell lung cancer. UpToDate. Wolters Kluwer Health. http://www.uptodate.com/contents/diagnosis-and-staging-of-non-small- cell-lung-cancer. Accessed November 25, 2013.

［14］ Detterbeck FC, Boffa DJ, Tanoue LT. The new lung cancer staging system. Chest. 2009;136:260–271.

［15］ Goldstraw P, Crowley J, Chansky K, et al. The IASLC Lung Cancer Staging Project: proposals for the revision of the TNM stage groupings in the forthcoming (seventh) edition of the TNM Classification of malignant tumours. J Thorac Oncol. 2007;2:706–714.

［16］ Harpole DH Jr, Herndon JE II, Wolfe WG, et al. A prognostic model of recurrence and death in stage I non-small cell lung cancer utilizing presentation, histopathology and oncoprotein expression. Cancer Res. 1995;55:51–56.

［17］ Prestidge BR, Cox RS, Johnson DW. Non-small cell lung cancer: treatment results at a USAF referral center. Mil Med. 1991;156:479–483.

［18］ Rakheja R, Ko JP, Friedman K. Lung cancer: positron emission tomography/ computed tomography and the new staging system. Semin Roentgenol. 2013;48(4):308–322.

［19］ Verhagen AF, Bootsma GP, Tjan-Heijnen VC, et al. FDG-PET staging lung cancer: how does it change the algorithm? Lung Cancer. 2004;44:175–181.

［20］ Marom EM, McAdams HP, Erasmus JJ, et al. Staging non-small cell lung cancer with whole-body PET. Radiology. 1999;212:803–809.

［21］ Aberle DR, Adams AM, Berg CD, et al. Reduced lung-cancer mortality with low-dose computed tomographic screening. New Engl J Med. 2011;365(5):395–409.

［22］ Screening for lung cancer: U.S. Preventive Services Task Force Recommendation Statement. http://www.uspreventiveservicestaskforce.org/ uspstf13/lungcan/ lungcanfinalrs.htm. Accessed February 7, 2014.

［23］ Wood D. Maximizing the benefit and minimizing the risks of lung cancer screening. J Thorac Imaging 2012;27(4):211–212.

［24］ MacMahon H, Austin JHM, Gamsu G, et al. Guidelines for management of small pulmonary nodules detected on CT scans: a statement from the Fleischner Society. Radiology. 2005;237:395–400.

［25］ National Comprehensive Cancer Network Clinical Practice Guidelines in Oncology: lung cancer screening. Version 1.2014. http://www.nccn. org/professionals/ physician_gls/pdf/lung_screening.pdf. Accessed December 10, 2013.

［26］ Spirn PW, Gross GW, Wechsler RJ, et al. Radiology of the chest after thoracic surgery. Semin Roentgenol. 1988;23:9–31.

［27］ Harmon H, Fergus S, Cole F. Pneumonectomy: review of 351 cases. Ann Surg. 1976;183:719–722.

［28］ Nagasaki F, Flehinger BJ, Martini N. Complications of surgery in the treatment of carcinoma of the lung. Chest. 1982;82:25–29.

［29］ Shields TW. Pulmonary resections. In: Shields TW, ed. General Thoracic Surgery. Philadelphia, PA: Lea & Febiger; 1983:315–330.

［30］ Shepard JO, Grillo HC, McLoud TC, et al. Right-pneumonectomy syndrome: radiologic findings and CT correlation. Radiology. 1986;161:661–664.

［31］ Choplin RH, Rawamoto EH, Dyer RB, et al. Atypical carcinoid of the lung: radiographic features. AJR Am J Roentgenol. 1986;146:665–668.

［32］ McCaughan BC, Martini N, Bains MS. Bronchial carcinoids: review of 124 cases. J Thorac Cardiovasc

Surg. 1985;89:8–17.

［33］Ricci C, Patrassi N, Massa R. Carcinoid syndrome in bronchial adenoma. Am J Surg. 1973;126:671–677.

［34］Lawson RM, Ramanathan L, Hurley G, et al. Bronchial adenoma: review of 18-year experience at the Brompton Hospital. Thorax. 1976;31:245–252.

［35］Spizarny DL, Shepard JA, McLoud TC, et al. CT of adenoid cystic carcinoma of the trachea. AJR Am J Roentgenol. 1986;146:1129–1132.

自测题

1. 下图所示最可能的诊断是（　）

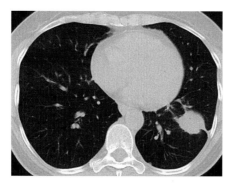

A. 腺癌

B. 结节病

C. 硅肺

D. 结核

2. 采用肺癌 TNM 分期系统，下图所示肿瘤应该被分为哪类（　）

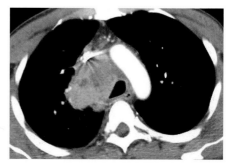

A. T_1

B. T_2

C. T_3

D. T_4

答案与解析

1. A。腺癌。CT 示左肺上叶 3cm 结节。

2. D。T_4。CT 示肿块侵犯纵隔并压迫气管。纵隔受侵犯使其归类为 T_4 期肿瘤。

Chapter 16
先天性肺疾病

Congenital Lung Disease

张海波　孙宏亮　译

学习目标

▶ 在正位 X 线胸片、胸部计算机体层摄影
（chest-computed tomography, CT）
和胸部磁共振成像上识别出肺叶综合征，
并能够解释侧位胸片上胸骨后方不透光带
状影的病因。

▶ 明确肺叶静脉综合征组成部分。

▶ 认识胸片和 CT 上表现为下叶后段的肿块
影，提示可能为肺隔离症的诊断。

▶ 描述肺内型和肺外型肺隔离症的差别。

▶ 在胸片和 CT 上识别出支气管闭锁并明确
其最常见的肺叶。

▶ 能够识别出纵隔的囊性肿块，并提示支
气管囊肿的可能诊断。

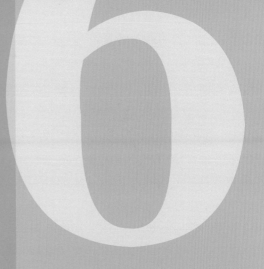

肺部发育中最常见的主要异常（表 16-1）包括肺实质、肺血管和两者联合出现的一系列异常发育[1]。在疾病谱一端，先天性肺叶气肿代表了正常血管供应了异常肺实质；在疾病谱的另一端，肺动静脉畸形（arteriovenous malformation，AVM）为正常肺实质内的异常血管构成。一些先天性肺疾病患者发生了混合性特征，使得对异常发育的准确分类变得困难。

表 16-1　肺部主要发育异常

先天性大叶性肺气肿
支气管源性囊肿
先天性囊腺瘤样畸形
支气管肺隔离症
肺叶静脉综合征（也称作肺发育不良综合征或弯刀综合征）
肺动静脉畸形
支气管闭锁

先天性大叶性肺气肿

先天性大叶性肺气肿（congenital lobar emphysema，CLE）是好发于新生儿或婴儿的疾病，通常与急性或亚急性呼吸窘迫相关，也可在成年人偶然发现。各种支气管和肺泡异常可导致这种疾病，在某些情况下，原因不明。最常发现的异常是气管和主支气管软骨环缺失或发育不全，呼气时会导致支气管塌陷。这一结果导致吸入的空气进入肺内而在呼气时狭窄的支气管管腔塌陷。支气管阻塞导致肺叶进行性膨胀和空气滞留（图 16-1），通常只累及一个肺叶。左上叶最易受累，其次是右肺中叶和右肺上叶。CLE 有两种形式：少肺泡型（比预期肺泡数量少）和多肺泡型（比预期肺泡数量多）。虽然肺血管经常减少，但通常结构和分布正常。常见的胸部 X 线表现包括肺叶透过度增高，邻近肺实质压缩性肺不张，纵隔向对侧移位[1]。某些情况下所见只有肺叶透过度稍增高。CT 最能说明这种特点，通常显示为透过度增高、膨胀的肺叶，血管稀疏但完整，邻近肺组织受压和纵隔向对侧移位。

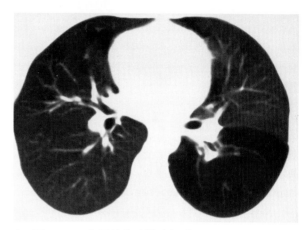

▲ 图 16-1　先天性大叶性肺气肿

30 岁，女性，无临床症状，CT 示左肺下叶上段异常透过度增高、血管细小；CT 或支气管镜无支气管内病变证据，且 CT 扫描随诊 3 年，左肺下叶表现未见变化

支气管源性囊肿

支气管源性囊肿由肺芽发育异常所致，可位于纵隔内或肺内。这两种类型均为囊壁内衬纤毛柱状上皮，并含有浆液性或黏液性物质。已经证实其好发位置对于纵隔或肺内没有特殊偏好。肺内支气管源性囊肿常与支气管树相交通，可以导致气液平面和反复发作的感染，可破坏囊壁。胸片显示为非特异性的卵圆形或圆形、边界清晰的肿块影，常为偶然发现。纵隔内最常见的位置为隆突下。CT 扫描示肿块有一层薄壁、甚至很难看到，其内包含液体，常常为水的密度（图 6-37 和图 6-38）。偶尔液体密度高于水，因为其内有蛋白质或钙化成分（见第 6 章）。静脉注入造影剂后，囊内容物不强化。

先天性囊腺瘤样畸形

先天性囊性腺瘤样畸形（congenital cystic adenomatoid malformation，CCAM）也被称为先天性肺气道畸形（congenital pulmonary airway malformation，CPAM），是一种肺的错构瘤性异常，由肺组织的多囊性肿块构成，其内支气管结构增殖取代了肺泡发育。先天性囊性腺瘤样畸形被描述为三种类型。1 型为最常见类型，由单发或多发的大囊（直径达 10cm）构成且预后最好。2 型由多发的小囊构成（直径 1 ～ 2cm），3 型（实性）是较大的非囊性病变。从 1 型到 3 型，预后越来越差，部分原因可能与 2 型和 3 型异常的发生频率高相关。

根据病变类型放射学表现多种多样。最常见的表现为多发含气囊肿构成的肿块影，同侧肺膨胀，纵隔向对侧偏移。偶尔可见一个囊性病变膨胀，形成一个单发透亮区域，类似 CLE 的表现。3 型病变表现为体积较大均质肿块，无囊变区。尽管大多数 CCAM 出现在生后 1 个月内，但偶尔会直到成年才得以诊断[2]。成年患者通常表现为肺炎持续或反复发作。成年 CCAM 患者胸部 CT 表现为大小不同的囊性病变，通常位于肺下叶，类似囊性支气管扩张、肺内型肺隔离症、肺内支气管源性囊肿或与肺大疱形成且发生感染之前[3]。

支气管肺隔离症

支气管肺隔离症由无功能肺组织构成，通常为囊样或肿块样，血供异常，通常由主动脉供血，与气管支气管树无交通。本病分为两种类型：肺叶内型（更常见类型）和肺叶外型[4]。两种类型都最常见于肺下叶后基底段，通常位于左肺。肺叶内型肺隔离症叶内型隔离与正常肺实质连续，没有单独的胸膜，动脉供血最常发自主动脉，静脉引流最常引流至肺静脉，并很少与其他畸形相关（图 16-2 和图 16-3）。肺叶外型隔离症与膈肌相关（通常是左侧），常位于肺下叶与膈肌之间或位于膈下，常有孤立性胸膜将其与其他肺组织分离；接受主动脉的动脉供血，但通常静脉引流至体静脉系统（如，下腔静脉、奇静脉或门静脉）；常与其他先天性畸形相关（最常见同侧膈肌膨出或麻痹和左膈疝）（图 16-4）。

肺隔离症的典型 X 线表现为未完全清除的肺下叶内反复或持续出现的异常模糊影，或在杂乱无章的肺实质内因空气潴留出现异常局限性透过度增高。结合磁共振或 CT 血管造影，通过显示全身动脉供应来确诊[5]。成年人的这种疾病常被偶然发现。

肺叶静脉综合征

肺叶静脉综合征是一种局部肺静脉回流异

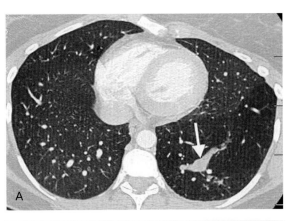

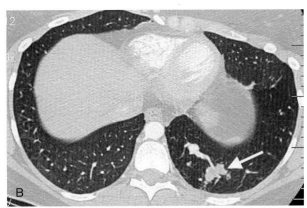

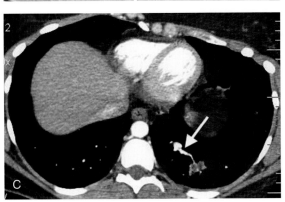

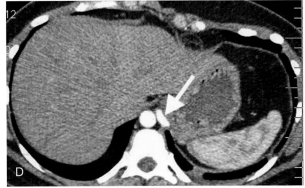

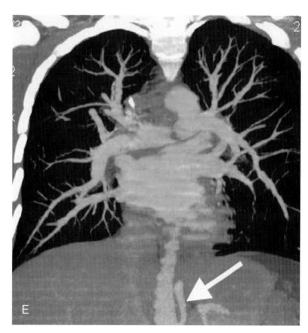

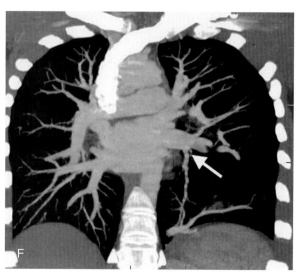

▲ 图 16-2　肺叶内型肺隔离症

A．37 岁，女性，胸痛；CT 示左肺下叶（箭）明显管状结构；作为肺隔离症的部分，周围肺组织透过度增高；B. 图 A 水平以下层面 CT 示左肺下叶管状结构与分叶状肿块（箭）相连；C．CT 纵隔窗示管状结构为强化的血管（箭）；D．上腹部 CT 示一条明显的血管（箭）自腹主动脉走行至左肺下叶；E．冠状位重建 CT 证实了血管发自腹主动脉（箭）向上走行至左肺下叶；F．曲面重建 CT 示左肺下叶肿块内静脉引流至左下肺静脉（箭）

常，伴有同侧肺发育不全，也被称为弯刀综合征或肺发育不良综合征。异常肺静脉通常回流至下腔静脉（图 16-5）。发育不全的肺（大多数是右侧）部分或全部经体循环动脉供血。同侧肺动脉细小。常合并心血管异常，房间隔缺损最常见[6]。其他相关的异常包括肺隔离症、

下腔静脉缺如、副膈。这种综合征不太常见的异常可能涉及气管三根分叉、膈肌膨出、部分膈肌缺如、膈囊肿、马蹄肺、异常上腔静脉和左心包缺失[7]。支气管异常很常见，尤其是同分异构现象（左右分支模式相同）。异常静脉在正位胸部 X 线片上常可见，表现为较宽的、轻

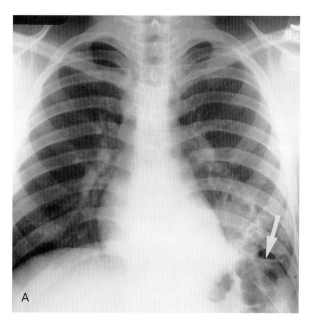

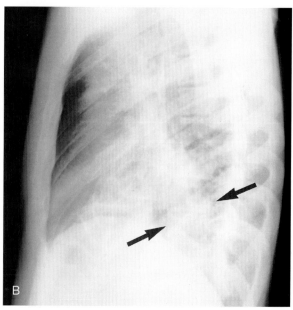

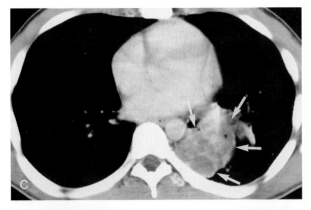

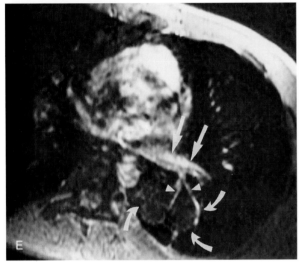

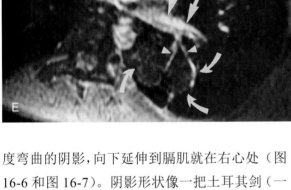

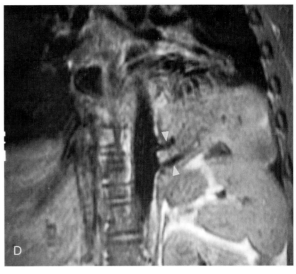

▲ 图 16-3　肺叶内型肺隔离症

A. 20 岁，男性，左肺下叶肺炎反复发作，后前位（posteroanterior，PA）胸片示左肺下叶异常不透光区、左侧膈肌显示模糊及气液平面（箭）；B. 侧位胸片示左肺下叶不透光区，累及后基底段（箭）；C. CT 示左肺下叶后基底段轻度分叶囊性病变（箭）；D. 冠状位磁共振成像（magnetic resonance imaging，MRI）示两条动脉发自降主动脉（箭头），供应肺隔离症；E. 轴位 MRI 示肺隔离症（弯箭）内两条高信号引流静脉（箭头），引流至左下肺静脉（直箭）

度弯曲的阴影，向下延伸到膈肌就在右心处（图 16-6 和图 16-7）。阴影形状像一把土耳其剑（一把弯刀），因此命名为弯刀综合征。其他胸片表现包括同侧肺缩小、肺血管减少（图 16-8）、纵隔向患侧移位，且常可见受累侧心纵隔边缘

模糊。侧位胸片常表现为胸骨后不透明带状影，继发于患侧肺前后径缩短和患侧肺前部收缩伴纵隔旋转移位[8]。异常的肺静脉回流也可以是仅有的表现，与其他异常无关（图 16-9），并可累及其他肺叶。

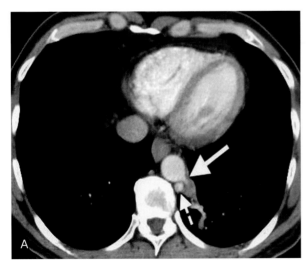

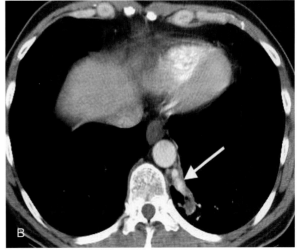

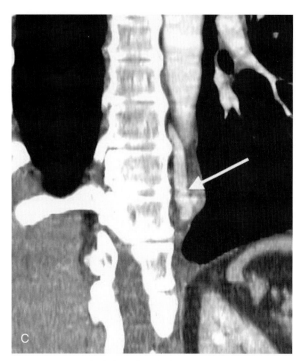

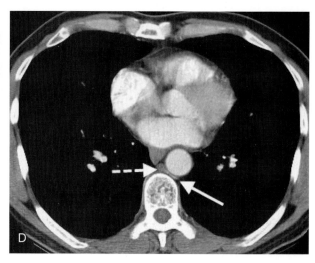

▲ 图 16-4　肺叶外型肺隔离症

A．56 岁，男性，胸片示左肺下叶持续异常不透光影，CT 示一条血管发自降主动脉（实箭）并直接进入左肺下叶肿块内；半奇静脉显影明显（虚箭）；B．图 A 以下水平 CT 示一条粗大静脉起自左肺下叶肿块内并引流至半奇静脉（箭）；C．冠状位重建 CT 示明显的半奇静脉（箭）；D．左心房水平 CT 示半奇静脉（实箭）与降主动脉在后中线相交并汇入奇静脉（虚箭）；左肺下叶外科切除证实了动脉血供和静脉引流

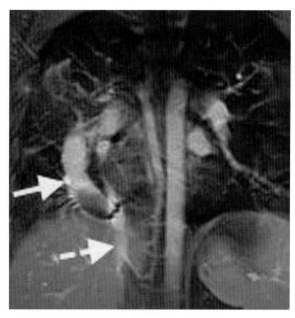

▲ 图 16-5　肺叶静脉综合征

24 岁，男性，MRI 示一条粗大静脉（实箭）引流至腹部下腔静脉（虚箭）

肺动静脉畸形

　　肺动静脉畸形或先天性动静脉瘘是肺动脉与肺静脉之间异常交通。其病因认为是终端毛细血管襻发育缺陷，导致薄壁、扩张血管腔的形成，通常由一条扩张的动脉供血并经一条扩张的静脉引流。肺动静脉畸形在 33% ～ 50% 的患者为多发，在 8% ～ 20% 的患者为双侧发生[1]。大约 60% 的肺动静脉畸形发生于奥斯勒－韦伯－朗迪病患者（也称为遗传性出血性毛细血管扩张症，见第 7 章）。胸片和 CT 扫描显示为圆形或卵圆形结节，可呈分叶状，大小从直径 <1cm 至几厘米，具有明显的滋养动脉和引流静脉（图 16-10，也可见图 7-45 至图 7-47）。尽管通常在成人中偶然发现，但是动静脉畸形能引起生理性右向左分流，如果分流很大，则会导致反流性脓毒栓子。

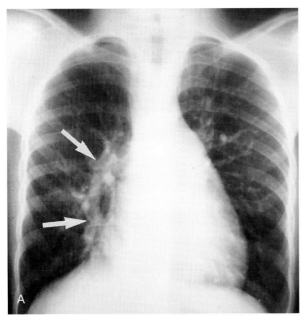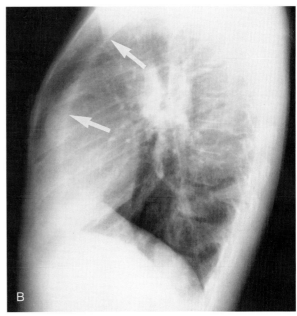

▲ 图 16-6 肺叶静脉综合征

A. 11 岁，女孩，PA 胸片示邻近右心缘曲线样不透光影（箭），代表了异常肺静脉引流至下腔静脉；静脉形状类似土耳其剑，所以命名为"弯刀综合征"，这一名称用来描述病变整体；右肺发育不良在这张胸片上显示不清；B. 侧位像示胸骨后不透光带状影（箭），由于右肺前后径缩短和患侧肺前部收缩伴纵隔旋转移位所致

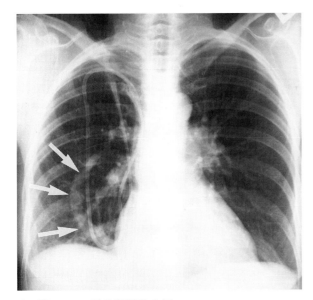

▲ 图 16-7 肺叶静脉综合征

56 岁，女性，PA 胸片示异常引流静脉（弯刀；箭）、细小的肺动脉和相对较小的右肺

支气管闭锁

支气管闭锁是一种少见的段支气管近端部分局限性闭塞，最常发生于左肺上叶，其次示左肺下叶和右肺中叶[9]，常被认为与发育早期血管受损相关。闭塞支气管远端气道内黏液嵌塞，在影像学上常表现为卵圆形、圆形或分支管状结构。远端肺组织通过空气侧支循环，通常表现为透过度增高、过度膨胀和血管减少。支气管闭锁常被偶然发现，通常需要采用支气管镜排除支气管内肿瘤。

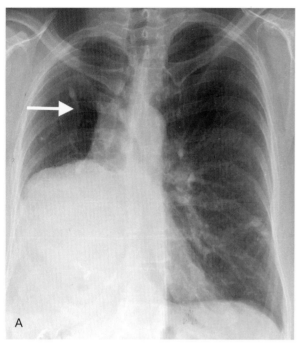

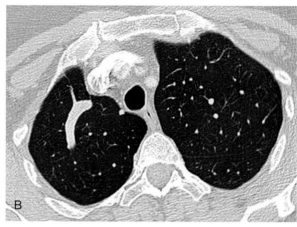

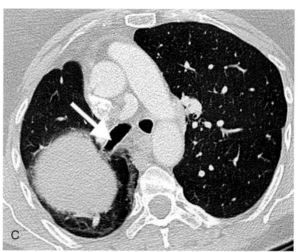

▲ 图 16-8　右肺发育不良

A. 56 岁，女性，PA 胸片示右侧膈肌膨升、右肺发育不良和右肺下叶明显血管影（箭）；B. CT 示右肺上叶粗大静脉和与左肺相比血管减少；静脉引流至上腔静脉（未展示）；患者无右肺静脉；畸形肺静脉回流产生了左向右分流；C. 图 B 水平以下 CT 示单发右肺支气管（箭）和小的右肺动脉

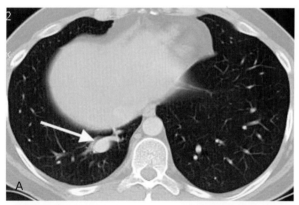

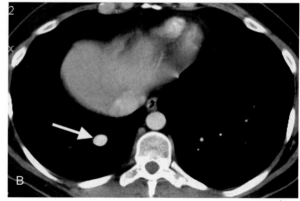

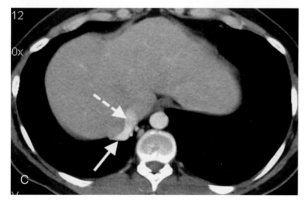

▲ 图 16-9　异常肺静脉回流

A. CT 示右肺下叶粗大管状结构（箭）；B. CT 纵隔窗示该结构强化（箭），证实为其血管性质；C. 图 B 水平以下 CT 示血管结构（实箭）引流至下腔静脉（虚箭）

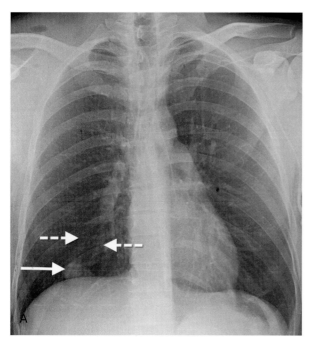

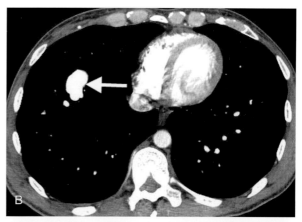

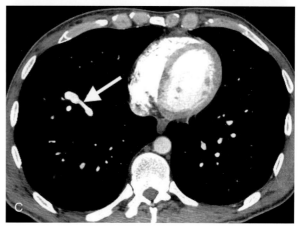

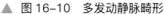

▲ 图 16-10　多发动静脉畸形
A. 61 岁，女性，PA 胸片示右肺下叶边界清晰结节（实箭）
与粗大的滋养动脉和引流静脉（虚箭）相连；B. CT 示
右肺下叶粗大强化血管影（箭）；C. 图 B 水平以下 CT
示异常血管结构（箭）相连通；患者多发性动静脉畸形
与先天性出血性毛细血管扩张症相关

参考文献

［1］Panicek DM, Heitzman ER, Randall PA, et al. The continuum of pulmonary development anomalies. Radiographics. 1987;7:747–772.

［2］Avitabile AM, Greco MA, Hulnick DH, et al. Congenital cystic adenomatoid malformation of the lung in adults. Am J Surg Pathol. 1984;8:193–202.

［3］Patz EF Jr, Müller NL, Swensen SJ, et al. Congenital cystic adenomatoid malformation in adults: CT findings. J Comput Assist Tomogr. 1995;19:361–364.

［4］Savic B, Birtel FJ, Tholen W, et al. Lung sequestration: report of seven cases and review of 540 published cases. Thorax. 1979;34:96–101.

［5］Mata JM, Caceres J, Lucaya J, et al. CT of congenital malformations of the lung. Radiographics. 1990;10: 651–674.

［6］Kiely B, Filler J, Stone S, et al. Syndrome of anomalous venous drainage of the right lung to the inferior vena cava: a review of 67 reported cases and three new cases in children. Am J Cardiol. 1967;20:102–115.

［7］Woodring JH, Howard TA, Kanga JF. Congenital pulmonary venolobar syndrome revisited. Radiographics. 1994;14:349–369.

［8］Ang JGP, Proto V. CT demonstration of congenital pulmonary venolobar syndrome. J Comput Assist Tomogr. 1984;8:753–757.

［9］Kinsella D, Sissons G, Williams MP. The radiological imaging of bronchial atresia. Br J Radiol. 1992;65:681–685.

自测题

1. 最可能的诊断是（　）

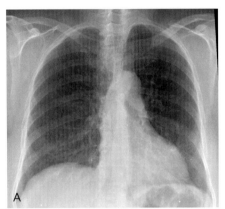

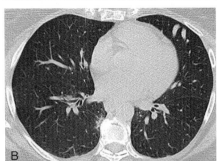

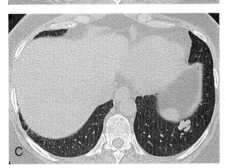

A. 遗传性出血性毛细血管扩张症

B. 卡塔格内综合征

C. 肺隔离症

D. 过敏性支气管肺曲霉病

2. 最可能的诊断是（　）

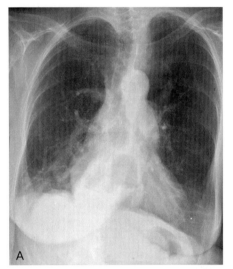

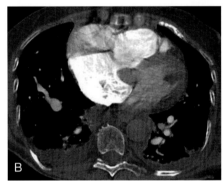

A. 遗传性出血性毛细血管扩张症

B. 肺叶静脉综合征

C. 肺隔离症

D. 支气管闭锁

答案与解析

1. A。遗传性出血性毛细血管扩张症。胸片示肺下叶明显的血管结构。CT 扫描示左肺舌段和左肺下叶血管畸形相关的管状结构。

2. B。肺叶静脉综合征。胸片示紧邻右心缘曲线样的不透明影，代表了异常肺静脉引流至下腔静脉。右肺发育不全。CT 扫描示右肺下叶静脉异常。异常静脉回流形成了左向右分流。

Chapter 17
肺血管疾病

Pulmonary Vasculature Disease

刘桐希　孙宏亮　译

学习目标

▶ 在胸部 CT 上识别中心性、段和亚段肺栓塞。

▶ 定义通气 – 灌注显像，CT 肺动脉造影（CTPA），胸部磁共振显像 / 磁共振血管造影，CT 静脉造影（CTV）和下肢静脉超声检查评价可疑静脉血栓栓塞性疾病患者的作用，根据患者的表现，每种检查都有各自的优点和缺点。

▶ 在胸部 X 线片上识别中心性肺动脉扩张和周围肺动脉减少，提示肺动脉高压的诊断。

▶ 列举毛细血管前和毛细血管后肺动脉高压的几种原因。

肺血管疾病是胸痛和呼吸困难的常见病因。此类疾病可以是急性的，例如肺栓塞（PE），或者是慢性的，例如大多数肺动脉高压（PAH）的病例。本章将回顾这两种疾病和肺动脉肿瘤。肺血管炎已在第 4 章讨论。肺动静脉畸形已在第 16 章讨论。

肺血栓栓塞性疾病

肺栓塞是第三常见的急性心血管疾病，位于心肌梗死和卒中之后[1]。然而，准确的诊断此病是比较困难的。与肺栓塞相关的症状和体征都是非特异性的，实验室检查、心电图和胸部 X 线检查同样如此。当发生肺栓塞而不伴肺梗死时，胸部 X 线片表现可能是正常的，或者可能有以下任一或所有表现：受累的肺血量减少（Westmark 征；见图 2-27），主肺动脉增大，膈面抬高，胸腔积液（通常是少量和单侧的），局灶性实变（来源于出血），或盘状肺不张。肺栓塞患者的胸部 X 线片表现通常是不正常的，非特异性的亚段性肺不张是最常见的异常表现[2]。肺栓塞或肺梗死没有特异性的胸部 X 线征象，并且胸部 X 线诊断肺栓塞的敏感性很差。即使在肺栓塞负荷很大的情况下，胸部 X 线片表现仍然可能是正常的[3]。因此，胸部 X 线的主要作用是排除在临床表现上与肺栓塞类似的其他诊断，例如肺炎或气胸。因为肺栓塞很容易漏诊，所以任何表现为急性呼吸困难，心动过速和胸痛的患者都应该考虑到肺栓塞的可能。

深静脉血栓（DVT）通常起源于下肢或盆腔静脉，当其脱落时可向头侧移动进入肺动脉。用于诊断血栓栓塞性疾病的影像检查包括胸部 X 线，通气-灌注（V/Q）显像，CT 肺动脉造影（CTPA），胸部磁共振显像／磁共振血管造影（MRI/MRA），CT 静脉造影（CTV），磁共振静脉造影（MRV）和下肢超声。CTPA 取代了导管下肺动脉造影成为诊断肺栓塞的金标准。诊断肺栓塞的理想检查应该满足精确、直接（客观）、迅速、安全、容易等要求，并且检查费用合理。因为只有约 1/3 有症状的静脉血栓患者被证实为肺栓塞[4]，所以能够为其他重要的胸部疾病提供信息的诊断性检查也是可取的。除了 CTPA，没有其他的常见检查能够满足所有甚至大部分的上述要求。在多排 CT 扫描出现之前，V/Q 显像是用于评价可疑肺栓塞患者的主要成像方法。V/Q 显像结果为高度可能性时，能够提供足够的确定性来确认肺栓塞的诊断，而正常或接近正常的显像结果可以很可靠地排除肺栓塞的诊断。然而，肺栓塞诊断的前瞻性研究（PIOPED）显示[4]，931 名患者中有 364 名（39%）的显像结果是不确定的，这些不确定患者肺栓塞的发生率是 30%，低度可能性的显像结果（例如在 PIOPED 研究中占到了 V/Q 显像的 2/3）并不能帮助确定或排除肺栓塞。因为多排 CT 的高空间和时间分辨率，所以 CTPA 成为怀疑肺栓塞时的肺血管成像的常规检查手段[5]。

多排 CTPA 诊断肺栓塞的敏感性和特异性分别为 83%～100% 和 89%～97%[5]。多排 CT 的出现改进了段和亚段肺动脉显像，继而更清楚地显示外周的肺动脉栓塞。据报道，孤立的亚段肺动脉栓塞的发生率为 1.0%～5.4%[5]。小的外周肺动脉栓子是否需要接受抗凝治疗仍然存在争议（图 17-1）。有孤立的亚段肺动脉血栓的患者在某些情况下（例如，很好的心肺储备，不伴有下肢深静脉血栓或血栓形成倾向）可能无须抗凝血治疗。在这种情况下，抗凝血治疗的风险可能超过可疑血栓所引起的发病和死亡风险[6]。同时，必须在下肢检查没有发现血栓的情况下才可以决定不给予抗凝血治疗。一些研究发现 CTPA 的阴性预测值 > 97%[7]，表明 CTPA 有很好的诊断价值，当其结果正常时无须抗凝血治疗。运用心电图门控的 CT 血管造影可以同时评价冠状动脉疾病，主动脉疾病和肺栓塞这些可能引起胸痛和呼吸困难的疾病，并且有助于对患者进行评估和分类，特别是在急诊部门。

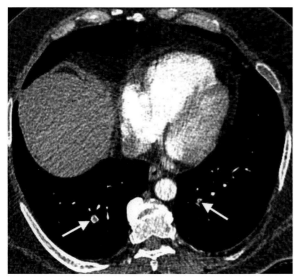

▲ 图 17-1　亚段肺栓塞

55 岁，男性，伴急性呼吸困难，CT 显示双肺下叶的亚段肺栓塞（箭）

在 CTPA 上急性肺栓塞的典型表现为：①部分中心性充盈缺损，周围可见薄的环形造影剂包绕；②完全的充盈缺损使整个血管截面闭塞（"血管截断征"）（图 17-2 至图 17-6）。肺动脉被急性栓子完全堵塞时通常血管管径会增加（图 17-7 和图 17-8）。中心性栓子不一定会完全阻断远端血管内的造影剂。CTPA 可以发现非阻塞性栓子，而众所周知的是闪烁显像却会得到假阴性结果。急性大面积肺栓塞会增加肺血管

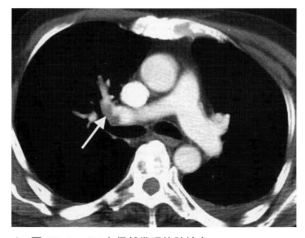

▲ 图 17-2　CT 上偶然发现的肺栓塞

70 岁，男性，患有结肠癌，CT 显示右肺上叶肺动脉管腔内充盈缺损（箭）；此项检查本用于评估转移瘤，急性肺栓塞是偶然发现的；这个发现说明了在所有 CT 检查中评价肺动脉的重要性

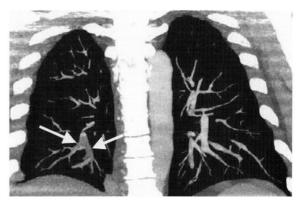

▲ 图 17-3　急性肺栓塞

43 岁，男性，伴急性呼吸困难，冠状位 CTPA 显示右肺下叶肺动脉管腔内大量充盈缺损（箭）

阻力，导致急性肺动脉高压。在 CTPA 上可以提示这种并发症的表现包括右心室扩大（右心室 / 左心室 > 1），室间隔变直或向左凸（图 17-9 和图 17-10），以及含碘造影剂反流至下腔静脉。诊断急性肺栓塞时需要鉴别的包括压迫支气管的淋巴结（图 17-11 和图 17-12）；呼吸运动，血管分叉和未强化的肺静脉（图 17-13）；动脉周围的异常（淋巴结肿大或血管周围间隙的水肿、炎症或增生），肺动脉导管和肺动脉肉瘤[8]。

CTPA 诊断慢性肺栓塞的表现包括附壁血栓（附着于血管壁），可能有钙化也可能没有钙化（图 17-14 和图 17-15）；血管网或血管狭窄（图 17-16）；以及血栓中心的点状造影剂，表明血栓再通。其他的表现包括马赛克灌注伴肺内低密度区域血管直径减小（图 17-17 和图 2-48），肺动脉和右心室扩大（图 17-18 和图 17-19），以及支气管动脉扩张（图 17-20）。CTPA 和传统的血管造影一样，通常可以区别急性和慢性肺栓塞，而闪烁显像却无法分辨。

相较于 V/Q 显像，CTPA 评估可疑急性肺栓塞患者的主要优势包括：① CTP 上可以直接显示栓子；②评估肺实质和纵隔，可以提供其他疾病的诊断；③可以获得 CTV 的结果而无须额外的增强检查（图 17-21）。研究者发现，在 2/3 最初怀疑肺栓塞的患者中，CTPA 发现了其他疾病（例如，肺炎、气胸、胸腔积液、心包炎、主动脉夹层、主动脉瘤、充血性心力

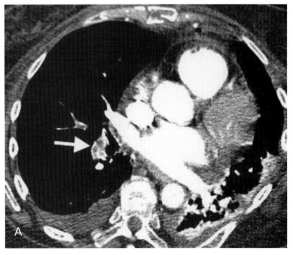

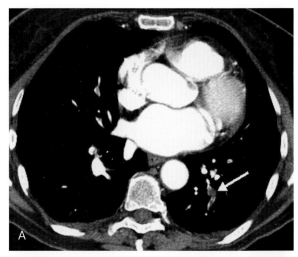

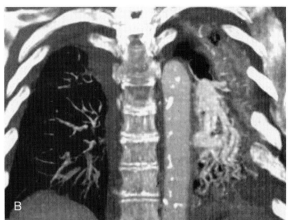

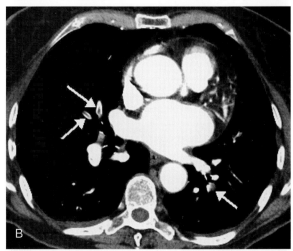

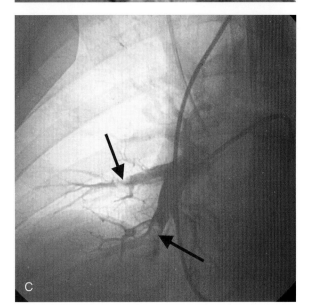

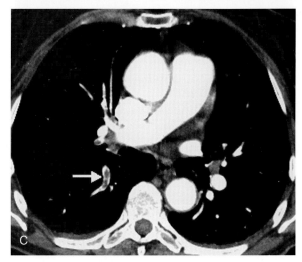

▲ 图 17-4　急性肺栓塞

A. 77 岁，男性，伴呼吸困难，CTPA 显示右肺下叶段肺动脉管腔内充盈缺损，周围可见环形造影剂（箭）；B. 冠状位 CTPA 显示右肺动脉直径较左肺减小和右肺下叶血管肉充盈缺损；C. 导管下肺血管造影证实了右肺下叶血管内栓子（箭）

▲ 图 17-5　急性肺栓塞

A. 77 岁，女性，伴胃肠道出血和深静脉血栓，CTPA 显示左肺下叶段肺动脉管腔内充盈缺损（箭）；B. CTPA 在比图 A 高的层面显示右肺中叶和左肺下叶肺动脉管腔内充盈缺损，周围包绕造影剂（箭）；C. CTPA 在比图 B 高的层面显示右肺下叶段肺动脉管腔内充盈缺损，周围包绕造影剂（箭）

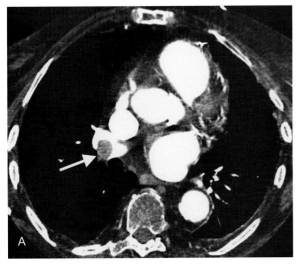

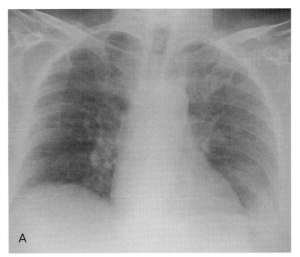

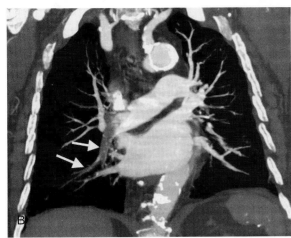

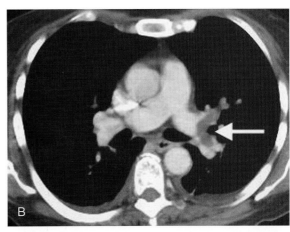

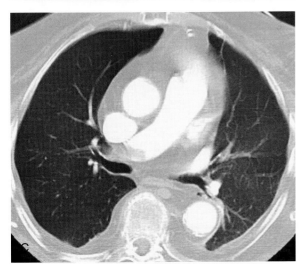

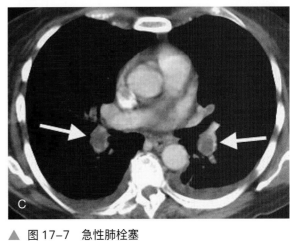

▲ 图 17-7　急性肺栓塞

A．52 岁，女性，伴胆管细胞癌，后前位胸部 X 线片显示左侧肋膈角圆形高密度影，代表肺梗死的 Hampton 峰；B. CTPA 显示骑跨血栓跨越舌段和左肺下叶肺动脉（箭）；C. CTPA 在比图 B 低的层面显示管腔内充盈缺损使下叶近端肺动脉扩张（箭）

▲ 图 17-6　急性肺栓塞

A．78 岁，女性，CTPA 显示右肺下叶近端肺动脉管腔内充盈缺损，周围包绕对造影（箭）；B．冠状位 CTPA 显示右肺下叶从近端肺动脉延伸至远端分支的管腔内充盈缺损（箭）；C．CTPA 的肺窗显示右肺肺血量减少，血管减少（Westermark 征）

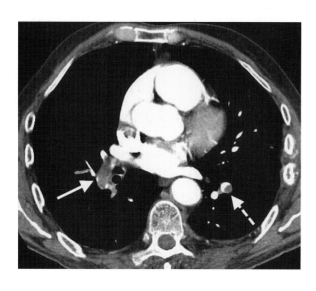

▶ 图 17-8　急性肺栓塞

A．76 岁，男性，伴急性呼吸困难，CTPA 显示右肺下叶近端肺动脉管腔内一个大的充盈缺损（实箭）和左肺下叶段肺动脉管腔内一个小的充盈缺损（虚箭）

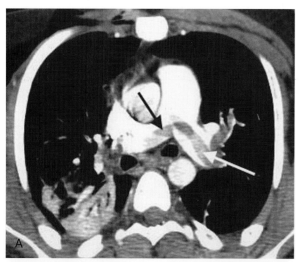

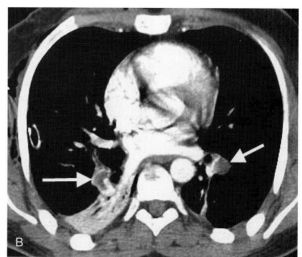

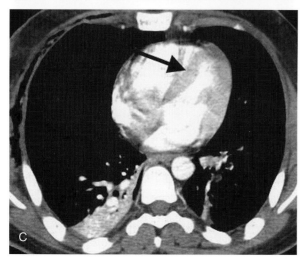

▲ 图 17-9　急性肺栓塞伴肺动脉高压

A．23 岁，男性，遭遇车祸，CTPA 显示骑跨血栓跨越左、右主肺动脉（箭），肺动脉干扩张；B．CTPA 在比图 A 低的层面显示下叶肺动脉分支内血栓（箭）；C．CTPA 在比图 B 低的层面显示室间隔向左凸（箭）

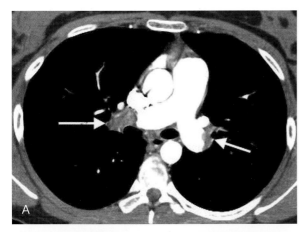

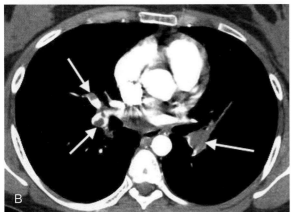

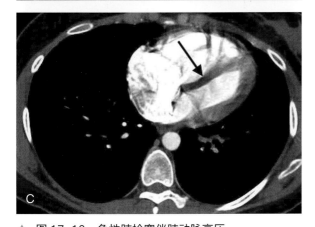

▲ 图 17-10　急性肺栓塞伴肺动脉高压
A. 23 岁，女性，伴急性呼吸困难，CTPA 显示左、右肺动脉内充盈缺损（箭）；B. CTPA 在比图 A 低的层面显示双侧管腔内充盈缺损并伴有受累动脉扩张（箭）；C. CTPA 在比图 B 低的层面显示右心室扩大和室间隔向左凸（箭）

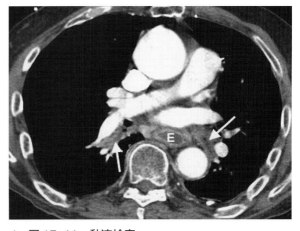

▲ 图 17-11　黏液栓塞
75 岁，男性，伴食管狭窄和胃食管反流，CTPA 显示食管扩张（E）和下叶段支气管内的低密度影（箭）；邻近的肺血管正常强化

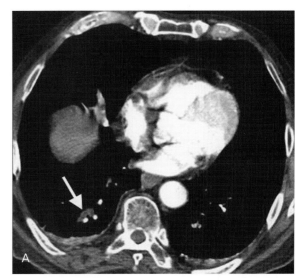

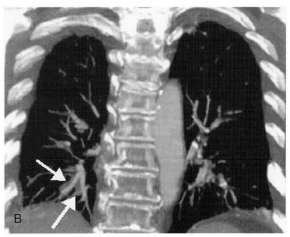

▲ 图 17-12　黏液栓塞
A. CTPA 显示低密度影堵塞了右肺下叶亚段支气管（箭），邻近肺血管正常强化；B. 冠状位 CT 显示受累的右肺下叶支气管（箭），邻近肺血管正常强化

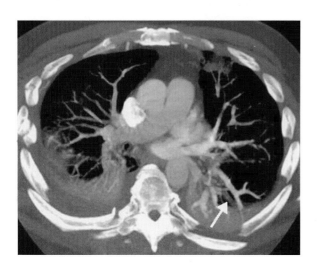

�◀ 图 17-13　肺静脉
CTPA 显示左肺下叶未强化的肺静脉（箭）；这个不应该
与肺动脉混淆；肺静脉能够在连续层面上追溯至左心房

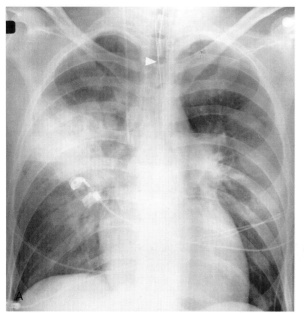

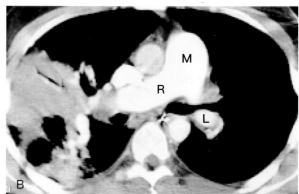

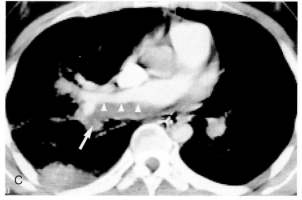

▲ 图 17-14　急性和慢性肺栓塞

A．27 岁，男性，有深静脉血栓病史和急性呼吸困难，仰卧前后位胸部 X 线片显示右肺上叶病变，类似肺炎，以及左侧肺门饱满，类似淋巴结肿大；气管内插管位于略高的位置（箭头）；B．CTPA 显示右肺上叶和下叶内楔形的，以胸膜为基底的实变影；肺动脉主干（M），右肺动脉（R）和左肺动脉（L）扩张，与肺动脉收缩压 90mmHg 一致；C．CTPA 在比图 B 低的层面显示偏心性的分布于右肺动脉后壁的低密度栓子（箭头），和右肺下叶基底段动脉分支的急性栓子（箭）

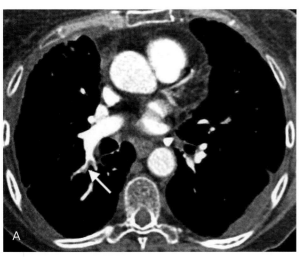
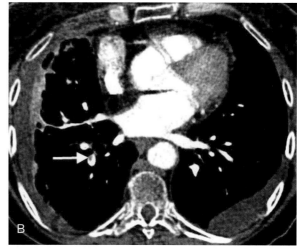

▲ 图 17-15　慢性肺栓塞

A. 62 岁，女性，伴转移性胰腺癌，CTPA 显示右肺下叶段肺动脉偏心性充盈缺损（箭）；B. CTPA 在比图 A 低的层面显示右肺下叶亚段肺动脉分支偏心性充盈缺损（箭）

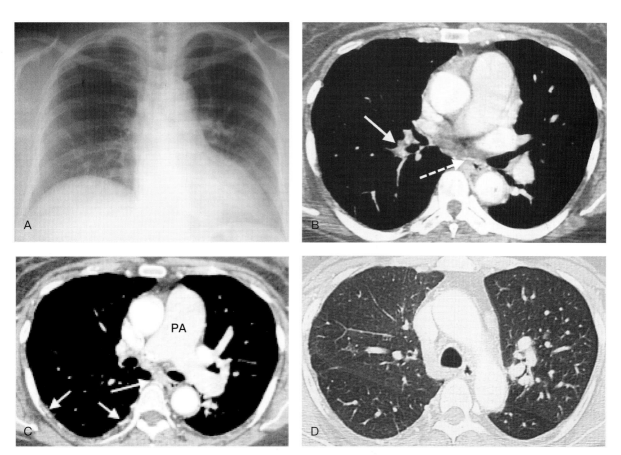

▲ 图 17-16　慢性肺栓塞

A. 43 岁，女性，有 20 年的复发性深静脉血栓和肺栓塞病史，后前位胸部 X 线片显示右肺动脉缩小和右肺上叶血管减少；B. CTPA 显示缩小的不规则的右肺动脉，伴残留的栓子和血栓再通的区域（实箭），以及支气管动脉侧支（虚箭）；C. CTPA 在比图 B 低的层面显示脊柱旁和胸膜下另外的支气管动脉侧支（箭），肺动脉主干（PA）明显扩张；D. CTPA 肺窗显示右肺动脉缩小和肺内马赛克样密度

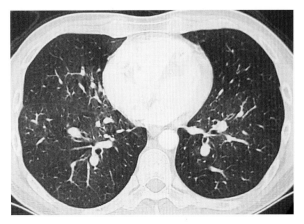

▲ 图 17-17　慢性肺栓塞

CTPA 显示肺内马赛克样密度；注意肺内低密度区域的血管减少

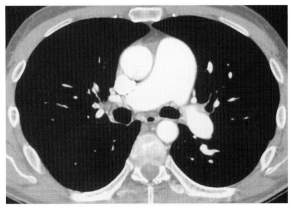

▲ 图 17-18　慢性肺栓塞

CTPA 显示肺动脉主干明显扩张，其直径大于邻近升主动脉

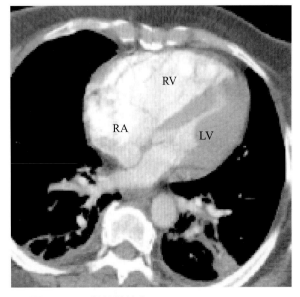

▲ 图 17-19　慢性肺栓塞

CTPA 显示右心室（RV）和右心房（RA）扩大；右心室/左心室（LV）＞1

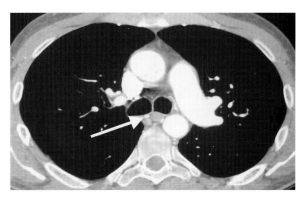

▲ 图 17-20　慢性肺栓塞

CTPA 显示邻近食管的扩张支气管动脉（箭）

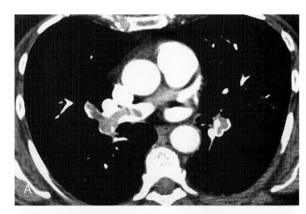

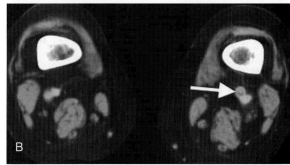

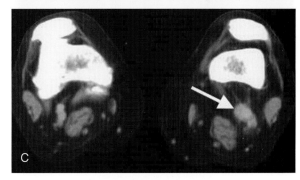

▲ 图 17-21　深静脉血栓和急性肺栓塞

A．66 岁，女性，伴子宫内膜肿物和左下肢肿胀，CTPA 显示双侧肺栓塞；B．CTPA 后立即行 CTV 检查，显示左侧深静脉血栓（箭）；C．CTV 在比图 B 低的层面显示左侧受累下肢静脉扩张和邻近脂肪内条索状软组织密度影（箭）

衰竭、肋骨骨折、肺结节或肿物、纵隔肿物或积气、胆囊结石和慢性阻塞性肺疾病)[9]。CPTA 的局限性包括患者对造影剂过敏,肾功能受损,无法仰卧,无法运送至 CT 扫描仪,或者无法建立静脉通道。CTPA 的其他局限性包括患者无法屏住呼吸或邻近的心脏搏动造成的运动伪影,造影剂推注增强较差,体型较大患者的图像噪声,部分容积效应(图 17-22),

实质疾病和来自管线或高密度造影剂的条形伪影。

肺栓塞和深静脉血栓是相同临床疾病的不同表现。CTPA 的一个优点是可以附加 CTV,来发现下肢和盆腔的深静脉血栓(图 17-23 和图 17-24)。CTPA 和 CTV 可以通过一次注射造影剂来完成。与下肢超声不同的是,CTV 可以显示髂内和髂外静脉。关于 CTV 的使用一直有争论,一

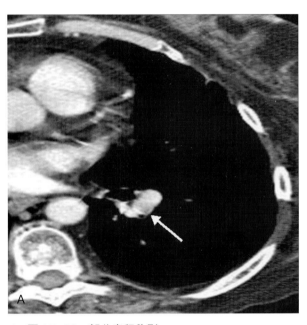
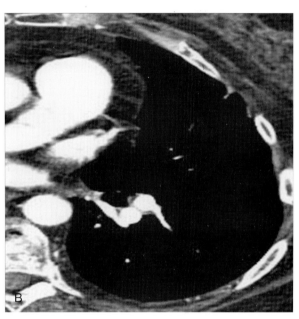

▲ 图 17-22　部分容积伪影
A. 层厚为 5mm 的 CT 显示左肺下叶段肺动脉不完全强化(箭);B. 同一天 CTPA 显示血管均匀强化,无肺栓塞证据

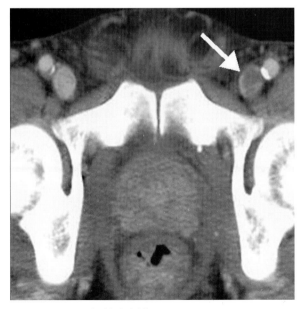

▲ 图 17-23　深静脉血栓
CTV 显示左侧股静脉管腔内充盈缺损(箭)

些使用了单排和多排 CT 血管造影的研究表明,CTPA 额外附加 CTV 检查使需要接受抗凝治疗的患者增加了 5%～27%[5]。然而,CTPA 或 V/Q 显像为阴性且没有接受抗凝血治疗的患者中,有少于 1.5% 的人在接下来的 3 个月中有了肺栓塞的临床证据[5]。总之,当需要迅速完成全面的血管检查时,推荐使用 CTV[5]。考虑到辐射剂量时,CTV 可以用下肢超声来代替。只进行股静脉和腘静脉 CTV 检查而除外盆腔静脉,可以减少辐射剂量。当评估下肢静脉对于临床不重要时,可以省略 CTV。静脉血栓同样可以发生在上肢和胸腔,可以在 CTPA 上发现它们(图 17-25)。

D- 二聚体检测可以探查血液中纤维蛋白的降解产物,对深静脉血栓和肺栓塞来说是一种重

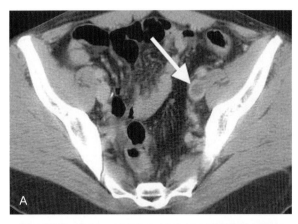

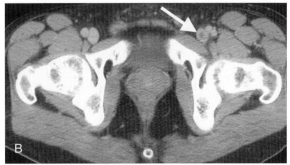

▲ 图 17-24 深静脉血栓

A. 42 岁，男性，患有蛋白 C 缺乏和复发性深静脉血栓，CTV 显示左侧盆腔静脉内充盈缺损（箭）；B. CTV 在比图 A 低的层面显示左侧股静脉内血栓（箭）

要的快速的初步检查方法。最近的研究表明，酶联免疫吸附试验（ELISA）D- 二聚体检测可以排除绝大多数的深静脉血栓和肺栓塞病例[6]。然而，这项检查在手术后的患者，接受抗凝血治疗的患者和近期有创伤的患者中可以出现假阳性。

在评估怀疑肺栓塞而对碘造影剂过敏的患者时，MRI 检查是很有帮助的。因为它没有电离辐射，因此也适用于儿童和孕妇。MRI 发现中心性和肺叶动脉栓塞的敏感性是 100%，发现肺段动脉栓塞的敏感性是 84%，但是发现肺亚段动脉栓塞的敏感性只有 40%[5]。评价肺动脉的 MR 血管造影和评价静脉血栓的 MR 静脉造影运用了当前最先进的技术，可以作为评估可疑急性肺栓塞患者的二线检查，可用于无法接受碘造影剂 CT 检查或对电离辐射敏感的患者。然而，MR 检查更加的昂贵且不稳定，检查时间更长，患者接受 MR 检查有更多的限制。此外，与 CT 相比，MR 发现肺栓塞以外的肺疾病和其他疾病也很有限。装有起搏器或其他植入物的患者大多数不能行 MR 检查。

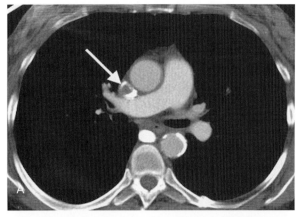

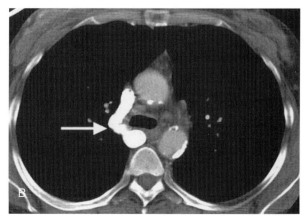

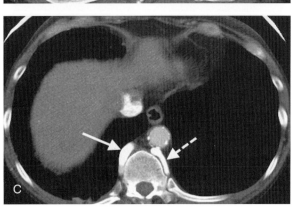

▲ 图 17-25 上腔静脉血栓

A. 47 岁，女性，行血液透析，CT 显示上腔静脉血栓（箭），静脉几乎完全闭塞；B. CT 在比图 A 低的层面显示经过扩张的奇静脉的侧支血流（箭）；C. CT 在比图 B 低的层面显示扩张的奇静脉（实箭）和副奇静脉（虚箭）

深静脉血栓及肺栓塞的患者必须考虑抗凝血治疗，因此下肢静脉超声检查对于可疑肺栓塞的患者有重要的筛查作用。如果临床或 D- 二聚体检测提示需要影像检查，首先要考虑是否行下肢超声检查。当超声结果是阳性时，无须进一步检查。如果超声结果是阴性时，并没有排除肺栓塞而需要进一步检查。超声的优点包括成像容易且非侵入性。如果超声检查静脉血栓的结果是阴性时，根据临床怀疑的程度，需要进一步行 V/Q 显像或 CTPA 检查。

V/Q 显像诊断肺栓塞的表现为某个区域通气正常而灌注缺损，即所谓的"不匹配灌注缺损"。对 V/Q 显像结果的诠释基于 V/Q 图像和胸部 X 线片的比较，然后给出"正常"，低度可能、中度可能或高度可能肺栓塞的报告[4]。以下异常 V/Q 显像提示近期肺栓塞的可能性较低：单个灌注缺损小于一个肺段的 25%，不论胸部 X 线和通气扫描的表现；灌注缺损和通气扫描匹配，或者伴随胸部 X 线片上较大的异常。高度可能肺栓塞的扫描结果则是两个或以上灌注缺损，与相应的通气缺损或胸部 X 线片异常不匹配，包括至少一个肺段或更大的范围。在通常情况下，高度可能的 V/Q 显像提示肺栓塞的可能性超过 90%。中度可能 V/Q 显像也被称为不确定的显像，是既不符合低度可能也不符合高度可能的分类。它包括以下情况：匹配的灌注缺损，在大小和形状上与胸部 X 线片上的高密度区域一致（因此，可能代表梗死或肺炎），或者在严重阻塞性肺疾病区域的灌注缺损，肺水肿或胸腔积液。

选择检查方法取决于肺栓塞的临床可能性，患者的状态，检查方法的可行性，碘造影剂的风险，辐射剂量和费用（表 17-1）。目前，可以根据 PIOPED Ⅱ 和其他研究的结果，并依据临床医生的判断给出建议[10]。应该在影像检查之前根据客观标准进行临床评估。临床决策树最著名的是 Wells 标准，已经被改进和验证。定量快速 ELISA 的敏感性为 95%，在多种 D- 二聚体的检测方法中是最有临床价值的[10]。如果一名患者的 D- 二聚体是阴性，并且临床评估为肺栓塞低度可能时，则无须进一步检查。如果患者 D- 二聚体异常，而临床评估为肺栓塞低度可能时，则提示需要进一步 CTPA 和（或）CTV 检查。

表 17-1　用于评估可疑肺栓塞的诊断法则

1. 应该在影像检查之前根据客观标准进行临床评估
2. 患者临床评估为肺栓塞低度可能时，应该进行 D- 二聚体的快速 ELISA 检查。如果 D- 二聚体正常，则无须进一步检查。如果为阳性，则提示需要进一步 CTPA 和（或）CTV 检查。如果检查都为阴性，则无须治疗。CTPA 上发现主肺动脉或叶肺动脉栓子需要治疗
3. 患者的临床评估为肺栓塞中度可能时，应该进行 D- 二聚体的快速 ELISA 检查。如果是阴性，则无须进一步检查（可选择性检查静脉超声或 MR 静脉造影）。如果是阳性，则建议 CTPA 检查，可伴或不伴 CTV 检查（在等待检查结果时可以假定有栓塞接受抗凝血治疗）。如果检查都为阴性，则无须治疗。但是对于只有 CTPA 是阴性的患者，建议行静脉超声检查。如果 CTPA 或 CTV 是阳性，则建议治疗
4. 患者的临床评估为肺栓塞高度可能时，不应该行 D- 二聚体检查，因为 D- 二聚体阴性结果在这类患者中排除肺栓塞的比例不超过 15%。患者应该假定有栓塞而接受抗凝血治疗。应该进行 CTPA 检查，可伴或不伴 CTV。如果 CTPA 为阴性而没有行 CTV 检查或者技术上的不足，建议行静脉超声或 MRV 检查。如果 CTPA 或 CTV 为阴性，可以行其他检查（静脉超声，肺数字剪影血管造影，肺闪烁显像）。如果 CTPA 或 CTV 为阳性，则建议治疗

CTPA.CT 肺动脉造影；ELISA. 酶联免疫吸附试验；CTV.CT 静脉造影；MRV. 磁共振静脉造影 [引自 Stein PD，Woodard PK，Weg JG，et al. Diagnostic pathways in acute pulmonary embolism：recommendations of the PIOPED Ⅱ investigators. Radiology. 2007；242（1）：15-21.]

患者的临床评估为肺栓塞中度可能时，应该进行 D- 二聚体的快速 ELISA 检查。如果是阴性，则无须进一步检查。如果是阳性，则建议 CTPA 检查，可伴或不伴 CTV 检查。如果 CTPA 是阴性，则无须治疗。

对于临床评估为肺栓塞高度可能的患者，D-二聚体检查是没有帮助的，因为它在这类患者中排除肺栓塞的比例不超过15%[10]。应该进行CTPA检查，可伴或不伴CTV，如果为阴性，则需要行静脉超声或MRV检查。

对碘轻度或中度过敏的患者可以事先注射激素然后行CT检查。对碘严重过敏时，肺闪烁显像或静脉超声可能是有用的选择。对于肾功能受损的患者推荐静脉超声，如果为阴性则推荐行肺闪烁显像。

对于可疑肺栓塞的孕妇有7条建议[11]：①不应该使用D-二聚体检查；②如果患者有深静脉血栓的症状和体征，需要行双侧下肢静脉超声检查，如果为阳性则接受抗凝血治疗，如果为阴性则进一步检查；③如果没有深静脉血栓的症状和体征，则需要进行肺部血管相关检查；④胸部X线是影像检查中第一个有辐射的检查；⑤肺闪烁显像是接下来的影像检查，而不是CTPA；⑥如果V/Q显像不能给出诊断，接下来行CTPA检查；⑦如果胸部X线片表现是异常的，则接下来的影像检查是CTPA。表17-2总结了这些建议。

表17-2　用于评估可疑肺栓塞的孕妇的诊断法则

1. 不应该行D-二聚体检查
2. 患者有深静脉血栓（DTV）的症状和体征，应该行双侧下肢静脉超声检查。如果为阳性则接受治疗，如果为阴性患者需要进一步检查，和没有腿部症状的患者一样
3. 患者没有深静脉血栓的症状和体征，应该行胸部X线检查。如果为阳性，应该行CTPA检查。如果正常，应该行肺闪烁显像检查。如果闪烁显像不能诊断，则应该行CTPA检查

引自Leung AN，Bull TM，Jaeschke R，et al. American Thoracic Society documents：an official American Thoracic Society/Society of Thoracic Radiology Clinical Practice Guideline evaluation of suspected pulmonary embolism in pregnancy. Radiology. 2012;262（2）：635-646.

只有15%或更少的血栓栓塞会引起肺梗死[12]。为什么一些栓子可以引起梗死而其他的不会，原因尚不明确，可能是肺动脉和支气管动脉同时受累的结果。肺梗死通常发生于外周栓子及伴有左侧心力衰竭或循环休克的患者[13]。支气管动脉可以独自供应肺实质，而不发生梗死[14]。

肺梗死引起的肺内高密度影常常是多发的，并且主要位于下肺。它们通常在栓塞后12～24h内出现。这些高密度影的典型表现是位于外周，三角形或圆形（即Hampton峰），并且它们总是与胸膜相连（图17-26和图17-27）。这些高密度影的尖端指向肺门。偶尔会出现肺叶高密度影，类似肺炎的表现。当外周的实变中心出现透亮影时，可能代表了中心坏死，强烈提示肺梗死[15]（图17-28）。重要的是注意这些高密度影可以代表肺出血混合肺不张而不伴有梗死，在这种情况下病灶可以在一周后消失（图17-29）。梗死需要花费数月来吸收，经常残留瘢痕（图17-30）。当梗死吸收时，它们"像冰块一样"融化（因此得名"冰块融化征"；见图2-19）。肺梗死的高密度影首先从外周消失，而在肺炎时高密度影均匀消失，中心和外周是同时的。梗死内可以形成空洞，但是很罕见也不伴发感染，感染继发于梗死或脓毒栓

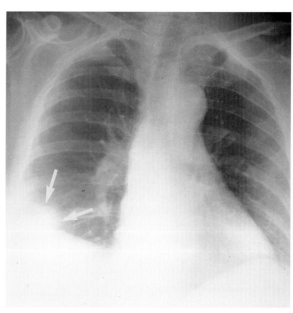

▲ 图17-26　肺梗死
68岁，女性，伴急性呼吸困难，后前位胸部X线片显示右侧肋膈角以胸膜为基底的圆形高密度影（Hampton峰；箭），代表急性肺实质梗死；右侧膈面由于肺不张和肺底积液而抬高

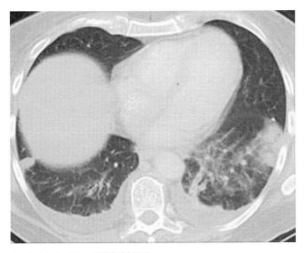

▲ 图 17-27　双侧肺梗死
CT 显示双侧以胸膜为基底的高密度影，是典型的肺梗死

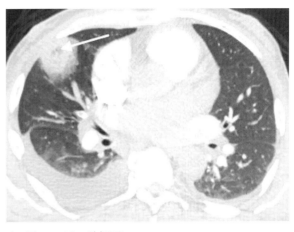

▲ 图 17-28　肺梗死
一个急性肺栓塞的患者，CT 显示局限性实变伴中心低密度影（箭），代表了坏死

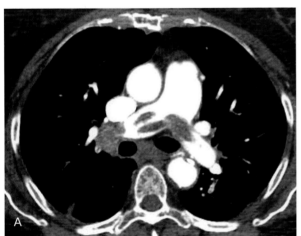

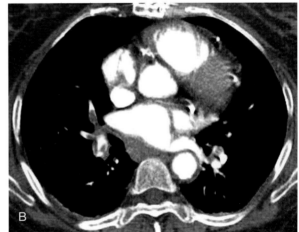

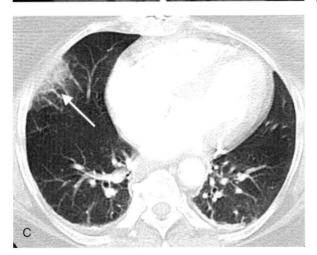

▲ 图 17-29　急性肺栓塞和出血性水肿
A．71 岁，女性，伴急性胸痛和呼吸困难，CTPA 显示大量的中心性充盈缺损，骑跨左、右肺动脉并延伸至右肺下叶动脉；B．CTPA 在比图 A 低的层面显示下叶段肺动脉分支内急性肺栓塞；C．CT 肺窗显示胸膜下高密度影，代表出血性肺水肿（箭）；这个高密度影在 5 天后复查的 CT 中吸收了（没有显示）

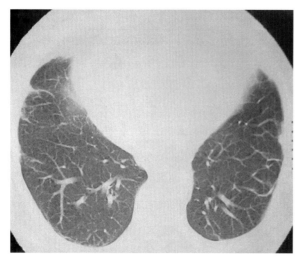

▲ 图 17-30　陈旧肺梗死

CT 显示双侧胸膜下弧形高密度影，代表之前肺梗死残留的瘢痕

子或血管炎。

肺动脉高压

　　肺动脉高压的定义是肺动脉压力高于正常，收缩压高于 30mmHg 或者平均压高于 18mmHg。肺动脉高压的原因有很多（表 17-3），通常被分为毛细血管前或毛细血管后。无论何种病因，肺动脉高压的影像特征都是类似的，包括肺动脉主干扩张，外周肺动脉分支狭窄（图 17-31）。右心室扩大常见于胸部侧位片。然而，肺动脉高压的患者也可能胸部 X 线片表现正常。CT 可以更加准确地描述肺动脉和心室的大小。通常的规律是，当肺动脉主干的直径超过升主动脉直径或大于 29mm 时，存在肺动脉高压[16]（图 17-32）。在长期存在的严重肺动脉高压中，扩张的肺动脉主干内可能形成血栓，并且边缘钙化。这在艾森门格综合征的患者中最常见，其特征是长期存在的严重左向右分流（例如，房间隔缺损、室间隔缺损、动脉导管未闭）（图 17-33）。在毛细血管前和一些毛细血管后疾病中，可能出现肺静脉高压。最主要的发现是肺血管的上部集中化，代表继发于血流转向的上叶肺血管增加。心包积液通常为少量或中量，常与肺动脉高压伴发。

表 17-3　肺动脉高压的原因

毛细血管前性
　　原发血管
　　原发肺动脉高压
　　急性和慢性肺动脉血栓栓塞性疾病
　　肺血管炎
　　外周肺动脉狭窄
　　胸膜肺
　　肺气肿
慢性间质性肺疾病
　　支气管扩张
　　肺切除术后
　　胸部纤维化
　　胸壁畸形
　　肺泡通气不足
　　肥胖 / 通气不足综合征
　　上气道狭窄
　　神经肌肉疾病
　　毛细血管后性
心脏
　　心脏病伴艾森门格综合征
　　左心房黏液瘤 / 血栓
　　二尖瓣疾病
　　左心室衰竭
　　限制性心包炎
　　肺静脉
　　肺静脉阻塞性疾病
　　先天性肺静脉狭窄
　　肺静脉异常回流
　　纤维素性纵隔炎

肺动脉肿瘤

　　原发肺动脉肉瘤非常罕见。它们累及中心肺动脉并且常常完整堵塞受累血管。在 CT 上的表现类似大量急性肺栓塞（图 17-34）。当看见肺动脉主干或左、右肺动脉完全堵塞并且膨胀时，更常见的原因是转移性肿瘤或邻近纵隔或支气管来源肿瘤侵犯肺动脉，而很少是原发肺动脉肉瘤。

　　常见的通过肺动脉循环形成栓子的肿瘤包括原位腺癌、乳腺癌、肾癌、胃癌、肝癌和前列腺癌，以及绒毛膜癌[17]。在 CT 上特征是外周肺动脉扩张并且呈串珠状（图 17-35）。可以

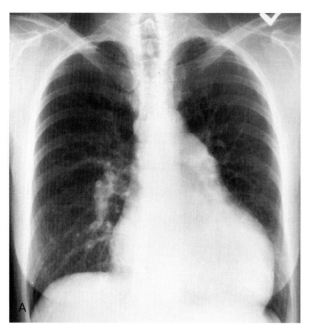

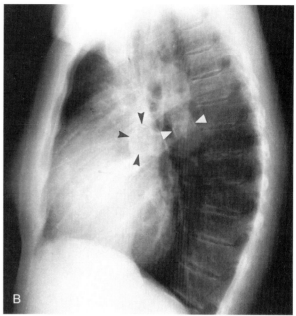

▲ 图 17-31　原发肺动脉高压

54 岁,女性,准备行肺移植手术,后前位(图 A)和侧位(图 B)胸部 X 线片显示中心肺动脉扩张和外周肺动脉分支狭窄;在侧位片可以看到中心肺动脉的弧形钙化(箭头);还可以看见右心房和右心室扩大(注意侧位片上胸骨后高密度影增加)

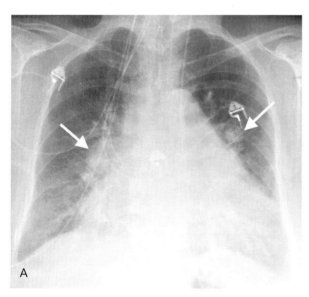

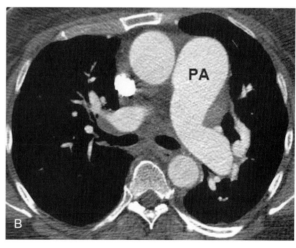

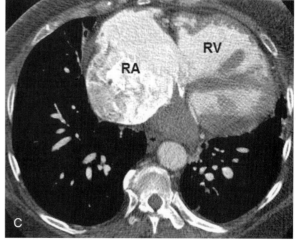

▲ 图 17-32　原发肺动脉高压

A. 54 岁,女性,后前位胸部 X 线片显示肺动脉(箭)和心脏扩大;B. CT 证实了肺动脉主干(PA),左、右肺动脉扩张;注意肺动脉主干直径大于邻近的升主动脉;肺动脉收缩压和舒张压分别为 97mmHg 和 53mmHg,平均肺动脉压为 70mmHg;C. CT 在比图 B 低的层面显示扩大的右心房(RA)和右心室(RV)

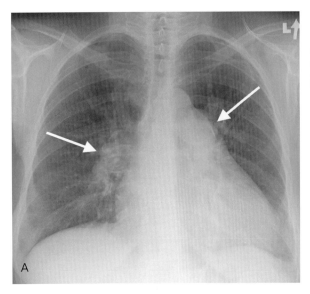

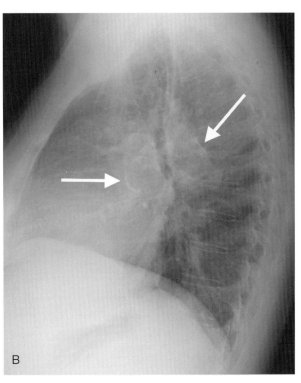

▲ 图 17-33　肺动脉高压和艾森门格综合征

A. 47 岁，女性，伴长期房间隔缺损，后前位胸部 X 线片显示肺动脉扩张（箭）和心脏增大；B. 侧位片上扩张肺动脉可见弧形钙化（箭）

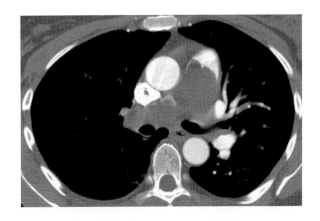

◀ 图 17-34　肺动脉肉瘤

55 岁，女性，伴慢性呼吸困难，CTPA 显示肺动脉主干和右肺动脉内膨胀性肿瘤样充盈缺损

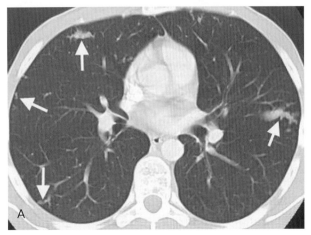

▲ 图 17-35　肿瘤栓子

A. 16 岁，男孩，患有巨大的盆腔肉瘤，CT 显示扩张的串珠状外周肺动脉（箭）；B. 最大密度投影（MIP）显示这些异常血管与中心肺动脉连续

与小气道疾病的"树芽"有类似表现[18]。最大密度投影图像可以帮助显示肿瘤栓子的病例中

远端血管与中心肺血管的连续性。更多肿瘤栓子的病例是在尸检时发现的。

参考文献

[1] Horlander KT, Mannino DM, Leeper KV. Pulmonary embolism mortality in the United States, 1979–1998: an analysis using multiple-cause mortality data. Arch Intern Med. 2003;163:1711–1717.

[2] Worsley DF, Alari A, Aronchick JM, et al. Chest radiographic findings in patients with acute pulmonary embolism: observations from the PIOPED study. Radiology. 1993;189:133–136.

[3] Wenger NK, Stein PD, Willis PW. Massive acute pulmonary embolism: the deceivingly nonspecific manifestations. JAMA. 1972;220:843–844.

[4] The PIOPED Investigators. Value of ventilation/perfusion scan in acute pulmonary embolism. Results of the prospective investigation of pulmonary embolism diagnosis (PIOPED). JAMA. 1990;263(20):2753–2759.

[5] Remy-Jardin M, Pistolesi M, Goodman LR, et al. Management of suspected acute pulmonary embolism in the era of CT angiography: a statement from the Fleischner Society. Radiology. 2007;245(2):315–329.

[6] Perrier A, Roy PM, Sanchez O, et al. Multidetector-row computed tomography in suspected pulmonary embolism. N Engl J Med. 2005;352:1760–1768.

[7] Kavanagh EC, O'Hare A, Hargaden G, et al. Risk of pulmonary embolism after negative MDCT pulmonary angiography findings. AJR Am J Roentgenol. 2004;182:499–504.

[8] Gotway MB, Yee J. Helical CT pulmonary angiography for acute pulmonary embolism. Appl Radiol. 2002;31(4):1–8.

[9] Hull RD, Raskob GE, Ginsberg JS, et al. A noninvasive strategy for the treatment of patients with suspected pulmonary embolism. Arch Intern Med. 1994;154:289–297.

[10] Stein PD, Woodard PK, Weg JG, et al. Diagnostic pathways in acute pulmonary embolism: recommendations of the PIOPED II investigators. Radiology. 2007:242(1):15–21.

[11] Leung AN, Bull TM, Jaeschke R, et al. American Thoracic Society documents: an official American Thoracic Society/Society of Thoracic Radiology Clinical Practice Guideline-evaluation of suspected pulmonary embolism in pregnancy. Radiology. 2012;262(2):635–646.

[12] Moser KM. Pulmonary embolism: state of the art. Am Rev Respir Dis. 1977;115:829–852.

[13] Tsao MS, Schraufnagel D, Wang NS. Pathogenesis of pulmonary infarction. Am J Med. 1982;72:599–606.

[14] Dalen JE, Haffajee CI, Alpert JS, et al. Pulmonary embolism, pulmonary hemorrhage and pulmonary infarction. N Engl J Med. 1977; 296:1431–1435.

[15] Revel MP, Triki R, Chatellier G, et al. Is it possible to recognize pulmonary infarction on multisection CT images? Radiology. 2007;244(3):875–882.

[16] Kuriyama K, Gamsu G, Stern RG, et al. CT-determined pulmonary artery diameters in predicting pulmonary hypertension. Invest Radiol. 1984;19:16–22.

[17] Shepard JO, Moore EH, Templeton PA, et al. Pulmonary intravascular tumor emboli: dilated and beaded peripheral pulmonary arteries at CT. Radiology. 1993;187:797–801.

[18] Franquet T, Gimenez A, Prats R, et al. Thrombotic microangiopathy of pulmonary tumors: a vascular cause of tree-in-bud pattern on CT. AJR Am J Roentgenol. 2002;179:897–899.

自测题

1. 最可能的诊断是（ ）

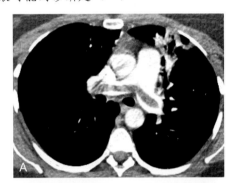

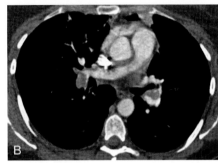

A. 淋巴结肿大

B. 造影剂推注不足

C. 肺动脉栓塞

D. 肺动脉肉瘤

2. 最可能的诊断是（ ）

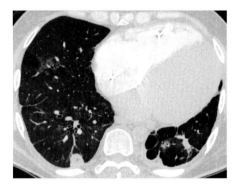

A. 肺梗死

B. 结节病

C. 球形肺不张

D. 类脂性肺炎

答案与解析

1. C。肺栓塞。CT 显示大的充盈缺损跨越左、右肺动脉（骑跨血栓）并且延伸至左、右下叶肺动脉。

2. A。肺梗死。CT 显示右肺下叶胸膜下圆形实变影，即见于肺梗死的 Hampton 峰。

Chapter 18
先天性和后天性心脏病

Congenital and Acquired Cardiac Disease

刘桐希　孙宏亮　译

18

学习目标

▶ 识别心脏缺损疾病的表现。

▶ 识别房室疾病在胸片上的表现。

▶ 识别瓣膜疾病的表现。

▶ 识别升主动脉和主动脉瓣钙化。

▶ 识别左心房增大、血管再分布和二尖瓣钙化。

▶ 描述二尖瓣环钙化在胸片上的表现。

▶ 定义心肌病的类型。

▶ 识别房间隔脂肪瘤样肥厚的表现。

▶ 定义致心律失常性右心室发育不良。

▶ 列举最常见的良性原发性心脏肿瘤。

▶ 在 CT 和 MRI 上分辨心脏肿瘤和血栓。

▶ 列举最常见的恶性心脏转移瘤。

▶ 描述冠状动脉的解剖。

▶ 识别冠状动脉起源畸形。

▶ 在胸片上说明冠状动脉钙化的临床意义。

▶ 在 CT 上识别冠状动脉钙化。

▶ 在胸片和 CT 上识别心脏手术后表现。

▶ 描述左心室室壁瘤和假性动脉瘤的区别。

▶ 在胸片和 CT 上识别心包钙化。

▶ 识别并描述心包积液在胸片上的征象。

▶ 列举心包积液的病因。

▶ 识别心脏疾病的表现。

▶ 描述 MRI 在诊断缩窄性心包炎，以及鉴别限制型心肌病与缩窄性心包炎中的作用。

心脏病在工业化国家的发病率和死亡率一直占据首位。心脏导管下血管造影一直被用于评价正常和患病心脏的解剖和功能。技术的进步增加了无创成像的选择，特别是CT、PET/CT和MR。超声心动图经常被用于评估心力衰竭和瓣膜功能。运动踏板试验和核素负荷试验常用于评估可能有心源性症状的患者。CT可以用于评估冠状动脉钙化来预测未来心血管疾病的风险，冠状动脉解剖（特别是狭窄和起源异常），旁路移植，以及消融术的术前计划。CT的另一个优势是可以全面地同时评估心脏和肺部。心脏MR最常用于评估可能有心源性症状的患者和寻找心肌病原因，以及评估心脏病发作后或消融术前的心脏解剖结构。超声心动图和心脏MR常用于评估心脏形态和功能。对于心率过快或心律失常或不能接受静脉注射造影剂的患者，CT的应用是受限的。对于有某些金属植入物（例如，多数起搏器和所有除颤器）或不能接受钆造影剂的患者，MR的应用是受限的。

本章节仅限于心脏病的基本内容，而不详细讨论冠状动脉CT血管造影，心脏的高级形态学和功能评价，心脏介入和最新的进展（例如，心肌灌注成像和靶向造影剂）。电影成像是显示心脏功能异常最好的方法，在本章节也没有讨论。本章节将重点介绍以下疾病的胸片和CT表现，包括成人常见的先天性心脏病，正常和异常心脏解剖，瓣膜病，心肌病，心脏肿瘤，心肌梗死和心脏手术的并发症，以及心包疾病。

先天性心脏病

先天性心脏病主要见于儿童，对于成人，先天性疾病仅占已知心脏疾病的1%[1]。一般来说，成人新近发现的先天性心脏病多数在儿童期无症状或轻微症状，或者在儿童期误诊而在成人期出现症状。本章节无法讨论所有的可以在成人中诊断的先天性心脏缺陷，而是简要介绍常见的左向右分流的心脏病，以及与先天性心脏病相关的主动脉发育异常。

房间隔缺损

房间隔缺损（ASD）在成人先天性左向右分流的心脏病中占80%～90%[2, 3]，并且女性发病率比男性高三倍。在所有年龄组的ASD患者中几乎有一半无症状，并且在这些病例中，ASD是在常规胸片上偶然发现的。ASD有不同的类型，继发孔型（包括卵圆窝区域组织的缺损或缺陷）是成人患者中最常见的类型。在单纯的ASD中，胸片显示右心室和肺动脉段的增大（分流血管）（图18-1）。右心房同样增大，但是在胸片上通常难以与右心室增大区分。由于胸片不能准确地反映右心房和右心室的大小，心脏的整体大小可能显示为正常。在侧位片上，右心室增大引起胸骨后间隙减小，以及左心室向后方脊柱移位[4]。在单纯的ASD中无左心增大。与肺动脉相比主动脉显示较小，并且上腔静脉显示较小或者"缺失"，原因是右侧心脏增大而引起的心脏转位（图18-2）。

长期大量的分流会导致肺动脉高压，当肺动脉压力超过体循环压力时，左向右分流会逆转为右向左分流（艾森曼格综合征）。在这些病例中，中央肺动脉明显扩张而外周肺动脉分支变窄[5]。中央肺动脉可以动脉瘤样扩张，罕见情况下可以钙化（图18-3）。

关闭ASD可以用多种经皮放置的装置来实现。在透视和超声心动图引导下，经股总静脉放置的导管可通过房间隔缺损进入左心房。常用的闭合装置是房间隔封堵器（AGA医疗公司，Golden Valley，MN）（图18-4），这是一种由两个部分组成的闭合装置。两个镍钛合金网状圆盘中的一个通过导管被推至左心房，另一个被释放到右心房以关闭房间隔缺损。

室间隔缺损

室间隔缺损（VSA）是儿童最常见的先天性

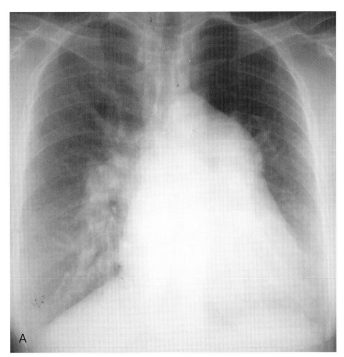
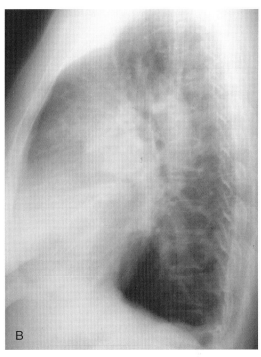

▲ 图 18-1 房间隔缺损

A. 后前位（PA）胸片显示中心肺动脉和肺动脉各节段明显扩张，心影增大；B. 侧位片显示胸骨后间隙减小，原因是右心室和主动脉增大

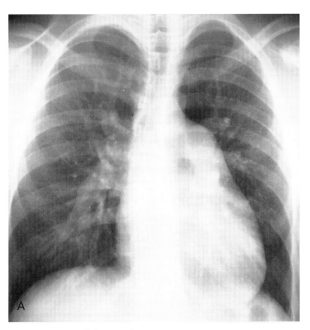
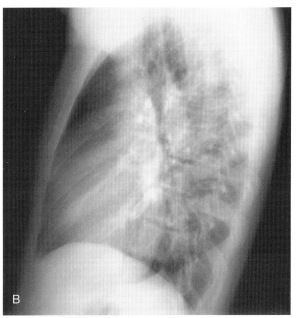

▲ 图 18-2 房间隔缺损

A. 17 岁，男孩，自出生就有心脏杂音，后前位胸片显示心影增大，中心肺动脉和周围肺动脉扩张（"分流血管"），主动脉正常或较小，上腔静脉影 "缺失"；B. 侧位片显示右心室增大，表现为胸骨后高密度影增加

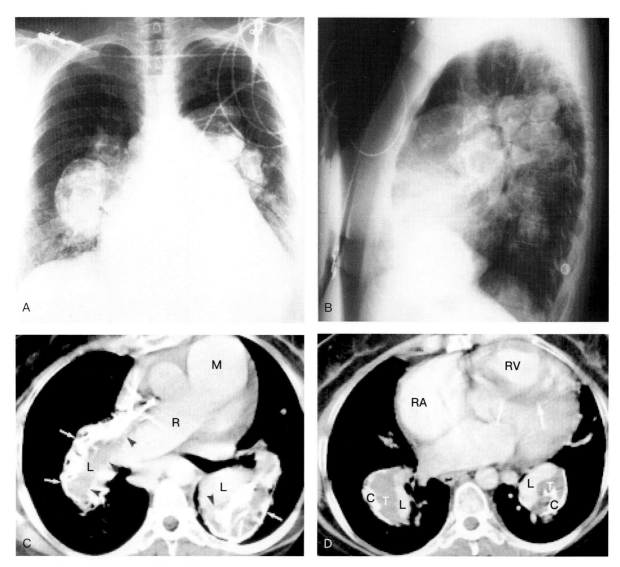

▲ 图 18-3　房间隔缺损伴艾森曼格综合征

52 岁，女性，有长期的较大的 ASD 病史，导致血流逆转和肺动脉高压，后前位（A）和侧位（B）胸片显示中央肺动脉动脉瘤样扩张伴钙化，右心增大和上腔静脉影"缺失"；C. CT 显示增大的主肺动脉（M），右肺动脉（R）和左肺动脉（L）；长期的左向右分流导致肺动脉瘤，并伴有低密度的血栓（箭头）和高密度的钙化（箭）；D. CT 在比图 C 低的层面显示增大的下叶肺动脉并伴有血栓（T）和钙化（C），右心房（RA）增大，和右心室（RV）增大，使室间隔增厚并向左突出（箭）；肺动脉腔内可见高密度的造影剂充盈（L）

心脏病，但是在成人患者中仅占先天性心脏疾病的 10%。手术治疗和缺损自然闭合是成人发病率减低的主要原因[6]。大多数没有治疗而存活至成年的 VSD 患者的缺损较小并且不影响生理功能。室间隔缺损较大的患者进入成年后会有肺动脉高压，渐进性右向左分流（艾森曼格综合征）和发绀。当分流很大（VSD 分流率＞2：1）和肺血管阻力正常时，胸片显示"分流血管"，左心房和左、右心室增大，正常或缩小的主动脉，以及正常的

右心房。在胸部正位片上，增大的左心房位于右心房后方，显示为"双边征"，并且在肺动脉影下方可见纵隔左缘变直或局限性凸出。

动脉导管未闭

动脉导管是胎儿第六主动脉弓的一部分，连接左肺动脉和降主动脉。出生 12 ～ 24h 后动脉导管在功能上闭合，1 ～ 2 周后在解剖上闭合。然而，由于某些未知的原因，部分动脉导管仍

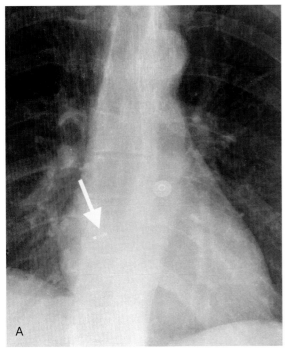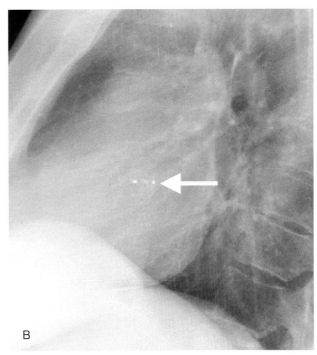

▲ 图 18-4 房间隔缺损封堵器

A. 50 岁，女性，有短暂脑缺血发作的病史，后前位胸片显示房间隔缺损封堵器（AGA 医疗公司，Golden Valley，MN）（箭）位于卵圆孔的位置；B. 侧位片确定了这个装置放在合适的位置（箭）

然开放，造成左向右的分流和不同程度的向肺内、左心房、左心室及升主动脉过度灌注。如果动脉导管没有关闭，当肺动脉压力超过体循环压力时，就会通过动脉导管发生右向左分流，从而导致艾森曼格综合征。单纯的动脉导管未闭（PDA）在胸片上的特征与 VSD 类似，除了主动脉的大小之外。在 PDA 上，升主动脉和主动脉弓扩张（扩张程度取决于分流量的大小），表明分流是心脏外的，而不像 VSD 那样是心脏内分流，后者主动脉大小是正常的或缩小的。然而，主动脉的大小并不总是可靠的标准，实际上在胸片上很难区别 VSD 和 PDA。在成年人中，PDA 的另一个表现是动脉导管钙化。

胸主动脉异常

先天性二叶式主动脉瓣是一种相对常见的畸形。主动脉由于瓣膜增厚和纤维化而狭窄。当这种情况下，瓣膜发生钙化。在 55 岁以下的患者中，胸片或 CT 检查发现高密度的钙化主动脉瓣时，应该考虑此病。

在左位主动脉弓伴迷走右锁骨下动脉中，右锁骨下动脉作为主动脉弓的最后一个分支发出。这是一种常见的畸形，患者通常没有症状，但是畸形血管从食管后方经过，可能造成吞咽困难。在胸部正位片上经常在主动脉弓水平显示异常的纵隔轮廓，即迷走动脉的近段扩张，也就是所谓的 Kommerell 憩室。在胸部侧位片上可能显示支气管向前移位。

有一种假说是胚胎发育过程中有双主动脉弓，当左位主动脉弓发育中断时会形成右位主动脉弓。右位主动脉弓有两种类型：1 型是左位主动脉弓的镜像，并且和发绀型先天性心脏病相关，在右位主动脉弓的患者中发生率超过 95%，多数合并法洛四联症[7]。2 型右位主动脉弓常伴有食管后方的迷走左锁骨下动脉，在人群中发生率为 1/2500，常为偶然发现[1]。其他的心脏异常在 2 型患者中的发生率仅为 5%～15%。右位主动脉弓在胸片上表现为气管在右位主动脉弓水平弯向左侧，在奇静脉上方形成凸起（图 18-5 和图 18-6）。右位主动脉弓的典型特征为高

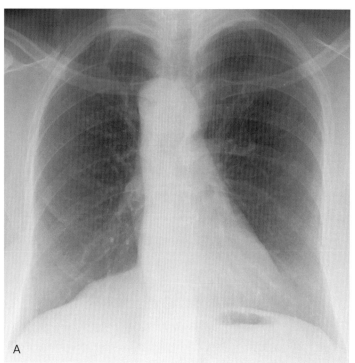

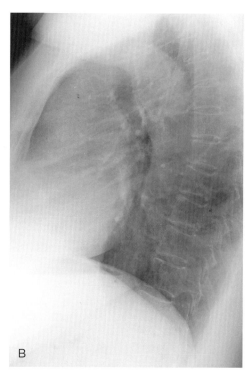

▲ 图 18-5　右位主动脉弓

A．后前位胸片显示右位主动脉弓和降主动脉，气管并没有向右偏移，而这个通常见于左主动脉弓；B．侧位片显示气管腔向后推移，原因是迷走左锁骨下动脉从右侧穿行至左侧，推挤了支气管

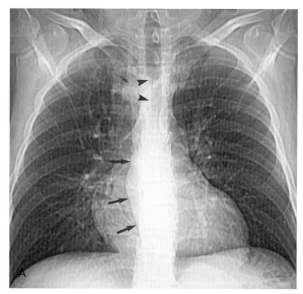

▲ 图 18-6　右位主动脉弓伴迷走左锁骨下动脉

A.29 岁，男性，伴吞咽困难，CT 定位像显示支气管向左偏移（箭头）和右侧降主动脉（箭）；B. CT 显示右位主动脉弓（A）和迷走锁骨下动脉（SCA）起源于动脉弓后部，并且在气管（T）和食管（E）后方走行；注意食管受异常血管压迫，引起患者的吞咽困难；同样可见的是永存左上腔静脉（箭），以及右侧的上腔静脉（箭头）；C. CT 在低于图 B 的层面显示永存左上腔静脉（箭）在左侧纵隔旁走行，然后汇入更下方的冠状静脉窦；在这个层面降主动脉在中线位置

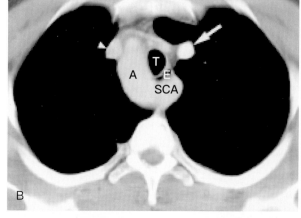

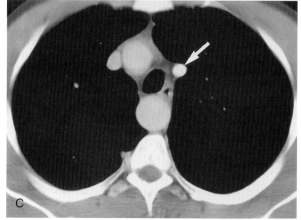

度骑跨,在右侧气管旁区域形成"肿块样"表现。主动脉憩室或近端主动脉扩张见于左侧,并略低于左位主动脉弓的位置。憩室可能足够大而在左肺动脉上方形成一个巨大的凸起,类似于左位主动脉弓或非血管的纵隔肿物。更常见的情况是,左侧的纵隔凸起是由主动脉憩室产生的,而不是迷走左锁骨下动脉本身引起的。由于左锁骨下动脉由右侧穿行至左侧,因此会向后推挤充气的食管和气管,这一征象在胸部侧位片上显示的最好。右位主动脉弓经常从右肺动脉后方穿行至左侧,然后沿左侧下行至腹部。双主动脉弓形成一个完整的血管环,有时可在成年首次发现。

假性缩窄表示主动脉弓的局限性狭窄,在形态学上与经典的缩窄相同,但是不产生梗阻。这种畸形是主动脉在峡部形成一个弯曲,并且在弯曲部位没有压力梯度或压力梯度很小(< 30mmHg)[8]。因为没有梗阻,所以没有经典缩窄可见的侧支循环和肋骨切迹。胸片显示左侧的"纵隔肿块",代表延长的高位主动脉弓。矢状位胸部CT重建图像显示峡部扭曲的高位主动脉弓,类似于数字3,3的中部相当于动脉韧带附着处(图18-7)。"颈主动脉弓"在胸片上类似于主动脉假性缩窄,但是前者主动脉弓位于锁骨上方的颈部,通常在右侧。

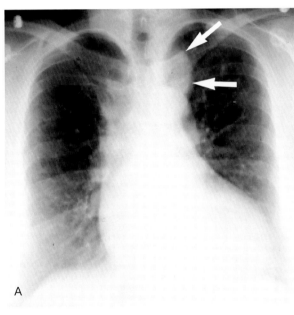

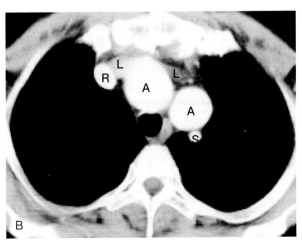

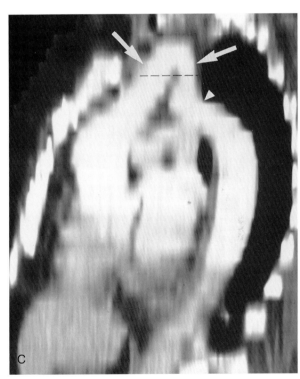

▲ 图18-7　主动脉假性缩窄
A. 50岁,女性,后前位胸片显示左侧气管旁"肿物"(箭);此患者之前因冠状动脉旁路移植术进行过胸骨切开术;B. CT显示左锁骨下动脉(S),右头臂静脉(R)和左头臂静脉(L),和高位"弯曲的"主动脉弓(A);C. 矢状位重建图像显示弯曲的主动脉弓(箭)和主动脉在峡部的局部扭曲(箭头);这个重建图像在主动脉弓水平(虚线)的横轴位将显示相邻的"两个"圆形强化结构

后天性心脏病

瓣膜疾病

单纯的瓣膜病变在胸片上的征象是相对简单的（表 18-1）。瓣膜狭窄产生压力负荷，使心肌肥大而不伴扩张。心脏扩张意味着已经发展为心力衰竭。瓣膜关闭不全产生容量负荷，使受累的心腔肥大并且扩张。对于瓣膜关闭不全，心脏扩大并不代表心脏失代偿。

表 18–1　心脏瓣膜疾病的 X 线表现

瓣膜疾病	X 线表现
主动脉瓣狭窄	• 主动脉瓣钙化 • 升主动脉扩张 • 左心室扩张，仅当左心室衰竭时出现肺水肿
主动脉瓣关闭不全	• 主动脉瓣钙化 • 升主动脉扩张 • 左心室扩张 • 肺水肿伴左心室衰竭
二尖瓣狭窄	• 左心房、右心室和肺动脉干增大 • 肺血管向头侧集中 • 间隔（Kerley B）线 • 二尖瓣钙化
二尖瓣关闭不全	• 左心房明显扩张 • 左心室轻度扩张 • 肺动脉干和右心室中度增大
三尖瓣狭窄	• 全身静脉扩张 • 肺血减少
三尖瓣关闭不全	• 右心室和右心房扩张 • 腔静脉扩张 • 肺血减少
肺动脉瓣狭窄	• 右心室增大 • 肺动脉干和左肺动脉狭窄后扩张 • 左肺血流增加，右肺血流减少
肺动脉瓣关闭不全	• 右心室肥厚和扩张 • 肺动脉干和中央肺动脉收缩性扩大

主动脉狭窄

主动脉狭窄（AS）可以发生在瓣膜，瓣膜下或瓣膜上水平。胸片的异常表现取决于患者的年龄和狭窄的严重程度。成年患者的心脏大小和肺都是正常的，因为左心室衰竭和扩张仅发生在终末期患者中。在胸片上主动脉瓣钙化可见于所有类型的 AS，表明狭窄在临床上很严重（图 18-8 和图 18-9）。升主动脉扩张在 AS 很常见，但是与狭窄程度或狭窄部位没有明确的相关性。升主动脉狭窄后扩张是由于血液通过狭窄的瓣膜产生喷射，冲击主动脉侧壁引起的。主动脉侧壁扩张并且延长，使主动脉向右移位。在大多数单纯的严重 AS 儿童和成人中，左心室的心腔缩小且收缩亢进，有通常心脏肥大的征

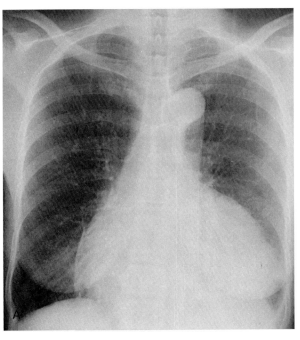

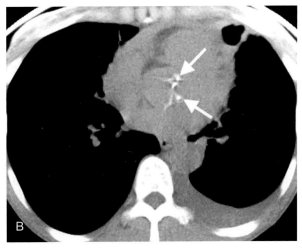

▲ 图 18-8　主动脉狭窄

A. 54 岁，男性，后前位胸片显示增大的左心室和主动脉弓；B. CT 显示主动脉瓣钙化（箭）

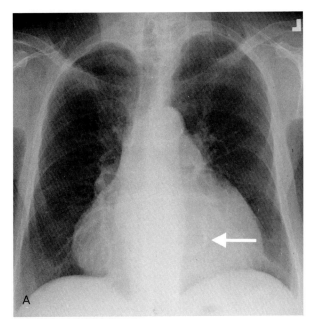

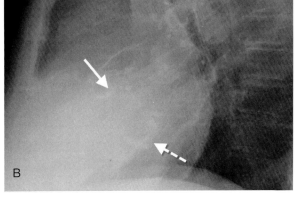

▲ 图 18-9　主动脉狭窄

A. 80 岁，男性，后前位胸片显示心脏增大和二尖瓣环钙化（箭）；B. 侧位片显示主动脉瓣钙化（实箭）和二尖瓣环钙化（虚箭）；主动脉瓣钙化在后前位胸片上常被脊柱遮挡

象（图 18-10）。在没有其他异常的情况下，单纯 AS 出现左心室扩张是心力衰竭的直接证据。

在成人中钙化性 AS 的病因包括风湿性心脏病，先天性二叶式主动脉瓣，或者高龄和瓣膜退变[8]。主动脉钙化的平均首发年龄为：先天性 AS 是 25 岁，风湿性 AS 是 47 岁，退变性 AS 是 54 岁[9]。瓣膜钙化在胸部侧位片上显示的最好，因为在正位片中瓣膜常与脊柱重叠。二尖瓣狭窄或反流是提示主动脉瓣风湿性疾病

的重要的线索。

在老年患者中 AS 是由瓣叶退变引起的，随后可以发生瓣膜增厚和钙化。主动脉瓣有三叶，并且在瓣叶上有块状钙化。有一些老年患者还可以有冠状动脉钙化，二尖瓣环钙化和主动脉弓钙化。

主动脉瓣关闭不全

主动脉瓣狭窄通常可以有部分关闭不全。

慢性重度主动脉瓣关闭不全（AI）在胸片上表现为左心室扩大和主动脉扩张。任何心脏瓣膜关闭不全都可以使病变瓣膜两侧结构扩张。单独的 AI 通常是由先天性二叶式主动脉瓣造成的。AI 的其他少见病因包括梅毒性主动脉炎（发生于 45－65 岁，伴升主动脉瘤钙化），马方综合征（发生于 30 岁之前，不伴升主动脉瘤钙化），强直性脊柱炎，复发性多软骨炎，和主动脉瓣创伤性破裂。

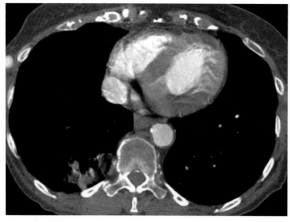

▲ 图 18-10　左心室肥大
79 岁，男性，伴主动脉狭窄，CT 显示左心室壁环形增厚

二尖瓣狭窄

二尖瓣狭窄（MS）最常见的病因是风湿性心脏病，从风湿性心脏病发生到二尖瓣狭窄至少有 5～10 年的时间间隔。少见的病因包括左心房黏液瘤、血栓或者肿瘤，它们可能在舒张期通过二尖瓣孔脱垂而造成功能性狭窄。在成人早期风湿性 MS 中，肺血流重新分布至肺上叶。然后肺动脉随着肺动脉高压的进展而扩张。接下来发生右心室衰竭，一方面的原因是右心室向高压的肺动脉泵血的压力负荷过大，另一方面的原因是肺动脉瓣环扩张引起肺动脉瓣关闭不全（图 18-11）。MS 在胸片上表现为左心房扩大而左心室大小正常（除非合并二尖瓣关闭不全）。左心房扩大在胸部正位片上表现为心脏左缘变直或左主支气管下方的凸起影（代表左心耳扩大），在胸部侧位片上表现为气管隆突扩大，肺静脉汇合部和左肺下叶支气管后移（图 18-12）。肺纹理弥漫性增加，可能与纤维化和肺水肿有关。重度 MS 患者可以出现咯血，原因是中小支气管周围扩张血管发生出血，然后继

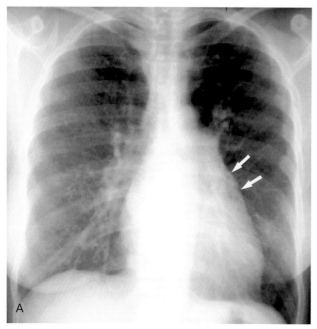
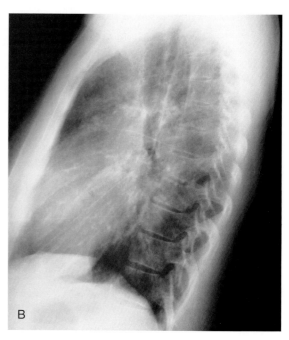

▲ 图 18-11　风湿性二尖瓣狭窄
40 岁，女性，后前位和侧位胸片显示右心室增大（注意侧位片上胸骨后高密度影增大）和左心房增大（注意左肺动脉影下方的左心缘凸起；箭）；中央肺动脉由于肺动脉高压而扩张，并且有肺血管的重新分布；与主动脉瓣不同的是，二尖瓣可能在严重狭窄的情况下在 X 线上也看不到钙化，例如此病例

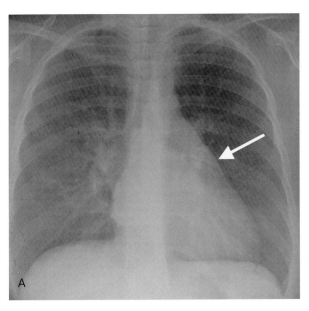

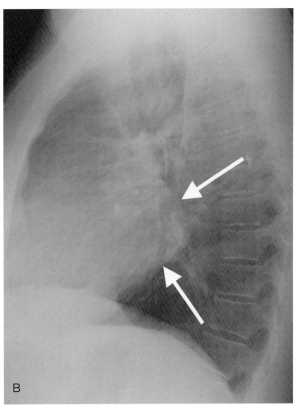

▲ 图 18-12　二尖瓣狭窄
A．43 岁，女性，有心房颤动和儿童期风湿热的病史，后前位胸片显示左心缘异常凸起，代表左心耳增大（箭）；B．侧位片显示肺静脉汇合部后移（箭）

发肺内含铁血黄素沉着，这些肺内沉积物可以发生钙化。二尖瓣钙化的量与 MS 的严重程度大致相关，然而与主动脉瓣不同的是，二尖瓣可能严重狭窄但是在 X 线上却看不到钙化。在胸部侧位片上，为了区别主动脉瓣和二尖瓣钙化，可以从右肺动脉下方沿着右肺中叶支气管画一条线至剑突，主动脉瓣在这条线的上方，而二尖瓣在这条线的下方。

二尖瓣关闭不全

急性二尖瓣关闭不全（MI）可以是创伤性，感染性，退行性或者特发性的。在病理上通常是腱索、乳头肌或二尖瓣叶断裂。急性 MI 可以引起急性左心室衰竭和严重肺水肿，而心脏大小正常或轻度扩大。

慢性 MI 的主要病因是风湿热，二尖瓣脱垂，冠状动脉疾病和心肌病。典型的 X 线表现包括左心房明显扩张，左心室轻度增大，肺血管向头侧集中但不伴有肺水肿，以及肺动脉干和右

心室中度扩张。MI 还可以合并右肺上叶局限性肺水肿。这种情况的发病机制是左心室向左心房的反向血流喷射至右上肺静脉，使局部压力增加而产生右肺上叶肺水肿[10]（图 18-13）。伴有冠状动脉疾病和心肌病时，左心室通常明显扩张而收缩力减弱，左心房仅轻度增大。

二尖瓣环钙化

二尖瓣环可能在 60 岁以上的个体中发生钙化，女性的发生率高于男性。钙化的形状通常类似于字母 "J"，"O" 或者反 "C" 形（图 18-14）。在大多数情况下，二尖瓣环钙化没有重要的临床意义，是一种非炎症性慢性退变过程。AS 和高血压可以合并二尖瓣环钙化，可能的原因是左心室的过度压力负荷使施加于二尖瓣的张力增加。如果钙化向后延伸至心室心肌，则可能发生心脏梗阻。如果钙化向前延伸至二尖瓣叶，则可能发生 MS 和 MI。二尖瓣环钙化也与中风风险增加有关。

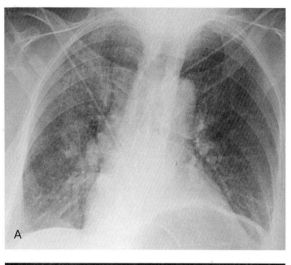
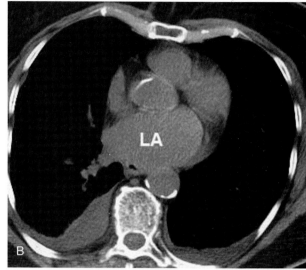
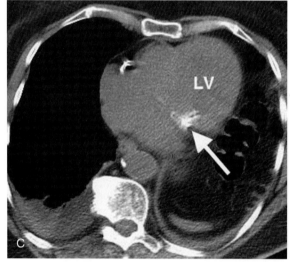
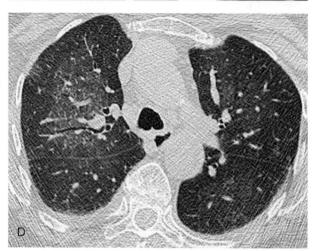

▲ 图18-13　二尖瓣关闭不全

A. 84岁，女性，后前位胸片显示心影增大和右肺上叶高密度影，代表肺水肿；B. CT显示左心房增大（LA）和双侧胸腔积液；C. CT在低于图B的层面显示二尖瓣钙化（箭）和左心室增大（LV）；D. CT肺窗显示右肺上叶磨玻璃影（GGO）；二尖瓣关闭不全的患者出现右肺上叶肺水肿的原因是反向血流通过二尖瓣喷射至右上肺静脉

三尖瓣和肺动脉瓣疾病

单独发生于三尖瓣和肺动脉瓣的后天性疾病远少于主动脉和二尖瓣疾病。累及三尖瓣的原发疾病最常见的是风湿性疾病，也与累及左侧心脏瓣膜的疾病相关。肺动脉狭窄通常是先天性的（图18-15），肺动脉瓣关闭不全通常由任何病因所造成的严重肺动脉高压引起（例如，严重的MS和复发性肺血栓栓塞疾病）（图18-16）。

多瓣膜疾病

多瓣膜受累常见于风湿性心脏病，心肌病和结缔组织疾病的患者（图18-17）。一般来说，在临床和影像上，近端瓣膜病变容易掩盖远端瓣膜病变。

心肌病

心肌病可以分为扩张型、肥厚型和限制型。每一类都可以进一步分为原发性（累及心肌但是不累及其他器官）或继发性（心肌病是系统性疾病的表现之一）。特发性扩张型心肌病的特征是左、右心室都扩张或仅有左心室扩张，大约一半的病例与病毒或免疫相关。继发性扩张型心肌病的病因包括酒精中毒，化疗药（例如

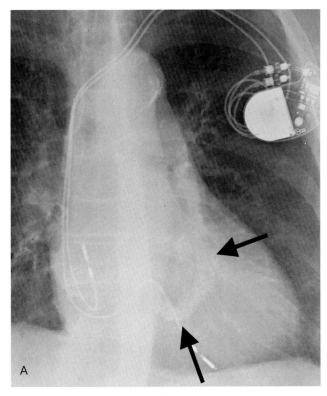

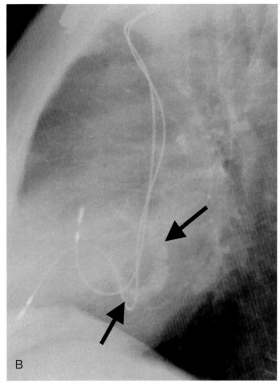

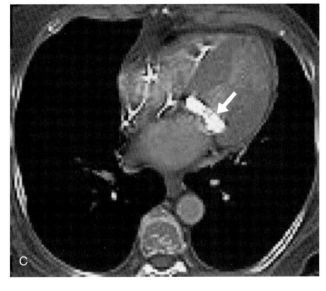

▲ 图 18-14 二尖瓣环钙化

87 岁，女性，后前位（A）和侧位（B）胸片显示在二尖瓣环位置的 C 形钙化（箭）和双导起搏器；C. CT 显示二尖瓣环高密度钙化（箭）

多柔比星）、重金属、感染、结缔组织病、结节病、神经肌肉疾病、代谢性或内分泌异常（例如低钙血症或甲状腺功能减退）、营养不良（例如维生素 B_{12} 缺乏）、怀孕、高血压或慢性心肌缺血；或者可能是家族性的。胸片显示心脏球形增大和肺水肿。

遗传性肥厚型心肌病（HCM）的特征是双心室心肌肥厚而不伴有心腔扩张，这一点与后天性高血压性心脏病不同。最初，这种疾病被

称为特发性肥厚型主动脉下狭窄，但是后来认识到主动脉下梗阻仅是心脏肥大的一个特征。在一些病例中，主要累及左心室或室间隔。为了符合诊断标准，在成人左心室壁厚度必须大于 13 ～ 15mm[11]（图 18-18）。在 HCM 中二尖瓣的特征是乳头肌肺段，导致其向前移位和二尖瓣叶增大和伸长。二尖瓣的这些结构异常可以使瓣叶进入左心室流出道，导致二尖瓣的收缩期前移（SAM）和梗阻。该疾病是常染色体

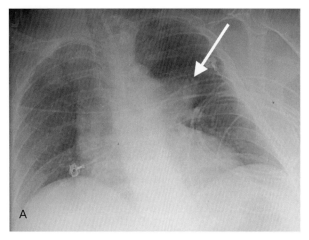

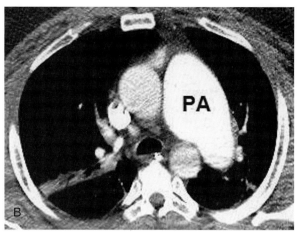

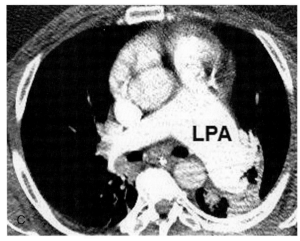

▲ 图 18-15　肺动脉狭窄

A. 52 岁，男性，后前位胸片显示在肺动脉主干和左肺动脉的位置异常高密度影（箭）；B. CT 显示肺动脉主干明显扩张（PA）；C. CT 在低于图 B 的层面显示左肺动脉（LPA）明显扩张，右肺动脉大小正常

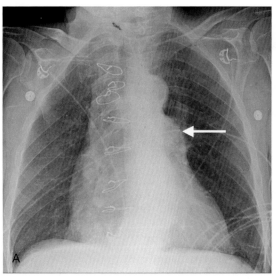

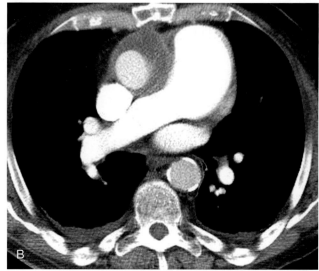

▲ 图 18-16　肺动脉瓣关闭不全

A. 76 岁，女性，后前位胸片显示肺动脉增大（箭）；B. CT 显示肺动脉增大和主动脉周围的低密度影，代表外科手术放置的移植物

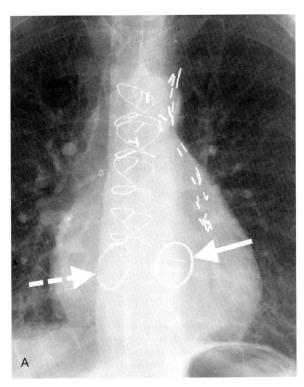
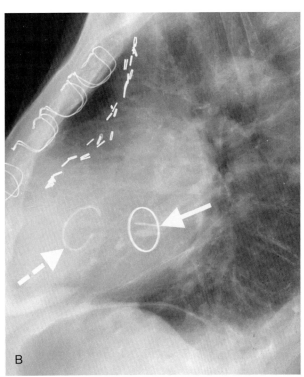

▲ 图 18-17　多瓣膜疾病

66 岁，女性，有风湿热病史，后前位（A）和侧位（B）胸片显示二尖瓣（实箭）和三尖瓣（虚箭）人工瓣膜

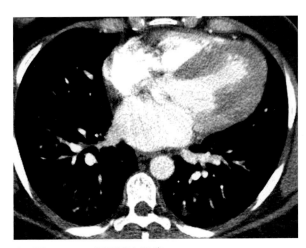

▲ 图 18-18　肥厚型心肌病

28 岁，女性，伴先兆子痫，产后 5 天出现咯血和端坐呼吸，CT 显示左心室壁增厚；心肌增厚是不对称的，主要累及室间隔

显性遗传病，并且可以在年轻患者中引起猝死。胸片通常显示心脏大小正常，原因是心脏肥厚降低心室容量，但是不增加心室大小。后天性或继发性肥厚型心肌病的病因包括原发性高血压，肾脏和肾上腺疾病，内分泌疾病和左心室流出道梗阻（例如 AS）。

限制型心肌病的特征是心室顺应性减低充盈受损和舒张功能障碍。可能主要表现为右心症状或左心症状。病因包括淀粉样变性，硬皮病，心内膜纤维化，类癌性心脏病，结节病，放疗，家族性或特发性。心脏大小和轮廓在胸片上通常是正常的。随着疾病的进展，左心室可能逐渐增大和增厚。因为右心室和左心室僵硬，右心房和左心房需要在舒张压增加的情况下填充心室，因此心房发生扩张。扩张的腔静脉，增大的心房和缩小的心室也是缩窄性心包炎的特征，两者可能很很难鉴别。心包增厚和钙化可能对于缩窄性心包炎是相对特异的。然而，并不是所有的缩窄性心包炎都发生钙化，并且一些限制型心肌病的患者也可能有心包轻度增厚。

致心律失常性右心室发育不良（ARVD）是一种特发性的心肌病，是发生于右心室的原发性心肌病，男性多于女性，有家族性发病[12]。这种疾病的特征是右心室心肌透壁或非透壁性脂肪或纤维组织浸润，右心室心肌广泛变薄，右心室运动障碍和在影像上异常的延迟强化[13]

（图 18-19）。对于临床怀疑的 ARVD 患者，MRI 是检测和随访的最佳方法。临床上，ARVD 的特征是左束支传导阻滞性室性心律失常，可能导致心脏停搏，这是青少年猝死的主要原因。ARVD 的鉴别诊断包括特发性扩张型心肌病（通常表现为左心室功能进行性下降，与 ARVD 中所见的右心室衰竭相反）和 Uhl 畸形（特征是右心室薄纸样改变，原因是心肌纤维几乎完全缺失，没有性别偏好或家族性发病）。ARDV 的诊断基于心脏结构、组织学、心电图和遗传因素。阳性 MRI 结果是 ARVD 临床诊断的重要标准，虽然阴性 MRI 结果也不排除 ARVD。

房间隔脂肪瘤样肥厚

房间隔脂肪瘤样肥厚（LHIS）是一种良性疾病，其特征是房间隔脂肪堆积。这个名称实际上有点不恰当，因为该病是由脂肪细胞数量增加引起的，而不是脂肪细胞肥大[14]。此病通常发生于老年和肥胖患者。充满脂肪的室间隔厚度在 2 ～ 6mm。[15] CT 显示边缘清楚的脂肪密度肿物使卵圆孔分离（图 18-20），形成哑铃

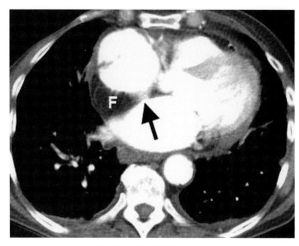

▲ 图 18-20　房间隔脂肪瘤样肥厚

72 岁，女性，CT 显示房间隔脂肪浸润（F），使卵圆孔分离（箭）

状。此病常常是偶然发现的，通常与症状无关，尽管它可以导致心脏节律失常，例如 P 波异常，心房颤动，甚至猝死。

心脏肿物

最常见的心脏内占位是血栓，通常位于左心房或左心室，与二尖瓣疾病，心房颤动或心肌病相关。肿瘤和血栓是通过它们在 MRI 上的信号不同，或者在 MRI 或 CT 上注射造影剂后是否有强化来进行鉴别。在 MRI T_2 加权图像上，肿瘤的信号高于心肌和骨骼肌（以及血栓），并且在 MRI 和 CT 增强图像上可见典型的强化（而血栓不强化）。

在所有的年龄组，良性原发性心脏肿瘤比恶性肿瘤更常见[14]。黏液瘤是最常见的原发性心脏肿瘤，占所有原发性心脏肿瘤的 50%。它们在 75% 的病例中位于左心房，在 20% 的病例中位于右心房。与血栓不同的是，左心房黏液瘤经常通过一条窄蒂附着于卵圆窝区域（图 18-21）。它们在 CT 上通常是不均匀的低密度，并且常有钙化。横纹肌瘤是儿童最常见的心脏肿瘤，约 50% 发生在患有结节性硬化的儿童中。它们通常发生在左心室或右心室。其他两项心脏肿瘤暴力乳头状纤维母细胞瘤（通常通过一条短蒂附着于瓣膜）；纤维瘤（起源于心肌壁，常有

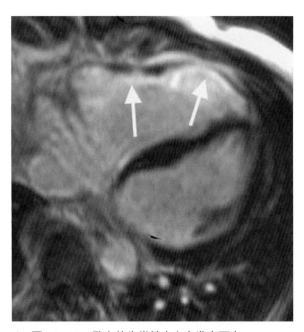

▲ 图 18-19　致心律失常性右心室发育不良

MRI 显示右心室游离壁延迟强化（箭）（引自 David Bluemke，MD，PhD，Johns Hopkins Medical Institutions，Baltimore，MD.）

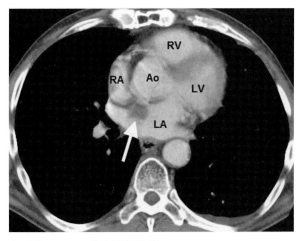

▲ 图 18-21 左心房黏液瘤

63 岁，男性，CT 显示左心房（LA）前部沿着房间隔的低密度团块（箭）；注意右心房（RA），主动脉流出道（Ao），右心室（RV）和左心室（LV）

钙化，并与心律失常和猝死相关）、脂肪瘤、嗜铬细胞瘤（常位于心室外）和血管瘤。

1/4 的原发心脏肿瘤是恶性的，肉瘤占多数，其次是原发性心脏淋巴瘤。恶性心脏肿瘤通常累及多个心腔，延伸至肺静脉、肺动脉或腔静脉，与心腔壁有宽基底相连，延伸至心脏外，并且出现内部坏死和血性心包积液。

心脏和心包转移瘤比原发性心脏肿瘤更常见[16]。黑色素瘤，淋巴瘤和乳腺癌是最常见的心脏转移瘤（图 18-22）。肺和纵隔肿瘤可以局部侵犯心包和心脏（图 18-23）。心包的局部闭塞伴或不伴积液代表肿瘤延伸到心包腔。如果积液是血性的，几乎肯定是肿瘤侵犯。

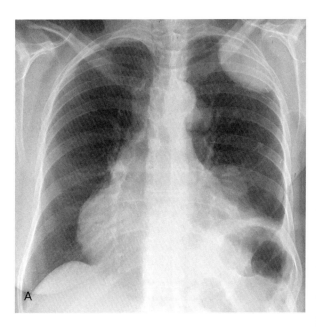

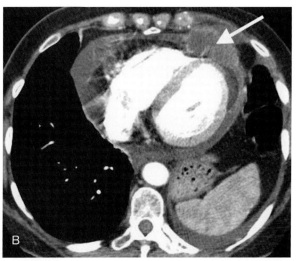

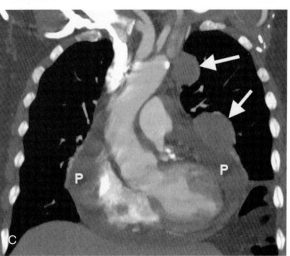

▲ 图 18-22 心包转移瘤

A. 76 岁，女性，患有乳腺癌，后前位胸片显示心脏增大和多个胸膜肿物；左侧膈面抬高，左侧肋膈角变钝；B. CT 显示心包和左侧胸腔积液，以及软组织肿物浸润心包前部（箭）；C. 冠状位重建显示左侧胸膜肿物（箭）和心包积液（P），下方可见肿物累及心包

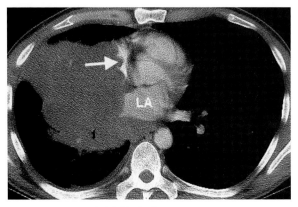

▲ 图 18-23　肺癌侵犯心脏
CT 显示右肺巨大肿物压迫上腔静脉（箭）和左心房（LA）；
右侧上、下肺静脉闭塞

冠状动脉疾病

冠状动脉 CT 血管造影（CTA）用于发现和诊断冠状动脉疾病，特别是粥样硬化斑块，可以是钙化性或非钙化性的。冠脉 CTA 显示斑块的特征、分布和严重程度，有很好的阴性预测值[17]。节段性狭窄通常分为轻度（< 50%）、中度（50% ～ 69%）、重度（> 70%）。

"胸痛三联征成像"（triple rule-out，TRO）是一种定制的 ECG 门控检查，旨在通过单次扫描来评估主动脉，冠状动脉，肺动脉和胸部中下部。它最适用于处于低至中度风险的急性冠脉综合征（ACS）的患者，其症状叶可能来自主动脉或肺动脉的急性病变。虽然正常的心脏节律是决定冠状动脉 CT 图像质量的重要因素，但是具有 64 或更多排探测器的新型 CT 扫描仪可以通过快速心电图（ECG）门控成像为心率高达 80 次 / 分钟的患者提供高质量的 TRO-CT 成像。注射碘造影剂（≤ 100ml）来同时提供冠状动脉和主动脉（> 300HU），以及肺动脉（> 200HU）的增强图像。该检查仅包括胸部从主动脉弓向下的心脏范围以限制辐射剂量。控制好时间和技术时，TRO-CT 提供的冠状动脉图像质量与专门的冠状动脉 CT 相同，并且肺动脉图像没有心脏搏动伪影。对于特定的急诊患者，TRO-CT 可以减少 75% 的患者进一步诊断检查的需要[18]。

心脏解剖

多排 CT 在常规评估肺部的同时也可以提供心脏和冠状动脉形态的信息，因此，了解这些结构的正常形态和 CT 表现是非常重要的。在轴位图像上，右心室在前方呈三角形，而左心室在后方呈卵圆形。右心室在短轴上的最大内径应当与左心室相同[19]。正常情况下，右心室的厚度为 3 ～ 4mm，左心室厚度是其三倍。室间隔的厚度通常不超过 13mm。前、后乳头肌和更小的内侧乳头肌通过右心室腱索连接到三尖瓣。调节带从室间隔延伸至右心室前外侧的心尖区，然后插入前乳头肌的基部。它可以传导右希氏束的电信号。在左心室还可以看到前和后乳头肌经腱索连接到二尖瓣。

界嵴位于右心房的后外侧，是从上腔静脉孔延伸至下腔静脉孔的肌肉突出，在 CT 上不应被误认为腔内肿瘤或血栓。房室瓣位于每个心室的基部。

冠状动脉起源于左、右冠状动脉窦，是主动脉瓣上方升主动脉根部的扩张结构（图 18-24 和图 18-25）。每个主动脉窦也可以被称为瓦尔萨尔瓦窦。左主冠状动脉起源于左冠状动脉窦，并在肺动脉干后方通过。它分为左前降支（LAD）和左旋支（Cx）。偶尔，左主冠状动脉分为三支，产生中间支冠状动脉。LAD 沿着前室间沟下行。对角支起源于 LAD 并且以向下的角度发出，以供应左心室的前外侧游离壁。LAD 供应室间隔的前 2/3，前壁和前外侧壁，心尖和前外侧乳头肌。Cx 沿着左房室沟向外侧和后方走向，并且发出钝缘支从侧壁和后壁延伸至心尖。Cx 供应左心室外侧壁和前外侧乳头肌。

右冠状动脉通常起源于右冠状动脉窦。它在右心室流出道和右心耳之间通过，然后走行于右房室沟。右冠状动脉供应室间隔的后 1/3，左心室下缘和右心室游离壁，以及后内侧乳头肌。右冠状动脉远端沿着心脏的膈面延伸。右冠状动脉的分支是圆锥支，右心室支，锐缘支

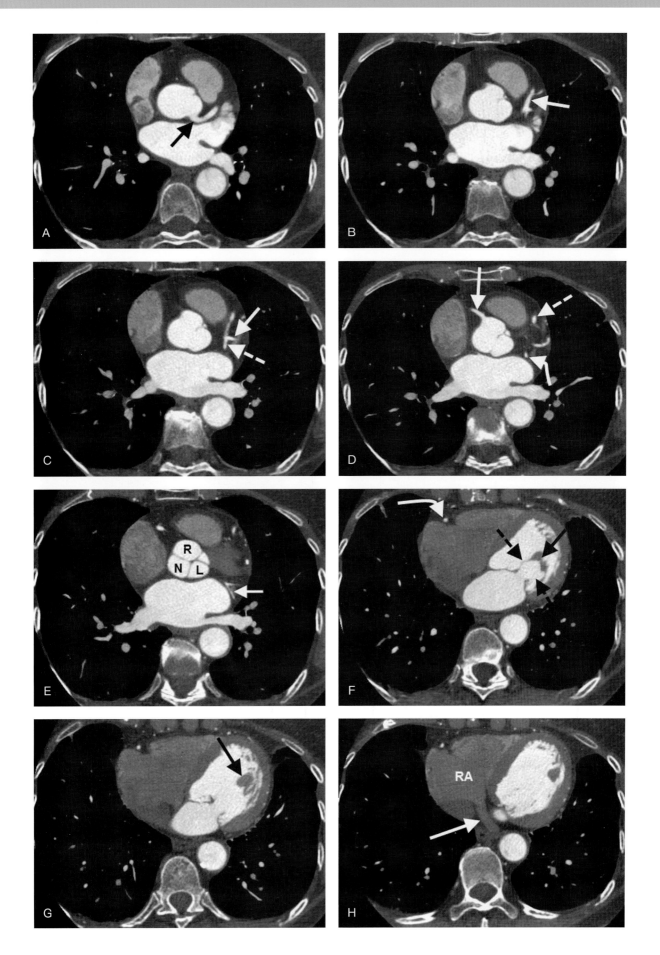

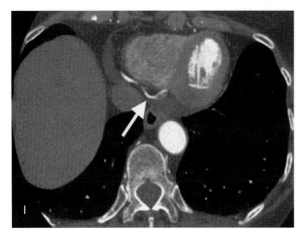

◀ 图 18-24　心脏解剖

A．心电门控多排 CT 显示正常的左主冠状动脉（箭）起源于左冠状动脉窦；B．左前降支（箭）来源于左主冠状动脉，沿着前室间沟走行；C．偶尔，例如此例中，左主冠状动脉分为三支，产生中间支冠状动脉（实箭），左前降支（向前走行）和左旋支（虚箭）；D．右冠状动脉起源于右冠状动脉窦（实箭）；注意左前降支（虚箭）和旋支（弯箭）；E．旋支发出缘支动脉（箭）；注意左（L）、右（R）和无名（N）冠状动脉窦；F．乳头肌（实黑箭）通过腱索（虚箭）连接至二尖瓣；注意右冠状动脉（弯白箭）；G．在左心室可见前乳头肌（箭）；H．冠状静脉窦（箭）汇入右心房（RA）；I．后降支（箭）在 85% 的个体中起源于右冠状动脉，并且在后室间沟走行

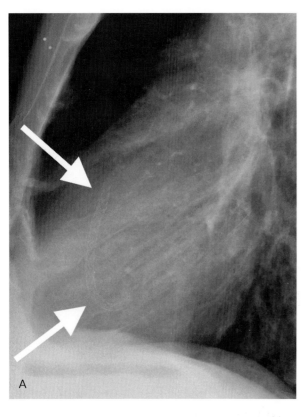

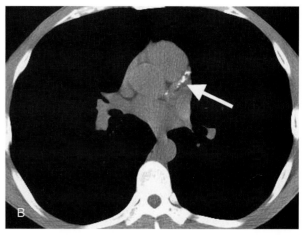

▲ 图 18-25　冠状动脉支架

A．46 岁，男性，侧位胸片显示右冠状动脉支架（箭）；

B．CT 显示左主冠状动脉和前降支钙化（箭）

和后降支。后降支在 85% 的个体中起源于优势的右冠状动脉，并且在后室间沟走行。

　　冠状动脉的异常起源可发生在肺动脉或主动脉（图 18-26 至图 18-28）。在大约 1% 的人群中发现来自主动脉的冠状动脉异常起源[20]。这些异常可偶尔见于 CT。最常见的异常是 Cx 起源于右冠状动脉窦或右冠状动脉。当主冠状动脉如左主干或 LAD 经过肺动脉和主动脉之间时，患者可能有心绞痛，心肌梗死或猝死。

冠状动脉钙化

　　冠状动脉 CT 用于检测和量化钙化。计算钙化评分并与性别和年龄标准化的数据比较。冠状动脉钙化评分可以大致分为正常（没有钙化），轻度升高（1～100），中度升高（101～400）或重度升高（＞ 400）。随着冠状动脉钙化程度的增加，明显狭窄的风险也升高，但是没有一对一的相关性。钙化评分＜ 100 时心肌缺血的风险很低。相反，在有症状的患者中，钙化评分＞ 400

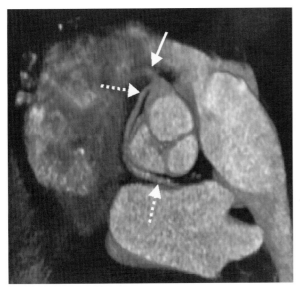

▲ 图 18-26　左冠状动脉异常起源

CT 显示右主冠状动脉起源于右冠状动脉窦（实箭）；左主冠状动脉也起源于右冠状动脉窦，并且在主动脉后方走行（虚箭）；这是一种良性变异 [引自 Cris A. Meyer，MD，and Rhonda Strunk，RT，R（CT），University of Cincinnati 3D Post Processing Lab，University of Cincinnati Medical Center，Cincinnati，OH.]

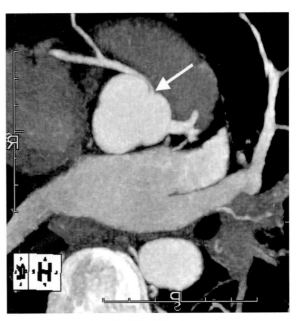

▲ 图 18-28　右冠状动脉异常起源

42 岁，男性，有心肌缺血症状，CT 显示右冠状动脉起源于左冠状动脉窦，开口呈裂缝状（箭）并且在肌壁间走行；心肌缺血被负荷超声心动证实

与心肌缺血显著相关[21]。钙化评分中度升高可能在血管造影中为正常冠状动脉。钙化评分升高可能代表疾病有显著的临床症状。并不是所有的冠状动脉钙化都意味着血管阻塞，也不是所有阻塞的血管都有钙化。哪些斑块会导致血流动力学改变受许多因素的影响。尽管如此，冠状动脉斑块负荷与冠状动脉事件风险之间有显著的关系。因为动脉粥样硬化是唯一与冠状动脉钙化相关的疾病过程，所以 CT 显示的冠状动脉钙化程度预示着粥样硬化斑块的总负荷[22]。

冠状动脉钙化经常在胸片上常规胸部 CT 上偶然发现（图 18-29）。在这种情况下，除非患者不满 40 岁，否则不认为此发现有临床意义。

心脏术后并发症

冠状动脉旁路移植术（CABG）和经皮冠状动脉介入治疗早已是治疗冠心病患者的最终选择[23]。这些治疗特别是 CABG 与多种急性和慢性术后并发症相关。在瓣膜置换术后可以出现类似的并发症，尽管用于瓣膜置换的抗凝血治疗会导致更多的出血问题。由心脏手术导致的

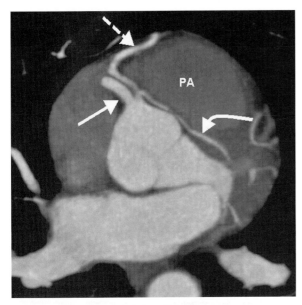

▲ 图 18-27　左冠状动脉异常起源

CT 显示右主冠状动脉起源于右冠状动脉窦（实箭）；左主冠状动脉也起源于右冠状动脉窦；左前降支在肺动脉前方走行，是一种良性的变异（虚箭）；旋支（弯箭）在主动脉和肺动脉（PA）之间走行；这种变异可以引起心绞痛或心肌梗死 [引自 Cris A. Meyer，MD，and Rhonda Strunk，RT，R（CT），University of Cincinnati 3D Post Processing Lab，University of Cincinnati Medical Center，Cincinnati，OH.]

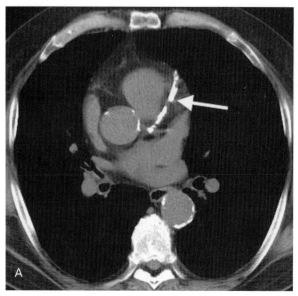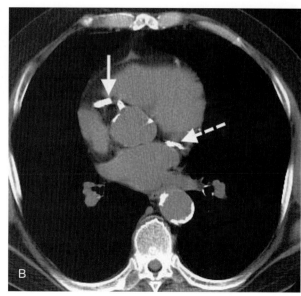

▲ 图 18-29　冠状动脉钙化

A．66 岁，男性，CT 显示左前降支高密度钙化（箭）；B．CT 在低于图 B 的层面显示旋支高密度钙化（虚箭）和右冠状动脉内支架（实箭）

急性并发症包括肺不张，肺水肿，出血，心包积液和肺外积气（例如气胸和纵隔气肿）。慢性并发症包括心包切开后综合征（由心包炎，胸膜炎和肺炎组合成的发热性疾病），缩窄性心包炎，术后感染，假性动脉瘤和主动脉夹层。

CT 有助于评估胸骨切开术后并发症。预计中的术后变化可持续 2～3 周，包括胸骨前和

胸骨后软组织渗出和出血，胸骨后局限性积气和积液，局部血肿，术后骨缺损，胸骨不规则或移位，以及心包增厚[24]。这段时间之后，如果还存在这些征象，则要考虑感染的可能性，特别是看到胸骨后或胸骨前局限性积气和积液时（图 18-30 和图 18-31）。这个时候还可以看到非感染性纵隔积液，并且只有细菌学分析才能

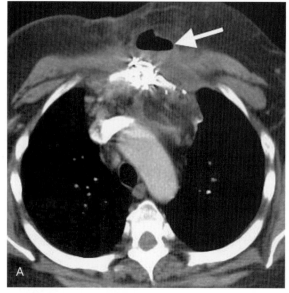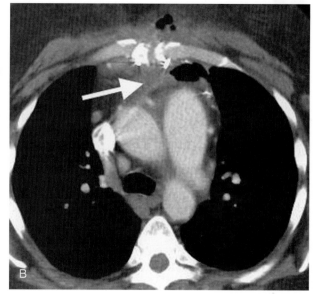

▲ 图 18-30　胸骨切开术后感染

A．47 岁，女性，接受冠状动脉旁路移植术，CT 显示胸前和胸骨后积液，以及胸骨前气液平（箭）；B．CT 在低于图 A 的层面显示胸骨后异常积气和积液（箭）

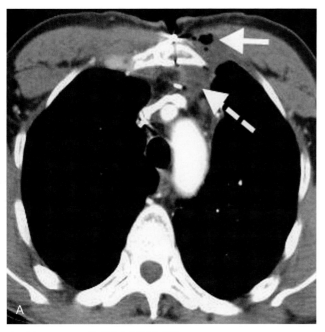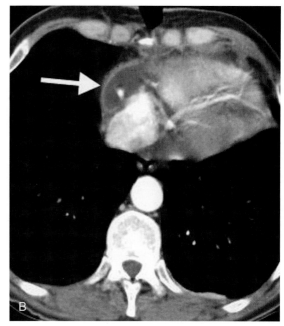

▲ 图 18-31　胸骨切开术后感染

A. CT 显示冠状动脉旁路移植术后 13 天胸骨前积气（实箭）和胸骨后积液（虚箭）；B. CT 在低于图 A 的层面显示环形强化的局限性积液（箭）包绕右冠状动脉

区分非感染性和感染性积液。

隐静脉移植到冠状动脉的动脉瘤是 CABG 手术的罕见并发，自 1975 年以来仅有 50 例报道[25]。真性动脉瘤的本质是粥样硬化，是 CABG 术后 5 年以上才出现的远期并发症。假性动脉瘤可在术后早期或远期发生，多数情况下发生在吻合部位。经历 CABG 的患者无论何时在胸片上看到新的纵隔团块时，都应该考虑移植血管动脉瘤，并且应该进行 CT 或 MRI 静脉增强检查。CT 显示邻近移植血管的圆形团块，伴不同程度的腔内强化或血栓（图 18-32）。

越来越多的患者选择冠状动脉经皮支架来代替 CABG。这些支架可以在常规胸片和 CT 上显示（图 18-25 和图 18-29）。

心肌梗死后并发症

缺血性心肌病可能在胸片上是正常的，或者胸片可能显示心力衰竭的非特异性征象。室壁瘤在心肌梗死病例中的发生率高达 10%，可发生在缺血性心肌坏死后的 2 周～ 2 年，常位于左心室前壁或心尖处[19]（图 18-33）。在正位胸片上可能看到左心缘下部的异常隆起。CT 可以显示受累心肌变薄，异常心室壁密度减低接近脂肪，心肌钙化，或局部心腔内血栓。应当区分真性室壁瘤和假性室壁瘤，前者来源于心肌梗死并伴随瘢痕形成和心肌变薄，后者的特征是心肌破裂而仅靠很薄的心包来包绕动脉瘤，并且发生致密破裂的风险很高[19]。假性室壁瘤通常部位更低，并且其颈部比真性室壁瘤更不连续、更窄。CT 可以显示从心室腔通向假性室壁瘤的窄孔或"颈部"，从而与真性室壁瘤鉴别。

心包疾病

心包由心外膜和心包脂肪构成，心包的两层通常总厚度不超过 3mm。理解心包隐窝的解剖结构很重要，而不是将它们误认为肿大的淋巴结或其他肿物，特别是在右侧气管旁区域（图 18-34），主肺动脉窗，隆突下，以及肺静脉汇入处周围（图 18-35）。心包隐窝在 CT 上通常是液体密度。

心包积液的常见原因见表 18-2[8]。心脏压塞的原因是心包腔中液体过多使心排血量减低

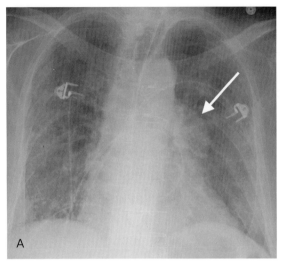

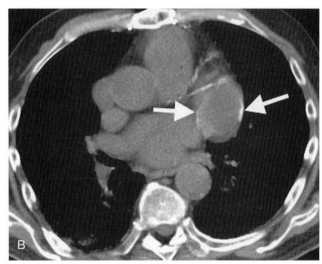

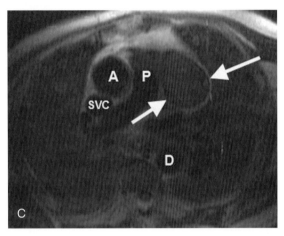

▲ 图 18-32 冠状动脉旁路移植血管动脉瘤

A. 70 岁，女性，有冠状动脉旁路移植术病史，后前位胸片显示纵隔左缘异常隆起（箭）；B. CT 显示在移植血管处有一个边缘钙化的圆形团块；C. MRI 显示移植血管动脉瘤（箭）邻近主肺动脉（P）；注意升主动脉（A），上腔静脉（SVC）和降主动脉（D）

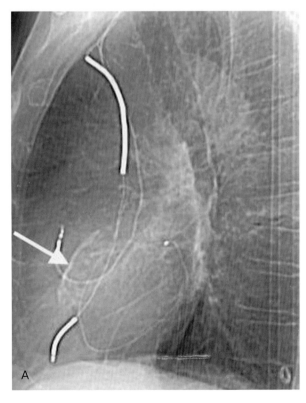

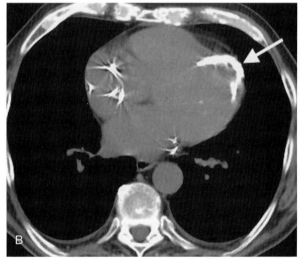

▲ 图 18-33 左心室室壁瘤

A. 78 岁，男性，有缺血性心肌病，以及前间壁和心尖心肌梗死病史，侧位CT定位像显示心脏弧形钙化区（箭）；B. CT 显示左心室心尖局限性凸出伴高密度钙化环（箭）；注意室壁瘤相对宽的颈部，这是真性室壁瘤与假性室壁瘤的典型区别

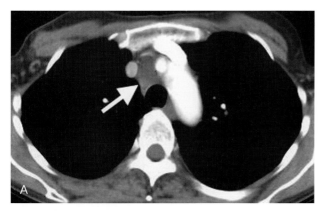
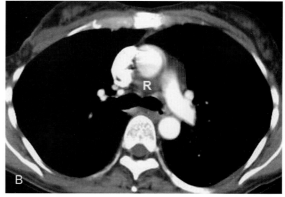

▲ 图 18-34　右侧气管旁心包隐窝

A．CT 显示右侧气管旁液体密度的团块（箭）；这个积液不应该被误认为气管旁肿大淋巴结；B．CT 在低于图 A 的层面显示升主动脉后方心包隐窝（R）

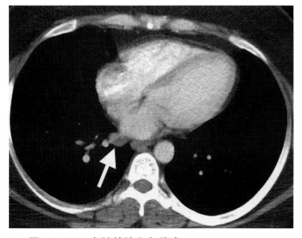

▲ 图 18-35　右肺静脉心包隐窝

CT 显示邻近右下肺静脉的局限性积液（箭）；这个不应该误认为肿大淋巴结或其他肿物

大量心包积液的鉴别诊断包括全心室扩大和前纵隔巨大肿瘤。

表 18-2　心包积液的常见原因

浆液性
充血性心力衰竭
低蛋白血症
甲状腺功能减退（黏液水肿）
血性
急性心肌梗死
创伤，包括心脏手术（心包切开术后综合征）
肿瘤
慢性肾衰竭
化脓性
细菌性
病毒性（特别是柯萨奇病毒）
结核性
真菌性和寄生虫性

并压迫心脏（图 18-36）。当仅有 150 ～ 250ml 液体急性积聚时就会发生心脏压塞。在慢性或复发性心包炎中，心包积液可能缓慢增加，因此可能积聚几升的液体而不发生心脏压塞。心包腔液体不超过 250ml 时，在胸片上通常心影增大不明显。心包积液的患者在胸片上的典型表现是心影增宽，而肺内几乎没有异常。典型的外形是"烧瓶样心脏"，即心脏的两侧变圆和侧向移位。当心包积液使心外膜前脂肪和胸骨后脂肪间隙增宽超过 4mm 时，可以产生心外膜"脂肪垫"征。这个征象在胸部侧位片上显示的最清楚。心脏压塞很少出现肺水肿，除非同时存在其他疾病，例如心肌梗死引起左心室衰竭。

在慢性缩窄性心包炎中，心脏顺应性减低而心室充盈受阻。心腔被增厚的心包限制，并且舒张压升高。在缩窄性心包炎中，心包层的厚度通常超过 4mm。约 50% 的缩窄性心包炎患者在胸片上可见弧形心包钙化（图 18-37）。当钙化很薄呈线状时，病因通常是病毒性或尿毒症性心包炎。其他原因包括胶原血管病，创伤（包括手术后）和放疗。当钙化粗糙，很厚而且无定形时，原因常常是结核病。石棉也可以影响心包，产生类似于石棉相关性胸膜疾病中发生的较厚的斑块。MRI 不能显示钙化，但可以显

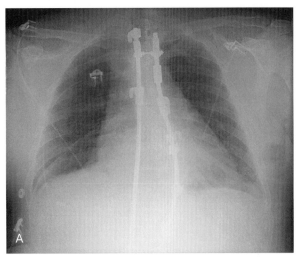

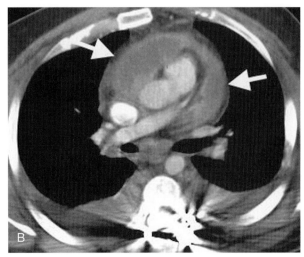

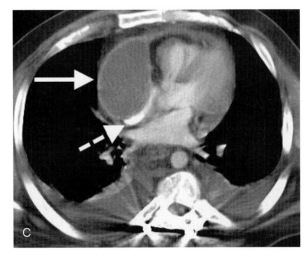

▲ 图 18-36 急性感染性心包炎

A. 26 岁，男性，伴颈部脓肿，后前位胸片显示心影增大；

B. CT 显示高密度心包积液，以及心包增厚和强化（箭）；

C. CT 在低于图 B 的层面显示局限性心包积液（实箭）压迫上腔静脉（虚箭）和左心房；此患者有心脏压塞的临床症状

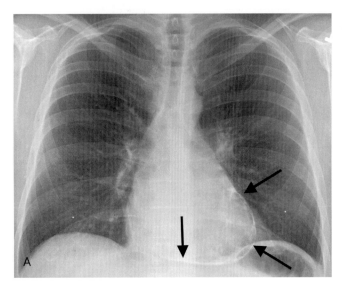

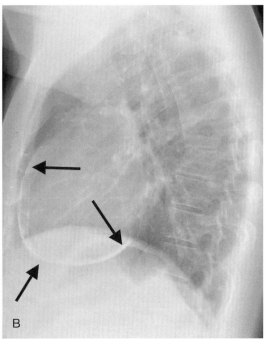

▲ 图 18-37 缩窄性心包炎

后前位（A）和侧位（B）胸片显示心包弧形钙化（箭）

示心包增厚，因此可以用于显示心脏舒张功能受损。因为 CT 可以发现少量的钙化而 MRI 会遗漏大量钙化，有人主张仅在不能使用碘造影剂的患者中使用 MRI 来诊断缩窄性心包炎[26]。缩窄性心包炎的其他表现包括心室形态扭曲（管状心室），肝静脉充血，腹水，胸腔积液，偶尔可见心包积液。心房，冠状静脉窦，下腔静脉和肝静脉扩张反映中心静脉压升高。缩窄性心包炎和限制型心肌病的患者可能有类似的临床和生理学表现。心包增厚或其他缩窄征象提示疾病是起源于心包的。心包正常而心肌增厚时则提示心肌病的诊断。

心包可能发生多种先天性异常。心包囊肿已在第 6 章讨论。心包缺损可以是完全的，但更常见的是部分缺损，常发生在左侧。当大部分心包缺损时，心脏轴线将会向左和向后移动。左侧心包部分缺损可能导致左心耳或肺动脉段明显突出。先天性、创伤性或手术后心包缺损导致的心脏疝很罕见，但是危及生命。

心包气肿是心包内出现气体，很少是特发性的，更常见的原因是创伤，产气细菌感染，胸内压力增高（例如哮喘，气压伤，瓦尔萨尔瓦动作），相邻肺癌或感染，食管破裂，用力咳嗽，可卡因滥用，胃穿孔，肝脓肿，胰腺假性囊肿或怀孕。当心包内出现大量气体急剧增加时，患者可能出现心脏压塞。在胸片上，心包气肿表现为局限于心包周围的透亮影，并且不延伸至主动脉弓上方（图 18-38）。CT 可以清楚地显示局限于心包腔的气体，将其与纵隔气肿区分开（图 18-39）。

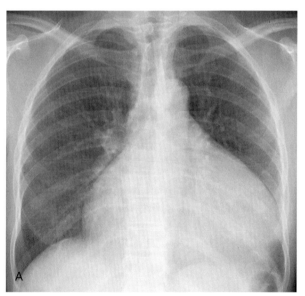
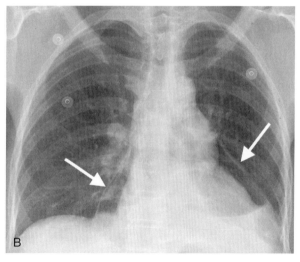
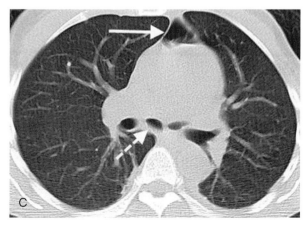

▲ 图 18-38 尿毒症性心包炎

A. 33 岁，女性，有急性胸痛和 HIV 相关性肾病病史，后前位胸片显示"水瓶"形心脏；B. 渗出性心包积液引流后，胸片显示心包腔积气（箭）；CT 显示心包气肿（实箭），包括心包隐窝积气（虚箭）

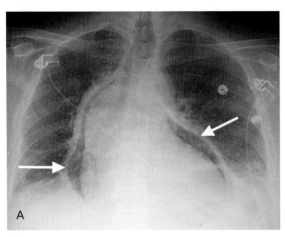 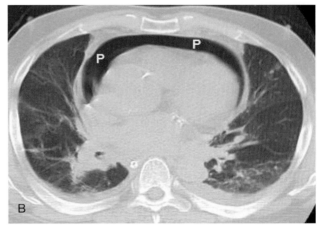

▲ 图 18-39　化脓性心包炎

A. 62 岁，男性，伴急性胸痛，后前位胸片显示心包气肿（箭）；心包腔内积气没有延伸至主动脉弓上方；B. CT 显示局限于心包腔内的积气（P）；通过心包穿刺术引流出 140ml 气体和脓液

参考文献

［1］ Steiner RM, Gross GW, Flicker S, et al. Congenital heart disease in the adult patient: the value of plain film chest radiology. J Thorac Imaging. 1995;10:1–25.

［2］ Gross GW, Steiner RM. Radiographic manifestations of congenital heart disease in the adult patient. Radiol Clin North Am. 1991;29: 293–317.

［3］ Child JS, Perloff JK. Natural survival patterns. In: Perloff JK, Child JS, eds. Congenital Heart Disease in Adults. Philadelphia, PA: WB Saunders; 1991:21–52.

［4］ Boxt LM, Reagan K, Katz J. Normal plain film examination of the heart and great arteries in the adult. J Thorac Imaging. 1994;9:208–218.

［5］ Soto B, Bargeron LM Jr, Diethelm E. Ventricular septal defect. Semin Roentgenol. 1985;20:200.

［6］ Perloff JK. Congenital heart disease in adults. In: Braunwald E, ed. Heart Disease. Philadelphia, PA: WB Saunders; 1991:966–990.

［7］ Stewart JR, Kincaid OW, Titus JL. Right aortic arch: plain film diagnosis and significance. AJR Am J Roentgenol. 1966;97:377.

［8］ Miller SW, ed. Cardiac Radiology. The Requisites. St. Louis, MO: Mosby–Year Book; 1994:157, 270, 432.

［9］ Edwards JE. On etiology of calcified aortic stenosis. Circulation. 1962;26:817–818.

［10］ Gurney JW, Goodman LR. Pulmonary edema localized in the right upper lobe accompanying mitral regurgitation. Radiology. 1989;171:397–399.

［11］ Koss E, Garcia MJ. Role of multimodality imaging in the diagnosis and treatment of hypertrophic cardiomyopathy. Sem Roentgenol. 2012;47(3):253–261.

［12］ Kayser HWM, van der Wall EE, Sivananthan MU, et al. Diagnosis of arrhythmogenic right ventricular dysplasia: a review. Radiographics. 2002;22:639–648.

［13］ Tandri H, Saranathan M, Rodriguez ER, et al. Noninvasive detection of myocardial fibrosis in arrhythmogenic right ventricular cardiomyopathy using delayed-enhancement magnetic resonance imaging. J Am Coll Cardiol. 2005;45:98–103.

［14］ Araoz PA, Mulvagh SL, Tazelaar HD, et al. CT and MR imaging of benign primary cardiac neoplasms with echocardiographic correlation. Radiographics. 2000;20:1303–1319.

［15］ Heyer CM, Kagel T, Lemburg SP, et al. Lipomatous hypertrophy of the interatrial septum: a prospective study of incidence, imaging findings, and clinical symptoms. Chest. 2003;124:2068–2073.

［16］ Chiles C, Woodard PK, Gutierrez FR, et al. Metastatic involvement of the heart and pericardium: CT and MR imaging. Radiographics. 2001;21:439–449.

［17］ Marano R, De Cobelli F, Floriani I, et al; NIMISCAD Study Group. Italian multicenter, prospective study to evaluate the negative predictive value of 16- and 64-slice

MDCT imaging in patients scheduled for coronary angiography (NIMISCAD-Non Invasive Multicenter Italian Study for Coronary Artery Disease). Eur Radiol. 2009;19(5):1114–1123.

[18] Halpern EJ. Clinical Cardiac CT: Anatomy and Function. 2nd ed. New York, NY: Thieme; 2011:380.

[19] Bruzzi JF, Remy-Jardin M, Delhaye D, et al. When, why, and how to examine the heart during thoracic CT: part 1, basic principles. AJR Am J Roentgenol. 2006;186:324–332.

[20] Baltaxe H, Wixson D. The incidence of congenital anomalies of the coronary arteries in the adult population. Radiology. 1977;122:47–52.

[21] Berman DS, Wong ND, Gransar H, et al. Relationship between stressinduced myocardial ischemia and atherosclerosis measured by coronary calcium tomography. J Am Coll Cardiol. 2004;44(4):923–930.

[22] Rumberger JA. Clinical use of coronary calcium scanning with computed tomography. Cardiol Clin. 2003;21(4):535–547.

[23] Hannan EL, Racz MJ, Walford G, et al. Long-term outcomes of coronary- artery bypass grafting versus stent implantation. N Engl J Med. 2005;352:2174–2183.

[24] Templeton PA, Fishman EK. CT evaluation of poststernotomy complications. AJR Am J Roentgenol. 1992;159:45–50.

[25] Le Breton H, Langanay T, Roland Y, et al. Aneurysms and pseudoaneurysms of saphenous vein coronary artery bypass grafts. Heart. 1998;79:505–508.

[26] Breen J. Imaging of the pericardium. J Thorac Imaging. 2001;16:47–54.

自测题

1. 最可能的诊断是（　　）

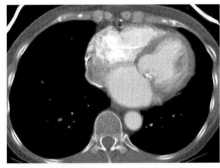

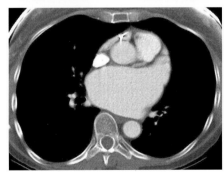

A. 房间隔缺损

B. 二尖瓣关闭不全

C. 左心室血栓

D. 肥厚型心肌病

2. 最可能的诊断是（　　）

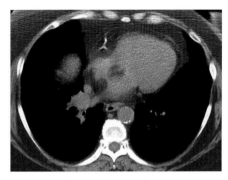

A. 致心律失常性右心室发育不良

B. 心房黏液瘤

C. 室壁瘤

D. 室间隔脂肪瘤样肥厚

答案与解析

1. B。CT显示左心室和左心房增大，伴二尖瓣钙化。

2. D。CT显示室间隔脂肪密度团块，使卵圆孔分离形成哑铃状。

Chapter 19
胸主动脉

Thoracic Aorta

段江晖　孙宏亮　译

学习目标

▶ 描述胸主动脉解剖。

▶ 说明胸主动脉正常直径。

▶ 描述胸主动脉瘤的形态及病因。

▶ 描述下列主动脉病理（和其并发症）的影像表现和相关的急性主动脉综合征。

　• 穿透性粥样硬化溃疡

　• 壁内血肿

　• 急性主动脉夹层

▶ 认识外科治疗和血管内主动脉修复的正常表现和潜在并发症。

胸主动脉解剖

主动脉根由 3 个部分组成（图 19-1）：①主动脉环（假想的基底环），为主动脉瓣叶下方的卵圆形结构，②瓦尔萨尔瓦窦，其内发出冠状动脉，③窦管交界，是指主动脉根最上面和升主动脉的连接部。

胸升主动脉为位于窦管交界和主动脉弓第一分支血管之间的主动脉的一部分。横弓定义为从主动脉弓血管发出，通常为水平的主动脉

部分。胸降主动脉包含胸主动脉的大部分，是从最后分支血管远端（通常是左锁骨下动脉）延伸至膈肌裂孔的部分。

主动脉弓的位置及分支可能不同。横弓最常位于左侧,伴有三个分支血管,即无名动脉（或右头臂动脉）、左颈总动脉、左锁骨下动脉。主动脉弓最常见的变异（图 19-2）为无名动脉和左颈总动脉共干（通常叫"牛型弓"）和四个弓血管,后者要么是一个迷走右锁骨下动脉或一

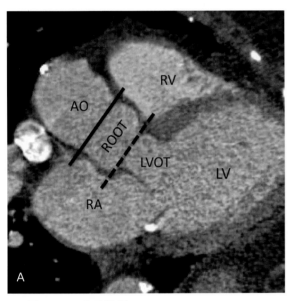
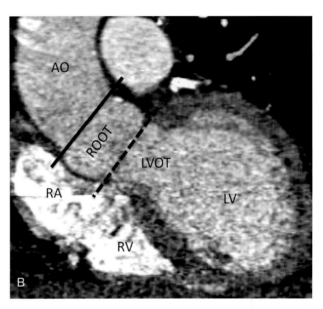

▲ 图 19-1　主动脉根

胸部门控 CTA 的 LVOT 多平面重组（A）和冠状动脉多平面重组（B）图像；主动脉根（ROOT）是由假想的基底环（虚线）、瓦尔萨尔瓦窦和窦管交界（实线）组成；AO，升主动脉；LVOT，左室流出道；LV，左心室；RA，右心房；RV，右心室

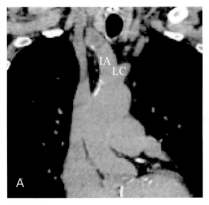
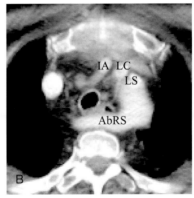
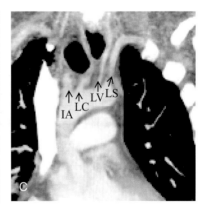

▲ 图 19-2　常见的主动脉弓解剖变异

A. 平扫胸部 CT 冠状位 MPR 显示头臂干（IA）和左颈总动脉（LC）共干；B. 胸部轴位对比增强 CT 显示左侧的主动脉弓和迷走右锁骨下动脉（AbRS）；C. 胸部对比增强 CT 斜冠状位 MIP 显示左侧椎动脉单独起源；AbRS、迷走右锁骨下动脉；IA、头臂动脉；LC、左颈总动脉；LS、左锁骨下动脉；LV、左椎动脉

个单独起源的左椎动脉。0.05% ～ 0.1% 的人为右位主动脉弓[1]，这可能会伴随镜像影像或迷走左锁骨下动脉（图 19-3）。主动脉弓的所有血管变异超出了本文的讨论范围。先天性主动脉异常在第 18 章中描述。

胸降主动脉产生许多小分支，包括心包、纵隔、支气管、肋间、肋下、食管和膈上动脉[2]。

胸主动脉瘤

胸主动脉瘤定义为升支直径＞ 40mm，横弓直径＞ 35mm，降支直径＞ 30mm（图 19-4）。主动脉根的正常直径因年龄和性别的不同而不同。超过一半的胸主动脉瘤累及主动脉根和升主动脉，10% 累及横弓，40% 累及胸降主动脉[3]。必须认识到胸主动脉节段性扩张，这是由于不同部位有不同的潜在的病因。表 19-1 列出了胸主动脉瘤最常见的病因。

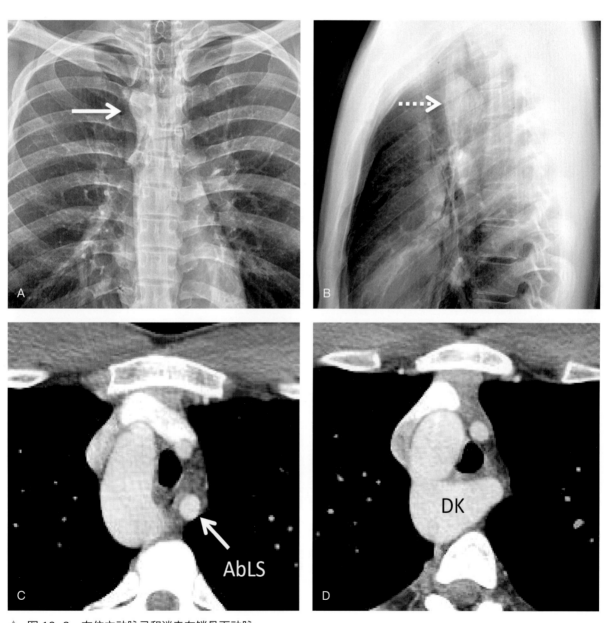

▲ 图 19-3　右位主动脉弓和迷走左锁骨下动脉
PA（A）和胸侧位片（B）显示右位主动脉弓（实箭）和明显的气管后软组织密度影（虚箭），对应于巨大的 Kommerell 憩室；（C）和（D）轴位对比增强胸部 CT 显示更直观；AbLS. 迷走左锁骨下动脉；DK.Kommerell 憩室

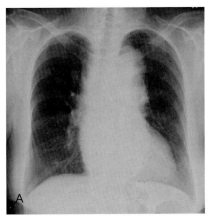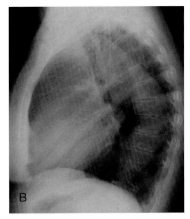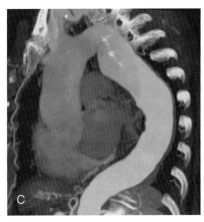

▲ 图 19-4　升主动脉和降主动脉瘤

胸片正位（A）和侧位（B）显示弥漫的、弯曲的扩大的胸主动脉；C. 双斜矢状位最大密度投影（MIP）显示整个胸主动脉梭形动脉瘤

表 19-1　不同部位胸主动脉瘤的病因

部 位	病 因
主动脉根	结缔组织病、囊性中层坏死、先天性、主动脉瓣修复后、感染性心内膜炎
升主动脉	结缔组织病、囊性中层坏死、三期梅毒、高血压、二叶主动脉瓣、主动脉狭窄、真菌性主动脉瘤
横弓	动脉粥样硬化、真菌、炎症（如大动脉炎）
降主动脉	动脉粥样硬化、真菌、创伤、炎症（如类风湿关节炎、强直性脊柱炎）

主动脉窦瘤定义为一个主动脉尖端直径＞40mm。65%～85% 累及右冠状动脉近端。主动脉窦瘤最常为先天性，继发于主动脉与主动脉环不完全融合，但也可继发于感染性心内膜炎或主动脉瓣置换术的并发症[4]。破裂可能导致灾难性的后遗症，如心包积血、心肌梗死或导致功能性的左或右心室流出道梗阻，如果与右心房有连接（Gerbode 缺损）则可导致心内分流。在胸部心电门控 CT 血管造影和心脏 MR 上，主动脉窦瘤可以得到精确测量和评价（图 19-5）。

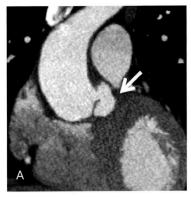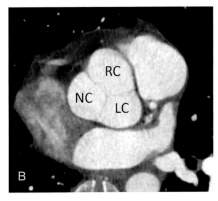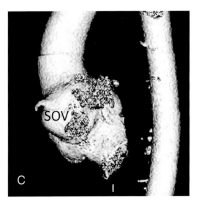

▲ 图 19-5　主动脉窦瘤

前瞻性 ECG 门控胸部 CTA 斜冠状位多平面重组（A），轴位 MPR（B）和 3D 容积再现图像（C）；（A）主动脉窦瘤累及左冠状动脉开口（箭），以及（B）和（C）所有三支冠状动脉开口（引自 Jonathan Killam, MD）；LC，左冠窦；NC，无冠窦；RC，右冠窦；SOV，瓦尔萨尔瓦窦

联合主动脉根部和升主动脉扩张称为主动脉环扩张。原因包括遗传性结缔组织疾病（如马方综合征或 Loews-Dietz 综合征）、非遗传性囊性中层坏死、感染和非感染性炎症（如大动脉炎）[5]。单独升主动脉瘤可能是由于二叶主动脉瓣、主动脉瓣狭窄、动脉粥样硬化和高血压引起和一些主动脉环扩张的病因。

动脉粥样硬化是胸降主动脉瘤最常见的病因，动脉粥样硬化性主动脉瘤大多发生在横弓和胸降主动脉的连接处。其他胸降主动脉瘤的病因包括感染（例如真菌）（图 19-6）、创伤和炎性主动脉病，后者如类风湿关节炎和强直性脊柱炎。动脉瘤如果为纵向扩大可以描述为梭形，如果为局限性的突出则描述为囊状（图 19-6）。

当患者行胸主动脉瘤修复时，其部位、初始大小、年度增长率和潜在的病因均为要考虑的因素。CT 预示破裂的征象包括新月形高密度的壁内血肿（见下一节）、内膜不连续的钙化和沿着脊柱的主动脉披挂征[6]。

急性主动脉综合征

急性主动脉综合征（AAS）是一组异质性疾病，通常见于中度到重度高血压患者，表现为急性游走性灼热的胸痛[7]。颈前部、胸部和喉咙疼痛更常与 AAS 累及升主动脉有关，而背部和腹部疼痛是更常与急性胸降主动脉夹层有关。病理上 AAS 包括穿透动脉粥样硬化性溃疡、壁内血肿和主动脉夹层。

穿透性粥样硬化性溃疡（PAU）定义为一个内层的斑块破裂进入主动脉中层。往往发生于老年人，有其他部位的显著的动脉粥样硬化。然而病理上不同于壁内血肿或急性主动脉夹层，三者的最终结果可能一样。壁内血肿可导致急性主动脉破裂[8]。图 19-7 显示一例 PAU，表现为特征性的囊状突起，超出假想的主动脉内膜边缘。

壁内血肿（IMH）代表出血进入主动脉中层，是镜下内膜撕裂的直接结果[9]。在 PAU、高血压（由于封闭的主动脉夹层）的背景下或在急性创伤性主动脉损伤的情况下，IMH 可自发出现。急性胸痛患者的 IMH 由平扫 CT 确诊，表现为新月形的主动脉腔内高密度影（图 19-8）。如果获得平扫图像，IMH 平扫相对高密度影很容易与动脉硬化性斑块 / 血栓鉴别。稳定的附壁血栓 CT 值为 30 ～ 40HU，而 IMH 平均 CT 值在 60 ～ 80HU。与主动脉夹层类似，IMH 根据

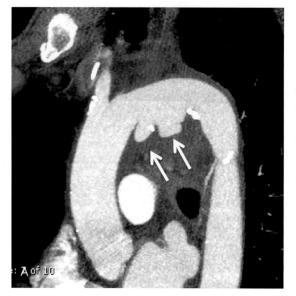
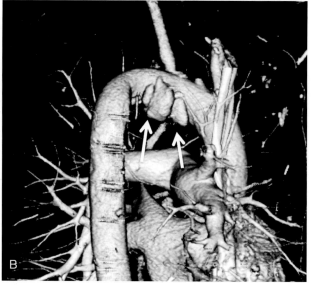

▲ 图 19-6　感染性主动脉瘤
ECG 门控胸部 CTA 双矢状位多平面重组（A）和 3D 容积图像（B）显示在横弓下方两个局灶性囊状突起（箭）

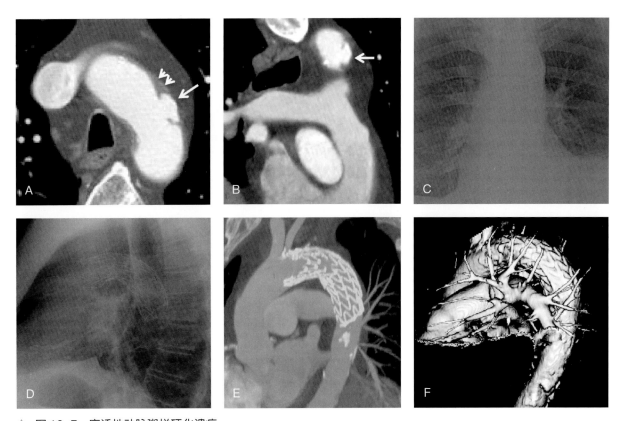

▲ 图 19-7　穿透性动脉粥样硬化溃疡

胸部门控 CTA 轴位（A）和斜冠状位 MPR（B）显示主动脉弓偏心血栓（箭头），并可见造影剂囊状突出（箭）；胸片（C）和（D）和胸部 CTA 斜矢状位（E）和三维 VR 图像（F）显示胸部血管内主动脉修复术后的支架移植物

是否出现在近端或左锁骨下动脉起始部远端分为 Stanford A 型或 Stanford B 型，并且治疗同主动脉夹层（见主动脉夹层的讨论）。1/3 ～ 1/2 进展为主动脉夹层，据报道主动脉破裂的发生率为 20% ～ 45%[10]。

急性主动脉夹层为内膜撕裂，导致主动脉内膜与中膜交通，形成一个假腔。这种交通（不像 IMH，没有内膜与中膜交通）允许连续活动性出血进入假腔，并且从头侧向尾侧进展。急性主动脉夹层最常出现是由于高血压，但也见于结缔组织病（如马方综合征）、二叶主动脉瓣、主动脉炎、妊娠、主动脉缩窄、主动脉瘤或急性创伤性主动脉损伤[8]。

最常用的主动脉夹层分类是根据 Stanford 分类系统，正如之前描述的[11]。Debakey 系统不常使用，但分为三型：Ⅰ型和Ⅱ型累及升主动脉。如果有胸降主动脉受累为Ⅰ型，没有为Ⅱ型。Ⅲ型为仅累及胸降主动脉，类似于 Stanford B 型

夹层[12]。

经食管超声心动图、多排 CT（MDCT）和 MRI 特异性类似，MDCT 敏感性 100%，使其在除外急性主动脉夹层中优于其他两种检查方法[13]。时间飞跃法 MRA 用于排除急性主动脉夹层，当对碘剂有禁忌证时可以应用。

一旦主动脉夹层的内膜片确定，鉴别真腔与假腔是最重要的。有助于识别真腔的特征包括存在钙化的内膜片，典型者真腔小于假腔，MDCT 上真腔密度通常比假腔高。图 19-9D 为"鸟嘴征"，楔形血肿。该征象识别假腔有高度特异性。其他识别假腔高度特异性但不常见的征象包括"蜘蛛网"征，是指多发低密度的内膜片，并与内膜片直接交通[8]。

急性主动脉夹层的并发症包括夹层扩展至主动脉根伴心包积血和可能的心脏压塞、冠状动脉夹层（图 19-9）、末梢气管缺血和夹层进入头颈血管，到导致中风。

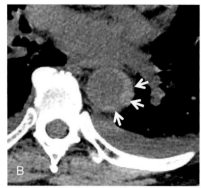

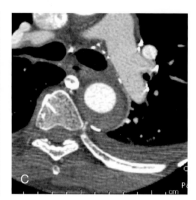

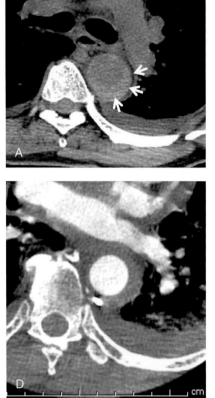

▲ 图 19-8　壁内血肿

胸部平扫轴位 CT 图像（A）和（B）显示胸降主动脉后侧壁的偏心高密度影；增强后图像（C）和（D）再次显示血肿；注意当增强后血肿的密度高于普通血栓时，可能会误认为非钙化斑块，此时需要对比平扫图像

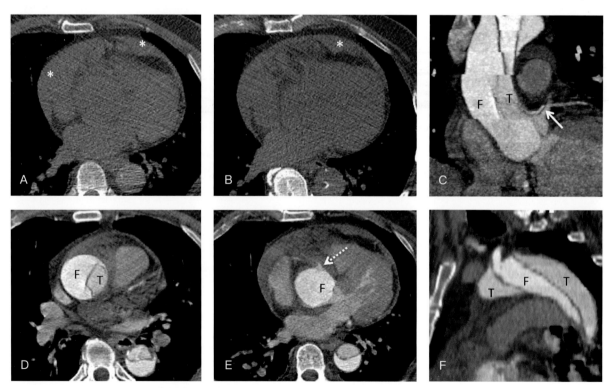

▲ 图 19-9　Stanford A 型急性主动脉夹层

胸部平扫CT轴位图像（A）和（B）显示心包内高密度液体（星号），符合心包积血；增强后（C-F）显示夹层内膜片延伸进入主动脉根和左前降支（箭）；右冠状动脉（虚箭）起源于假腔，使在升主动脉修复时需要 RCA 搭桥；注意此例假腔密度比真腔高，为不典型表现；D 显示了"鸟嘴征"识别假腔；T，真腔；F，假腔

胸主动脉修复的影像

外科开放手术或主动脉瘤血管内修复和急性主动脉夹层超出本文范围。然而 ECG 门控 CT 血管造影常规用于评价短期和长期修复后并发症。胸主动脉血管内替换（TEVAR）是一种常见的开放式外科手术。

内漏定义为血管内修复后持续的血流进入动脉瘤腔[14]。（图 19-10）。表 19-2 列举和简要描述了五种内漏。典型的内漏没有症状，但常发生于 20%～40% 的主动脉瘤血管内修复治疗的患者。鉴于此，由于内漏形成在 TEVAR 后广泛使用，尽管没有推荐的监测协议被采纳，但常规应用 ECG 门控 CTA 用于监测。

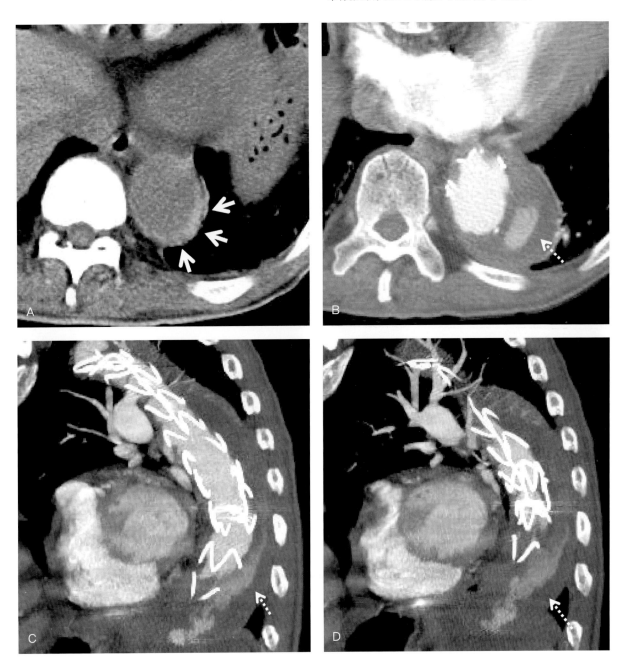

▲ 图 19-10　Ⅰ型内漏

胸部平扫 CT 轴位图像（A）显示胸降主动脉侧后壁的壁内血肿（箭）；需要血管内主动脉支架修复；增强后图像（B-D）显示 TEVAR 术后造影剂沿着支架移植物下边缘外渗（虚箭）

表 19-2　血管内支架内漏

内漏类型	描　述
Ⅰ型	在移植物表面漏（近端或远端）
Ⅱ型	分支血管持续充填动脉瘤腔
Ⅲ型	缺损经过移植物（机械失败）
Ⅳ型	由于多孔性，物质内移植物漏
Ⅴ型	缺乏可见的漏，持续动脉瘤膨胀

开放的外科升主动脉修复常用于扩大的胸主动脉瘤，Stanford A 型主动脉夹层或 IMH。用于加强吻合处主动脉移植物近端和远端的填塞物为高密度影。鉴于此，胸部平扫影像既有助于在基线也有助于怀疑移植物，以避免误诊填塞物为腔外造影剂（图 19-11）。外科升主动脉修复可能没有瓣膜 / 根或累及并存的主动脉瓣替换或由于主动脉根部被夹层受累导致冠状动脉再植。术后并发症包括假性动脉瘤、主动脉瓣脱垂，少见情况为吻合口瘘和狭窄。

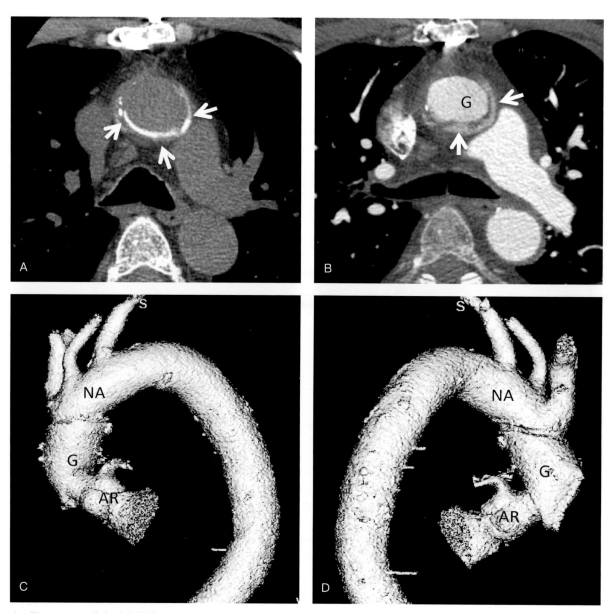

▲ 图 19-11　升主动脉替换
平扫图像被推荐用于避免误诊为外科填充物（箭），这是一种潜在的外科并发症；该患者实施"根 - 切除"升主动脉替换；增强前（A），增强后（B），三维 VR 图像（C）和（D）；AR，主动脉根；G，移植物；NA，主动脉弓

参考文献

［1］Cina CS, Althani H, Pasenau J, et al. Kommerell's diverticulum and right-sided aortic arch: a cohort study and review of the literature. J Vasc Surg. 2004;39:131–139.

［2］Gray's Anatomy: The Anatomic Basis of Clinical Practice. 40th ed. Philadelphia, PA: Elsevier Churchill-Livingstone; 2008.

［3］Isselbacher EM. Thoracic and abdominal aortic aneurysms. Circulation. 2005;111:816–828.

［4］Hoey ET, Gulati GS, Singh S, et al. The role of multimodality imaging for sinus of Valsalva aneurysms. Int J Cardiovasc Imaging. 2012;28:1725–1738.

［5］Ince H, Nienaber CA. Etiology, pathogenesis and management of thoracic aortic aneurysm. Nat Clin Pract Cardiovasc Med. 2007;4:418–427.

［6］Schwartz SA, Talijanovic MS, Smyth S, et al. CT findings of rupture, impending rupture, and contained rupture of abdominal aortic aneurysms. AJR Am J Roentgenol. 2007;188:V57–V62.

［7］Vilacosta I, San Roman JA. Acute aortic syndrome. Heart. 2001; 95: 365–368.

［8］Maddu KK, Shuaib W, Telleria J, et al. Nontraumatic acute aortic emergencies—part 1: acute aortic syndrome. AJR Am Roentgenol. 2014;202:656–665.

［9］Macura KJ, Corl FM, Fishman EK, et al. Pathogenesis in acute aortic syndromes: aortic dissection, intramural hematoma, and penetrating atherosclerotic aortic ulcer. AJR Am J Roentgenol. 2003;181:309–316.

［10］Akin I, Kische S, Ince H, et al. Penetrating aortic ulcer, intramural hematoma, acute aortic syndrome: when to do what. J Cardiovasc Surg. 2012;53:83–90.

［11］Daily PO, Trueblood HW, Stinson EB, et al. Management of acute aortic dissections. Ann Thorac Surg. 1970;10:237–247.

［12］Debakey ME, Henly WS, Cooley DA, et al. Surgical management of dissecting aneurysms of the aorta. J Thorac Cardiovasc Surg. 1965;49:130–149.

［13］Shiga T, Wajima Z, Apfel CC, et al. Diagnostic accuracy of transesophageal echocardiography, helical computed tomography, and magnetic resonance imaging for suspected thoracic aortic dissection: systematic review and meta-analysis. Arch Intern Med. 2006;166:1350–1356.

［14］Rosen RJ, Green RM. Endoleak management following endovascular aneurysm repair. J Vasc Interv Radiol. 2008;19:S37–S43.

自我测评

Self-Assessment
Exam

段江晖　孙宏亮　徐俏宇　译

试 题

说明：问题 1—30，基于病史和影像表现选择最有可能的诊断。

1. 病史：无症状

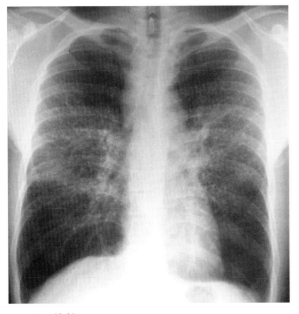

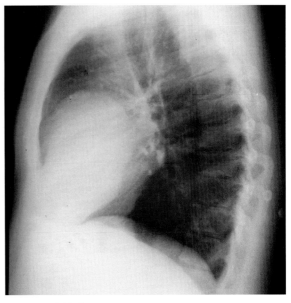

A. 畸胎瘤

B. 甲状腺肿瘤

C. 胸腺瘤

D. 恶性间皮瘤

E. 前列腺癌转移瘤

A. 结核

B. 结节病

C. 淋巴瘤

D. 朗格汉斯细胞组织细胞增多症

E. 石棉肺

3. 病史：胸部钝伤

2. 病史：46 岁，男性

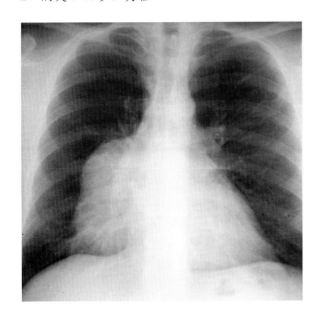

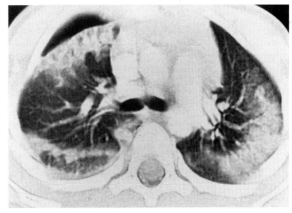

A. 嗜酸细胞性肺炎

B. 肺挫伤

C. 肺泡结节病

D. 隐源性机化性肺炎

E. 肺梗死

4．病史：53 岁，男性，右胸痛

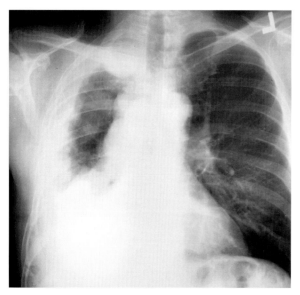

A．脓胸

B．结肠癌转移

C．急性血胸

D．乳糜胸

E．恶性间皮瘤

6．病史：骨髓移植

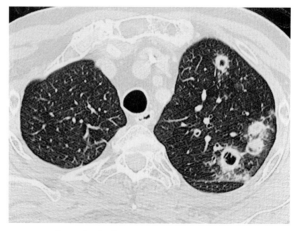

A．韦氏肉芽肿

B．类风湿关节炎

C．侵袭性肺曲霉病

D．葡萄球菌性肺炎

E．原发肺癌

7．病史：28 岁，男性，伴轻度气短

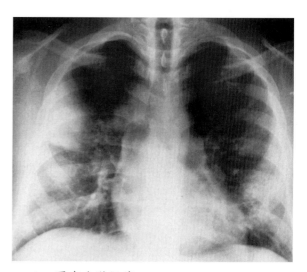

A．霍奇金淋巴瘤

B．嗜酸细胞性肺炎

C．肺挫伤

D．结节病

E．复发的活动性结核

5．病史：隐瞒

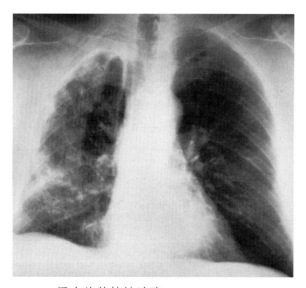

A．原有的结核性脓胸

B．良性石棉相关的胸膜疾病

C．恶性间皮瘤

D．硬皮病

E．多灶性肺炎

8. 劳力性呼吸困难和杵状指

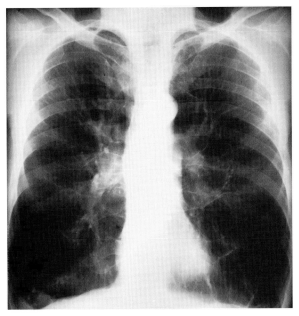

 A. 双侧气胸

 B. 哮喘

 C. 囊性纤维化

 D. 闭塞性细支气管炎

 E. α_1 抗胰蛋白酶缺乏

9. 病史：咳嗽和发热

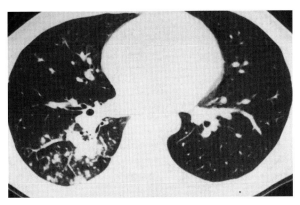

 A. 囊性纤维化

 B. 堪萨斯分枝杆菌感染

 C. 矽肺

 D. 朗格汉斯细胞组织细胞增多症

 E. 肺出血

10. 病史：气促

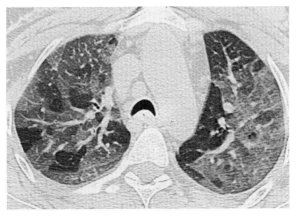

 A. 闭塞性细支气管炎

 B. 肺孢子虫肺炎

 C. 肺出血

 D. 脱屑性间质性肺炎

 E. 急性呼吸窘迫综合征

11. 病史：1年前左肺癌左肺切除术

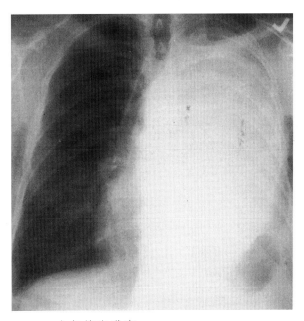

 A. 支气管胸膜瘘

 B. 肿瘤复发

 C. 血胸

 D. 脓胸

 E. 正常

12. 病史：52 岁，女性，无症状

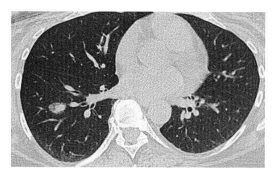

A. 石棉肺

B. 结核分枝杆菌感染

C. 结节病

D. 原位腺癌

E. 矽肺

13. 咳嗽和气短

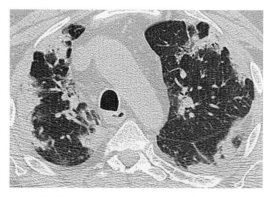

A. 肺出血

B. 肺水肿

C. 肺泡蛋白沉着症

D. 腺癌

E. 嗜酸细胞性肺炎

14. 病史：34 岁，男性，无症状

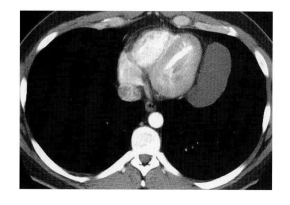

A. 纵隔脓肿

B. 胸腺瘤

C. 淋巴瘤

D. 心包囊肿

E. 畸胎瘤

15. 病史：近期上消化道内镜检查

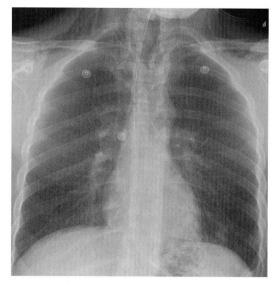

A. 纵隔气肿

B. 气胸

C. 纵隔脓肿

D. 肺气肿

E. 脓胸

16. 75 岁，男性

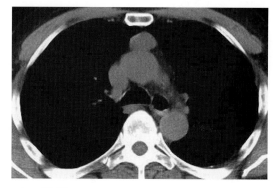

A. 肺癌

B. 生殖细胞肿瘤

C. 胸腺瘤

D. 纵隔脓肿

E. 结节病

17. 病史：37 岁，男性，伴咳嗽

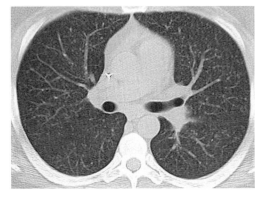

A. 前列腺癌转移

B. 石棉肺

C. 分枝杆菌性肺炎

D. 肺泡蛋白沉着症

E. 肺淋巴瘤

18. 病史：25 岁，男性，伴慢性咳嗽

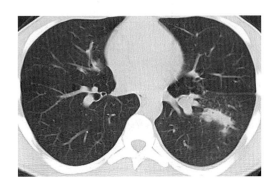

A. 类癌

B. 黏液表皮样癌

C. 分枝杆菌性肺炎

D. 支气管闭锁

E. 结节病

19. 病史：58 岁，女性，伴慢性咳嗽

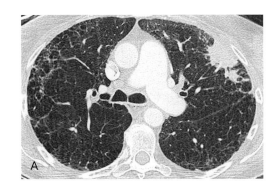

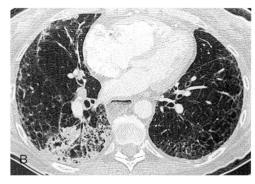

A. 特发性肺纤维化

B. 乳腺癌转移

C. 矽肺

D. 硬皮病

E. 隐源性机化性肺炎

20. 病史：46 岁，男性，骨髓移植（注：第 2
幅图像为第 1 幅图 3 周后）

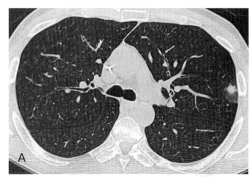

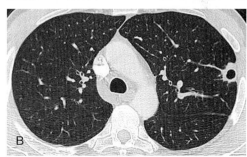

A. 肺癌

B. 分枝杆菌性肺炎

C. 移植术后淋巴增殖性疾病

D. 侵袭性肺曲霉病

E. 脓毒性栓子

21．病史：急性气促

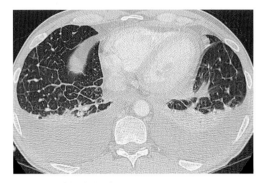

A．心源性肺水肿

B．癌性淋巴管炎

C．结节病

D．卡波西肉瘤

E．肺梗死

22．病史：61 岁，女性，伴干燥综合征

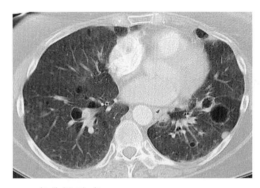

A．真菌性肺炎

B．乳腺癌转移

C．隐源性机化性肺炎

D．韦氏肉芽肿

E．淋巴细胞间质性肺炎

23．病史：53 岁，女性，伴发热和胸膜炎性胸痛

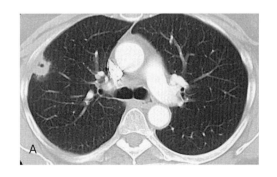

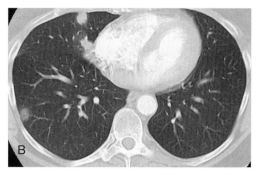

A．肺梗死

B．隐源性机化性肺炎

C．嗜酸细胞性肺炎

D．朗格汉斯细胞组织细胞增多症

E．脓毒性栓子

24．病史：74 岁，男性，伴牙列不良

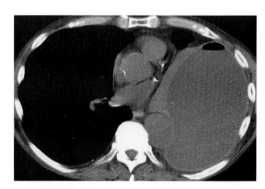

A．肺脓肿

B．脓胸

C．肺癌

D．石棉相关的胸膜疾病

E．乳糜胸

25．病史：34 岁，女性

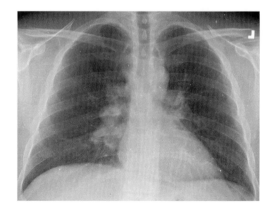

A．石棉肺

B．结节病

C．肺动脉瘤

D．矽肺

E．错构瘤

26．病史：51岁，女性，伴严重低氧血症

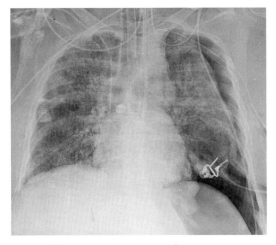

A．矽肺

B．硬皮病

C．急性呼吸窘迫综合征

D．隐源性机化性肺炎

E．淋巴管平滑肌瘤病

27．病史：65岁，男性，伴气短

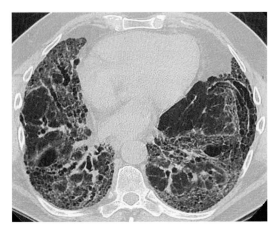

A．终末期结节病

B．慢性过敏性肺炎

C．特发性肺纤维化

D．复杂矽肺

E．隐源性机化性肺炎

28．病史：46岁，女性

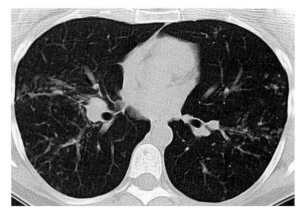

A．结节病

B．朗格汉斯细胞组织细胞增生症

C．韦氏肉芽肿

D．石棉肺

E．急性过敏性肺炎

29．病史：49岁，男性，无症状

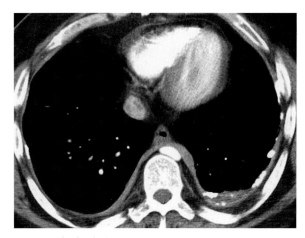

A．复杂矽肺

B．结核性脓胸

C．肺癌转移

D．慢性充血性心力衰竭

E．石棉相关的胸膜疾病

30. 病史：38 岁，女性

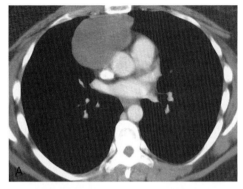

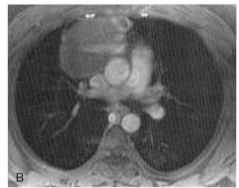

A. 心包囊肿

B. 纵隔脓肿

C. 支气管囊肿

D. 肺癌

E. 囊性畸胎瘤

说明：问题 31-36，展示一幅放射图像，每种图像代表"速记"（意思是该表现提示特定的诊断）。根据显示的图像写出最可能的诊断，写在每个数字后面的空白处。

31. _____

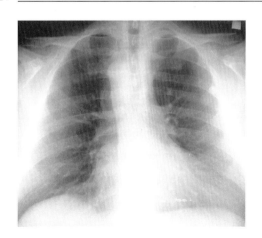

32. _____

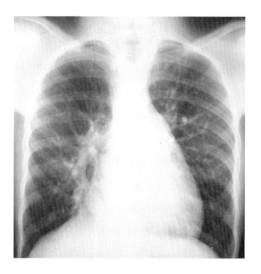

33. _____

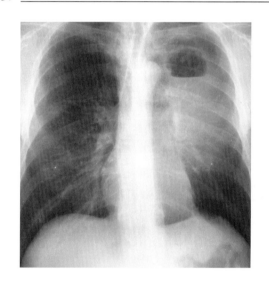

34. _____

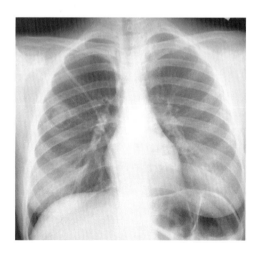

35. _____

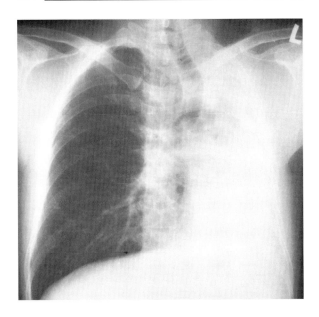

36. _____

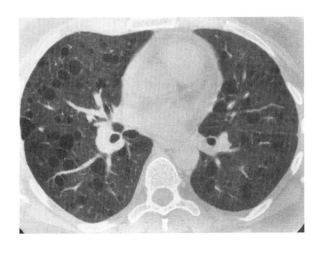

说明：问题37-41，下列每种放射学描述（37-41）对应一种解剖学术语（A-E），找出最关联的。

A. 副奇静脉裂
B. 下副韧带
C. 水平裂
D. 膈神经
E. 主动脉结

_____37. 分隔内基底段与其他基底段
_____38. 四层胸膜
_____39. 左上肋间静脉
_____40. 分隔右肺上叶和右肺中叶
_____41. 横跨血管前间隙

说明：问题42-46，下列每种放射学描述（42-46）对应一种放射学征象（A-E），找出最关联的。

A. 晕征
B. 手套征
C. 肺下坠征
D. Luftsichel 征
E. 平腰征

_____42. 支气管裂伤
_____43. 侵袭性肺曲霉病
_____44. 左肺上叶不张
_____45. 左肺下叶不张
_____46. 变应性支气管肺曲霉病

说明：问题47-51，下列每种放射学描述或病史（47-51）对应间质性肺疾病的病因（A-E），找出最关联的。

A. 淋巴管平滑肌瘤病
B. 淋巴细胞间质性肺炎
C. 矽肺
D. 硬皮病
E. 石棉肺

_____47. 石棉暴露
_____48. 干燥综合征
_____49. 乳糜胸
_____50. 进展性肿块样纤维化
_____51. 食道扩张

说明：问题52-55 由四个字母标题组成，随后是一组带数字编号的描述。对于每种数字编号的描述，选择

A 是否仅与（A）有关
B 是否仅与（B）有关
C 是否既与（A）又与（B）有关
D 是否与（A）和（B）都没有关系，并且写正确的字母在空白处。

A. 房间隔缺损
B. 室间隔缺损

C．二者都有

D．二者都无

_____52．左心房扩大

_____53．中央和周围肺动脉扩大

_____54．胸主动脉扩大

_____55．小胸主动脉

说明： 对于问题 56-81，在空白处写 T 代表正确或 F 代表错误。

_____56．空气半月征可见于侵袭性或不完全侵袭性肺曲霉病。

_____57．矽肺、石棉肺、结节病和朗格汉斯细胞组织细胞增多症是所有上肺疾病的病因。

_____58．淋巴结肿大和肺实质疾病都与 II 期结节病有关。

_____59．结节病、隐源性机化性肺炎、嗜酸细胞性肺炎和肺梗死是所有外周肺阴影疾病的病因。

_____60．Swyer-James 综合征和支气管内异物可产生透亮肺和呼气时空气潴留。

_____61．N_2 淋巴结和肺癌提示不可切除。

_____62．T_3 肺癌是指距隆突 2cm 以内，但不侵犯隆突。

_____63．N_2 淋巴结包括同侧锁骨上淋巴结。

_____64．III A 期肺癌可能不可切除。

_____65．胸腔积液和淋巴结肿大常与肺孢子虫肺炎有关。

_____66．肺孢子虫肺炎与肺囊肿和自发性气胸有关。

_____67．肺叶内隔离症最常见的位置是左肺下叶上段。

_____68．侧位胸片上，右肺上叶支气管正常高于左肺上叶支气管。

_____69．在侧位胸片合适的位置上，右膈和肋骨比左膈更向后延伸。

_____70．奇静脉是前纵隔结构。

_____71．主动脉小结代表左上肋间静脉。

_____72．后前位胸片上，右肺门正常高于左肺门。

_____73．中间支气管后壁异常增厚最常见的原因是肺水肿。

_____74．胸膜钙化斑是石棉肺的表现。

_____75．小结节是复杂矽肺最主要的特征。

_____76．主动脉球囊反搏理想的影像学位置是不透射线的部分位于主动脉弓水平，恰好在左锁骨下动脉起始的远端。

_____77．结节病患者和肺门淋巴结肿大（ I 期），60% 的患者肺门淋巴结肿大消失。

_____78．尽管停止接触粉尘，矽肺可能还会进展。

_____79．原发后肺结核绝大部分病例发生于上叶尖段或后段。

_____80．白血病患者中肺出血的发生率大约 40%。

_____81．AIDS 患者中最常见的恶性肿瘤是卡波西肉瘤。

说明： 对于问题 82-99，写出最佳的答案在空白处。

_____82．左上腔静脉恒定引流至哪一个窦（ ）

_____83．哪一个静脉在气管支气管角层面引流进入上腔静脉后面（ ）

_____84-88．给出五种慢性肺泡疾病的常见病因。（"SAL"）

_____89-92．给出四种前纵隔肿块的常见病因（"4 Ts"）。

_____93-96．给出大的单侧胸腔积液四种常见病因分类。

_____97-99．给出卡塔格内综合征三种征象。

说明： 对于问题 100-108，圈出一个最佳答案。

100．正常肺在胸部薄层 CT 上最小的结构单位是（ ）

A．初级肺小叶

B．次级肺小叶

C. 肺腺泡

D. 肺泡

E. 终末细支气管

101. 下面哪一个不是对应的右肺的分段（　）

    A. 尖段，右肺上叶

    B. 前段，右肺上叶

    C. 上段，右肺下叶

    D. 前基底段，右肺下叶

    E. 上段，右肺中叶

102. 下面哪一个是 AIDS 表现,尤其在儿童（　）

    A. 隐源性机化性肺炎

    B. 普通型间质性肺炎

    C. 脱屑性间质性肺炎

    D. 淋巴细胞间质性肺炎

    E. 急性间质性肺炎

103. 下面哪一个不是淋巴管平滑肌瘤病胸部 CT 的特征性表现（　）

    A. 结节

    B. 气胸

    C. 囊腔

    D. 乳糜胸

    E. 肺膨胀

104. 下面哪一个不与典型的蜂窝肺（肺纤维化）有关（　）

    A. 硬皮病

    B. 过敏性肺炎

    C. 哮喘

    D. 石棉肺

    E. 结节病

105. 下面哪一个疾病的特点不是多发的 $1 \sim 5mm$ 的小结节（　）

    A. 朗格汉斯细胞组织细胞增多症

    B. 结核

    C. 石棉肺

    D. 矽肺

E. 转移

106. 下面哪一个不与 Swyer-James 综合征相关（　）

    A. 腺病毒感染

    B. 支扩

    C. 无胸大肌

    D. 空气潴留

    E. 同侧肺门减小

107. 下面哪一个与小叶中心性肺气肿有关（　）

    A. α_1 抗胰蛋白酶缺乏

    B. 薄层 CT 上"瑞士奶酪"表现

    C. 整个次级肺小叶受累

    D. 薄层 CT 上"肺简化"

    E. 下肺分布为主

108. 下面哪一个与典型的肺叶内隔离症有关（　）

    A. 肺静脉静脉引流

    B. 胸膜脏壁层分离

    C. 动脉供血来自肺动脉

    D. 内衬柱状呼吸上皮

    E. 位于左肺上叶后段

问题：109-113，圈出所有每一项正确答案。

109. 中心静脉置管潜在的并发症包括：

    A. 气胸

    B. 心脏穿孔

    C. 心律失常

    D. 气体栓塞

    E. 血栓形成

110. 下面哪一个描述左心室辅助装置（　）

    A. 左臂进入左心房

    B. 右臂进入升主动脉

    C. 泵被放置在左上腹

    D. 装置用于双心室

    E. 装置用于桥接心脏移植

111. 下面哪一个提示气管支气管撕裂（　）

A．肺坠落征

B．纵隔气肿

C．胸引流管引流仍持续存在气胸

D．膈消失征

E．气管内导管套过度膨胀

112．下面哪一期肺癌可能切除（　　）

A．Ⅰ

B．Ⅱ

C．ⅢA

D．ⅢB

E．Ⅳ

113．下面哪一种胸部表现提示急性主动脉损伤
（　　）

A．纵隔增宽

B．肺尖帽

C．左棘突旁线增宽

D．鼻胃管移位

E．第1和第2肋骨折

说明：问题114-133，选择最可能的选项。

114．箭头指的是（　　）

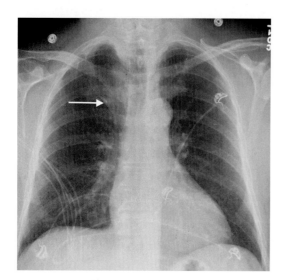

A．上腔静脉

B．奇静脉

C．肋间上静脉

D．头臂静脉

115．最可能的病史是（　　）

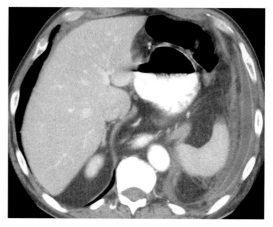

A．肺癌

B．肝硬化

C．肺水肿

D．甲状腺功能减低

116．箭头指的是（　　）

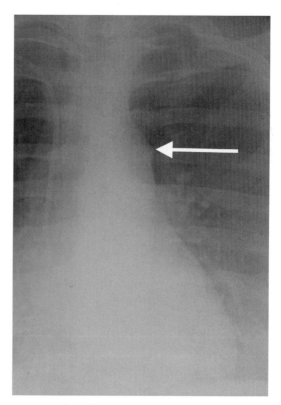

A．左乳静脉

B．肋间上静脉

C．头臂静脉

D．奇静脉

117. 最可能的病史是（　　）

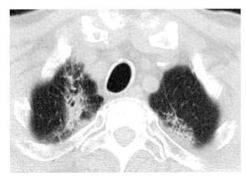

　A. 乳腺癌

　B. 黑色素瘤

　C. 肺癌

　D. 头颈部癌

118. 最可能的诊断是（　　）

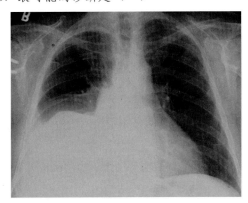

　A. 胸腔积液

　B. 膈神经麻痹

　C. 膈破裂

　D. 肝细胞癌

119. 最可能的诊断是（　　）

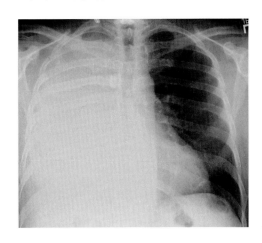

　A. 肺不张

　B. 胸腔积液

　C. 肺发育不良

　D. 肺切除

120. 最可能的诊断是（　　）

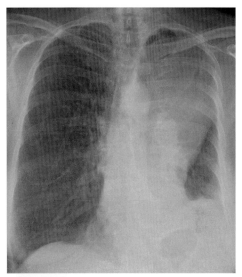

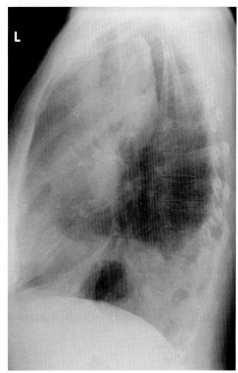

　A. 淋巴瘤

　B. 胸腔积液

　C. 肺癌

　D. 胸腺瘤

121. 最可能的诊断是（ ）

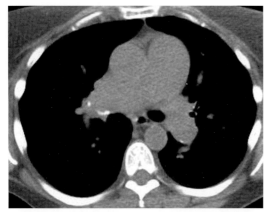

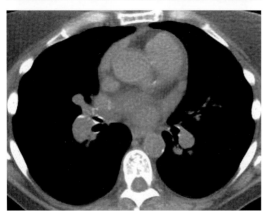

A. 肺动脉高压

B. 肺栓塞

C. 淋巴结肿大

D. 肺动脉狭窄

122. 最可能的诊断是（ ）

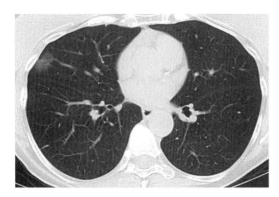

A. 鳞状细胞癌

B. 大细胞癌

C. 腺癌

D. 小细胞癌

123. 最可能的诊断或病史是（ ）

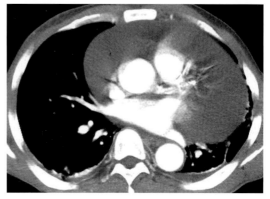

A. 慢性肾衰竭

B. 肺癌

C. 分枝杆菌感染

D. 机动车创伤

124. 肿瘤分期是（ ）

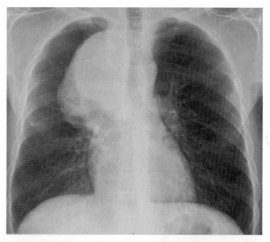

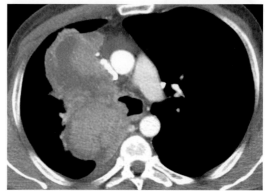

A. T_2

B. T_{3A}

C. T_{3B}

D. T_4

125. 箭头指的是（　　）

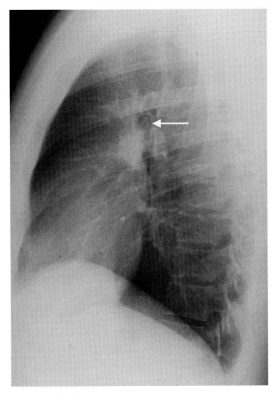

A. 气管

B. 右肺上叶支气管

C. 左肺上叶支气管

D. 食管

126. 最可能的诊断是（　　）

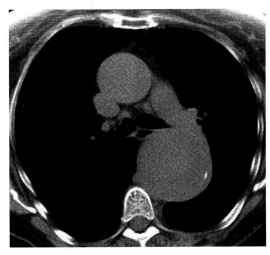

A. 肺癌

B. 神经纤维瘤

C. 动脉瘤

D. 支气管囊肿

127. 最可能的诊断是（　　）

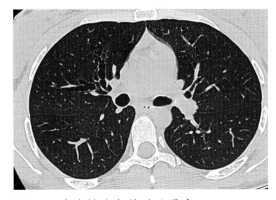

A. 变应性支气管肺曲霉病

B. Williams-Campbell 综合征

C. Swyer-James 综合征

D. 卡塔格内 综合征

128. 最可能的诊断是（　　）

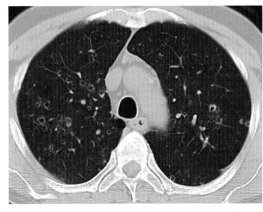

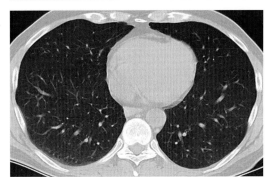

A. 朗格汉斯细胞组织细胞增多症

B. 淋巴管平滑肌瘤病

C. 结节病

D. 多灶性原位腺癌

129. 最可能的诊断是（　　）

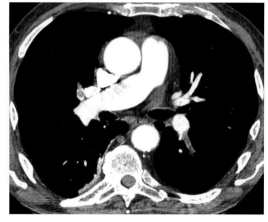

A. 淋巴结肿大

B. 肺动脉高压

C. 黏液栓

D. 肺栓塞

130. 最可能的诊断是（　　）

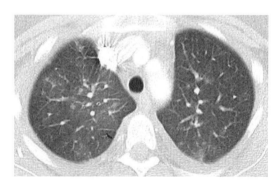

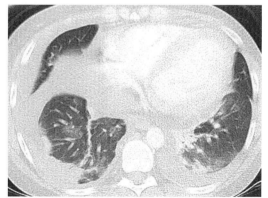

A. 肺水肿

B. 结节病

C. 急性间质性肺炎

D. 肺泡蛋白沉着症

131. 29岁，男性，伴咳嗽加重。最可能的诊断是（　　）

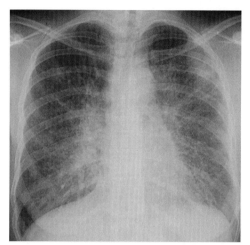

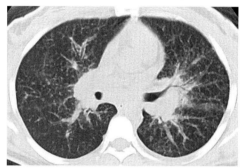

A. 石棉肺

B. 朗格汉斯细胞组织细胞增多症

C. 结节病

D. 嗜酸细胞性肺炎

132. 图像显示（　　）

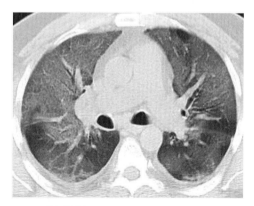

A. 树芽征

B. 小叶间隔增厚

C. 蜂窝影

D. 磨玻璃密度影

133．图像显示什么副裂（　　）

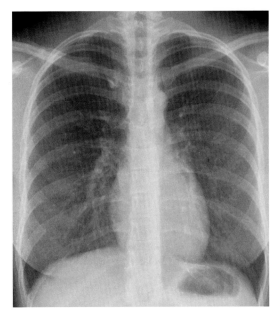

A．下裂
B．奇裂
C．内裂
D．上裂

答案与解析

1．B。结节病，Ⅱ期。双侧上中肺分布为主的小结节，伴有纵隔和肺门淋巴结肿大。结核和淋巴瘤患者有这样的放射学表现几乎总是有症状，如发热、夜间盗汗、咳嗽等。多发淋巴结肿大在朗格汉斯细胞组织细胞增多症非常常见。石棉肺不与淋巴结肿大程度或间质结节相关；与网/线状阴影相关，典型者在双侧基底部和胸膜下分支。

2．C。胸腺瘤。这是一个前纵隔肿块（注：由于肿块邻近纵隔胸膜，其轮廓非常光滑）。患者年龄超过40岁，使这个肿块更倾向胸腺瘤而非畸胎瘤。肿块没有延伸到颈部，不会引起气管偏移，因此不考虑甲状腺肿块。尽管肿块可能代表局灶性的胸膜肿块，但是典型的恶性间皮瘤累及侧胸膜和内侧胸膜表面，往往分叶更明显。转移性前列腺癌往往产生成骨性病变、边界清晰的肺结节，偶尔有纵隔淋巴结肿大。

3．B。肺挫伤。所有选项的疾病在胸片和CT上都可导致肺外周的阴影。右侧气胸和创伤史均支持肺挫伤的正确诊断。另外，嗜酸细胞性肺炎、肺泡结节病和隐源性机化性肺炎都是合理的选项。尽管肺梗死位于肺周边，却很少形成如此弥漫的外周阴影，并且它们不会形成中央部位不受累的阴影，正如右肺下叶所见。

4．E。恶性间皮瘤。广泛的右侧胸膜阴影，呈分叶状轮廓围绕在整个胸膜表面。纵隔是"固定的"，没有移向左侧，不像大量胸腔积液。这些征象是恶性间皮瘤的典型表现。尽管结肠腺癌转移可产生胸膜转移，但像这样广泛的单侧受累却不常见，尤其在没有肺转移的情况下。脓胸、乳糜胸和血胸通常占位效应更显著，可引起纵隔向对侧移位，并且典型者不会产生像这样整个胸膜面的分叶状改变。

5．A。先前存在的结核性脓胸。右侧胸膜阴影从肺尖延伸到肋膈角，这是胸膜增厚和纤维化的结果。右肺"模糊"的表现是由于胸膜纤维化，累及了胸膜的前面和后面，由于不是肺内疾病，所以不是多灶性肺炎。还可见致密的胸膜钙化，尤其在肺尖。尽管这些表现均可在良性石棉-相关性胸膜疾病见到，但是单侧受累可以诊断为原有的血胸或原有的结核性脓胸。恶性间皮瘤不会导致致密的胸膜钙化（尽管双侧胸膜钙化也可在可能的良性石棉-相关的胸膜疾病见到）。胶原血管病（如硬皮病）可能不常导致胸膜增厚、钙化，但广泛的单侧受累更不可能诊断该病。

6．C。侵袭性肺曲霉病。可见多发空洞结节，一些结节伴有磨玻璃密度晕，而一些结节伴"空气半月征"；在骨髓移植患者中高度提示侵袭性肺曲霉病。所有其他的选项都是空洞结节的病因，但它们不可能是所给的病史的病因。另外类风湿结节相当少见，葡萄球菌性肺炎不常产生多发空洞结节（脓毒性栓子更可能来源于葡萄球菌败血症），而典型的原发肺癌表现为明显的空洞结节或肿块。

7. D。结节病。纵隔淋巴结肿大和双侧外周的肺阴影是典型的"肺泡"结节病的表现。事实上该患者仅仅有轻度症状,不像淋巴瘤和结核。另外,典型的重新活化的结核不会导致淋巴结肿大,尤其是 AIDS 患者。尽管周围性肺阴影可符合嗜酸细胞性肺炎的诊断,但是淋巴结肿大也不是典型的嗜酸细胞性肺炎。无创伤史,肺挫伤就不是主要的鉴别诊断,尤其存在淋巴结肿大。

8. E。$α_1$ 抗胰蛋白酶缺乏。有显著的肺过度通气,肺透亮度增加并且肺纹理减少,这些征象在肺下叶最明显,该部位是继发于 $α_1$ 抗胰蛋白酶缺乏所致肺气肿的典型部位。哮喘不会引起这种胸片上显著的肺纹理减少。囊性纤维化与支扩、支气管壁增厚和黏液栓有关,此例中这三种征象没有一种是明显的。缩窄型细支气管炎可以导致肺过度通气,并能使肺透亮度增加,但它很少引起像此例中如此显著的胸片改变,并且没有胸片上典型的下肺分布为主的特点。此例也不是双侧气胸,因为在下肺的透亮区内可见一些血管纹理。然而,在一些病例中肺大疱在胸片上很难与气胸鉴别。

9. B。堪萨斯分枝杆菌感染。结节和分支线状影(所谓的"树芽征")代表右肺下叶细支气管炎。这种表现最常为感染的结果。囊性纤维化可以导致"树芽征",但它是双侧、弥漫的,而非局灶性的,正如此例。尽管矽肺和朗格汉斯细胞组织细胞增多症可产生小的间质结节,但结节不代表支气管内疾病,并且也不会产生"树芽征"。典型的肺出血不会在 CT 上产生明显的结节改变。

10. A。缩窄性细支气管炎。注意后方气管膜部向前弯曲,提示 CT 扫描在呼气时获取。马赛克密度在此例中继发于空气潴留。该病最可能是哮喘或缩窄性细支气管炎。其他的选项均可产生"浸润性"肺疾病,不透亮的肺区是异常的。此例中有许多斑片状透亮区,不透亮区的肺区是正常的,并且透亮区代表异常的空气潴留的肺。

11. B。肿瘤复发。左半胸阴影是肺切除术后的正常表现,但是纵隔移向了对侧,为异常表现。所有选项除 E(正常)外,均可使纵隔在肺切除后移向对侧。支气管胸膜瘘最常伴脓胸,然而在肺切除后的间隙内可见气体影。血胸和脓胸在外科后往往较早发生。

12. D。原位腺癌。CT 显示右肺下叶小的致密结节影,伴磨玻璃晕征,所谓的"煎鸡蛋"征,这是原位腺癌特征性表现。这种癌可呈实性、磨玻璃密度或混合性。"煎鸡蛋"征既显示实性也显示磨玻璃密度成分。石棉肺表现为网状和线状间质性肺病,基底部分布为主。典型的分枝杆菌为多发,征象包括结节、伴或不伴空洞、边界不清的致密气腔影和细支气管分布的小结节和线状影(所谓的"树芽征")。不同征象取决于分枝杆菌类型和患者的免疫状态。结节病的特征性表现是淋巴管周围分布的小结节。矽肺典型的 CT 表现是上肺多发小结节,常进展为较大的肿块(所谓的"进展性肿块样纤维化")。

13. E。嗜酸细胞性肺炎。CT 显示胸膜下或肺周围分布的气腔影,为嗜酸细胞性肺炎的典型表现。尽管此例选项不是隐源性机化性肺炎,但也有相同的表现。肺出血和肺水肿可能表现为多发的致密气腔阴影,但典型者不是肺周围分布。腺癌可表现为多灶性,但典型者也不是肺周围分布。典型的肺泡蛋白沉着症表现为磨玻璃密度影伴小叶间隔增厚(所谓的"铺路石征")。

14. D。心包囊肿。CT 显示均匀液性密度,边界清晰的肿块,与心包相连,没有明显的壁或强化的证据。典型的纵隔脓肿具有不同厚度的强化的壁。尽管胸腺瘤可能有明显的囊性成分,但大部分的是实性的。大的囊性胸腺瘤具有可见的内壁,通常可见强化。尽管淋巴瘤可能有囊性成分,但典型者为实性成分。畸胎瘤可以是大的囊肿，但通常显示壁强化或壁结节强化。

15. A。纵隔气肿。注意心脏、纵隔边缘的气体影，并且向上延伸至颈部，表现为线状影。纵隔气肿继发于食管撕裂，食管撕裂可能在内镜钳取插入到食管的药丸的过程中发生。气胸不会延伸到颈部。纵隔脓肿表现为纵隔肿块，表现为不同程度的气液平。肺气肿与异常的肺透亮影有关。脓胸表现为胸腔内液体积聚，通常比较大，并伴分叶。

16. C。胸腺瘤。CT 显示前纵隔均匀的实性肿块，该部位为胸腺的位置。75 岁的人胸腺一般会被脂肪替代。该部位是肺癌或结节病中淋巴结肿大不典型的位置，并且没有证据显示所见的其他纵隔部位的淋巴结肿大。生殖细胞肿瘤可以有如此表现，但一般发生于年轻患者（典型者在 40 岁以下）。典型的纵隔脓肿表现为含气液平的肿块，伴不同程度的壁增厚和其内的气体。

17. C。分枝杆菌性肺炎。CT 显示弥漫、随机分布的 1～2mm 的结节（所谓的"粟粒"征）。这是血源性分枝杆菌病的典型表现。前列腺癌转移可能有这种表现，但在 37 岁的患者中不常出现。石棉肺的特点是网状和线状间质性肺病，双肺基底部分布为主。肺泡蛋白沉着症的特征项表现为磨玻璃影和小叶间隔增厚（所谓的"铺路石征"）。尽管肺淋巴瘤不常表现为粟粒影，它更长表现为大结节和（或）致密气腔影，常伴淋巴结肿大。

18. A。类癌。CT 显示肿块影，左肺下叶支气管几乎完全闭塞。肿块前缘可以见到小的空气半月征。气道阻塞远端可以见到阻塞性肺炎。黏液表皮样癌可能有此表现，但比类癌不常见。阻塞性支气管内肿块不是分枝杆菌性肺炎或结节病常见的特征。左肺下叶管状阴影类似支气管闭锁表现，但是后者没有阻塞性支气管内肿块，并且周围肺实质典型者为透亮的。

19. D。硬皮病。第一幅图像显示双侧网状间质性肺病，胸膜下分布为主，伴牵拉性支扩和蜂窝影，为与硬皮病有关的肺纤维化的典型表现。肺纤维化既可以是特发的，也可以是某种病因，使肺癌发生率增加，此例显示在左肺上叶周围。第二幅图显示扩张的食管内的液平，这是硬皮病的另一表现。右肺下叶致密气腔影代表吸入（也与食管疾病有关）。尽管特发性肺纤维化有类似表现，但存在食管疾病提示硬皮病。乳腺癌转移可表现为胸膜下小叶间隔增厚、肺结节和肿块，但与蜂窝影和牵拉性支扩无关。矽肺典型的 CT 表现为上肺淋巴道分布的多发小结节，通常融合为更大的肿块。尽管隐源性机化性肺炎可表现为周围肺疾病，但它与蜂窝影和牵拉性支扩无关。

20. D。侵袭性肺曲霉病。第一幅图像显示一个实性结节，周围围绕磨玻璃密度晕，即所谓的"晕征"，它是侵袭性肺曲霉病特征性的表现。第二幅图像为第一幅图像 3 周后获得，该图显示病变进展为典型的空洞结节。这些表现在骨髓移植患者或免疫抑制的患者中高度提示侵袭性肺曲霉病。结节形成空洞提示患者的免疫状态恢复。病史和实性结节快速进展为空洞结节，表现均不像肺癌。典型的分枝杆菌病为多发，通常伴细支气管炎的"树芽征"。移植后淋巴细胞增殖性疾病典型的 CT 特点是胸膜下或支气管血管束分布的多发边界清晰的小结节。从实性结节到空洞结节进展迅速，常不典型。脓毒性栓子表现可能类似于侵袭性肺曲霉病，但它往往比此例更多发，并且"晕征"常提示后者。

21. A。心源性肺水肿。CT 显示肺水肿的典型特征：光滑的小叶间隔增厚、胸腔积液和散在的磨玻璃密度影。癌性淋巴管炎可有类似表现，但小叶间隔增厚往往呈结节状。典型的结节病表现为支气管血管束增厚和胸膜下结节（淋巴管周围分布）。卡波西肉瘤典型表现为支气管血管束分布的结节或肿块，常伴胸腔积液。肺梗死表现为胸膜下气腔影，常呈楔形。

22．E。淋巴细胞间质性肺炎。CT 显示多发薄壁病变和散在小结节（注左肺下叶胸膜下明显的结节）。这些是淋巴细胞间质性肺炎的特征性表现，伴干燥综合征。薄壁囊性病变不是真菌性肺炎、转移性乳腺癌或隐源性机化性肺炎的特征。韦氏肉芽肿病可见空洞结节，典型者为厚壁。

23．E。脓毒性栓子。第一幅图显示右肺上叶胸膜下空洞结节。第二幅图显示另外的胸膜下结节。部位（胸膜下）、边界不清、空洞和多发结节是脓毒性栓子的典型表现。多个其他类似的结节在其他层面（没有显示）。肺梗死可能与胸膜性胸痛和肺栓塞有关，但通常急性期为楔形，空洞不常见。隐源性机化性肺炎和嗜酸细胞性肺炎常外周分布，并且一般不形成空洞。朗格汉斯细胞组织细胞增生症典型的 CT 特点为多发小结节，并且常伴形状各异的囊腔，上肺分布为主。

24．B。脓胸。CT 显示左侧巨大卵圆形胸腔积液，伴轻度胸膜增厚和强化（所谓的"胸膜分离"征），后方可见液液平，并且前方可见小的气液平。左肺大部分被压缩。一些肺脓肿与脓胸鉴别困难，但此例胸膜层分界清晰，邻近的肺呈压缩改变而非浸润，所以诊断为脓胸。肺癌可表现为巨大空洞肿块，但它通常显示为肺实质疾病，而非胸膜疾病。石棉相关胸膜疾病典型的 CT 特点为钙化或无钙化的胸膜斑、弥漫的胸膜增厚和不同程度胸腔积液。当怀疑间皮瘤时，巨大胸腔积液往往不常见。乳糜胸可表现为巨大单侧胸腔积液，但很少伴胸膜增厚和强化，以及液液平比脓胸少见。牙列不良使感染性疾病成为可能。胸膜腔内的气体提示三种可能性：①近期胸穿，②脓胸继发于产气微生物，③支气管胸膜瘘。

25．B。结节病。胸片显示双肺门肿大淋巴结，右侧较左侧显著。肺内清晰。这些是结节病的特征性表现。其他的疾病尽管不是本例的选项但也要考虑，包括组织胞浆菌病、淋巴瘤，以及胸腔外原发或肺癌转移。尽管肺动脉增大很难与肺门淋巴结肿大鉴别，但肺动脉瘤比淋巴结肿大更少见，并且此例中肺门肿大为双侧。在右肺门有许多增大的肺门淋巴结，形成分叶状轮廓。这是肺动脉增大不常见的表现。肺门淋巴结肿大伴钙化在矽肺患者很常见，但矽肺患者伴肺内疾病。肺门淋巴结肿大的程度不是石棉肺或错构瘤的特征。典型的错构瘤表现为肺内边界清晰的结节或肿块，伴不同程度的脂肪和钙化。

26．C。急性呼吸窘迫综合征。胸片显示双侧弥漫性肺病，大的左侧气胸（注：深沟征），左侧胸腔引流管和气管内插管。这些表现提示 ARDS 的诊断。气胸是气压伤的结果，是由于给硬肺高度正压通气导致。气管插管提示急性严重的呼吸道疾病，使诊断矽肺、硬皮病和淋巴管平滑肌瘤病可能性变小。典型的隐源性机化性肺炎为多灶的，并且分布不是均匀、弥漫的，不常导致呼吸抑制而需插管。

27．C。特发性肺纤维化。CT 显示双肺基底部蜂窝影、牵拉性支扩和结构扭曲。这些表现高度提示肺纤维化。任意终末期肺病均可导致类似的纤维化表现，结节病和过敏性肺炎纤维化时典型者在上肺明显，而非基底部。尽管选项里没有提供，但石棉肺和任何胶原血管病均可导致类似表现。复杂矽肺典型的 CT 特点是上肺融合的肿块和周围肺气肿。隐源性机化性肺炎一般不进展为肺纤维化。

28．A。结节病。CT 显示支气管血管束和胸膜下分布的小结节影（淋巴道分布），是结节病的特征性表现。尽管朗格汉斯细胞组织细胞增多症、韦氏肉芽肿和急性过敏性肺炎也表现为结节，但它们不是典型的淋巴管周围分布。石棉肺典型的 CT 表现是胸膜下和双肺基底部网状和线状间质性肺病，以及不同程度蜂窝影和牵拉性支扩。经常伴石棉相关的胸膜疾病。

29．E。石棉相关的胸膜疾病。CT 显示胸膜弥漫增厚、钙化，以及左侧少量胸腔积液。这些双侧的表现是石棉相关的胸膜疾病的特征性表现。结核性脓胸典型者为单侧。肺癌可能伴胸膜转移，典型者为结节状，伴更多量胸腔积液，不伴钙化。复杂矽肺典型的 CT 特征在问题 27 中已解答。

30．E。囊性畸胎瘤。CT 显示前纵隔边界清晰、均匀、含液性的肿块。注意肿块内侧缘可见小分叶，并且可见纵隔边缘高密度影。静脉内对比增强 MRI 显示包膜强化，以及内侧缘小的强化结节。典型的支气管囊肿和心包囊肿没有包膜，并且没有强化。典型的肺癌和纵隔脓肿显示大的软组织成分和邻近肺的改变。其他的诊断也要考虑，如囊性胸腺瘤和囊性淋巴瘤，选项里没有提供。

31．右位主动脉弓。注意气管轻度移向左侧，并且在左侧没有主动脉弓。

32．肺叶静脉综合征。注意右侧弯刀形的异常肺静脉。

33．左肺上叶肺不张。左肺可见模糊的阴影，左膈抬高，纵隔移向左侧，并可见主动脉弓周围的透亮区（空气镰刀征），所有征象提示左肺上叶不张。在成年人左肺上叶不张最常见的病因是肺癌，尤其是年龄超过 40 岁。左肺上叶可见气液平，提示空洞性肿块。本例为鳞状细胞癌，这是一种形成空洞最常见的肺癌类型。

34．足菌肿。右肺上叶可见薄壁空洞性薄壁，中心可见肿块。这是真菌球的典型表现（足菌肿）。

35．左肺不张。纵隔移向左胸（注意显著的气管偏移）。除了左上肺潜在的透亮影外，左胸完全不透明，透亮影代表过度充气的右肺。尽管左肺不张可能由左主支气管内的黏液栓或异物所致，但此例可能是由气管左侧远端的撕裂引起，起因是机动车事故。

36．淋巴管平滑肌瘤病。CT 显示大量均匀、圆

形、薄壁的囊腔。朗格汉斯细胞组织细胞增多症可能有类似表现，但它往往伴随囊腔和结节，囊腔形态往往更不规则。

37．B（见第 1 章）

38．A（见第 1 章）

39．E（见第 1 章）

40．C（见第 1 章）

41．D（见第 1 章）

42．C（见第 2 章）

43．A（见第 2 章）

44．D（见第 2 章）

45．E（见第 2 章）

46．B（见第 2 章）

47．E（见第 3 章）

48．B（见第 3 章）

49．A（见第 3 章）

50．C（见第 3 章）

51．D（见第 3 章）

52．B（见第 18 章）

53．C（见第 18 章）

54．D（见第 18 章）

55．C（见第 18 章）

56．正确（见第 10 章）

57．错误（见第 10 章）

58．正确（见第 10 章）

59．正确（见第 12 章）

60．正确（见第 14 章）

61．错误（见第 15 章）

62．正确（见第 15 章）

63．错误（见第 15 章）

64．正确（见第 15 章）

65．错误（见第 10 章）

66．正确（见第 10 章）

67．错误（见第 16 章）

68．正确（见第 1 章）

69．正确（见第 1 章）

70．错误（见第 1 章）

71．正确（见第 1 章）

72．错误（见第 1 章）

73．正确（见第 1 章）

74．错误（见第 3 章）

75．错误（见第 3 章）

76．正确（见第 5 章）

77．正确（见第 10 章）

78．正确（见第 10 章）

79．正确（见第 10 章）

80．正确（见第 10 章）

81．正确（见第 10 章）

82．冠状静脉窦（见第 1 章）

83．奇静脉（见第 1 章）

84–88．结节病、肺泡蛋白沉积症、原位腺癌、淋巴瘤、类脂性肺炎（见第 4 章）

89–92．恶性淋巴瘤，畸胎瘤，甲状腺肿块，胸腺瘤（见第 6 章）

93–96．血胸、乳糜胸、脓胸、恶性胸腔积液（见第 9 章）

97–99．内脏反位，鼻窦炎，支气管扩张症（见第 13 章）

100．B（见第 1 章）

101．E（见第 1 章）

102．D（见第 10 章）

103．A（见第 3 章）

104．C（见第 3、13 章）

105．C（见 3、10 章）

106．C（见第 14 章）

107．B（见第 13 章）

108．A（见第 16 章）

109．A，B，C，D，E（见第 5 章）

110．B，C，E（见第 5 章）

111．A，B，C，E（见第 8 章）

112．A，B，C（见第 15 章）

113．A，B，C，D，E（见第 8 章）

114．B。奇静脉位于副奇裂的下缘（见第 1 章）。

115．A。胸膜分离征提示渗出性胸腔积液（见第 9 章）。

116．B。"主动脉小结"代表左肋间上静脉（见第 1 章）。

117．D。肺尖阴影位于内侧，伴相对平直的外侧缘是纤维化改变的典型表现，与头颈部放射治疗有关（见第 10 章）。

118．A。该表现类似膈升高，所谓的"外侧移位的膈顶征"。看上去像膈升高的征象代表右肺的下缘，肺上积液使其向上移位（见第 9 章）。右肺尖也可见胸腔积液。

119．B。右胸完全不透亮，并且纵隔向对侧移位（见第 9 章）。

120．C。左膈抬高，纵隔向左移位，左肺斜裂向前移位，所有征象提示左肺上叶不张。成人最常见的原因是肺癌。此例癌症阻塞了左肺上叶支气管，导致阻塞性肺不张和肺炎（见第 11 章）。

121．A。主肺动脉及左、右肺动脉扩大，并且右肺动脉环形钙化（见第 17 章）。

122．C。右肺中叶磨玻璃密度结节是原位腺癌的典型表现（见第 15 章）。

123．A。大的均匀低密度的心包积液（见第 18 章）。

124．D。肿瘤侵犯纵隔和隆突（见第 15 章）。

125．B。右肺上叶支气管高于左肺上叶支气管，同横断面（见第 1 章）。

126．C。降主动脉瘤，管壁含点状钙化（见第 19 章）。

127．A。中央性支扩是变应性支气管肺曲霉病的特征性表现，是由于黏液栓所致（本例没有显示）（见第 13 章）。

128．A。上肺为主的小结节和囊腔是朗格汉斯细胞组织细胞增多症的特征性表现（见第 3 章）。

129．D。右肺中叶和左肺下叶肺动脉可见充盈缺损（见第 17 章）。

130．A。斑片状磨玻璃密度影、双侧胸腔积液、小叶间隔增厚和左室扩大，为肺水肿的特征性表现（见第 3 章）。

131．C。大量淋巴管分布的结节和淋巴结肿大（见第 3 章）。

132．D（见第 2 章）

133．B（见第 1 章）